岭南中医药文库·典籍系列

读过金匮卷十九（上）

陈伯坛 撰

广东省出版集团
广东科技出版社
·广州·

图书在版编目（CIP）数据

读过金匮卷十九/陈伯坛撰. —影印本. —广州：广东科技出版社，2009.6
（岭南中医药文库. 典籍系列）
ISBN 978-7-5359-5073-4

Ⅰ. 读…　Ⅱ. 陈…　Ⅲ. 金匮要略方论—研究　Ⅳ. R222.39

中国版本图书馆 CIP 数据核字（2009）第 050015 号

责任编辑：苏北建
封面设计：丁青云　李　宏
责任校对：C. S. H.
责任印制：严建伟
出版发行：广东科技出版社
（广州市环市东路水荫路 11 号　邮码：510075）
E－mail：gdkjzbb@21cn.com
http：//www.gdstp.com.cn
经　销：广东新华发行集团股份有限公司
印　刷：佛山市浩文彩色印刷有限公司
（南海区狮山科技工业园 A 区　邮码：528225）
规　格：889mm×1 194mm　1/32　印张 16　字数 320 千
版　次：2009 年 6 月第 1 版
2009 年 6 月第 1 次印刷
定　价：128.00 元（上、下）

《岭南中医药文库》组委会

《岭南中医药文库》编委会

总顾问 邓铁涛

总主编 徐志伟 彭 炜

编 委（按姓氏笔画排序）

王新华 邝日建 刘小斌 吕玉波

朱家勇 李 剑 李昭醇 李梓廉

陈 群 陈蔚文 陈德伟 曹礼忠

《岭南中医药文库》出版工作委员会

《岭南中医药文库·典籍系列》选编工作委员会

序

岭南，在传统上是指越城、大庾、骑田、都庞、萌渚五岭以南的地区。这个地区的地理和人文环境富有特色，是我国地域文化中的重要分支。广东是岭南地区的核心地域，近代以来社会经济和科技文化发展均走在地区的前列。在这里，传统中医药以独特的作用深得人们信赖，一直呈现生机勃勃的局面。

二〇〇六年以来，广东省委、省政府先后出台了多个促进广东中医药发展的重要文件，提出要将广东从『中医药大省』建设成为『中医药强省』，这无疑为广东中医药的腾飞增添了巨大的推动力。其中，《岭南中医药文库》（以下简称《文库》）的出版就是一项具体的措施。遵《文库》编委会之嘱作序，略述感言如下。

一

从中国文化发源来看，中国文化的主流发源于中原一带。中医药学是从中原传入岭南的。晋代有葛洪、支法存、仰道人等活跃于广东，唐代开始有李暄《岭南脚气论》等以岭南为名的方书，可见医学与岭南挂钩，岭南医学成为中医药学科的一个分支，为时至少已有千多年了。

晋唐时期，岭南的中医学就已经体现出自身的特色，例如在研究当时流行的脚弱病（脚气病、维生素B_1缺乏症）方面成果突出。唐代《千金要方》卷七论风毒状第一：『论曰，考诸经方往往有脚弱之论，而古人少有此疾，自永嘉南渡，衣缨仕人多有遭者，岭表江东有支法存、仰道人等，并留意经方，偏善斯术，晋朝仕望多获全济，莫不由此二公。』可见岭南医学善于创新。另外，从《千金要方》、《外台秘要》、《肘后备急方》等书中还可见葛洪、支法存等对蛊毒、沙虱热（恙虫病）、疟疾、丝虫、姜片虫等传染病有不少治疗方药，对岭南热带地区传染病的研究成就亦较为突出。这些成就不是由中原带来，而是吸取多地民间医药精华，加以总结得之。

宋代开始，岭南医学界人才辈出。先有陈昭遇，开宝初年至京师为医官。陈昭遇与王怀隐等三人历时十一年编成《太平圣惠方》；又与刘翰、马志等九人编成《开宝新详定本草》二十卷。绍兴年间（公元一一三七年），潮阳人刘昉著的《幼幼新书》为岭南儿科学的发展奠定了良好的基础。可见宋代岭南已有国家级的医家出现。元代释继洪撰《岭南卫生方》，其中就收录了不少宋代医家的经验方，标志着具有岭南特色的方药学已初步形成。

明清时期是岭南中医学大发展的年代。明代，有丘濬、盛端明等有名望的医家出现；还有浙江人王纶所著的《明医杂著》，是其在广东布政司任内完成的；一代名医张景岳的《景岳全书》，在粤地一再印行传世。上述著作对岭南医学的影响很大。清代，对全国有较大影响的医家何梦瑶，被誉为『南海明珠』；儋州罗汝兰著《鼠疫汇编》，丰富了对急性传染病的诊治经验；清末，西洋医学传入我国，岭南首当其冲，出现朱沛文等主张中西汇通之医家。岭南医学的中医小儿科继续取得突出成就，在清代中期刊行了罗浮山人陈复正的《幼幼集成》后，清末又有程康圃著《儿科秘要》，由博返约，把儿科证候概括为八门（风热、急惊风、慢惊风、慢脾风、脾虚、疳积、燥火、咳嗽），治法约以六字（平肝、补脾、泻心），举一反三，给人以极大的启发。民国时期儿科名医杨鹤龄继承程氏学说，著《儿科经验述要》。杨氏在育婴堂从十七岁起独立主诊病婴，每天巡视、处理危重病婴数次，故育婴堂可称儿童医院之雏形。他积累了丰富的治疗危重病儿的经验，后来自己开业，日诊两三百人。西医张公让曾不断观察其诊证，亦深为佩服其医术之精也！

而广东草药在清代至民国时期也得到很好的整理，名作有何克谏的《生草药性备要》、《增补食物本草备考》和萧步丹的《岭南采药录》等，为中药材增加不少岭南草药品种。

上述可见，岭南医学至清代挟其岭南之特色已达相当高的水平，但岭南医学之发展达到高峰则是在民国时期后，主要是在医学教育培养人才方面成绩突出。光绪三十二年（公元一九〇六年）广州就有医学求益社之成立，相当于今天的医学会，以文会友，每月一次。被评得第一名者，发表论文于报端。上月头名即为下一届论文的主审员，无形中开展学术之竞争。后继者有广州医学卫生社。民国后，学校教育开始举办，著名的有广东中医药专门学校与广东光汉中医专门学校，均为岭南中医学界培养了许多人才。虽然民国时期受国民党政府消灭中医的压迫，但岭南医学学术仍然日益繁荣，影响至香港和东南亚一带。中医药为岭南人民健康事业立下了不朽的功勋。

回顾岭南医学发展的脉络，晋代中原移民，带来的先进医术与岭南地区医药相结合；宋代以后，长江流域的医药学术带入岭南，又促进岭南医药学的发展，加上自身的成就，岭南医药学成为有浓郁的岭南特色的医药学派。历史同时也表明，医药事业与地区社会经济发展状况紧密相关。当代广东改革开放已先行多年，经济文化各方面都打下了厚实的基础，在有力的政策推动下，聚集人才。可以寄望今后，岭南中医药学必将产生飞跃的发展，实现中医药强省的目标。

二

研究地方医药学，其实也是为中医药学事业整体作贡献。自一九七七年美国恩格尔教授提出医学模式理论以来，西方医学正在由『生物医学模式』向『生物—心理—社会』医学模式转变。其实我国传统医学一开始就重视心理、环境因素，中医药学研究还不能脱离地理环境、社会环境、个人体质、时间因素，故应该因时、因地、因人制宜地去研究疾病预防和治疗。

对于环境与人类社会的关系，古今中外都有过各种讨论。我国伟大的历史学家司马迁，在《史记》中分别论述了四个主要经济区域与人的性格和社会风俗的关系。西方的亚里士多德也将地理环境与政治制度相联系，认为地理位置、气候、土壤等影响个别民族特征与社会性质。德国哲学家黑格尔的《历史哲学》也将地理环境看作是精神的舞台，认为是历史的『主要的而且必要的基础』，不同的环境会有不同的历史进程。至于自然科学，虽然研究的是事物普遍的客观规律，但科学也具有社会性的一面，客观规律在实际应用中总是有着对特定时间、地点与人群的针对性，不同地区的客观条件也对科学实践与发展有不同程度的影响。

医学既属于自然科学，又具有很强的社会性。医学技术的基本规律是一致的，但其实际应用必须考虑到个体的特点。中医自古以来就深刻地认识到这一点，注意地理环境、气候与人的体质对疾病和医药的影响，提出了『因时制宜、因地制宜、因人制宜』的原则。唐代《千金要方》指出：『凡用药，皆随土地所宜，江南岭表，其地暑湿，其人肌肤薄脆，腠理开疏，用药轻省，关中河北，土地刚燥，其人皮肤坚硬，腠理闭塞，用药重复。』就是具体的例子。

我国幅员辽阔，由于地理环境的差异和历史上开发的先后，各个地区医学发展水平不一。而每一个地区医学水平的提高，往往也充实了中医药学理论的实际内涵。元代朱丹溪对南方人体质和疾病的认识，就很好地补充了此前以北方经验为主的医疗知识。明清时期江南瘟疫流行，又促使了温病学派的形成。岭南地区的气候、地理环境和疾病谱也有特殊性，药材资源又相当丰富，若加以认真研究，完全有可能产生创新性理论。每一个地区中医药特点的形成，必然是对传统医学理论的继承性与实际运用的创造性相结合的结果。小的突破，至少丰富了中医临床的风格，增加了地方性的应用经验；大的突破，有可能形成新学说，带来整体性的变革。所以，研究地方医药学，其意义同样是相当深远的。

三

现代中医药研究，必须坚持以临床为出发点。近代岭南有许多临床水平出众的名医，饮誉国内外。现代岭南中医药发展应继承这一良好传统，抓好临床学术的传承。建设中医药强省的文件中很重视对名医学术的整理和对基层中医的培训，是十分有远见的。本套《文库》也注重对当代名中医学术经验的整理，这种整理就是学术传承的一种方式，并可为更多临床中医提供参考。

另外，岭南中医药的发展也应加强理论的研究。岭南医学发展历程如果横向比较，有全国影响或有重大突破的中医学理论著作还是不多的。这也许与以前岭南远离北方的传统政治文化中心有关。但在学术交流频繁、信息渠道通畅的今天，要想中医药理论有大的发展，关键还是要加强研究，提高水平，要对临床经验进行凝练和升华，对中医药理论进行务实的思考。近年，我们提出的『五脏相关学说』就在全国引起较大的反响，并被纳入国家『九七三』计划中医药理论基础研究专项。在处于思想解放前沿的广东，完全应该迈出更大的步伐，促进中医药理论的现代化。

现代中医药的研究，又完全可以应用最新科学技术。葛洪《肘后备急方》记载的青蒿治疗疟疾，经过多年的不断研究实践，目前已发展成为世界最先进的抗疟新药。中医药治疗艾滋病、SARS，在临床有效的基础上，对其机制的深入研究有助于阐明其科学原理。但这种研究必须坚持中医药学主体性和中医药理论的主导性。

同样，现代中医药的发展也离不开产业的支持。广东中药产业有着非常好的基础，中药的种植和中成药的生产销售成为许多地方的支柱产业之一。正像民国时期创立广东中医药专门学校的前辈所说：『中国天然之药产，岁值万万（现在已远不止此数了），民生国课，多给于斯。』产业的发展既带动了地方经济，又为中医药的研究提供了良好的条件。研究中医药产业的发展策略，也是重要的课题。

《文库》囊括了前述各方面。这些学术、临床、科研及产业等的成果和经验得以系统整理出版，是岭南中医药界的盛事。岭南先贤梁启超先生诗云：『世纪开新幕，风潮集远洋。』相信《文库》能以海纳百川的气魄，汇集新知，刊布精义，成为二十一世纪岭南中医药腾飞的基石！是为序。

刘毅涛

二〇〇八年四月

前言

岭南医籍，自晋代葛洪以降，层叠累积。至明清，卷帙渐增，名家辈出，逐渐形成了岭南医学源于中土，又有别于中土的流派特征。岭南医药的文献遗存，更成为深入研究岭南医药学的重要基础。据郭蔼春《中国分省医籍考》，现存广东省（含今海南省）医籍一百九十一种，广西壮族自治区共录医籍六十一种。两者合计共二百五十二种，与江苏省的一千四百五十四种和浙江省的一千一百一十二种相比，体现了岭南医家重实干而少著述的特点，传世医籍尤显珍贵。这些古籍历经百年沧桑，保存状况日益恶化，亟待系统地整理、编选、影印出版，以发潜德之幽光，启来哲之通路。

要推陈出新，须先古为今用。学术研究的发展离不开对前代旧籍的研究整理，中国历来有盛世整理前代文献、古籍，重刊典籍的传统。河平三年（公元前二六年），西汉政局甫定，成帝即命光禄大夫刘向等广收旧典，编校诸子篇籍，先秦文献传之后世，盖始于此。而医书、方技，幸列其中。至赵宋建元，更设『校正医书局』专司此事。新中国成立及至改革开放，文化部和国家中医药管理局虽然先后组织整理再版了一些重要文献，但限于条件，种类不多。二〇〇五年，广东省委、省政府提出要将广东建成『中医药强省』，并将岭南医药文献的研究、整理、出版提上日程。中医药发展恰逢盛世，值此中华民族伟大复兴的清明盛世，整理编印岭南医学文献正当其时。选编者本『继绝存真，传本扬学』宗旨，延聘有关专家共襄盛举，将分藏于各地具有学术研究价值和珍贵文物价值的岭南中医药典籍，有计划地利用现代印刷技术复制，以飨后学。

此次选编出版岭南医学典籍，同人等力求甄选，真实反映岭南中医药学各学科门类学术发展的典籍，呈现典籍原貌，并对各典籍的出版、馆藏、主要学术思想和突出贡献等进行初步介绍，使之既符合古籍整理的常规，复兼顾中医药典籍的特点，仅作部分技术处理，俾存古人之旧。

由于历史原因，岭南医药典籍散布各地，同人等虽力求掌握每种版本的全面情况，确保选编质量，惟卷帙浩繁，遗漏、纰缪之处在所难免，尚望方家指教，以待来者。

李 剑

二〇〇八年十一月

影印说明

陈伯坛（一八六三年至一九三八年），原名文炜，字英畦，榜名伯坛，人称『陈大剂』，新会外海（今属广东江门市郊外海镇）人，清末民初岭南著名中医伤寒学派宗师，著有《读过伤寒论》、《读过金匮卷十九》、《麻痘蠡言》、《伤寒门径》等四部专著，与顺德黎庇留、南海谭彤晖、鹤山易巨荪并称伤寒『四大金刚』，民国广东四大名医之一。

陈氏自幼聪颖过人，博览经史，精通《周易》，笃好医学。少时曾随乡贤陈维泰学习六经辨证、阴阳五行、四诊八纲等。二十一岁中秀才，二十二岁悬壶济世，三十一岁考中甲午（一八九四年，即清光绪二十年）科第七名举人，同年举孝廉。此后绝意仕途，严谨治学，返本穷源，专师仲景。

清光绪三十一年（一九〇五年）受聘于广州陆军医学堂，任中国医学总教习、中医主任，主讲《伤寒论》。民国十三年（一九二四年）应广州医家吴味苑等邀请，在广州教育南路书坊街开设中医夜学馆，从者多为广州执业名医，如鞠日华、程祖培等，可见陈氏为同道所推重。一九二四年至一九三〇年，陈氏白天应诊，晚上授课，并抽暇著述，完成了作为中医夜学馆讲义的《读过伤寒论》。民国十九年（一九三〇年），因医馆拆迁，举家迁往香港，在中环文咸东街文华里四十七号设『陈伯坛寓』，继续行医济世。并独资创办『伯坛中医专科学校』，专授长沙之学，所用教材即《读过伤寒论》及到香港后撰著的《读过金匮卷十九》。民国二十七年（一九三八年）病逝于香港，享年七十六岁。

近代岭南医家对《金匮要略》研究著述很少，可查阅者仅陈伯坛的《读过金匮卷十九》。该书与《读过伤寒论》同为陈伯坛学术成就的代表作。

陈氏认为：『长沙全集，原序则蔽之以一合字。论合卷亦合，分之则书亡。分卷自叔和始，易十六卷为三十六卷，显与原书有出入，幸在原文无纷更……伤寒分卷不分门，金匮分门不分卷。』故其《读过伤寒论》终于卷十八，《读过金匮卷十九》列为卷十九，两书珠联璧合，宜相互参酌。

陈伯坛不但精于《伤寒论》，对《金匮要略》的研究和阐释也有其独到心得：①提出『探讨《金匮》，当与《伤寒》合观』的观点。陈氏论《金匮要略》，强调与《伤寒论》合论，认为两书不仅治法一以贯之，方治亦互相联系为用，诸条文也每每互相发明。韩昌黎有云：莫为之前，虽美弗彰；莫为之后，虽圣弗传。故后人评曰：『长沙医道之有先生，不啻儒家之有昌黎、紫阳也。』②认为《金匮要略·脏腑经络先后病》是仲景原著，非后人窜入。注家如清尤怡认为：『酸入肝以下十五句，疑非仲景原文。类后人谬添注脚，编书者误收之也。』（《金匮要略心典》）陈氏引用该篇第一条原文后指出：『开宗便知是仲圣之原书……注家反疑酸入肝以下十五句，非仲景原文……谈何容易割断仲景之文。中工且不晓，况又其次乎？』③治卒病注重风邪。根据《金匮要略》各篇多言风邪为患，陈氏开篇便提出『治伤寒则注重个寒字，治卒病则注重个风字』的学术论点。认为《金匮要略》首篇『夫人禀五常，因风气而生长，风气虽能生万物，亦能害万物……若五脏元真通畅，人即安和，客气邪风，中人多死』一段，指明了『风』字的两种含义，揭示了卒病病机的大纲。陈氏对《金匮要略》中风与《伤寒论》中风的区别有精辟分析：伤寒之中风是中寒气之标阳，金匮之中风是中客气之大风。金匮中阴邪之风，合寒湿为一类，虽互见于伤寒，究非寒伤所谓风；寒伤中阳邪之风，合热燥火为一类，虽互见于金匮，究非金匮所谓风。强调『读仲景书当从原文上探讨，勿以注家先入为主所囿』。指出求合于五行之变化，是治卒病之手眼，金匮变迁在经络与脏腑，故研究《金匮要略》当注重五行生克的规律。④读《金匮要略》当参透『传』字。提出《金匮要略》脏传脏的学术观点，主要是指五脏之间疾病的传变关系，从而更易把握疾病的预后，更恰当地指导治疗。『是书开宗明义第一条，仲圣又蔽之以一传字。申言之曰，中工不晓相传，引起第二条血脉相传……盖由皮肤而经络而脏腑，谓之传……举肝病为例，凡传于其所胜，死于其所不胜者，皆逆传非顺传……金匮则脏传脏，而风邪亦传脏』。另外，邪气亦可『传』，可由表浅传入内里脏腑。故『风邪亦传脏』，颇与临床实际相合。⑤讲传变当求五行。陈氏对仲景脏腑辨证学说作了精辟论述：『知肝传脾一语，太耐人思。肝有肝之部分，脾有脾之部分，何所谓传？如曰肝属木，脾属土，肝胜脾，故木克土，此语吏贻人以口实。』陈氏认为肝木克脾土的解释过于简单，提出『伤寒但有经传经，……金匮则脏传脏』的学术论点。指出：五行生化之始，五脏精之存，故当以五脏论五行，心肝肾之气远出而流于左，肺脾之气远出而流于右，如环无端之左右。肝直接受脾之王土，脾间接受肝之生风，肝脏果有土气为培养，则一脏之间两脏，自有周而复始之相克。

《读过金匮卷十九》为陈伯坛晚年移居香港所作，脱稿后遽归道山。民国二十九年（一九四〇年）五月香港伯坛中医专校同学会为纪念恩师，由周苏群捐巨资将其出版，即现存最早版本，近五十万字。一九七七年香港李少白再版是书，序言曰：『陈伯坛先生「以伤寒句语解释伤寒」迥异各家，余莅港数十寒暑，悉心研究，觉其阴阳气化，五行相生相克，豁解之处，心领神会，若仲景现身说经，如坐春风也。……特再版公诸于世，以其寿世寿人。』二〇〇四年中医古籍出版社出版了《读过金匮卷十九》点校版，由黄仰模等点校。

《读过金匮卷十九》乃近代岭南《金匮要略》研究的重要成果。此次影印选用广州中医药大学图书馆馆藏一九四〇年伯坛中医专校铅印本，此书原为广东省中医进修学校所藏。

曾召

目录

上

下

陈伯坛　撰

读过金匮卷十九

（卷一至卷二）

据广州中医药大学图书馆藏民国二十九年（一九四〇年）铅印本影印

民國庚辰廿九年

讀過金匱論

夏四月刊

讀過金匱卷十九

伯壇中醫專校
講義卷壹

序

中國醫學二千年來沉沉長夜能發明者絕少近來西醫之說東漸無識者益自暴棄甚且自侮滅能自振者已難發揚光大更無論矣竊嘗論之醫門之仲景猶儒門之孔子也孔子之道在六經仲景之道在傷寒金匱然孔子沒秦漢以後孔子之道晦自仲景沒魏晉以後仲景之道亦晦儒家人人自謂能讀六經究之讀六經而能明白者幾何人醫家自謂能讀傷寒金匱究之讀傷寒金匱而能明白者幾何人　先師陳伯壇先生寢饋於傷寒金匱者數十年抱絕世聰明之天姿加以博大精深之學力後世醫籍靡不窺而反本窮源仍集中精神於傷寒金匱著成讀過傷寒論讀過金匱闡幽探奥融會貫通既以經解經復以經驗證經所以發明長沙之學爲獨到用能繼長沙之絕學啓後學之津梁長沙醫道之有先生不啻儒家之有昌黎紫陽也讀過傷寒論早已印行金匱則甫脫稿而　先生遽歸道山及門弟子欲繼志刊成之旋得　周蘇群先生慨捐鉅資遂能蕆其事是非表揚　先師一家之言實二千年來醫學之結晶也

庚辰五月穀旦　　伯壇中醫校同學會同人謹序

漢張仲景卒病論原文卷一

讀過金匱卷十九

新會陳伯壇英畦著

說起

一仲景傷寒論有原序。不必苦求是書之原序。仲聖明曰并平脉辨證。爲傷寒卒病論合十六卷。是書非卒病而何。原序非合寫傷寒卒病論而何。若易卒字作雜字。則雜病論若干卷當研究。是書之有序無序無研究。

一詩三百。孔聖蔽之以一言。長沙全集。原序則蔽之以一合字。論合卷亦合。分之則書亡。分卷自叔和始。易十六卷爲三十六卷。顯與原書有出入。幸在原文無紛更。聖學故賴以保存。宋板復與叔和若離合。孫奇序述傷寒卒病論合十六卷。厥後但傳傷寒論十卷。其餘六卷又闕如。王洙旋於蠹簡中得金匱玉函要畧方三卷。名曰金匱方論。分卷上卷中卷下。三卷無殊一卷之稱。十六卷遂處有其名。延至明萬歷間。趙開美仿叔和成林諸舊本爲一部。又以仲景全書四字蔽之。其實卷四卷五卷六是傷寒論原文。上中下三卷是雜病論失而復得之原文。其先經起義也。列辨脉平脉傷寒例三卷爲論首。其推類至盡也。列禁汗禁吐禁下脉證并治。及發汗吐下後脉證并治。自卷七至卷十爲論終。又列療治方傷寒類證運氣掌訣四舊說。殿雜病之末。卷全一卷爲卷之全。究不能以全字易合字。宜乎載原序者不止一家。或云十卷。或云十六。或云十九。凡此見之熟。無人議及其附會之訛。夫豈俟諸上下三千年之孔壁。倘有幽光。如其斷章而不濟其義。就令添注序中一二字。不能執以律抱殘守闕之人。既有叔和爲先例。應毋庸避武斷之嫌。則十九卷亦作如是觀。是書列爲卷十九。讀過傷寒論則終於卷十八。傷寒分卷不分門。金匱分門不分卷。不侵畧原文便是合。讀書非讀卷。宜三復者其文。無暇檢點者其卷。

一金匱自開卷一路無雜病二字。獨卷末標題婦人雜病四字。殆括婦人三十六病而言。若引爲金匱之鈐記。在雜病雖失而復得。又何說以處卒病之亡。彼金匱病痼疾條下。明明曰加以卒病。又曰當先治其卒病。

焉能訓卒爲雜乎。況入臟死曰爲卒厥。支飲家曰不卒死。兩卒字更一成而不易。然猶謂駭人處在個死字厥字。而痓病之卒口噤。虛勞之卒喘悸。兩條何嘗曰厥或曰死。四飲條下膈間有水曰卒嘔吐。不過行小半夏加茯苓。此豈危急存亡之比。原序又曰卒然遭邪風之氣。嬰非常之疾。卒字是男婦見慣之詞。不同雜病惟婦人獨具之。龐安常補作卒病論。明是分道而行。愈覺金匱不足以代價豐城之劍。我欲還問孫奇輩。是否卒病雜病二而一。抑合金匱方論一而三。彼未明以告我。我得而斷之曰。傷寒不至有卒病。有之自霍亂始。霍訓猝。卒然而亂。掩卻傷寒。一若卒病爲之先。故曰本是霍亂。今是傷寒。陰陽易亦失卻傷寒之本相。差後以下。皆傷寒過去之變相。蓋凡病無傷寒之見證者。邪氣必不循經道而行。經者常之稱。故曰嬰非常之疾。可悟霍亂篇是傷寒卒病之樞紐。金匱劈頭一句曰。上工治未病。未字針對個卒字。防卒病於未病之時。上工所以兼有導引吐納。針灸膏摩之長。同是上工。治傷寒則注重個寒字。治卒病則注重個風字。求合於陰陽之變化。是治傷寒之手眼。求合於五行之變化。是治卒病之手眼。次霍亂尾傷寒之後。是結上冒下個卒字。冠霍亂在金匱之頭。是承上起下個卒字。吾又根據傷寒卒病十六卷一語。特以霍亂篇居卷十六。金匱從霍亂翻出。可作卷十六觀。金匱從十六卷翻出。可作卷十九觀。原序仍存雜病二字者。表示非岐視金匱。乃愛禮存羊之意。緣金匱是卒病之代名詞。雜字亦姑如其說以存金匱。張茂先所謂神物終當有合。安知是書之存。不自今始。

一金匱之名。由來已久。內經金匱真言論。尤遠在仲聖之前。特書庫無統宗。亦無厲禁。故人間匣匵。恆相埒於柱下之藏。王洙獲金匱方論於殘叢。孫奇遂珍之如拱璧。可見是書未入郎守之宅。但浮沈於朝野上下之間。故同是金匱。彼有一金匱。此有一金匱。其內蘊之同不同未可知。自孫奇特奉是書以金匱之美名。舉其平日所藏之方。別有附方。於是孫奇有孫奇之金匱。所附者千金外臺之方爲名數。而孫思邈王燾書中亦有曰出金匱。顯畀孫王之金匱不盡同。就如仲景亦有仲景之金匱。原序云勤求古訓。博采衆方。至胎臚藥錄等語。彼載籍之精英爲何若。原序原文不特無金匱二字。且曰雖未能盡愈諸病。不敢媲美於上古中世之賢聖。第曰尋余所集。能尋必不失。遠勝於得之而不尋。蠹簡中之金匱玉函方三卷。必其人不尋而自獲。然後抹煞卒病二字。易金匱方三字。三卷中分上則辯傷寒。中則論雜病。下則載其方。幷療治婦人。方論又改雜病爲上中下卷。此正古人之破綻處。毋亦造物特假手於古人。雅不欲其掠仲景之文爲已有。將以二千年來百家之石室。歸入仲景撰著之範圍。令後人憫卒病之亡。尙有惻惻尋詳之餘地。我今認定金匱爲長沙所獨有。凡藏書類於奪朱亂雅者。皆作雜書看。亦姑以讀過金匱名篇。我則當如卒病論讀。

一原序尙論神農而不及伊尹。神農嘗百草之說。可信其有。伊尹作湯液之說。可想其無。百草是製方所必需。有其方不可無其藥。湯液是治證所必需。有其湯何以無其證。序云博采衆方。方而曰衆。豈一湯液所能賅。又曰胎臚藥錄。藥而曰錄。則本草經亦有所遺。最宜玩者。

方下㕮咀二字。匪獨以牙代刀之謂。有嘗藥精意。仲聖可以入口作神農。有調藥精意。仲聖可以餂舌成伊尹。是有神農爲先導。仲景當然有師資。卽非伊尹爲先導。仲景不患無取材。傷寒無一方是湯液。亦無一是衆方。一百一十三方皆出自長沙之手。舉桂枝湯以爲例。條下桂枝湯主之句。標明有湯自有方。以下不曰主則曰宜。或曰與。曰可與。顯與衆方示區別。金匱之衆方亦有別。舉侯氏黑散以爲例。方上未有曰主之。另提侯氏黑散四字。風引湯次之。防己地黃湯。頭風摩散又次之。四方皆另提句法。至歷節條下。纔見桂枝芍藥知母湯主之九字。烏頭湯主之五字。礬石湯又衆方之一。又與附方示區別。其聲題附方者。非臨時附入。廼孫奇金匱所藏之方。紀爲雜方。爲方論所無者附諸篇末。一附字亦可徵明金匱非盡仲景之原方。

一原序鄭重言之曰陰陽大論。叔和傷寒例。冠首亦曰陰陽大論。我見其論殊不大。謂爲大論之小批則可。七十五節中。插入素問熱論十一條。已非章法。又曰搜采仲景舊論。錄其證候。復唐突點出黃帝歧伯四字。其非仲景撰用之書可概見。孰意其傳之自叔和。謚之爲開美。陰陽大論又似存而實亡。內經大論一字凡九見。陰陽大論居其七。自天元紀大論至六元正紀大論。與平至真要大論。七篇乃陰陽大論之文。王冰取以補內經。今居素問第四卷。緣素問第七卷已亡。以七補七數相若。以經補經義亦符。猶乎周官亡。冬官以考工記補之之類。是素問七卷可作不亡論。而七篇大論。反操縱於王冰之手。畢竟七篇是古醫經。論大文亦大。與素問篇幅有異同。新校正曾擬議及之。仍不離乎原序一個合字。舉素問九卷。而靈樞九卷在其中。舉陰陽大論。凡論不盡之陰陽在其中。簡直是仲景之論陰陽爲尤大。原文我亦作陰陽大論讀。七大論既與內經合爲一。自不能與仲聖之論分爲二。原文我又不止作七篇大論讀。蓋有仲聖之文在。古醫經雖亡亦不亡。倘無仲聖之文在。無論何等醫經。不亡亦亡。

一是書原文三百九十四條。湯方一百七十一。另提衆方八。衆方有條文者五。無條文者三。除附方不計外。除小兒疳蟲蝕齒方闕附方二字外。除同方而等分亦符者。如大小柴胡大小承氣之屬不計外。例如立越婢湯者四。不特對於越婢一湯等分異。加夏加朮條下亦不同。立大小青龍湯者四。不特對於小青龍湯加減異。加石加杏方下亦不同。白虎加桂以白虎湯爲張本。是加味異。連粳米重數亦不同。人參湯以桂枝人參湯爲張本。是命方異。而桂枝煮法又從同。甘草瀉心有人參三兩。異在爲惑病立方。桂枝加桂無牡桂二兩。又同是爲奔豚立方。麻黃附子湯明是麻黃附子甘草湯。異在方內有甘草。而命方無甘草。厚樸三物湯。厚樸大黃湯。明是小承氣湯。異在方內有枳實。命方不但無枳實。且與小承氣湯絕不同。要其化裁而出之湯方。二書相應如合璧。失之易者得亦易。易認在仲景之書如一律。解之難者讀亦難。難記在仲景之文如萬緒。假令藏之而不讀。雖人人一金匱。無殊湮沒於玉函未獲之前。假令讀之以求解。將時時見仲景。庸或昌明於宋板既行之後。無如誤會者謂爲漢文奧古。置聖學如廢志。我謂舉凡漢文不如是。仲聖之文始如是。而不盡如是。乃仲聖胸中有萬古不易之醫理。撰成萬古不易之醫書。不必問是書之出沒何朝代。第覺字字有層累曲折之理在。句句便有層累曲折之文在。

一是書開宗明義第一條。仲聖又蔽之以一傳字。申言之曰。中工不曉相傳。引起第二條血脉相傳。流傳臟腑兩傳字。生出入其腠理個入字。曰愈曰死曰卒厥。無非明點卒病個卒字。故曰非爲一病。百病皆然。蓋由皮膚而經絡而臟腑。謂之傳。傳則血脉當然通。乃不爲傳之通。而爲傳之塞。故曰血脉相傳。壅塞不通。此豈血脉能爲臟腑之害。皆由若人不能養慎。致邪風干忤經絡。而波及其血脉。西又三復風生物風害物二語。而知見肝之病云者。殆風氣爲病始。風傳肝自傳。肝虛則七傳死。肝實則間傳生。舉肝病以爲例。凡傳於其所勝。死於其所不勝者。皆逆傳非順傳。宜乎不曉相傳之中工。讀傷寒則止見有傳字。讀金匱則不見有傳字。豈知傷寒但有經傳經。而寒邪不傳經。金匱則臟傳臟。而風邪亦傳臟。且可以使經不傳。未易使臟不傳。緣若離若合者陰陽。所以無傳經之原因。寒邪爲離合所阻。相生相尅者臟腑。所以有傳臟之原因。風邪挾生尅以行。寒邪與陰陽相直接。五行爲被動。其勢緩。風邪與五行相直接。陰陽爲被動。爲勢速。故卒病二字。傷寒無分子。獨金匱有分子。

一是書第二條舉一死字。反對兩生字。兩舉邪風二字。反對兩風氣二字。止有客氣字。無主氣字。分明害物之風多。生物之風少。欲避邪風。如何能覓得風氣來。令主勝而客負。經謂當其位則正。非其位則邪。殆指主持大地之風而言。人在太虛寥廓之中。焉能受八方之風爲生長。蓋必有與生俱來之風。足已無待。則身以內儼如生長之鄉。纔是人人以內氣物主體。其環集身以外者。六氣皆作客氣論。惟有不假外求者。人之五常則然。禀五常。因禀六氣。因生五臟。因變化五味而長氣於陽。故生而長。經謂神在天爲風。在地爲木。在體爲筋。在臟爲肝。一風字分出四在字。明乎有在天之神爲風主。則主木主筋主肝無非風。風者肝之元。木者肝之真。所謂元真通暢。人即安和者。暢字利字。皆形容個風字。風在四時爲初氣。有風爲嚮導。五臟於是乎相傳。

肝居季脇是章門。有肝爲長雄。元真於是乎通會。無如五臟元真一而二。五常臟真又二而一。字字無形可舉。惟於腠理露端倪。假如風氣由腠理出。是木鬱欲達之原因。其狀實。設或邪氣從腠理入。是木枯欲折之原因。其狀虛。又當引傷寒爲正比例。欲視無形之陰陽。先從毫毛上討消息。則難掩者寒之變。欲視無形之臟真。先從腠理上討消息。則難掩者風之變。

一靈樞經卷五第二十六條。明明以雜病二字爲題目。是指鍼法而言。刺取三陰三陽諸部分。是書若以雜病名編。則混入靈樞章法。豈獨義例有未當。並將仲聖撰用素問之文辭。盡行挂漏。徵諸原序無靈樞字樣。無雜病字樣、則卒病二字更無可諱言。彼附方中之九痛丸曰卒中惡。孫奇不免有歧視之見存。實則卒病與卒死證有分別。卽與卒發證仍有別。熱論㒳感病六日死。仲景不載入傷寒。朝發夕死之真心痛真頭痛。不載之入金匱。此等萬中無一之不治證。大可闕而不載。隱示其立證立方之微旨。惟對於一百日或一歲之舊飲家。持告慰之日。不卒死。

穀然以十棗湯行之。則不卒死三字。可以解盡卒病之危疑。就如霍亂之嘔吐而利。未明言其卒病。而從不可治說到愈。卻與傷寒互發。痙病之卒口噤。則明點個卒字。從難治未嘗說到死。亦與傷寒互發。傷寒與霍亂若離合。金匱與痙病仍離合。毋亦卒病不如斯。卒發病則如斯。而玉機真臟論又曰卒發者不必治於傳。條下說入個乘字。卽傷寒論肝乘脾。名曰縱。肝乘肺。名曰橫之義。不以次之乘。尤卒於以次之傳。玉機謂之爲有大病。彼因一臟氣乘。借憂恐悲喜怒而卒死者。所在多有。仲景又闕之而不書。蓋必其人平時有病不許治之意。適成爲仲聖愛莫能助之人。毋寧劃分必須治之證。共列二十二門。豎見肝之病。知肝傳脾二語。令中工持真知卓見以讀原文。如未分曉。則玩索真臟論內數十個傳字。必曉然於原文爲已然者立方。實爲未然者立法。卒病又可作未病讀。

一上工先實脾。中工不解實脾 。焉有實脾之甘味 。而中工獨茫然之理。蓋謂其不知傳脾。必不解實脾。不知實脾卽實肝。且不止實肝。必不解肝傳脾亦傳。且不止脾傳。徒知治肝。欲使肝不傳。不解使肝以實傳。不以虛傳。徒知受邪故邪傳。不解不受邪之傳。是脾以王氣傳。而後肝以風氣傳。肝直接受脾之王土。脾間接受肝之生風。良由變八方之風者。土爲政。通四時之土者。風爲政。臟臟果有風氣爲主持。則兩臟間一臟。自有周而復始之相生。臟臟果有土氣爲培養。則一臟間兩臟。自有周而復始之相尅。反是則一臟不實。將三臟無真氣。勢必母奪子氣以行其尅。子代母氣以逆其生。所謂受氣於其所生。傳於其所勝。則相生無繼續。氣舍於其所生。死於其所不勝。則相尅無繼續。故風爲百病之長。從無卒病起於五常所禀之風。土爲萬物之母。從無卒病起於四季常王之土。

一肝病何以見。病入面部之氣色可以見。長沙亟立第三條。曰鼻頭色青。腹中痛。苦冷者死。風木之色。明明直貫於鼻頭。是肝病不能掩。風木之氣。明明竄入在腹中。則傳脾不能掩。無如中工止曉得肝脾各有畔界。傳字疑非徵實。不曉以視無形之眼光。看入五行之生尅。故不解肝之臟真。乃無形之木。脾之臟真。乃無形之土。不見其病。焉見其傳。未知其生。焉知木先死而後肝死。土先死而後脾死。警告之曰。苦冷者死。脾死肝亦死。就令非卒死。而冷狀尤苦於痛狀。則死機已伏。因其無火以溫土。反有水以寒其土。水寒則金寒。金寒木亦寒。故曰有水曰有寒。脾不統血肝不藏血曰亡血。邪風害血。故無一定之色。祇有一團之冷氣。在中工不曉病同色不同。在上工則訝爲一病人而具數病人之色。其曰青曰微黑曰黃曰白曰微赤。所有色字。皆以淺形深之法。舉面部以示人。苟面體會入微。從何一望便知其隨時可以死。曰微赤非時者死。有不以次之傳。當然有不以時之死。無論所勝所不勝。皆以死字括之。假令死於其所不勝。亦以肝死之病形爲易認。肝開竅於目。其目正圓者。顯見曲直之木。金氣尅之令其正且圓。不受再尅。遂反動爲痙。素問謂諸暴强直。皆屬於風。風燥相持。故正圓者其目。痙不治者其背。舉肝死以爲例。徵明邪風轉移病人之速。末數句曰痛曰勞曰風。曰便難。曰留飲。推言流傳臟腑之變遷。

臟臟皆有死於其所不勝之時。要不離乎色赤爲風四字。爲百病之起點。綜上工之望診。殆以色青色赤爲準繩。

一長沙又亟立第四條至第七條。曰聲曰息曰呼吸。又曰非其時色脈皆當病。無非爲肝病寫照。肝爲語。語之聲卽肝聲。再點呼字。肝在聲爲呼。加一驚字。肝在志爲驚。曰喜驚呼。必其苦在筋。肝主筋。筋束骨。筋病連於骨。骨之節。節之間。殆有邪風於其間。又肝存筋膜之氣。肝膈卽肝膜。膈病連於心。故一面骨節間病。一面心膈間病。又肝熱病者頭痛員員。卽非熱病亦頭中病。其形容之曰寂寂。曰喑喑然啾啾然。皆因燥金居其上。風木怯於所不勝之威。語聲不啻繞道而出。又聞聲而知肝病者一。其次肝病形諸息。肺之臟真主定息。風木反從而侮之。以其風而挾寒。寒能堅物。故堅在心中。播在肩上。勢必木扣金鳴。急引胸中上氣者欬。欬則翻動脾涎而吐沫。脾開竅於口。肺主氣之出入。因脾而及肺。張口二句。亦形容風行之肆。令氣不足以息者又其一。第六條則舉吸字寫呼字。病源是肝之吸。病形是肝之呼。吸數呼尤數。曰中焦實。由於不先實脾。致客氣爲中梗。法當下。虛則正虛邪亦虛。不能偵知客邪所在地。顯有不治之端倪。以其吸促吸遠無定在。是虛有其吸。必虛有其呼。馴至不治。則傳無可傳。中工不曉者又其一。第七條重提個王字。曰肝王。脾王在言外。曰四時。四季脾王在言外。曰肝色青而反色白。畢竟主氣之風少。客氣之風多。不能養愼。雖王亦不長。又當研究不受邪三字。

一第八條特提少陽二字。第九條提一極字。第十條特提厥陽二字。又爲肝病立案。素問六節藏象論指明肝爲陽中之少陽。通於春氣。肝木受氣於一陽。一陽又寄生於一陰。一陰與一陽合化爲厥陰。一陽與一陰合化爲少陽。就三陰三陽論。則少陽還少陽。厥陰還厥陰。就五臟五行論。則肝木即少陽。少陽即肝木。故心火亦稱陽中之太陽。肺金亦稱陽中之太陰。五行獨腎之水。脾之土。謂之陰。仲聖口中說少陽。實意中指肝木條下十三個至字。一時字。夾寫少陽之太過舉不前。即推言上文非其時之義。無非因風氣爲轉移。風有罷時。其應在肝。肝者又罷極之本。極而未罷。則陰極可以成陽。陽極可以成陰。是五臟之氣長。若未極而先罷。必隨罷隨極。前病未罷倏而後。後病未罷倏而前。仲聖所謂視其前後。何部不利。厥陰病則然。肝病亦然。緣前後爲邪風所折。腰痛背强不能行。正五臟之氣短處。短則縮。縮小而至於盡頭。顯見患肝其之人。自身已不勝病。死於其所不勝猶其後。宜乎仲聖目之爲厥陽。厥陰二字僅存一厥字。少陽二字僅得一陽字。此似是而非之陰極成陽。實陰不生陽。則陽無陰不附。不過邪風挾枯木之殘陽。變爲厥陽。少陽不成立。厥陰亦不成立。無春而有夏。不與時偕行故曰獨行。看似少陽。卻無中見。陰不與之偕行。故不曰少陽獨行。亦不曰一陽獨行。

一長沙又發揮上文血脉相傳。壅塞不通二語。單承血字立血氣入臟一條。單承脉字立脉說入臟一條。暗用素問散精於肝。淫精於筋。及其充在筋。以生血氣。兩層要義。爲實脾之注脚。蓋脾實自能令五穀之精氣。與五行之精氣不相失。則肝受精之散。筋受精之淫。又曰淫精於脉。可悟脉氣之流經。端賴筋氣爲轉移。宜乎血氣之生。筋爲主動。亦可以實氣相摶四字實徵之。若實氣與實氣成反比例。主氣客氣相容與。壅塞經絡。縱未流傳臟腑。而一則移其實於脉。則血無所附。血氣入臟其明徵。一則移其實於血。則脉無所統。脉脫入臟其明徵。既入又焉能還出於壅塞之途。故主死。卽死不足論。卽愈亦惟有望邪風之賜。非所望於客氣不爲虐。緣客氣具有五行性質。或挾金刃之氣而來未可知。風則無有不行。亦無有不傳。風無情而入臟。或無心以入腑。當然有胃氣之援。且中土爲萬物所歸。胃脉又主生榮血。轉爲主勝客負。亦指顧間事。獨是卽死卽愈若天淵。轉機未有如是之速。詞旨非指一病生二病。蓋形容風氣一往而無前。百病皆以一入爲先兆。入腑是入臟之陪客。卽死乃生人之盡頭。卽愈未爲生人之盡頭。

一

一病既百病爲陪客。宜乎古醫經有九十病人之稱。蓋指五臟各有十八病而言。立陽病十八。陰病十八爲病始。又指五臟之陰陽而言。陽病見證者六。六而三之爲十八。陰病見證者九。九而二之亦十八。何謂陽。陽臟有其三。何謂陰。陰臟有其二。心爲陽中之太陽。通於夏氣。肺有陽中之太陰。通於秋氣。肝爲陽中之少陽。通於春氣。三臟故稱陽。腎爲陰中之少陰。通於冬氣。脾爲陰中之至陰。通於土氣。二臟故稱陰。所舉六證。髣髴心臟肺臟肝臟所生病。非陽病十八而何。所舉九證。髣髴腎臟脾臟所生病。非陰病十八而何。六微卽六腑之稱。腑爲陽。而屬至陰之類。應具陽病之六證。必載土氣而出。纔是陽腑之中有陰在。始可以言微。除微有十八病外。五勞七傷六極。亦得十八病之數。其餘婦人十三瘕。九痛七害。五傷三因三十六病。不在其中。百病之餘義則在其中。末段又指點出上下表裏及中央土。爲五邪所集矣。隨襯個風字。收二句說到兩極字。肝木罷極之時。主治不能兼顧。可悟邪風無所不用其極。殆脾胃不實之原因。徒留宿食以護邪。宿食化寒。邪風必挾熱以逆其寒。宿食化熱。邪風必挾寒以逆其熱。令寒熱各走極端。變爲如冰如炭之經絡。則臟腑無保障。五常之衅端從此起。必有兩敗俱傷之憂。伏案就在邪風干忤經絡六字。

一長沙又於第十四條先提三個急字。襯起第十五條兩個卒病字。從上條風令脉浮。寒令脉急二語生出。急字又逆寒中於暮句轉出。誠以風邪入寇腠理。則四肢重滯不爲意。病情未急。寒邪入寇毫毛。則身體疼痛必爲意。病情轉急。此卽中風邪氣反緩。正氣卽急之互詞。緩在風而急在寒。經謂傷寒一日太陽受之者。緣有太陽之感覺在。與邪風掩入。瞞過太陽之衞外者不同論。故卒病都由緩病所致。非急病由卒病所致。傷寒論內無卒字。而急字不勝書。顯見仲聖引傷寒救裏救表一條。爲急病加倍寫。非爲卒病加倍寫。傷寒兩急救。卒病分兩治。是卒病可以緩圖。痼疾尤可以緩圖。痼疾無所謂之急。卒病仍非急病之代詞。蓋同是身疼痛。因下之而表裏證具。兩病交迫而成急。不同距離日久之痼疾卒病。無兩急之足言。惟先治後治。則痼疾還便宜。假令不曰加以卒病。曰加以雜病。痼疾何嘗非雜病。直是加多一層痼疾無以異。醫者或以急無能擇之雜藥爲嘗試。則急字卒字雜字。可以囫圇吞棗讀之。仲聖叮嚀於卒病又胡爲。

一金匱自開卷一路論卒病。獨卷末立婦人雜病另一門。仲聖忽然指出加以卒病。未明言何者是卒病。忽然道出先治卒病。未明言何藥是治卒病。注家遂疑卒病卽雜病之陪客。雖創見亦視爲等閒。不知原文有三百七十七條之卒病。有不止一百七十九條治卒病之湯方。固不能舉一證以爲例。且當時原文具在。詎料卒病之亡。亡於一字。緣卒字非一雜字所能償。顯非時代亡卒病。乃人人心目中之雜病未消亡。就令一面見卒病。亦一面亡卒病。原文明明句中點醒個卒字。如卒口噤之類。彼亦以爲借用亡編之字眼。寫雜病之離奇。其心目中已删去原文種種卒字讀。孰意仲師一若預知其書至今猶存在。曰五臟病各有所得者愈。一語道破治卒病之從容。不啻一一與我後人共喻之。例如木病得水。水病得金。金病得土。土病得火。火病得木。經謂氣相得則微。不相得則甚。病微何不愈之有。五臟之所惡者何。經謂心惡熱。肺惡寒。肝惡風。脾惡溼。腎惡燥。所惡在隱曲。若觸犯其所惡。則不喜形於色。可以窺見卒病之內容。仍不離乎肝傳脾爲病始。病者素不應食。

而反暴思之。肝木挾火氣以行其刦。刦食卽除中之漸。必以發熱露端倪。縱非發熱。亦食傷脾胃。又以中焦實露端倪。上言當下之則愈。宿食固當下。而壅塞不通。則諸病在臟。實氣入腑者亦其常。故金匱攻法。多於傷寒。立證立方。以痙病爲首。主治以大承氣湯爲中與。授欲攻之三字。爲治卒病之方針。曰當隨其所得而攻之。不獨治痙病爲然。諸臟自有應行之攻劑。惟渴者對於攻藥。有異常之牴觸。痙病條下無渴字可知。與猪苓湯代承氣之屬。末句曰餘皆倣此。見得猪苓湯泛應不窮。助天一之水。生天三之木。與中工言治肝之第一法。爲前路總結束。開下無數脉證幷治法門。

一仲師何以立猪苓湯冠金匱。且曰餘皆倣此。此方顯從陽明篇脫出。亦倣陽明渴者與五苓。爲十日不更衣無所苦。不行攻法立方。傷寒非盡以五苓治渴。金匱何獨不然。金匱條下渴字不勝書。不渴字亦不勝書。就如下條痙溼暍三種。痙病條下無渴字。故大承氣湯爲可與。而因溼致渴者一。因暍致渴者一。狐惑陰陽毒條下無渴字。而百合見渴者二。瘧疾中風血痺諸證無渴字。而以主渴二字括虛勞。舉數條以爲例。其餘除無渴字無不渴字不計外。見渴字者僅達三十條。書不渴者僅得十一條。不渴宜乎豬苓不中與。異在消渴門止見豬苓湯者一。見五苓散者三。嘔吐條下之豬苓散。不做豬苓之湯。獨做五苓之散。三味藥豬苓有其二。五苓有其三。茯苓澤瀉湯又無豬苓。苓澤有其二。五苓有其四。可知做豬苓之方旨。不必斤斤於何味是原方。但能蟄封天一之水以入腎。則方方大有造於五臟之元真。若渴而以人承氣爲嘗試。則流弊不可勝窮。傷寒金匱所有大小承氣證無渴字。另提之曰如渴者。對下痙病之行大承氣。因金匱自有適用硝黃之方在。舉渴字撇攻字。迴應上條中焦實。爲議下者進一解。我又爲誤會長沙方內之等分者進一解。猪苓五味各一兩。試舉一兩之重量以例其餘。二十四銖爲一兩。久爲註家所公認。六銖爲一分。四分爲一兩。亦爲註家所公認。孟康謂黃鐘一龠。容一千二百黍爲十二銖。倍數計之。則一兩得二十四銖。更無疑義。蓋十黍爲絫。十絫爲銖。絫銖之積亦爲合。所謂合龠爲合者。符合一千二百黍之數。則與十二銖之等分同。二合便與二十四銖等分同。若不言銖而言合。則一合爲半兩。二合爲一兩。十合爲一升。是一升卽五兩。二升卽十兩。方下無十兩字樣者。二升亦十兩之通稱。一斤亦十兩之通稱。古者十兩爲一斤。秦漢以一金之重定斤兩。秦以一鎰爲一金。漢以一斤爲一金。鎰者斤之倍。二十兩爲鎰。方寸重二斤。卽指秦金而言。方寸重一斤。卽指漢金而言。漢以後始有二十四兩謂之鎰。一十六兩謂之斤。方下如白虎湯石膏用一斤者。當從十兩計。以水一斗煑者。當從五十兩水計。蓋有絫黍爲明徵。一千二百黍。於今秤之。得五錢。二千四百黍。於今秤之。得一兩。淺識者疑古今升斗有異同。吾謂量黍之器常改革。惟黍無改革。若謬以五銖錢相比例。則一錢今重一錢半。彼以古之一兩卽今三錢爲話柄者。無非執着五銖錢之輕微爲話柄。豈知錢制始於周而迄於漢。其間錢形大小輕重不一。名稱亦殊。國家改元。必更錢幣。錢與銅無一律相當之價值。則五銖無一律之代價。安能持足重若干銖爲定衡。觀於仲景之用錢刀。不曰重幾錢。曰方寸匕。用匕秤散。取方寸爲整數。每匕卽今之一錢。方寸四匕。卽今之四錢。一錢匕者。一匕之謂。合四匕之形爲方寸。卽縮小方寸斤兩之形。然亦不能泥看其微毫之等分。以服散服湯。皆有强人弱人之分。可悟作湯作散。匪獨對證問題。乃對人問題。

一知肝傳脾一語。太耐人思。肝有肝之部分。脾有脾之部分。何所謂傳。如曰肝屬木。脾屬土。肝勝脾。故木尅土。此語更貽人以口實。以彼化驗肝臟無木質。化驗脾臟無土質。五臟非有五行之實驗。何相尅之有。如曰五行化之始。五臟精之存。惟化生精。木精存於肝。土精存於脾。惟氣生形。肝存筋膜之氣。而開竅於目。脾存肌肉之氣。而開竅於口。從目通入肝。從口通入脾。是形歸氣。逆肝通入木。從脾通入土。是精歸化。惟五臟之元真爲能化。故臟真散於肝。而後風氣通於肝。臟真濡於脾。而後谷氣通於脾。此卽人稟五常之奧義。早爲近代所排除。其相持最力者。斥駁我國左肝右脾之學說。謂剖驗之適得其反。致素問肝生於左。肺存於右。脾之爲使。胃之爲市數句。不能昭示於後人。

我則謂脉要精微論左外以候肝。內以候膈。右外以候胃。內以候脾等語。素問誠鑿鑿言之。無怪後儒徒執左右手往來之脉氣。泥看腹裏搆成定位之肝脾。豈知素問又指兩足而言。曰下部之天以候肝。地以候腎。人以候脾胃之氣。左右足相同一律。兩手中部脉亦從同。無論諸病在何臟。皆括入少陰趺陽寸口之範圍。若細診其同中之異。覺生氣流溢。纔有候左候右之殊。於是心肝腎之氣遠出而流於左。水生木。木生火之神機則左旋。肺脾命之氣遠出而流於右。火生土。土生金之神機則右旋。正如環無端之左右。蓋有活潑潑之胃氣能左右之。經謂隨氣所在。期於左右者。乃是二是一之對觀。此說類似騎牆。如欲了解肝生於左。肺存於右之真諦。須從胎元上着眼。素問謂生之來。謂之精。精在母腹。自有河圖。兩精相搏。則陽精在下。陰精在上。緣親下之火本乎地。親上之水本乎天。良由生成伊始是倒形。故豎體者其母。而倒體者其胎。胎不倒則形不順。所以逆受母氣以成形。母之肝從右升。胎以左體受氣而生肝。母之肺從左降。胎以右體受氣以存肺

○肺旋乾而右轉○肝出震而左行○時而胎首上向者○母腹之地氣升○舉之而上抱○時而胎首下向者○母腹之天氣降○抑之而下垂○畢竟子母二氣○除卻對待無往來○母不倒而胎倒○與影相之對照無以異○對鏡不倒○而鏡中之影則倒○形以順往○影以逆來○知此可悟造物生人之妙○誕降而後○位置其身於東西南北之中○同是戴九履一○左三右七○行將以豎體立乎天壤○此洛書之方位○正以逆河圖○方位是左○而肝轉爲右○方位是右○而脾轉爲左○左肝右脾者○乃成胎於既往○右肝左脾者○乃出世於後來○數往者順○知來者逆○不獨地與天逆○凡七尺之群倫○皆乾坤之逆子○易之爲數○逆數也○前後左右無不逆○一逆字纔是頂天立地之權輿○特恐告非其人○雖言而不著○脫令以五行爲惑衆○恐秦火不及文字之靈○且苞符既洩○從無復秘之理○則不必慮五行之淘汰○五行乃無形之臟真○不受捉摸○無所用其淘汰○

一是書可以省凡例○原書自有例○首條末句曰餘臟準此○是舉一肝一脾以例其餘○第十七條末句曰餘皆倣此○是舉一方一法以例其餘○第二

條句中曰千般病難。不越三條。是舉三條例千病。第十二條句中曰非爲一病。百病皆然。是舉一病例百病。第一條曰上工治未病。又一面見肝病。是舉已病之肝。例未病之脾。凡流傳臟腑之未然病可例看。第二條曰因風氣而生長。又一面說邪風。是舉生物之風。例害物之風。凡五邪中人之未然病可例看。第十一條曰血氣入臟卽死。第十二條曰脉脫入臟卽死。又兩言入腑愈。入腑入臟相追而來。數卽字是卒然之事。亦未然之事。是又舉死字例愈字。舉不可治例可治。第十四條舉急當救表例救裏。第十五條舉先治卒病例痼疾。在傷寒雖救表裏同例。在金匱雖痼疾亦與卒病同一例。第十六條有各有所得。各有所惡之兩種病。舉以例尋常之卒病。有素問不應食。而暴思食之一種病。舉以例反常之卒病。第十七條舉一攻字。以例下文諸多應攻之卒病。舉一渴字。以例下文諸多不應攻之卒病。仲景書條條有比例。何取乎多此節外生支之義例作另提。讀金匱當從讀例始。能讀例自能知讀法。道在邇不必求諸遠。泛泛之凡例可毋庸。區區之讀法亦毋庸。

漢張仲景卒病論

讀過金匱卷十九　新會陳伯壇英畦著

目錄

卷一

卷二

卷二

卷四

卷五

漢張仲景卒病論卷一

讀過金匱卷十九

原文之首第一

新會陳伯壇英畦著

問曰。上工治未病。何也。師曰。夫治未病者。見肝之病。知肝傳脾。當先實脾。四季脾王不受邪。即勿補之。中工不曉相傳。見肝之病。不解實脾。惟治肝也。夫肝之病。補用酸。助用焦苦。益用甘味之藥調之。酸入肝。焦苦入心。甘入脾。脾能傷腎。腎氣微弱。則水不行。水不行則心火氣盛。則傷肺。肺被傷則金氣不行。金氣不行則肝氣盛。則肝自愈。此治肝補脾之要妙也。肝虛則用此法。實則不在用之。經曰虛虛實實。補不足。損有餘。是其義也。餘藏準此。

一開宗便知是仲聖之原書。兩揭未病字。已病有未病在。未病尤有未病在。遷流如是其卒。此卒病所以異於傷寒。三提肝之病。兩曰實脾。兩曰治肝。治肝補脾如是其要妙。患在四季邪風。不利於脾。而利用在肝○風爲病之始○肝得氣之先也○曰知肝傳脾○知生亦知死○知有間傳有七傳○傳字又與傷寒示區別○傷寒有傳有不傳○且無所復傳○緣三陰三陽無勝不勝之分○傳邪者其偶○五行則傳於其所勝○傳之不已○而至死於其所不勝○傳邪者其常○大書曰四季脾王不受邪○即勿補之○由王而盛○由盛而實○經謂藏氣實而不能容○故還諸於腑○庶有入腑即愈之望○中工不解五行之實○與五邪之實不同論○邪氣實有實質○法當下○正氣實無實質○用以補不足○損有餘○復叮嚀之曰○夫肝之病○當變通內經辛補之○酸瀉之之法○不用辛補用酸補○蓋辛勝酸○彼非酸有餘○乃風生木○木生酸○酸生肝○非徒補木○且酸以收風○曰助用焦苦○火生苦○苦生心○焦火尤苦○正留火氣之有餘○益以甘味調之者○土生甘○甘生脾○以實土調實其木火○故實脾當先於治肝○曰酸入肝○焦苦入心○甘入脾○對中工言之則如此○猶未寫入幾層理窟也○長沙詔我曰○脾能傷腎○數句洩盡五行之秘矣○韻會謂運行於天地間○未嘗停息○故名五行○腎行冬令者也○柰何腎氣

微弱。則水不行。因水不行而連累金氣亦不行。肺金又行秋令者也。夫非不足於行也歟哉。胡爲乎肺腎則兩傷。而心肝脾獨無傷耶。得毋相尅之中。以土尅水。火尅金爲最要耶。假令金水之氣盛。或行之太過。則四季之內。祇有秋冬無春夏矣。肝行春令。心行夏令。行生育者也。脾爲中央土。運行於四時。宜乎木火土之氣無不行。金水之氣則不行之行。秋收金。冬藏水。雖不行而有土氣行乎其間。故被傷而無所害。非治肝補脾之要妙而何。此上工實脾之心法。法因虛用。非因實用。虛而不用則重虛。經曰虛虛。實而誤用則重實。經曰實實。欲不虛其虛。當補不足。欲不實其實。當損有餘。末二句推類以盡其義。語語先假定一中工爲諦聽。註家反疑酸入肝以下十五句。非仲景原文。類後人謬添注脚。又有謂十二句是述中工之誤之詞。由其看似不順不接。以已見妄爲之接。談何容易割斷仲景之文。中工且不曉。況又其次乎。

夫人稟五常。因風氣而生長。風氣雖能生萬物。亦能害萬物。如水能浮舟。亦能覆舟。若五臟元真通暢。人卽安和。客氣邪風。中人多死。千般病難。不越三條。一者經絡受邪。入臟腑爲內所因也。二者四肢九竅。血脉相傳。壅塞不通。爲外皮膚所中也。三者房室金刃蟲獸所傷。以此詳之。病由都盡。若人能養愼。不令邪風干忤經絡。適中經絡。未流傳臟腑。卽醫治之。四肢纔覺重滯。卽導引吐納。針灸膏摩。勿令九竅閉塞。更能無犯王法。禽獸災傷。房室勿令竭乏。服食節其冷熱。苦酸辛甘。不遺形體有衰。病則無由入其腠理。腠者是三焦通會元真之處。理者是皮膚臟腑之文理也。

在天爲玄。因有風氣。在人爲道。因有五常。道生人亦長人。因五常有風氣在。內風與外風相感通。是因兩氣而生長。外風有正亦有邪。因有生物害物之異。仲師取譬於水。風從地水中生。是亦異名而同類。浮舟覆舟因於水。仍不離乎因於風。曰若五臟元真通暢。人卽安和。五臟一太極。五常一太極。元之又元。是謂臟真。因有風氣爲五臟主。故通而且暢。安而且和。反是則爲不正當之客氣邪風。其中人也。必客勝主負而後已。其多死也。五臟有兩死。一人無兩生。病不同而千般病難無大異。不越三條爲岭端。一者經絡受邪。以入臟腑爲捷徑。必內風引之入。其人與道相失。不自愛惜其五常。患不在外而在內。爲內所因也。二者四肢九竅。賴血脉爲交通。自有風輸通血脉。故通而不塞。若爲邪風所操縱。則通到之處無不塞。血脉復與之相傳。故愈傳而愈壅。此與入臟入腑尙隔兩層。還算有道之風氣。不爲之內應。不過放棄其皮膚。爲外邪所中而已。三者房室金刃蟲獸之屬。無非客感。所傷者多半淫凶之人。有乖常道。不啻借邪風以自殺。以此詳之。言之而不能盡之病由。都盡於此。若人能養存其內風。愼防其外風。不令邪風干忤經絡。則減省肝病時之手續。曰適中經絡。恰在未見肝病之前。曰未流傳臟腑。卽醫治之。上工又有臨時之治法。四肢纔覺重滯。必爲經絡所牽掣。卽導其經。引其絡。重者輕之。納之入腑。吐之出腑。滯者除之。復行針灸以通塞。膏摩以開閉。令四肢九竅。與內臟若離合。比較上條治已病之肝。補未病之脾。尤先一着。蓋治五臟者半生半死。若治筋脉與治肌膚。未必中工仍未逮。勿令云云者。長沙已授方針矣。更有犯王法。觸禽獸。溺房室之徒。關於賦禀之偏。舉動無人道之防。故又以勿令二字懲之。明訓之曰。服食節其冷熱。卽養愼之互詞。苦酸辛甘。卽上條益用甘味之藥調之之互詞。曰不遺形體有衰。無形之五行非共見。有形之五體則共見。形盛則正氣現於外。形衰則邪氣入於內。曰病則無由入其腠理。點入字。特與中工相視於無形。從腠理上討消息。緣淸陽發腠理。發則收氣易。邪風入腠理。入則出氣難。經謂少陽外主腠理。肝爲陽中之少陽。腠理亦肝臟有分子。注家謂鼻息出入。頃刻離風卽死者。殆淺之乎以測風耳。曰腠者三焦通會元眞之處。臟眞之會在季脇。乃肝居之地。與三焦網膜相連。三焦又腠理其應。腠理不開。則三焦無終始。上言壅塞不通者。由皮膚看入一層。壅塞腠理之謂。腠理看入一層。壅塞三焦之謂。必三焦通而後元眞會。悉因腠理之收放爲轉移。子細言之曰。理者是皮膚臟腑之文理。腠則分而理則連。皮膚與臟腑又相屬。文而曰理。其病端已流露於皮膚外中之時。種種原因。釀成卒病。前此經過許多未病時期。中工猶未及覺爾。

問曰。病人有氣色見於面部。願聞其說。師曰。鼻頭色青。腹中痛。苦冷者死。鼻頭色微黑者。有水氣。色黃者。胸上有寒。色白者。亡血也。設微赤。非時者死。其目正圓者。痙不治。又色青爲痛。色黑爲勞。色赤爲風。色黃者便難。色鮮明者有留飲。

面部五色。非死色卽病色。何者是未死未病之色耶。豈非長沙淺示人以色。仍惑人以色耶。問詞願聞其說者。欲卽色以驗氣。答詞則認氣兼認色。仍以視無形之眼光視有形。假令其人無絲毫之病氣見於外。無論若何面色皆生色。不然。焉有木氣土氣無恙在。一旦鼻頭色青。而卒死於腹中痛之理。曰苦冷者死。無火氣游行之樂。必火之母無生機。木先死。火之子無生機。土亦死。就令鼻頭色微黑。亦與死爲鄰。有水氣三字。反應上條水不行三字。水氣盛不能生枯木。祇能尅就衰之火。故水冷金必寒。曰色黃者胸上有寒。肺居胸上。無土生金。無火尅金。故不燥而寒。又反應上條金氣不行四字。金氣水氣盛行於腹。可徵明其溼土不在中。而後色形於上。曰色白者亡血。藏血者肝。統血者脾。木先死而後死到肝。土先死而後死到脾。其未即死者。鼻未青。腹未痛耳。倘或苦冷死。則將死以前之氣色不具論。若一人有一人之色。則未來之苦冷在意中。曰設微赤。補點赤字。火在色爲赤。色赤入通於心。心氣通於夏。火赤而微。與無火等。苦冷數句火氣已死於無形。微赤則逢夏生。非時者死。可悟有形之火色。乃微火之真相。獨是有水有寒不曰有風。風死又何若。有其目在。目與鼻之比較。鼻者五官之祖。目者五行之精也。肝開竅於目。風氣通於肝。形容其風木之動。曰目正圓。經謂五陰氣俱絕則目系轉。轉則目運。轉運而至於圓。圓而且正。木直故正。木曲故圓。目爲風卷。則摧殘其木。曰痙不治。背反張者。痙病也。主頸項强急。素問則曰五臟者身之强也。又曰諸暴强直。皆屬於風。强被風折。反動爲强。乃失强之强。宜乎不治。又色青爲痛。肝風分明診在目下。其色青。邪在肝則兩脇中痛。不言脇痛者。靈樞五邪篇五臟皆有痛。素問風論五臟皆有風。五風皆有色。風無定在。則痛無定在。先見肝之色。又以肝病爲前提。曰色黑爲勞。是腎風之色。診在肌上。脊痛不能正立。其狀勞。易曰勞乎坎。曰勞坎中之陽以任事。恐真火變爲勞火。勞火卽虛火之稱。腎風又從而消之。火虛水亦虛。未幾又虛勞死。曰色赤爲風。心風診在口。其色赤。風盛火亦盛。乃燎原之象。亦卽焦絕之時。焦土之色形諸口。脾開竅於口也。經謂肝受氣於心。傳之於脾。倏忽至肺而死者。燥金又挾火氣以焦其木也。反應上條心火氣盛而不見其火。火與水互根於坎泉。從下尅上。傷肺正用以損有餘。非所論於風行火上。火速之傳可慮也。曰色黃者便難。脾風診在鼻上。其色黃。脾病不能爲胃行其津液。便難亦意中事。同是肝傳脾。鼻頭青色則如彼。鼻上黃色則如此。此必初傳非再傳。尚有治肝補脾之餘地。反是則一臟不能再傷。未必有鼻上黃色之便宜。反應上條中工不解實脾。特舉便難二字。爲若輩進一解。果能明辨於或虛或實之間。取甘味藥調之又調。緩以圖之亦不死。曰色鮮明者有留飲。五色不見仍有病。面部又足以惑人。況鮮而且明。寧非樂觀。孰知其有飲在。支飲面色黧黑耳。胡鮮明耶。飲家必無火氣之游行。當然色黑而不赤。特沒收其火於留飲之中。隱約似有似無之火色。從水光映出。故色鮮明。與水火互根之蟄藏於腎者。成反比例。四飲之水。與火不相得。痰飲是火之變。懸飲溢飲支飲是火之沈。條下無火逆二字可知也。卽面熱如醉。亦胃熱上衝。熏其面則然。非火色上熏也。因失火之故。而後色鮮明。有水卽無火之對觀。五行當留無盡之藏。火氣更須藏於密。仲聖非教人認留飲。教人以觀水之眼光觀火也。

師曰。病人語聲寂寂。喜驚呼者。骨節間病。語聲喑喑然不徹者。心膈間病。語聲啾啾然細而長者。頭中病。

肝者木之形。無形之形也。木者肝之聲。無聲之聲也。經謂肝爲語。肝胡以語。有寄語於肝之木在。木胡以語。玄生神。道生智。有神有智之木爲肝語。無病之語聲不具論。病則臟真必露其端倪。假如語聲寂寂○一若沉其聲於細入之間○則神智趨於下○俄而喜驚呼者○肝在志爲驚○在聲爲呼○宜乎其聲苦○苦在木之鬱○轉以舒肝爲快事○情急故喜也○肝主筋○筋束骨○筋又主急○急在骨與節之交○爲邪風所經歷○欲見肝邪所在地○骨之節○節之間○皆筋膜爲之合○是以知病之在筋者殆如斯○其次語聲喑喑然不徹者○不爲其呼爲其吸○儼欲收回其語以入肝○留存其聲於膈上膈下之間○肺金未嘗應其聲以徹其響○此非金氣尅木之時○乃肝木神智過敏○迴避勝己之金○不敢公然貫膈上注腳○雖發聲之微○亦循喉嚨之後○繞道而出於頏顙○反應上條肝氣盛三字○舉膈以見肝○曰心膈間病○膈者肝之膜○肝存筋膜之氣也○膈病連於心○又反應上條心火氣盛四字○其次語聲極小如小兒之啾啾然○小而細○細而長者○一若寫入長强之督脉○以道達其病形○此亦可以見肝病○肝脉上出額○與督脉會於巔○巔居頭之中○前項之處○風邪至項則罷○幸不至於傳脾○亦非肝熱病頭痛員員之比○形容肝病之輕曰頭中病○

師曰。息搖肩者。心中堅。息引胸中上氣者欬。息張口短氣者。肺痿吐沫。

既聞聲。又聞息。肝亦爲息耶。肺之臟真則主息。臟真高於肺。居息道之中。以足呼吸之餘。一呼一吸一定息者。息爲定之一。而後呼吸有定數。息不定則動搖其呼吸。下條呼吸與息不相得。少氣不足以息者危。本條息與呼吸不相得。多氣有餘於息者亦危。肺何由而致此。此肝木示畏使之然。木畏金者也。金不侮木。而木侮金。是侮所不勝。受侮反受邪。經謂爲寡於畏。肝不畏肺。不至死於肺。本條故立肺先死爲陪客。曰息搖肩者。心中堅。肺病有肩息二字。有肺中冷三字。若搖在肩上者。風爲虛。堅在心中者。寒爲虛。風能動物。寒能堅物故也。仍不離乎風爲主動。仲聖以風字引起個欬字。以欬字引起上氣二字。書欬而上氣者三。書欬而胸滿者一。欬逆上氣者亦一。火逆上氣者又一。大都指寒已化熱而言。若息引胸中上氣而後欬。必胸中尙有寒在。壓抑有氣。使阻遲其欬。必引之而後上者。非形容其欬之少。乃形容其欬之難。脫令無中堅以爲之梗。則風舍於肺者。其人則欬矣。何息引之有。又息張口短氣者。肺痿吐沫。肺痿無張口二字。無短氣二字。乃息張其口。是肺病連於脾。息短其氣。是金病連於火。火氣不尅金而金氣先絕。狀類肺痿。沫而非涎則脾涎亦絕。惟有吐沫。反應上條心火氣盛四字。以心中堅三字露端倪。假令有火尅金。則金臟成爲利器。就令金氣不行。肝木必望而生畏。焉有輕而侮之之理。可悟補脾之要妙。且對於肺臟無所遺。

師曰。吸而微數。其病在中焦實也。當下之則愈。虛者不治。在上焦者其吸促。在下焦者其吸遠。此皆難治。呼吸動搖。振振者不治。

三焦病何以兩不治。一難治耶。半生半死者。治五臟則然耳。三焦亦作入臟觀耶。三焦爲孤腑。六腑之所與合。以其外通腠理。內通五臟。病由腠理入者。三焦正其去路。與萬物所歸之胃土不同論。上言三焦通會元真之處者。已慮及是處有容邪之所矣。且三焦亦至陰之類。通於土氣。而統屬於脾。肝未受邪而脾已受邪者有之。肝脾同時得病者亦有之。若吸而微數。欲數數於呼而不得。則求助於吸。無如一吸而風邪與肝有激刺。故一面吸微數。隱忍以緩其呼。顯見不獨三焦病。特梗阻其病在中焦實。舉中焦以例其餘。脾胃大小腸三焦膀胱。皆倉廩之本。名曰器。必有糟粕實其中。與脾王之實有分別。與實脾之實亦有別。補之則實實。曰當下之。則凡位在中下二焦者。皆受其賜。宜乎其愈。若虛者。下之則虛虛。下法窮則治亦窮。治邪氣一方面。不敢損有餘。治正氣一方面。無從補不足。則不治者一。畢竟吸者呼之應。肝在聲爲呼。又吸入肝與腎。呼罷吸未罷。不離乎肝者罷極之本。將吸氣難久持。與其中焦實。毋寧上焦實。在上焦者其吸促。上焦其治在心下膈。膈亦肝之膜。上氣通庸或肝亦通。否則下焦實。在下焦者其吸遠。肝居下焦之旁。下氣轉庸或肝亦轉。無如三焦爲氣之所終始。乃少陽之游部。肝爲陽中之少陽。則虛者尤有慮。慮少陽之路絕。雖有呼有吸皆難治。一旦呼吸動搖。無定息以紓徐其呼吸。上條有息在。卽一絲之呼吸。或何以苟延。本條無息在。則一身筋脉無收持。曰振振者不治。形容營衛陰陽散亂而不行。除卻肝絕筋先絕。其餘無一臟可治者又其一。

師曰。寸口脉動者。因其王時而動。假令肝王色青。四時各隨其色。肝色青而反色白。非其時色脉。皆當病。

補點脉字。跟上息字呼吸二字。經言一呼一吸一定息。爲脉之動。一呼脉再動。一吸脉再動。呼吸定息脉五動。閏以太息。命曰平人。不言靜脉者。乃寓靜於動。初動陽。再動陰。初動則陽往。再動則陰還。無往無還。便無太息。假令顯露其往還。便無胃氣。營衛是胃氣一大隊。經血又營衛之羨餘。經氣脉氣合爲一。營衛陰陽合而行。故合而言之曰經脉。經來則脉動而往。經去則脉動而還。來與往搏。去與還搏。故來動去亦動。晝夜動而不休。而後行盡八百一十丈之脉度。恰符一萬三千五百息之數也。肺之臟真主定息。寸口乃手太陰肺之動脉。六臟六腑之所終始。舉寸口以例關尺者。以其與四時五行。有息息相通之妙。申言之曰。因其王時而動。四時之王不王生乎動。動之幾生於息。息者幾之微。幾者動之微也。曰假令肝王色青。卽脾王不受邪之互詞。曰四時各隨其色。肝色無恙在。必五行之色無恙在。春脈弦而色青。夏脈洪而色赤。秋脈毛而色白。冬脈石而色黑。四季脈緩而色黃。大可以脈象上狀出其五色。倘或肝色青而反白。是金先侮木。或輾轉而至於七傳。則臟臟皆有死於其所不勝之時。曰非其時色脈皆當病。初傷雖未死。一臟不能再傷。將奈何。

問曰。有未至而至。有至而不至。有至而不去。有至而太過。何謂也。

師曰。冬至之後。甲子夜半少陽起。少陽之時。陽始生。天得溫和。以未得甲子。天因溫和。此爲未至而至也。以得甲子而天未溫和。爲至而不至也。以得甲子而天大寒不解。此爲至而不去也。以得甲子而天溫如盛夏五六月時。此爲至而太過也。

上文曰脾王。曰肝王。四時五行皆王不待言。五行有陰陽。陽五行在腑。陰五行在臟。四時又有陰陽。春夏秋三氣謂之陽。土氣冬氣謂之陰。肝爲陽中之少陽者。以其通於春氣。陽春被於木。木行陽令。則到處皆春。於是肝之臟真。得以陰木稱少陽。火亦通於夏氣。心臟有火在。故爲陽中之太陽。金通於秋氣。肺臟有金在。故爲陽中之太陰。獨脾爲陰中之至陰。通於土氣。腎爲陰中之少陰。通於冬氣。脾之土。腎之水。與地陰相類。非受氣於陽。故金匱有三陽二陰。屬五行一方面。傷寒有三陰三陽。屬六氣一方面。六氣陽主外。舉陽可以見陰。五行陰居中。舉陰可以見陽。誠以中土爲萬物之母。土王而後四季留無盡之陰。徵諸冬至陰盡之時。一陽仍生於地下。土氣猶存在故耳。大寒肝又王。送春至者。厥陰風也。雨水則離冬至六十日。仲師謂甲子夜半少陽起。與風木之行相後先。一若少陽爲肝王而起。毋亦是二是一之少陽。未幾君火之氣王。則少陰至。未幾相火之氣王。又少陽至。覺春未去而夏已來。春夏相聯爲一氣。宜乎二十四氣皆應時而動。自無太過不前之相失。條下十二個至字。兩時字。注意在少陽。曰陽始生。卽春生之義。曰天得溫和。曰天因溫和。曰天未溫和。又曰天大寒不解。曰天溫如盛夏。數句與內經語意相類。經謂至而和則平。至而甚則病。至而反者病。至而不至者病。未至而至者病。此不特爲少陽起時加註脚。蓋爲風訊加註脚。春無風不立。地無風不轉。歲序皆風木爲主持。文面是舉少陽以例風木。文義亦舉少陽以例少陽。

師曰。病人脉浮者在前。其病在表。浮者在後。其病在裏。腰痛背强不能行。必短氣而極也。

肝何以王。肝氣長便是王。長則氣治。短則氣病也。且肝者罷極之本。倘短極而罷。必並本氣而亦無。差幸一線未罷之本猶存。延長其一線之未極。則陽極可以成陰。陰極可以成陽。假令旋極旋罷。是本實先撥。脉必沉。當然無浮脉。書病人脉浮。浮爲陽脉。書浮者在前。又書浮者在後。浮亦陽脉。短期之浮非樂觀。惟希望其續浮。前後之浮合爲一。前此是一陽生於地下之浮。後此是少陽起於地面之浮。同是少陽。一爲火本之少陽。一爲木本之少陽。長此有生而無尅。大有立起病人之勢力。期之旦日夜半愈也。可坐而致矣。其病如故者又何耶。以其脉有缺點。假令脉續浮。必有弦浮之脉爲之前。故病過十日能續浮。傷寒陽明中風條下已明言矣。若無春弦之脉相後先。徒變見兩番之脉浮。是後此之浮。顯非前此之浮之續。倘得謂春日載陽之脉乎。傷寒脉浮條下。有曰浮則爲風矣。風邪未干休。必浮之又浮。木爲風所折。折斷陽中之少陽爲兩橛。故發生前後之病形。一番反折風在表。則其病表。肝木之枝葉浮。一番反折風在裏。則其病裏。肝木之根本浮。表裏所得皆浮病。卻非與人以共見。惟風罷之後。始於筋膜露端倪。肝主身之筋膜。風徹其表。難堪在腰背之膜。風徹其裏。難堪在骨節之筋。形容之曰。腰痛背强不能行。上下之摧殘爲何若。肝罷又殃及於脾矣。曰必短氣而極。表傷則吸氣短。裏傷則呼氣短。呼吸不長。將動搖其息。極有盡時。則息有盡時。邪風無所不用其極。一臟已難勝病。過此遑堪設想乎。

問曰。經云厥陽獨行。何謂也。師曰。此爲有陽無陰。故稱厥陽。

釋厥陽二字。反承少陽起三字。少陽不成立。僅得一陽字。則厥陰無中見。厥陰亦不成立。僅存一厥字。則少陽無中見。是之謂六氣之中無少厥。五行之首無春氣。故區而別之曰厥陽。問詞引古醫經之病名。曰厥陽獨行。與陽旦病一同其創見。特陽旦無獨行二字。表見其證象則如彼。厥陽之行無證象。慮有其稱又如此。此爲有陽無陰。答詞仍從無形上認陰陽。近時有以腦膜病大腸病爲定名。彼固實知病形發生於何部。特各部乃厥陽假定之行蹤。吾謬進一解曰。厥陽薄於腦膜則禍腦膜。薄於大腸則禍大腸。究其肆行之烈炎。靡有底止也。又非陰陽卽寒熱之代詞也。有熱無寒。治以寒涼則熱去。若有陽無陰。且以厥行陽。陽氣退便爲厥。則有陽等於無陽。有陽仍是假相。無陰纔是真相也。蓋必有不當其位之厥陰風。變爲邪風以厥其陽。令春生之木。不克以陽中之少陽。受陽和之陽。簡直是指枯木之殘陽爲有陽。獨陽不能長於夏。無陰更難生於春。不與時偕行。故曰獨行。何以不曰少陽獨行。亦不曰一陽獨行。由其一陽一陰不能若離合。固非二而一。勢難一而二。故迷離目之。曰厥陽獨行。

問曰。寸脉沈大而滑。沈則爲實。滑則爲氣。實氣相搏。血氣入臟卽死

○入腑卽愈○此爲卒厥○何謂也○師曰○脣口青○身冷○爲入臟○卽死○如身和汗自出○爲入腑○卽愈○

血與脉不能離也○血者神氣也○脉亦神氣也○兩神同行○則四肢九竅皆神游之宇○就令流注入臟亦其常○從無入而不復出之理○不過入臟則注多於流○入腑則流多於注而已○若血氣脫離脉氣○是血神獨行○或脉氣脫離血氣○是脉神獨行○下條言脉不言血○失蹤在脉○本條言血兼言脉○失蹤在血○下條脉神中邪風之計○脉入一步○風邪壅塞一步○脉神之出路絕○本條血神中邪風之計○血入一步○邪風塞壅一步○血神之出路絕○下條經氣不受邪○邪乘經氣之虛以逐脉○本條經氣已受邪○邪挾經氣之實以逐血○下條無脉之可診○以脉脫故○本條有脉之可診○以脉未脫故○書寸脉沉大而滑○重手按之覺寸沉○再重按之覺其大○大則爲虛○是因虛被壓○而滑又壓力稍鬆○非沉墜到底之脉○中言之曰○沉則爲經氣實而不行○滑則爲脉氣雖行而帶實○是謂已實之經氣○與未實之脉氣○兩氣相摶○顯非脉氣流經之比○縱有源

源而來之血氣。不能爲經血之續。淸者不可以爲營。濁者不可以爲衞。徒多此不循軌道之血。隨氣所至。則除入腑入臟無岐路矣。一曰卽死。一曰卽愈。兩卽字皆卒字之互詞。曰此爲卒厥。入臟閉厥。入腑亦厥。陰陽氣不相順接便爲厥。問詞殆謂同是卒然厥。奇在卽死卽愈若天淵也。答詞謂風無孔不入。上言流傳臟腑者。傳臟不已又傳腑也。曰唇口青。陽明胃脉挾口際唇。邪風帶死氣以入胃。臟厥腑亦厥。又身冷。氣厥形亦厥。爲入臟連於胃。胃死則十二經脉一齊死。故曰卽死。爭在血氣不入臟而先入腑。胃腑是血氣從出之大原。氣會血亦會。證據在唇口不青。身不冷而和。精勝則汗自出以卻餘邪。爲入腑卽愈。陽明厥逆。連經則生。連臟則死者此也。總以臟眞無恙在。爲卒病最要之問題。

問曰。脉脫。入臟卽死。入腑卽愈。何謂也。師曰。非爲一病。百病皆然。譬如浸淫瘡。從口起流向四肢者可治。從四肢流來入口者不可治。病在外者可治。入裏者卽死。

問脉脫。脉者血之府。血與脉摶。而後變見四時五行之脉象。脉脫則無因其王時而動之足言。所難體認者血神如故。獨脉神不如故。假令不識十二經中之動脉。焉知其脉有遁情。問詞欲跟蹤脉神之去路。無如入腑入臟無一定之方向。卽死卽愈無一定之病形。未病之端倪安在。已病之端倪又安在乎。仲師更推廣言之。曰非爲一病。百病皆然。不曰百證皆然。不盡脣口靑身冷。身和汗自出可知。又易其詞曰。病在外者可治。入裏者卽死。但說病字。非指定脉字血字。入裏非盡血脉又可知。何以取譬浸淫瘡耶。諸痛痒瘡。皆屬於心。舉心病以形容其脉病。脉者心之合。凡主心所生病者。是以知病之在脉。本條仲聖進中工以平脉。不得於脉。則求諸心。不得於心。則求諸身。浸淫瘡有四肢在。有口在。舉一竅可以例九竅。舉四肢可以例五臟。心病在五臟故也。大抵上條之死。腎先死而後脉死。本條之死。脉先死而後心死。腎者精之處。心者神之變。資始於腎而存氣於心者脉也。如欲消息於未病之前。握精神二字爲標準。有精有神之脉則入腑。無精無神

之脉則入臟○

問曰○陽病十八○何謂也○師曰○頭痛○項腰脊臂脚掣痛○陰病十八○何謂也○師曰○欬○上氣○喘噦咽○腸鳴○脹滿○心痛○拘急○五臟病各有十八○合爲九十病人○又有六微○微有十八病○合爲一百八病○五勞○七傷○六極○婦人三十六病○不在其中○清邪居上○濁邪居下○大邪中表○小邪中裏○槃飪之邪○從口入者宿食也○五邪中人○各有法度○風中於前○寒中於暮○濕傷於下○霧傷於上○風令脉浮○寒令脉急○霧傷皮腠○濕流關節○食傷脾胃○極寒傷經○極熱傷絡○

問陽病十八○陰病十八○問五行病之三陽二陰○非問六氣病之三陰三陽也○火爲陽中之太陽○金爲陽中之太陰○木爲陽中之少陽○土爲陰中之至陰○水爲陰中之少陰○仲師所舉六證○曰頭痛○曰項○曰腰○曰脊○曰臂○曰脚掣痛○三陽各有一分子○非合爲陽病十八而何○又舉九證曰欬○曰上氣○曰喘○曰噦○曰咽○曰腸鳴○曰脹滿○曰心痛○曰拘急○二陰各有一分子○非合爲陰病十八而何○是三十六病○已

括盡五行之病形矣。無如其具入五臟之中。傳於其所勝。死於其所不勝。則十八病爲臟臟所難免。五臟病各有十八者。乃合無形之病形爲有形。九十病則與人以共見。宜乎古醫經稱爲九十病人。在人之五臟。止有心肝脾肺腎。未嘗呈露金木水火土故也。又有六微。六腑器之微者也。屬至陰之類。十八病亦散見於六腑。合爲一百八病。病不甚故目之曰微耳。至於傷血傷氣傷肉傷骨傷筋之五勞。傷脾傷肝傷腎傷肺傷心傷形傷志之七傷。氣血筋骨肌精俱極之六極。又爲十八病之一。婦人十二瘕。九痛。七害。五傷。三因。三十六病。屬雜病之類。不在一百八病中。上言百病皆然者。皆風爲首。而餘邪爲從。曰淸邪居上。濁邪居下。居之久則大風掩入其腠理者有之。曰大邪中表。小邪中裏。大邪爲小邪所稽留者亦有之。緣槃飪之邪從口入。人所易忽者宿食也。況五邪皆挾法度而來。一若有意爲進退。風中於前其進銳。寒中於暮其來遲。濕親下而傷足。霧親上而傷頭。迨脉浮始知風之變。脉急始知寒之變。俄而霧傷皮膚。將從上而下。俄而濕流關節。不復從下而上。設非食傷脾胃。脾王不致於受邪。無如引食者風。積食者寒。故實脾胃者惟宿食。彼非不脉道通而血氣行也。無如血脉載久鬱之邪而出。寒化之邪則入經。熱化之邪則入絡。風邪又從而極之。於是極寒傷經。極熱傷絡。此非肝病未形哉。而罷極之機已伏。上文有導引吐納。針灸膏摩之法在。中工從何處下手乎。

問曰。病有急當救裏救表者。何謂也。師曰。病。醫下之。續得下利清穀不止。身體疼痛者。急當救裏。後。身疼痛。清便自調者。急當救表也。

問詞見得入裏即死之卒病。如是其急。胡不曰急當救裏耶。若能救生不救死。在外明曰可治矣。彼非急於求治哉。且中表之邪又曰大。非小邪中裏之比也。不救表胡以去大邪耶。藉曰表邪不須治。急當救表之謂何耶。仲師指點一病字。主工寧讓解人獨具隻眼乎。傷寒之病在臨時。大可從容與桂枝。乃醫下之之故。立變桂枝湯之外證爲表證。且立變已成之表證爲裏證。續得下利清穀不止。則四逆湯證具。身體疼痛者。表證固具。裏證亦具。表裏兩急之時。無所謂之先救其裏也。曰急當救裏。一再救之惟恐後故曰急。既曰急。又曰後。一若後顧之急倍於前。故又曰身疼痛。特非如前狀之着於體。但指一身之表之疼痛。宜乎救表之情更急矣。仍不能以造次出之者。當問其清便之何若。如其清便自調也。是不容已於拯救者其病。不得不緩以圖之者其證。然不離乎不事因循之用情。曰急當救表。不過稍緩須臾而後急。猶未晚耳。兩急字。特爲誤醫者鞭緊一步。此亦表示治傷寒之手眼。引爲卒病之倍客則天然。傷寒見幾不在早。醫者之誤爲多數。卒病見幾患在遲。病人自誤爲多數。治傷寒之現在。即顧慮其將來。治卒病之未來。正預料其現在。急字比較卒字後一着。傷寒所以無卒病。卒字比較急字先一着。卒病所以異傷寒。

夫病痼疾。加以卒病。當先治其卒病。後乃治其痼疾也

卒病亡乎哉。果虛有卒病之名。而不見有卒病之書。則本條應亡在卒病論中矣。安有全論已亡。獨本條未亡者。又安有失而復得之金匱。

特另提卒病以示人者。且條下有治法而無治方。卒病固無人敢問。並痼疾亦無人過問矣。緣卒病是疑詞。倘人人轉以疑金匱。豈非金匱亦一廢志耶。吾謂仲景之書有神助。卒病二字故衝口而出。蓋欲與傷寒示區別。傷寒之先先後後何待言。本發汗又先發汗。先下之又然後復下之。此外尚有許多層折。焉能以痼疾比較傷寒乎。且與霍亂示區別。標而本之。曰本是霍亂。本而標之。曰今是傷寒。則先治霍亂。吐利止而後行桂枝。又焉能以痼疾比較霍亂乎。曰夫病痼疾。痼字亦卒字之倍客。曰加以卒病。非加倍寫病形也。曰當先治其卒病。不曰急當救其卒病。曰後乃治其痼疾。非亟亟於行治法。下文自有左宜右有之治方。夫明明在前有痼疾。而與治病無牴觸。況無痼疾乎。明明在後有卒病。而與治痼疾無牴觸。況無卒病乎。語氣純爲全部卒病立案。卒病之存。賴有本條在。本條之存。賴有金匱在。或者疑本條即金匱之陪客。不知卒病乃是書之主名。謂爲陪客誠有之。胡不曰上條之卒病。爲下條之陪客。彼條之卒病。爲此條之陪客乎。

師曰。五臟病各有所得者愈。五臟病各有所惡。各隨其所不喜者爲病。病者素不應食。而反暴思之。必發熱也。

本條仲師仍不能說明其所以然。語人曰。五臟各有所失者病。各有所得者愈。不獨病人不自知其何者爲失。何者爲得也。卽中工亦第曉得心肝脾肺腎爲各臟之部署。未嘗會心在金木水火土。纔是臟真之用情。則不特對於遠因之痼疸。彼固熟視而無覩。卽將然未然之卒病。爲得爲失。亦難爲中人以下說法矣。五臟止有相尅無相生。非相失而何。既被尅而得間一臟以相生。非有所得而何。上言脾能傷腎。失矣。而得水不行。則與火不相失。且得金以生水。得火以生土也。肺被傷又失矣。而得金氣不行。則與木不相失。且得土以生金。得木以生火也。此之謂間傳。何病不愈之有。間有反露其端倪者。如邪行水令則火不藏。心惡炎上之熱。邪行火令則金必冷。肺惡衝上之寒。邪行金令則木愈鬱。肝惡來侮之風。邪行木令則土愈陷。脾惡外乘之溼。邪行土令則水愈落。腎惡下移之燥。無相生以制化其相尅。適中五臟之所忌。亦發生卒病於無形。夫心之熱。肝之風。脾之溼。二臟所自有者也。乃不喜外氣與內氣相混淆。反惡及其所自有。殆不情之用惡也歟。最異者肺惡腎之寒。腎惡肺之燥。子母交惡。其不喜尤不倫。無如其各隨其所不喜者爲病。卒病之令人難測者類如斯。匪直此也。往往病者素不應食。而反暴思之。所喜者亦反常之狀態。吾究疑肝本爲邪風所利用。與厥陰反能食之除中病將毋同。曰必發熱也。厥陰則食以素餅。不卽發熱爲胃氣尙在。人絕水穀者死。卒病何獨不然。

夫諸病在臟。欲攻之。當隨其所得而攻之。如渴者。與豬苓湯。餘皆倣此。

開下無數治法。曰諸病。千般病難括其中。曰在臟。透入第五層着眼。內經列皮毛肌膚筋脉六腑在治五臟之前。臟病既留而未去。經謂留者攻之。又曰毒藥攻邪。嚇煞中工矣。曰欲攻之。三字何等堅決。條下無不可攻之字樣。又無乃可攻之字樣。許中工以實行其攻法。得毋爲大承氣湯證立案耶。下文第一條痙病末句曰。可與大承氣湯也。夫大承氣之攻裏何待言。傷寒陽明病之慎攻又何待言。惟太陽篇十棗湯證。則曰表解乃可攻之。本論痰飲方內。非兩見十棗湯乎哉。太陽大黃黃連瀉心湯。亦曰表解乃可攻其痞。本論瀉心湯又兩見。大黃黃連非攻品而何。厥陰病且攻表宜桂枝也。本論下利又明言桂枝攻表矣。況其他乎。況桂枝無限加味法。卒病尤不亞於傷寒乎。從可知治卒病無論何等湯劑。必以攻邪爲有効。硝黃芩連。苦寒之攻也。薑附椒桂。辛溫之攻也。凡此皆可以毒藥名之。所謂能毒者以厚藥。不勝毒者以薄藥。與藥之方針。得失繫焉。曰當隨其所得而攻之。藥與病相失。病卒死亦卒。藥與病相得。死卒愈亦卒也。經謂病在上取之下。病在下取之上。病在中傍取之者。攻之得其所。纔命中也。曰如渴者。豈勒住攻藥不行哉。不渴者病在實。勿攻其虛。渴者病在虛。勿攻其實。蓋必久鬱之邪。在陰道之虛隙處。爲出沒之鄉。致陽明淸肅之令不下行。於是乎渴。豬苓湯恰從水穀之海。繞道以入腎。其霜威必及於餘邪。曰與豬苓湯。行所無事而告肅淸者。非獨豬苓爲然。下文消渴門豬苓湯僅一見耳。毋亦如陽明篇先主豬苓。又曰不可與豬苓耶。曰餘皆倣此。不特豬苓散倣豬苓湯也。茯苓澤瀉湯及五苓散。亦與豬苓湯異曲而同工。其餘本豬苓之精義以立方者不勝書。就令得豬苓湯證亦卒然之事。卒然而非豬苓證者尤多數也。

痓溼暍病脉證治第二

太陽病。發熱。無汗。反惡寒者。名曰剛痓。

本條何以不曰卒病所致。太陽痓溼暍三種。宜應分別乎。卒病似傷寒耳。非傷寒似卒病也。何以傷寒冠首曰太陽。卒病冠首亦太陽耶。經謂巨陽者諸陽之屬。是身以內之陽。悉爲太陽所包孕。故心臟亦爲陽中之太陽。與走一身之表之太陽若離合。彼遇卒病不曉環顧其太陽者。必熟視表面而無覩。素問謂太陽脉終。戴眼反折瘛瘲。絶汗出乃死。反折非痓病乎哉。太陽旣與痓病有關係。當然與種種卒病有關係。素問又謂五臟者身之强也。頭者精明之府。頭傾視深爲神奪。載五臟之神而出於頭目者太陽也。太陽之脉起於睛明。會於風府。自頭項以下。皆太陽主氣之範圍。未有一身失强。而五臟得强之理。獨痓病則反不强而爲强。經謂諸痓項强。皆屬於溼。又曰諸暴强直。皆屬於風。强非真强。則剛非真剛。柔非真柔矣。長沙立剛痓之病名者悲其剛。立柔痓之病名者悲其柔。同是有失强之慮。傷寒則寒爲虐。金匱則風爲虐。寒邪以六氣爲傀儡。極於痙病爲盡頭。風邪以五行爲傀儡。正以痙病爲開始。難坐視者牽累其太陽。書太陽病。非卒病之主觀。乃無辜而得病。書發熱。發熱僅浮一橛之陽。已折斷足太陽於背後。致全個太陽不能開。雖發熱亦無汗以衰其熱。何以不惡熱而惡寒耶。寒中於暮者也。已化熱之寒。風邪極之而傷絡。未化熱之寒。風邪極之而傷經。不利於足太陽者寒爲甚。何以不惡風耶。正惟其中風邪之計而不惡。故曰反惡寒。曰名曰剛痙。卒病不啻以剛痙爲魁首也。

太陽病。發熱。汗出。而不惡寒。名曰柔痙。

書太陽病。柔痙亦牽掣太陽乎。發熱汗出。太陽病所應爾也。如或嗇嗇惡寒。則桂枝中與矣。乃曰而不惡寒。明明有寒而不惡。沒收寒邪以入裏矣。假令發熱而渴不惡寒。爲溫病。無如渴無可渴。假令不惡寒反惡熱。又涉陽明病矣。無如其無一日之惡寒。非惡寒之自罷。下言寒溼相得者非歟。經謂諸痙項強。皆屬於溼。寫寒字入溼字。則溼爲首而寒爲從。故不特不惡寒。並不惡溼。又曰諸暴強直。皆屬於風。寫寒字痓字入風字。寫風邪入以實其裏。出以實其表。簡直是風邪假託太陽之病以惑人。宜乎亦不惡風。無非寫痓病入卒病。始則肝傳脾。卒然又還其風於肝。操縱肝脾之不已。勢必操縱其太陽。肺中之燥又卒然起。蓋痓實燥亦實。燥氣轉爲風邪所利用。第覺顯著者燥與熱相持。其藏而不露者。風也。寒也。濕也。關於五臟之所惡者。亦惡不勝惡矣。以其不能訴諸於太陽。太陽亦頓失其知覺。總以不惡寒二字盡掩之。卒病之難以捉摸者此也。於莫可名狀之中名曰痓。剛痓非不柔也。外剛而內柔。剛力轉遜於柔力。柔痓非不剛也。外柔而內剛。柔力轉遜於剛力。上條剛痓者其名。不剛者其實。本條柔痓者其名。不柔者其實也。不剛不柔仍失實。卒剛卒柔者又其實也。

太陽病。發熱。脉沉而細者。名曰痓。爲難治。

赫曦之紀。其病痓。剛痓耶。柔痓耶。內經未明言也。肺移熱於腎。傳爲柔痓。汗出不惡寒耶。抑不在乎汗出不惡寒耶。內經未明言也。傷寒太陽篇結胸者項亦强。如柔痓狀。彼證是强有力之太陽。能勝病自能勝毒藥。有治法則太陽生。本證直是死太陽耳。不治之固死。治之亦死。以其發熱而陽脈不浮。且沉且細。非陽病見陰脈而何。脈法謂裏有病者脈當沉而細。痓病裏乎哉。假令陽微結。脈細脈沈猶半在裏半在外也。本證則沈細脈作外面觀矣。意者少陰能替代太陽之病。庶幾可免於死乎。果爾。必太陽之痓是假相。少陰之痓是真相。假相痓在外。真相痓在裏。手少陰心脈從背裏掬出。故脈沈。足少陰腎脈從背裏掬入。故脈細。脈象亦傳爲柔痓使之然。皆曰肺熱未干休。其移熱於腎也又燥在。腎惡燥者也。腎不勝其燥則腎折。熱又連於心。心惡熱者也。心不勝其熱則心折。遂廹而形諸於太陽。太陽脈循背面行故也。且心陽卽太陽之內影。心爲陽中之太陽。與走一身之表之太陽關痛癢。宜其一太陽翻作兩太陽病。惑人處在以太陽之證掩太陽。轉以少陰之脈象太陽。曰名曰痓。雖指在裏之痓狀而言。其外形則大可憫矣。誠以諸暴强直者風爲之。風無有不折。客氣又何愛惜於太陽乎。曰爲難治。實者可治。有瀉心湯在。虛者不治。大黃芩連不中與。難治在介於不盡不實之間。中工寧坐以待之乎。

太陽病。發汗太多。因致痙。

書太陽病。一太陽宜作兩太陽觀也。心爲陽中之太陽。通於夏氣。太陽爲一身之陽。通於心氣。故心液所化之汗。兩太陽有分手。心又其充在血脉。心液融入血脉之中。先及於太陽。汗又生於穀。穀入胃而氣歸於心。前淫精於脉。精氣又及於太陽。汗亦精也。穀亦精也。異名而同類。太陽得之爲自汗。所謂陽密乃固者。汗固陽亦固。養成爲强有力之太陽。身强亦五臟有分子。五臟者身之强也。不獨心臟寄一身於太陽。肺則輸皮毛者精。脾則灌四旁者土。肝則和太陽以筋。腎則堅太陽以骨。凡五臟所存之精。一一爲太陽所共有。非供羣醫之揮霍也。有合精之毛脉在。用以保留太陽之自汗。且日日有更新。發之不見其少。不發之不見其多也。其不能不以麻桂取汗者。太陽病在外。則汗解宜桂枝。太陽病在表。則發汗宜麻黃。自有源源之汗。從水穀之海。偕營衞而來。必手足太陰爲過付。麻黃取汗取之肺。桂枝取汗取之脾。多取又何傷於太陽乎。惟執非麻非桂之市上藥。肆行汗劑。悉索其存精之處爲未足。復取償於血脉筋骨之精英。如狂風掃落葉者然。盡發內外之汗乃止。非太多而何。上言腰痛背强不能行者。致痙之候也。汗藥先推倒在裏之太陽。其因一。復推倒衞外之太陽。其因二。似痙非痙。畢竟與柔痙等。彼胸高寸餘。或疑其血脉暴脹。欲制止其血者。未知兩太陽將兩死。則五臟無兩生耳。不曰爲難治者。上條之痙來勢速。本條之痙來勢緩。未卒病以前。儘有施救之時日也。桂枝湯具在。營衞和則愈示可知。下文括樓桂枝湯葛根湯。非變通桂枝以立方乎。

夫風病。下之則痙。復發汗。必拘急。

書風病。不曰病風。顯見風爲虐。不死其人不休也。殆金風尅肝木者歟。肝惡風而風偏逆其所惡。肝不王可知。何以不傳脾耶。脾不受邪。幸在未下。卽下亦不傳於脾。傳脾脾未死。惟風與筋相持。則肝木如自殺。風傷筋也。況邪氣挾金刄而來。肝木將有死於其所不勝之勢。經謂是以知病之在筋者。太息金氣旣行。肝木猶未及覺也。曰下之則痙。

。痙與死爲隣。蓋下虛其穀。將以何物散精於肝。淫精於筋乎。精不養神。柔不養筋。則其痙也。卒然成立矣。復發汗又害穀兼害脉。脉無資生。又以何者營覆陰陽乎。筋骨不勁强。關節不清利。必拘在骨而急在筋矣。雖然。下文立括樓桂枝湯則啜熱粥發微汗。立葛根湯則不須啜粥。覆取微似汗。痙病無禁汗明文也。大承氣之攻下不待言。本證遑蹈汗下覆轍哉。上言實者當下。虛者不治。職此之由。誠以風性善行。必走空竅。往往虛多而實少。虛虛實實。未易打破卒病關頭。中工未曉治風之難者此也。

瘡家。雖身疼痛。不可發汗。汗出則痙。

書瘡家。不書瘡身。身以瘡爲家。瘡以心爲家者歟。諸痛痒瘡。皆屬於心。非必其心坎中真有傷痍在也。以其瘡視若家常之習慣。覺一身即瘡家之門戶也。夫適寒涼者脹。之溫熱者瘡。彼亦溫熱之家乎哉。無如其發於春夏。而收於秋冬。若寒暑之往來。苟非賴有變化之脾。更新其肉理。瘡患焉能因時爲消長乎。彼五臟五部得瘡而死者有矣。

他如熱聚於胃。素問名爲胃脘癰。熱過於腸。金匱名爲腸內癰。皆可一而不可再之瘡。瘡家無此便宜也。卽古醫經謂六腑不和則生癰。癰瘡淺而大。五臟不調則生疽。疽瘡深而惡。得治則毒盡無所遺。亦不能以瘡家目之。經謂腠理開閉之常。太少之異。閉則瘡成。開則瘡潰。腠理習爲故常。瘡家亦習爲故常。所難堪者太陽以身受。作瘡口者毫毛。少陰以心受。腐瘡膿者血脈。異在心爲陽中之太陽。以兩太陽而勝一家之瘡。且少陰二之氣。坎腎升其陽。無至而太過之弊。太陽六之氣。冬令護其陽。無未至而至之弊。兩太陽若離合。便與瘡毒若離合。肝又爲陽中之少陽。從初之氣至三之氣盡。布陽和之令者兩少陽也。經謂少陰少陽所至爲瘍瘡者。少陽實爲太陽忙。故以外主之腠理。替代太陽之痛苦。得以無恙在之身。還諸太陽。不然。則瘡家無噍類矣。就令身疼痛。何至如腰痛背强不能行乎。勝於痙病有灸瘡者多矣。乃曰雖身疼痛不可發汗。素問謂汗之則瘡已。瘡無汗禁也。金匱腫癰有自汗出。汗非助瘡也。金瘡曰法當亡血若汗出。對於瘡家未成立則然。正好借其汗液以愈瘡。若發瘡家汗。魄汗亦膿血之羨餘。能令其在裏在表之太陽。猶有一絲之續者。乃胸背之汗液爲之。斷其汗卽斷其背。卽反折其陽。曰汗出則痓。與上條風病同一末路矣。然不發汗。又難保其不欲作剛痓也。撇庸工之誤汗。反起下文兩立汗劑也。

病者身熱。足寒。頸項強急。惡寒。時頭熱面赤。目赤。獨頭動搖。卒口噤。背反張者。痓病也。若發其汗者。寒溼相得。其表益虛。卽惡寒甚。發其汗已。其脈如蛇。

書病者。病掩太陽矣。書身熱。風發熱不發。身爲足所持。故熱爲寒所持也。頭風身熱足寒分二截。因於風者上先受之。且風中於前。寒中於暮。宜乎風高而寒下也。溼又傷於下。寒從溼化。溼從燥化。寒溼遂居中而親上。偪處其太陽。陽浮而熱不發者此也。書頸項強急。頭不痛而項獨強。不獨項強頸亦強。太陽之項。並陽明之頸。不敵傷筋之風。故強且急。曰惡寒。寒復大伸其勢力。風折手太陽而拗出。寒牽足太陽而拗入。遂不知有風之可惡而惡寒。僅有足太陽之知覺而已。

書時頭熱面赤。熱者寒之變。赤者風之色。但寒勝則時而熱。風勝則時而赤。畢究肝風爲主動。則目無時不赤。經謂肝開竅於目。上文又言色赤爲風也。曰獨頭搖動。頭則曲向外。身則直向內。風獨動搖其頭之强而曲。不動搖其身之强而直。諸暴强直。皆屬於風者以此。諸痓項强。皆屬於溼者亦以此也。以其卒口噤。收肺金之燥以入脾。脾開竅於口。脾合肺亦合。故口合而不語。肺氣卒然不能代達其語聲。凡卒病之出人意表者。類如此也。曰背反張。背在肺之後。肺在背之前。風挾肺燥。如刀之利。則反折其背也。與摧枯拉朽無以異。曰痓病也。不治則太陽殆矣。若發其汗者。其汗乃太陽之保障。非用以卻餘邪。不能因其本有寒分也。寒溼相得。則溼實寒亦實。不特汗之無效。且與其表有牴觸也。曰其表益虛。其裏益實不待言。不釀成大承氣湯證不止。無如其卽惡寒甚。陽已虛又無下法。虛者不治將奈何。形容之曰。發其汗已。其脉如蛇。太陽不堪一擊。正如被擊之蛇。擊首則尾應。强直倏而曲彎。瑟縮之脉狀若驚蛇。假令擊中則首尾俱應。

太陽將背蛇而死矣。差幸沒收其汗於背裏。卒然汗止故曰已。太陽遂得與痓病相終始也。此卒病不卒死。又出人意表者也。

暴腹脹大者。爲欲解。脉如故。反伏弦者痓。

書暴腹脹大者。不曰腹暴脹大者。腹暴變則腹有恙。明乎暴形於腹。則腹無恙也。不曰暴脹大腹者。脹大其腹則腹難堪。明乎腹雖脹大。而腹自若也。不曰腹脹滿者。傷寒發汗後腹脹滿者一。攻之必脹滿者一。吐後腹脹滿者一。下利腹脹滿者一。此條亦見於金匱。滿狀鄰於實。言大不言滿。明乎大則爲虛。無所謂之實也。不曰大滿不通者。明乎非虛中之實。大虛脹亦虛。虛有其脹大。不必斤斤求病於腹也。暴亦卒然之變態。必實邪鬆勁使之然。或脾王卒然不受邪未可知。曰爲欲解。了卻痓病。省卻大承氣。餘邪自爲腹氣所轉移。隨糟粕之變化而出。告肅清可矣。若脉如故。證轉脉不轉。弦脉一如前狀。不過先此則弦而不伏。今則弦如故而伏不如故。故曰反伏。風脉弦。寒溼亦弦耶。寒溼相得。而掩之以風。寒屬溼。寒溼又屬風也。有風脉便有寒溼在矣。何以不惡寒耶。寒欲解又惡寒必自罷也。何以風溼如故耶。風利用在溼。而不利用在寒。脾又與溼相得。而與寒相失。故暴去者寒。而反入者風。濕不留寒。風獨留濕。其伏行於分肉之間者。不啻開濕路而行。此痓病之成見於脉。與上沈而細脉不同論。其脹大如故又何若。痓病背折如仰瓦。當然腹大如覆箕。後反之形卒。故前張之形暴也。且寒已解矣。其濕不堅。其腹又何自收持乎。

夫痓脉。按之緊如弦。直上下行。

另提痓脉。不書痓證。又不曰其證備。顯然證與脉混爲一。是以知病之在脉也。無殊證亦在脉也。脉法所謂脉病人不病。謂之行尸。以無王氣。卒眩仆不省人者。短命則死。脫令執脉法以難中工。則中工窮矣。獨是上文有爲難治三字。下條又曰難治。本條不曰難。又不曰治。中工更窮矣。短命不具論。難在有長命之痓脉。則促命期者。在乎不曉平脉之粗工也。夫赫曦之紀其病痓。若君火之氣未至。而痓脉先成。夏行春令可知。以其脉不洪而弦。是脉色青而不赤。非其時色脉皆當病者此也。且按之緊如弦。緊爲寒脉。弦爲風脉。弦緊以緊。則風更强直。形容風木之勁。曰直上下行。脉象止有直而無反。脉痙形不痙。故但曰脉痙。經謂形氣有餘。脉氣不足死。脉氣有餘。形氣不足生。上條暴腹脹大。非形氣有餘哉。脉反伏弦。非脉氣不足哉。何嘗曰死不治乎。本條與上下文比較。當以本條之脉氣爲最有餘。毋寧形氣之不足。生命有憑於死命也。蓋有痙脉。不宜有痙證。有痙證。不宜有痙脉。緣痙病最不利於太陽。心爲陽中之太陽。而歸宿於腎。假令痙證病在外之太陽。痙脉復病在裏之太陽。短兩太陽之命。無兩生矣。惟沒收兩太陽於脉中。則脉合陰陽而資始於腎。心陽自能與腎臟默通其消息。轉運一番。以脉治脉足矣。所謂夏至而春自歸者。火行風自息也。夫南方色赤。入通於心。其華在面。其充在血脉者也。無病時當形有餘。有病時當形不足。微赤非時者死。非短命之符哉。大抵通於夏氣之脉色無妨赤。上言面赤目赤。而不言脉赤。與傷寒目脉赤三字不同者。嫌其赤在面目故也。彼亦色赤爲風耳。欲救邪風者有桂枝湯在。解散其風色之赤。復還其火色之赤。又何難乎。

痓病有灸瘡。難治。

痓病以本條爲創見。灸而有瘡亦創見。傷寒太陽篇十一條被火證。無灸瘡二字。無痓病二字。金匱奔豚條下曰火邪。驚悸條下曰火邪者。瘡字痓字未言及。其餘所有被火條下。與瘡痓皆無涉。既屬絕無僅有之病形。無論難治不難治。亦一證之得失耳。夫使誤灸背脊第三杼。肺部之疽則主死。亦無痓病之希望。而本證之瘡不爾也。度亦肺不受皮毛之熱。則移熱於腎。傳爲柔痓者近是。兼有無關重要之灸瘡。竟以難治二字坐視之。則中工有詞矣。仲聖正爲羣醫設想。恐其易視灸瘡。舉凡對於痓病。都以灸瘡爲正比例。不曰心火氣盛。則曰肝火氣盛。一切苦寒泄火之品。濫予嘗試。則卒死又將誰訴乎。醫者意謂人身之火。必爲內攻之火所利用也。豈知君火相火。都視火切之火如讎。仲聖因火爲邪一語。已道破正火邪火不並立矣。所謂諸痛痒瘡。皆屬於心者。豈心火釀成痒瘡哉。乃心神排泄溫熱之在脉者。變化爲痒瘡。

不過灸則傷筋。瘡亦傷血。有此贅瘤。令人誤會。則有不如無耳。實則痙亦風也。瘡亦風也。風爲百病之始。曷嘗曰火爲百病之始乎。蓋心之爲陽中太陽也。乃蟄藏之火。肝之爲陽中少陽也。乃游行之火。有火在當然邪風不得逞。無如痙病則衛外之陽已不支。使與諸陽關休戚。苟不治風而治火。則中風邪之計矣。彼金瘡何嘗非亡血。行王不留行散猶曰小瘡卽粉之。人瘡但服之。排膿二方更平淡。浸淫瘡又但敷黃連粉。不加薏仁諸方內。可悟長沙手眼矣。難治云者。果仲師自道語乎哉。乃勒住凡醫之手。欲其知難而退也。

太陽病。其證備。身體强几几然。脉反沈遲。此爲痙。括樓桂枝湯主之。

書太陽病。一眼看破其後面與前面。曰其證備。在中工見之謂之未嘗備。曰身體强。不曰項背强。是背後證不備。曰几几然。或然或不然之几几。是反張證不備。孰意仲景謂其反證備。便是痙證備。覺几几然欲反其背。而背若恃强而不反。是背與背反。又几几然欲反其身。而身更恃强而不反。是身與身反。旣反而反具不反之形證。可作兩反論也。其背不反。未始非因身體之强爲轉移。而痓病猶未干休也。觀其脉反沈遲。何身體强之有。況證反脉亦反。更惑人乎。上文反伏弦脉。殆從反面看出。以伏脉適肖其反面。非適肖其正面故也。沉遲脉又曰反。是與傷寒太陽病發汗後身疼痛之脉沉遲。成反比例。與桂枝加芍藥生薑人參新加湯證。亦成反比例矣。獨是脉法謂病人自臥。脉反沈遲者愈也。彼則病人發熱身體疼。不愈在前身之正面。而愈在後身之反面。不愈在脉非沈遲。反愈在脉沉遲。嗜臥爲已解。足太陽脉下頭項挾脊抵腰至足。故從背面解也。本證太陽幾反張矣。不應有沉遲脉。無如從後面觀察。反張若透入一層。陽脉反不浮於身之後。從前面觀察。反張若透出一層。陽脉反不浮於身之前。宜乎其不露痓病之的證反是證。不露痓病之的脉反是脉也。證備是仲聖何中之眼。脉備又仲聖言外之言也。攻之可乎。曰此爲痓。治痓以此條爲先例。上言當隨其所得而攻之。攻其背而不得。則攻其胸。背者胸之府。從胸攻入。而命中者背。又當以能攻表之桂枝爲先例。傷寒金匱總以桂枝湯爲功首。傷寒頭一法是變通桂枝也。金匱亦變通桂枝在頭一法乎。括樓桂枝湯主之句。方旨詳註於後。

括樓桂枝湯方

括樓根三兩　桂枝三兩（去皮）　芍藥三兩　甘草二兩（炙）
生薑三兩（切）　大棗十二枚（擘）

右六味。以水九升煑。取三升。分溫三服。微汗。汗不出。食頃。啜熱粥發。

金匱諸方。亦首以桂枝湯爲張本乎。長沙又爲桂枝湯求知已矣。下文下利門立桂枝湯證者一。妊娠門立桂枝湯證者一。其餘變通桂枝原方。與乎含有桂枝氣味者。則桂枝二字見之熟。攻邪非僅以桂枝承其乏。而出桂枝之緒餘。爲種種攻藥之首領。總覺病人能勝辛溫攻劑者。桂枝證當然備。卽能勝苦寒攻劑者。桂枝證亦不備之備。誠以桂枝證早流露於太陽身體中故也。雖謂其證備三字。爲金匱之太陽病寫照。爲金匱之桂枝湯立傳可也。不然。本證痓病何嘗備。柔痓狀亦何嘗備乎。註家疑爲柔痓立方。吾嫌其小視桂枝也。曰此爲痓。不曰此爲柔痓。無論剛痓柔痓。皆可以其證備一語括之。開始分看剛柔二痓者。是立證之義例。皆可以痓病二字括之。下文欲作剛痓主葛根。是立方之義例。進而與大承氣。是名立一方之義例。則本方可以兩括之也。括樓根雖藥名。而正對反面之邪而居上。本草稱其補虛安中。續絕傷。萬無傾倒太陽可想。不曰桂枝加括樓根湯者。服桂枝湯繫之而後解。繫力本非適用於背强。惟將桂枝湯打入括樓根作用。則藥力入腹。先接續背脉與胸脉。連桂枝亦有續絕傷之長。且立起五臟之强爲身强。括樓根之名尤稱實。三服則微汗當油然而生。曰汗不出。曰食頃。養成桂枝之反動力。曰啜熱粥發。加倍其解力爲發力。發力大故攻力大。直接攻其胸。是本方行正面。服藥時藥力先趨歸前一步。間接攻其背。是本方行反面。啜粥時又藥力趨歸後一步也。此操縱剛痓柔痓二證合爲一。本方則一矢而貫雙者也。

太陽病。無汗而小便反少。氣上衝胸。口噤不得語。欲作剛痓。葛根湯主之。

本條證備矣乎。仍未備也。於不備之證見其備。始可與言諸痓也。內經諸痓曰項强。諸暴曰强直。暴字强字直字。何得爲備。其不備之備者。皆屬於濕。皆屬於風二語耳。就如傷寒初立葛根湯證。同是無汗。餘證則本條所未備。本證亦彼條所未備也。可知太陽病亦有異同。曰無汗而小便反少。魄汗非不足以供也。特不能過於後。無從直接手太陽。則有汗若無汗。小便無關重要也。特儼如過於後。反直接足太陽。則小便雖多而反少。曰氣上衝胸。通四時之氣者五臟也。最盛爲心氣。通於夏者也。乃氣不能衝開其背。則衝胸而止。牽及陽中之太陽矣。脾氣亦宜王也。通於土氣。無如其口噤。脾不能開竅於口。足太陰脾不開。則手太陰肺亦不開矣。不得肝之語以開其口。肺氣又從何達其聲乎。蓋必肝木爲邪風所利用。以曲直其太陽。是陽中之少陽亦牽及。在傷寒縱得葛根湯證。而臟無他病者。未始非寒邪之厚待五臟也。在金匱則一風木之邪。有戰鬥五行之潛勢力。況痓病乃不强之反證。

五臟又爲身之强。焉有一身之外强將立敗。而五臟獨强之理乎。曰欲作剛痙。非不作柔痙也。無論剛痙柔痙同一例。不過葛根湯對於剛痙較爲的耳。葛根湯主之句。詳註方後。

葛根湯方

葛根四両　麻黃三両（去節）　桂枝三両（去皮）　甘草二両（炙）

芍藥二両　生薑三両（切）　大棗十二枚（擘）

右七味。以水一斗。先煑麻黃葛根。減二升。去沫。內諸藥。煑取三升。去滓。溫服一升。覆取微似汗。不須啜粥。餘如桂枝湯法將息。及禁忌。

本方見傷寒。以桂枝湯加葛根湯爲張本。不過桂芍甘三味等分有加減耳。柔痙行桂枝加葛根又何若。柔痙非反汗出也。太陽無反動之能力。乃邪風逼之令其汗。不特汗出爲陰弱之假相。發熱亦陽浮之假相也。以其禁制足太陽之知覺。雖有寒而不惡。手太陽之不惡風不待言。是全個太陽不能開。與剛痙等。不同桂枝加葛根湯証。太陽反闔而爲開

○獨項背之處不開也。何以有剛柔之分耶。不曰痙剛曰剛痙。不曰痙柔曰柔痙。剛者陽之稱。柔者陰之稱也。牽掣手太陽其狀剛。牽掣足太陽其狀柔。足太陽加在手太陽之上。則手太陽尤桎梏。間接被動者足太陽。看似剛痙甚於柔。手太陽加在足太陽之上。則足太陽尤桎梏。間接被動者手太陽。看似柔痙微於剛。實則無汗反惡寒者。寫陰以見陽。剛痙則露其柔。汗出不惡寒者。寫陽以見陰。柔痙則露其剛。其反張太陽於背後則一也。曰欲作剛痙。欲作柔痙在言外。不重提柔痙二字可知也。剛痙柔痙主葛根。至此始盡葛根湯之長。在傷寒則一開手足太陰。齊開手足太陽。藥力行所無事也。在本證則麻葛相後先。起陰氣者葛。從下以攻上。攻其胸而及於肺脾。降陽氣者麻。從上以攻下。攻其背而及於身體。先責麻葛者。葛受氣於麻。則葛爲後。麻受氣於葛。則麻爲副也。麻葛非攻品。有指麾麻葛之桂枝湯在。則寓攻力於覆取微似汗之中。與括樓桂枝湯異曲同工者也。

痙爲病。胸滿。口噤。卧不着席。脚攣急。必齘齒。可與大承氣湯。

書痙爲病。痙在一處。而爲病不在一處。儼以一身爲病所。則祇有消息。無津涯矣。上言其証備者。殆備不勝備之詞。欲揭痙病之黑幕。惟有體會其風。體會其濕而已。風到之處無不虛。風濕齊到之處無不實。上文實氣相摶一語。繪盡剛痙柔痙之彀道矣。書胸滿。胸則滿而不實。背則實而不滿。舉胸以見背。背者胸之府也。書口噤。口之合。無實質。脾之合。有實質。舉口以見脾。脾開竅於口也。書臥不着席。形容其偃息之駭人。項偃尻偃腰不偃。反張連於腰。不着席則彊其脊矣。臥且如此。其起可知。皆由燥氣爲風濕所利用。風挾燥以入其脊骨。則腰脊强。燥挾濕以入其脊穴。則腰脊實。覺燥濕將自罷。而風邪未干休。則脚攣急。脚與風相持。風勝故攣曲而拘急。風傷筋也。曰必齘齒。齒相切者怒爲之。肝在志爲怒。怒傷肝。風氣怒號。故肝惡風而齘齒。與葛根湯可乎。氣上衝胸而胸未滿。則葛根湯可從下以攻上也。胸滿必有一處實。又當舍胸際而勿攻。攻胸以下可矣。與括樓桂枝湯可乎。身體几几然無定着。括樓桂枝湯可攻前復攻後也。不着席正全身皆是着。又當舍腰間而勿攻。攻腰之前可矣。曰可與大承氣湯。上言其脉如蛇。蛇其脉。本証則蛇在形矣。擊中則首尾俱應。斯爲從中焦實下手乎。其餘胸也口也。脚也齒也。似非承氣証所具備。抑亦可與大承氣湯也。方旨詳註於後。

大承氣湯方

大黃四両（酒洗）　厚樸半斤（去皮）　枳實五枚（炙）　芒硝三合

右四味。以水一斗。先煑枳樸。取五升。去滓。內大黃。煑二升。去滓。內芒硝。更上微火。一兩沸。分溫再服。得下。餘勿服。

痙病最不利於太陽。未嘗與陽明爲難也。傷寒太陽篇有如柔痙狀四字。有發汗則痙四字。陽明篇無痙字也。痙病亦不備陽明等證。顯與大承氣湯無涉。卽太陽篇亦無行大承氣之例也。下文見大承氣湯者十條下又無太陽病無涉也。獨腹滿不減。減不足言條下之大承氣証。卻與陽明病不易一字。有宿食三証之宜大承氣。雖不盡與陽明病相仿。仍與大承氣之義例相符。下利兩大承氣証曰急下之。是以治陽明之手眼治卒病。兩大承氣証曰下乃愈。曰當下之。是以治胃家之手眼治舊病。產後兩大承氣証曰此爲胃實者一。曰無太陽証者一。何以不曰無陽明証乎。可悟金匱所有大承氣湯。與陽明無牴觸。獨與太陽有牴觸。便與心陽有抵觸。胃絡上通於心。心又爲陽中之太陽故也。藥力不戕及兩太陽者。因風邪束縛太陽於背後。並心陽亦折而入於背裏。諸藥惟有攻中土之實邪。風邪自然鬆勁。令濕從實處去者。風從虛處解。邪與邪相從。正與正相續。無一絲不續故曰承。餘証盡行收拾故曰大。本方又可替代括樓根以續絕傷也。然則置陽明於不顧耶。其反張之形如角弓。由胸至腹。邊有陽明居中之位置乎。得湯則承陽明以大居正不待言。中土乃大承氣湯立功之所在地也。以效忠陽明之主劑。轉而效忠於太陽。卽開下推廣承氣之義也。硝黃二味。內入諸方中者。亦復不少。愈以見本方之泛應不窮矣。

太陽病。關節疼痛而煩。脉沉而細者。此名中濕。亦名濕痹。濕痹之候。小便不利。大便反快。但當利其小便。

本篇條下煩字凡五見。何煩狀之多耶。累熱纔增煩耳。中濕亦煩耶。
如曰陽受風氣。陰受溼氣。手太陽爲風氣所持。則足經宜躁。足太陽
爲溼氣所持。則手經宜煩。但煩便非雙方之感覺。究指何部發煩耶。
如曰溼傷於下。更不利於足太陽。故祇有陽煩無陰躁。上文諸痓項強
。明明屬溼矣。何以又無煩狀耶。最難索解者兩個火字。既曰欲得被
覆向火。非禁火也。胡又嚴禁之曰。愼不可以火攻之乎。傷寒患火逆
者十一條。誤攻太陽傷寒則如彼。與太陽中溼無涉也。上文痓病明言
有灸瘡。火氣反對大承氣等湯不待言。何至與麻黃加朮湯有抵觸耶。
玩太陽病三字。仲景已借鏡衞外之太陽。寫入心爲陽中之太陽矣。緣
火氣入通於心。而成通於夏氣之陽。夏時之脾尙惡溼。心臟尤惡熱。
惡在溼流關節之時。則機關之室。與骨節之交溼爲政。阻礙火氣之神
游。疼而且痛者。氣傷痛也。疼痛而且煩者。火鬱故煩也。假令攻入
焦骨傷筋之火。上通其心。將陽中之太陽不可以寸矣。遑能心部於表
乎。書脉沈而細者。沈則無心火氣盛之足言。細則溼行脾令而傷腎。

曰此名中溼。言外則曰此非傷寒。故本證載傷寒闕中溼二字。又此非溼家在言外。下文溼家小便利者死。中溼是卒病。與溼家久病不同論。先打通末句當利其小便一語。過此則不以小便利爲樂觀也。曰亦名濕痹。以下濕痹二字不重提。中言之曰濕痹之候。短期之稱謂之候。痹無幾時。亦小便不利無幾時。非長此前部不利也。曰大便反快。快便更可暫不可常。是亦因後部不利。而後以大便利爲快事。若迎機以利其大便。不獨不能去其濕。且有下利不止之虞。曰但當利其小便。轉移在一兩候之間。則二便復其常。毋俟濕家成立之後。致大便小便無兩利也。

濕家之爲病。一身盡疼。發熱。身色如熏黃也。

書濕家之爲病。胡又卒然不見太陽乎。太陽與濕邪相交代。一任濕家爲病主。看似減省太陽之痛苦。無如一身非太陽所自有。此豈太陽託庇於濕家。特以一身爲質哉。從茲則全體易爲擠病之軀。就令一身盡疼。不啻與太陽無與矣。簡直是濕邪欺侮太陽之不振。轉以盛夏得時之濕。環集其一身。太陽雖莫若之何。而君主則引爲隱憂矣。緣身外之太陽。不能鞏固身裏陽中之太陽故也。何以不煩耶。太陽已淡忘其煩矣。安得有印入心中之煩乎。書發熱。顯屬陽浮之假相。非關太陽伸張其勢力。乃夏氣入通於心。帶熱還出於身外。熱與濕不相得。則發動其濕。皆由心臟惡熱使之然。濕邪仍着而未去也。下文或同是發熱。不書太陽病三字者。其病形必無太陽之本色。曰身色如熏黃。色而曰如。在傷寒曰如似。非擬議其濕色之淺也。正指點其濕氣之深也。誠以太陽爲百病之冠。有太陽在。則諸陽有主氣。無太陽在。則諸氣有遁形。傷寒金匱。總以復活太陽爲手眼。經謂五臟者身之強也。臟真不能出以衛其身。惟大陽則以身受五行之寄託者也。

濕家。其人但頭出。背強。欲得被覆向火。若下之早則噦。或胸滿。小便不利。舌上如胎者。以丹田有熱。胸上有寒。渴欲得飲。而不能飲。則口燥煩也

書濕家。不痹亦不疼。濕邪入主中土矣。地氣不升而濕氣代爲之升。

以濕邪之逆。挾風邪之亂。必假其人之頭爲病始。春氣在頭也。書其人但頭汗出。逢濕甚則汗出而濡。非濕從汗去也。乃漏風之汗。所謂陽氣少。陰氣盛。兩氣相感使之然。書背强。陰氣薄於背矣。胡爲汗出卒然罷。轉欲得被覆向火乎。被覆以避寒。向火以曝濕。其無火氣游行可知。緣足少陰脉行背裏。足太陽脉行背面。背者身之北也。風邪吹送其濕過於北。宜乎被覆不已而向火也。若卒然下之早。則胃中卒然噦。噦則沒收陽明之燥以入脾。脾喜燥而惡濕。以燥敵濕。濕邪益上。曰或胸滿者。因有風邪在。或隨滿隨消者風性之常。假令邪風卒然吹蕩其濕於身之南。更地道卑而受壓。濕流膀胱而小便不利者亦意中事。再徵諸舌。倘脾虛不能爲胃行其津液。可於舌上驗之。足太陰脉連舌本散舌下故也。苟無胎如有胎。是有濕無黃胎。有燥無白胎。如有無形之濕。無形之燥。籠罩其舌上。顯無津液以託浮其胎色。則太陰痿矣。曰以丹田有熱。胸上有寒。少陰之臟之寒。太陽之腑之寒。濕邪引之而集於胸上。陰受濕氣也。少陰本氣之熱。太陽中見之熱。

風邪引之而墜於丹田。陽受風氣也。不言有濕者。濕從陽化熱。又從陰化寒。故有熱有寒卻無濕。不在舌胎上露端倪。且以燥易濕。渴欲得飲其明徵。濕而易燥。不能飲入其明徵。畢究濕土不前。是地氣不轉。致陰陽無定位。令太陽少陰脫離背北而落於南。風邪之肆爲何若。特其人不獨不知有風也。且不自知有濕也。知有燥而已。濕家往往惑人以燥者。以口燥故。非舌燥也。脾開竅於口。無真濕以制燥則煩。其人亦不自知其何以卒然燥。卒然煩也。下之後濕土已易爲燥土矣。脾移燥於腎。心與腎關休戚。心爲腎煩。而煩形諸口。一若心口如一之煩。煩無止境。此殆濕家之破落者歟。長沙不立方。中工又束手矣。

濕家。下之。額上汗出。微喘。小便利者死。若下利不止者亦死。

濕家與黃家有異乎。黃家所得。從溼得之。濕家非從黃得之也。上言身色如熏黃。與脾色爲黃之比較。黃家之身色是脾色。濕家之身色無脾色。風寒相搏者黃家也。非寒濕相得。故熱而不寒。風濕相搏者濕家也。乃寒濕相得。故寒而不熱。熱流膀胱黃去路。小便之色有問題。濕流關節寒無去路。小便之色無問題。可見黃家發黃黃而濁。顯爲胃家所不容。濕家不發黃濕而淫。實與脾家相偪處。黃家不治者一。難治者三。並無下之死。且兩見當下之三字。濕家無所謂難治與不治。異在上條不死於下之早。本條兩死於下之遲。其幸而不早死者。因溼家初成立。儘有餘地以位脾。下藥不過胃家被其打擊。其不幸而遲死者。因濕家已成立。中央先易主。脾家幾無寸土之安。濕愈盛則脾愈衰。溼固即大便之堅城。勢必濕家不陷脾家陷。先於額上露端倪。書額上汗出。絕汗僅出於額上。便與傷寒三陽合病。下之額上生汗異而同。同在汗出於陽。是三陰三陽相離之汗。書微喘。與厥陰病死於微喘亦異而同。同在喘出於臟。是脾虛肝亦虛之喘。脾將死則肝有罷時。微喘正消極之候。警告之曰。小便利者死。可悟上條小便不利。是腎水不行。留小便之藏於未盡。乃脾能傷腎之好消息。若脾家一落。而移濕於腎。致便溺告罄如湧泉。則小便利未畢。已生入黃泉之境。

烏乎不死。曰若下利不止者亦死。又可悟上條但利其小便一語。因不樂觀其大便之快。欲求前通而後塞也。茍前通後亦通。是黃泉無可塞之路矣。皆由其以不正之濕土尅腎水。腎開竅於二便。安有不藏而生之腎臟乎。何以痙病又可與大承氣湯耶。諸痙固屬濕。而溼家亦有背强無痙病。痙病亦無從成濕家。愈以見治溼治痙若逕庭也。

風溼相搏。一身盡疼痛。法當汗出而解。値天陰雨不止。醫云此可發其汗。汗之病不愈者何也。蓋發其汗。汗大出者。但風氣去。濕氣在。是故不愈也。若治風溼者。但微微似欲汗出者。風濕俱去也。

風邪向外。濕邪向內。風挾寒以勝濕。溼挾寒以勝風。風溼儼欲爭得寒邪爲私有。則相搏。寒邪助風兼助溼。轉欲奪據一身爲叢邪之所。遂合力以相搏其一身。書一身盡疼痛。疼痛二字在傷寒見之熟。痲黃湯證見痛字者三。見疼字者二。彼證由頭而身而腰而骨節。從上痛落下。仍非一身盡如是也。本證則由骨節而血脉而肌膚而皮毛。一層搏出一層。一身之軀殼盡如是也。皆用肝受風而惡風。則風邪尋去路。脾受溼而惡溼。則溼邪尋去路。無如風溼不相得。相搏久之而不去。此濕家所爲成立之名也。苟非汗出而解。則相搏無已時矣。溼病無汗禁故也。獨是逢溼甚則汗出。何以不解耶。得毋値天陰雨不止乃解耶。醫云此可發其汗。醫者誠善讀內經乎。經謂陽氣少。陰氣盛。兩氣相盛。故汗出而濡。豈出陰汗乎哉。陰不得有汗。而陽獨濡焉。陽受風氣。風邪逼出太陽之汗。非太陽中風也。其汗不可發。其汗卽其陽。陰受濕氣。濕邪非逼出太陰之汗。更非太陰中風也。其汗可以發。其汗非其陰。在傷寒但曰此可發汗。無其字者。因太陽發汗不勝書。太陰亦有可發汗之條。醫者認定桂枝湯是太陽太陰公共之汗劑。且雨出地氣。陰雨不止。正太陰得汗之時。問詞謂汗之病不愈者。意欲舍桂而用麻也。答詞謂其混視個其字。太陽有其汗。太陰獨無其汗乎。其太陽之汗。取給於陽明。發之必汗之大出。風氣雖隨大汗去。焉能引濕氣以去乎。濕氣仍在太陰。與太陽無涉。故不愈也。若善治風濕者。就如發其汗之說。變通汗法以立方。當以下文麻黃加朮湯二語爲前提。故不重提發其汗三字。省卻傷寒此何者。緣脾胃同是倉廩之官。其汗取諸胃中不待言。乃曰但微微似欲汗出。比服桂枝湯尤神妙。不慮其流漓汗大出者何耶。蓋以法取汗。以汗攻邪。湯藥尾微汗之後。是暗攻法。設非覆取微汗。便爲汗出而濡之續。與陽氣少有牴觸矣。曷若留其汗於欲出不出之間。令風濕微微以俱去乎。吾知太陽太陰猶未及覺也。此微乎其微以解在裏之邪。視發汗有間也。不過不離乎發其汗之法焉耳。

濕家病。身疼。發熱。面黃而喘。風痛。鼻塞而煩。其脉大。自能飲食。腹中和。無病。病在頭中寒濕。故鼻塞。內藥鼻中則愈。

濕家非病乎哉。如曰加以卒病。無論病風病寒病濕。都爲濕家所兼收。苟謂爲無病。則中工笑人矣。況明明不止身疼乎。書身疼。不曰一身盡疼痛。胡爲多一病。反少一證乎。上文曰一身盡疼。下文曰一身盡疼。胡爲本證又少一盡字乎。書發熱。發熱同。與上下文盡疼之發熱異。盡疼則雖發熱而陽不浮。本證獨陽浮疼亦浮。書面黃而喘。上文發熱不過身如熏黃。本證黃浮於面。顯見一層熱。託出一層黃。其身上未黃者。因肺家梗而喘。則皮毛自斂。故不象黃家之一身盡熱而黃。書頭痛。上下文無頭痛二字。最樂觀是本證獨頭痛。是徵太陽非盡沒收入濕中也。書鼻塞而煩。既痛太陽之頭。復塞陽明之鼻。從頭至鼻不自若。宜乎兩陽皆怫鬱而煩。看似太陽病轉屬陽明也。傷寒三日。陽明脉大。可以例其脉矣。曰自能飲食。陽明病能食則有之。若陽明自有陽明之能飲食。邪非犯胃可知。何以其脉大耶。太陽脉至。洪大以長。脉大正形容兩陽之勃發。脉非病脉。太陽陽明有分子。故曰其脉耳。且陽明之喘。腹滿而喘爲多數。若腹中和。非病在腹又可知。是不止陽明和。太陰亦和。不止新病和。舊病亦和。所未盡和者。身疼頭痛鼻塞三證而已。陽明手足不厥者頭不痛。太陽則頭痛二字見之熟。身疼亦與體痛相類。鼻塞亦與鼻鳴相類。作太陽有病觀可也。何以太陽亦無病耶。除卻關節疼痛而煩。脉沉而細。濕家邉有太陽病哉。正惟太陽有病而無病。發熱則脫離其寒。面黃則脫離其濕。遂移其病於頭。頭痛是頭中寒濕之見端。非從鼻中入頭也。乃從頭塞出鼻。小病形於鼻貫之中。頭痛欲解故也。要其卒然以無病之身。推例濕家如反掌。微太陽卻邪之力不及此。至此則醫者發其汗之術窮。曰內藥鼻中則愈。蓄任麻黃加朮湯而不與。所與者湯中之藥物變爲末。不勝於汗之不愈之市藥乎。

濕家。身煩疼。可與麻黃加朮湯。發其汗爲宜。慎不可以火攻之。

濕家當然煩。有明夷之象。心火爲濕邪所障蔽。故煩也。蓋心爲陽中之太陽。部於表而通於夏。宜乎心煩身亦煩。特因一身盡疼痛之故。及一身盡疼。遂掩盡其煩而不露。若疼非盡疼。則煩與疼相互掩。下文桂枝附子湯證。在傷寒有身體疼煩四字。甘草附子湯證。傷寒曰骨節煩疼。下文轉曰疼煩。因本條煩疼已一見。故骨節不再曰煩疼。並身體疼煩何亦從省。猶乎傷寒條下有煩疼。亦闕本條不載也。在傷寒單寫一太陽之隱現。在金匱則寫兩太陽之隱現。覺煩疼疼煩。亦在隱現之中也。與上文溼家同一例。即不言溼家亦從同。至此始總括上六條之治法。非僅爲本證立方也。曰身煩疼。以一點煩狀打破身之疼。是夏氣將通未通之煩狀。卽上文欲得被覆向火之餘思。煩在無火以助火。不足以抵禦寒溼故也。不知先煩便有汗出而解之機勢在。况身煩不受身疼之壓。太陽已大開夏令之門乎。曰可與麻黃加朮湯。發其汗爲宜。看似針對本條以與藥。而除卻身煩疼三字無餘證。則舉凡溼家皆中與矣。提撕之曰。愼不可以火攻之。殆因向火爲溼家所同意。或惹起中工利用火。火邪可以攻濕邪哉。是以火攻心火也。卒厥其心者也。經謂南方赤色。入通於心者。指夏時熱生火而言。豈所論於內攻有力之微火乎。死火與生火若天淵。劫汗不劫汗猶其後。長沙非徒愛惜濕家之汗也。彼既汗出而濡矣。發其汗亦汗大出矣。何庸引猛烈之火氣爲陪客乎。玩攻字。正授人以汗藥攻邪之要訣。須顧全陽中之太陽。其手眼在以汗法行攻法。復以攻法行汗法。不獨攻力不能與人以共見。卽汗出亦不能與人以共見也。不觀上文所云但微微似欲汗出乎。方旨詳註於後。

麻黃加朮湯方

麻黃三兩（去節）　桂枝二兩　甘草一兩（炙）　白朮四兩

杏仁七十個（去皮炙）

右五味。以水九升。先煑麻黃。減一升。去上沫。內諸藥。煑取二升半。去滓。溫服八合。覆取微汗。

傷寒發汗宜麻黃。未有曰發其汗宜麻黃也。攻表又讓能於桂枝。未嘗以麻黃承其乏也。朮亦非攻品。傷寒用以升地氣耳。本草稱其主風寒濕痹。則加入麻黃湯內。誠足盡白朮之長。且用以節制麻黃之發汗。獨是在傷寒服麻黃。未聞有汗大出。亦未聞有汗不出者。焉能令麻黃遇有汗而不發。必遇其汗而後發之耶。本方妙在不責麻以發其汗。專責朮以發其汗。令發其汗者朮。出其汗者麻。其汗即地氣之作雲。雲受氣於朮。俄而爲出地氣之雨。雨受氣於麻。如雨之汗非別處汗。乃其脾之汗。故曰其汗。雖然。上言發其汗。安知彼方無朮乎。胡爲汗大出而下愈。尤甚於誤服麻黃乎。可知天氣降而地氣之雨爲化雨。秉天氣以發汗者麻黃也。有加朮爲後盾。特減省麻黃之發力。留其力以送汗而出。故地氣纔起於濕土之中。溼邪即收入其汗之中。於是與溼偕行者汗。汗不攻邪而濕能攻濕。脾惡溼故也。其汗帶溼以去。風邪亦無所容。肝惡風也。寒邪亦無所容。肺惡寒也。非其汗之神通。乃白朮點交其汗於麻。麻黃遂行使其汗繞過足太陰之後。從肝膈上肺中。居脾後者肝。居脾上者肺也。藥力不啻圍捕餘邪者也。無何而風寒溼三氣。牽引而出於皮毛。覆取微汗則解矣。夫三氣皆受治於濕。而濕邪先受治。卒然許治者還在濕家之病情。不獨麻黃不自有其功。白朮亦不自有其功也。遑敢以火刼獲咎乎。

病者。一身盡疼。發熱。日晡所劇者。此名風溼。此病傷於汗出當風。或久傷取冷所致也。可與麻黃杏仁薏苡甘草湯。

書病者。胡不援之入溼家耶。病者曰。我非因於寒也。同是發熱。幸非身色如熏黃。則溼未甚。且日晡所劇。縱非如太陽之陽浮者熱自發。賴有陽明之反動力。與發潮熱等。經謂陽勝則熱。必陽明燥勝而溼負。故劇烈之熱。爲濕家所無。然長此燥濕相持。就令濕邪不敢進入脾家一步。究未舍棄太陽而自去。久之或濕家永無成立。焉能以無病之一身。還諸太陽乎。曰此名風濕。因風致濕。卻不盡關於濕氣之留風。此病傷於汗出當風。出汗止汗。收放之神機在太陽。非在風也。當風卽當濕。風來濕便來。彼欲藉陽風以收汗。實借陰濕以收汗。究非濕能收汗也。乃收風者汗。收濕亦汗。收盡風濕而後反閉其太陽。此汗孔中之風濕。則氣門爲之滿。第覺一身之毛竅不通故盡疼。與風濕相搏證名同而實異。然則不當風便卻病耶。又非也。我不當風。而冷物代我以當風。或久傷取冷。何止有冷風在。凡冷水冷物。皆寒氣所孕。其爲寒濕相得不待言。正物以類聚之風寒溼。所謂三氣雜至者此也。其但集矢於一身。未嘗內舍於臟者。因有守土之陽明猶存在。日晡所能以劇熱示威耳。倘以麻黃加朮湯爲嘗試。仲聖又曰。反以麻黃加朮湯以攻其裏矣。一經汗之而不愈。三氣從茲掩入未可知。洞開脾家之門。與揖盜何以異。曰可與麻黃杏仁薏苡甘草湯。寧打入肺家作用。

不打入脾家作用○則大有別矣○方旨詳註於後○

麻黃杏仁薏苡甘草湯方

麻黃半兩　杏仁十個(去皮尖)　薏苡半兩　甘草一兩(炙)

右剉麻豆大○每服四錢匕○水一盞半○煎八分○去滓○溫服○有微汗○避風○

末句何以不曰發其汗爲宜乎○夫使同是發其汗○則一方可作兩方用○亦兩方可作一方用○兩條連用前方可矣○同是與麻黃○胡不命曰麻黃去桂加薏苡湯乎○顯非與上條同方旨○仍君麻黃者○乃表示其進退麻黃之意○進麻黃以入脾○則發脾家汗○退麻黃以出肺○非發肺家汗也○邪不在肺○而在皮毛○其汗止可爲微汗之後盾○方下不曰令汗出○曰有微汗○毛竅自有微汗在○何勞其汗出乎○彼脾家之汗已受邪○其汗則發動在藥力之前○微汗便是其汗出○妙有白朮入之深○以重力攻邪○本草稱其主風寒濕痹○是全爲濕家作用○非爲病者作用○肺家之汗不受邪○其汗則留存於藥力之後○微汗不借其汗出○妙有薏苡浮之

淺。以輕力攻邪。本草稱其主風濕痹。是全爲病者作用。非爲濕家作用。彼方微汗曰覆取。火攻誡其後。本方微汗曰避風。當風懲其前。惟水一盞半。盞字當是升字之訛。煎八分。分字當是合字之訛。盞字是古來最小之杯。分字是後世稱物之名。二存破體。類後人竄易。削之。

風濕。脉浮。身重。汗出惡風者。防已黃芪湯主之。

書風濕。不曰此名風濕。指實風濕矣。不曰風濕相搏。上風下濕。風浮而濕不浮。故不相搏。不冠太陽病三字。太陽受風不受濕。病風者半。不病濕者半。二氣非盡集矢於太陽。書脉浮。浮則爲風。與濕無涉。不曰脉沈而細。濕氣亦未至於沉。不曰脉浮虛而濇。濕氣亦非因風而浮。書身重不書發熱。分明陽不浮。不能輕舉其一身。故曰重。與太陽中風陽浮有異同。有曰一身盡疼。有寒故痛。無寒何有於疼。顯見三氣缺其一。而風濕又離爲二。風不重而濕重。重字當從身膚裏面一層看出。非重壓太陽之陽。但重墜太陽之身。太陽猶活動在一身之表。未嘗爲濕氣所持也。書汗出。不同汗出而濡之濕汗。乃汗出而解之風汗。書惡風。何以風邪仍未外解乎。與風偕來者濕。一若風濕相約而未去。身之皮外純是風。身之皮中純是濕。目爲風濕之身可也。太陽豈克自有其身乎。脫令濕邪進入一步。由腠理而歸於中土。將與濕家爲隣矣。匪特太陽無如之何。太陰亦無如之何。以其沈重之身。間隔太陰太陽故也。欲爲濕邪謀去路。不得不兼爲風邪謀去路。必擴張中央土。而轉運之。令餘邪不侵入太陰之畔界。亦不出太陽之畔界。則腰以下儘有驅邪之隙矣。本麻黄加朮之奧旨以立方。惟主防已黄芪湯乎。方旨詳註於後。

防已黄芪湯方

防已一両　甘草半両(炙)　白朮七錢七　黄芪一両一分

右剉麻豆大。每服五錢七。生薑四片。大棗一枚。煎八分。去滓。溫服。

喘者。加麻黄半両。胃中不和者。加芍藥三分。氣上衝者。加桂枝二分。下有陳寒者。加細辛三分。服後當如蟲行皮中。從腰下如冰。後坐被上。又以一被繞腰下。令微汗差。

防已名者。防守已土也。轉力大故守力大。以其紋如車輻。令土氣環周於腰間。能逼取腰下之汗也。然必佐以黃芪者。芪載土氣而出。收囘皮外之風。捎合皮中之濕。乃本方真詮。緣濕邪不能隨風以親上。則風去濕不去。寧令風邪隨濕以就下。斯濕去風亦去也。服後如蟲行皮中者。正風濕相逐之時。兩邪仍不敢闌入中土也。有甘草白朮在。厚集其力以實脾。便無容邪之餘地。且風邪已收入黃芪勢力之範圍矣。與俘擄邪風何以異。假令風濕稽留於腰下。將奈何。卻邪者汗。魄汗無非爲供給太陽而來。風可移。汗亦可移。餘汗已還入腰下。聽命太陽矣。腰以下又足太陽勢力之範圍故也。何以腰以下如冰耶。足太陽之霜威使然耶。抑震動寒水之經之氣化耶。非也。陽汗復從陰經出。與水精共幷。將化陽汗爲陰汗。則冰相若。曰後坐被上。又以一被繞腰下。非徒溫之也。變通覆取微汗法。兩被不爲多也。曰令微汗差。胡不行痲黃加朮發其汗耶。以身重故。恐痲黃之力有未逮也。何以喘者加痲黃半兩耶。恐地氣爲天氣所牽掣。乾不旋則坤不轉也。何以同是加芍藥。風水方下腹痛。本方曰胃中不和耶。芍藥誠止痛。痛亦與不和等。恐脾約而不行。故加芍耳。氣上衝加桂又何取。卽仿行桂枝湯法。藉太陰之開力開太陽。則地氣外行而不上也。下有陳寒者加細辛。更納寒氣於坎中矣。諸藥無非爲防已作用。註家有以徹上徹下。徹表徹裏稱防已者。皆張大之詞。方下生薑四片大棗一枚。亦後人竄入。無兼用薑棗之必要也。盞字乃升字之訛。分字乃合字之訛。右字下剉字上漏四味二字。則薑棗二味。顯有出入。上條痲杏薏苡甘草湯亦闕四味二字。非自供其破綻而何。

傷寒八九日。風濕相搏。不能自轉側。不嘔不渴。脉浮虛而濇者。桂枝附子湯主之。若大便堅。小便自利者。去桂枝加白朮湯主之。

書傷寒。不曰太陽病。明乎風濕有遁情。不同上文中溼則着痹在太陽。且八九日太陽病亦作過去論矣。彼條有煩字。本證不曰煩。已無太陽之感覺。太陽篇此條多身體疼煩四字者。彼證寒邪與太陽爲難。本證又溼邪與太陰爲難。彼證曰若其人大便鞕。是溼與溼合之大便。濕土尙非不前。寒濕亦未盡相得。本證曰若大便堅。顯非其人之比。寒能堅物。是濕爲寒掩之大便。縱寒溼相得。亦溼土不前。同是不能自轉側。彼證不能倚賴太陽舉其身。自難轉側以行陽。本證不能倚賴太陰起其身。自難轉側以行陰。同是不嘔不渴。溼與風搏非與寒搏故不嘔。風與溼搏。無殊與寒搏故不渴也。假令太陽太陰有卻邪反抗力。則不嘔亦嘔。不渴亦渴矣。正惟八九日任令風溼相搏無已時。太陽太陰皆作退化論也。同是脈浮虛而濇。浮則爲風。虛邪浮而實邪不浮。彼證非主表之太陽浮。本證非主裏之太陰浮。浮象若虛懸而無所屬。但虛而且濇。實邪不肯外向。脈固濇。太陰太陽不交通。脈尤濇。桂枝附子湯主之。彼證桂枝領附子。趨勢出則邪從太陽解。本證附子領桂枝。趨勢入則邪從太陰解也。若大便堅。與其人鞕便有異同。濕與濕合則便鞕。濕爲寒掩則便堅。是濕土祇有留邪無去邪。小便自利者。水道別穀道而行。必前陰爲後陰之邪所排泄。小便同。則本證與彼證亦無大異。去桂枝加白朮湯主之。補固有之濕。以除本無之濕。驅挾濕之寒。兼逐護寒之水。一方變爲二。兩法合爲一。卽非從外解。亦當從內解矣。方旨詳註於後。

桂枝附子湯方

桂枝四兩　附子三枚（炮去皮破八片）　生薑三兩（切）

甘草二兩（炙）　大棗十二枚

右五味。以水六升。煮取二升。去滓。分溫三服。

白朮附子湯方

白朮四兩　附子三枚（炮去皮）　甘草二兩（炙）　生薑三兩

大棗十二枚

右五味。以水七升。煮取三升。去滓。分溫三服。一服覺身痹。半日許再服。三服都盡。其人如冒狀。勿怪。卽是朮附幷走皮中。逐水氣。未得除故耳。

桂枝去芍方中加附子一枚。仍君桂枝也。本方加附子二枚。似君附子也。何以不一方命曰附子桂枝湯。一方命曰附子白朮湯耶。既曰桂枝附子湯。胡不曰白朮附子耶。兩方對舉當如是。在太陽篇方末則曰此一方二法。焉能一方分作二乎。惟去桂一法。加朮一法。二法可活看耳。去者就之對。并走二字已道破矣。就桂則并桂。不明言去朮者。桂枝附子湯本無朮。就朮則并朮。明言去桂者。桂枝附子湯本有桂也。姑舍桂枝曰去桂。朮附並行。桂枝當然落後。不去桂亦作去桂論也。仲聖自有操縱桂枝之奇。桂枝必効靈而用命。逐水氣時。非桂枝所能承其乏者。未得除時。非桂枝不能竟其功也。太陽篇曰當加桂枝四兩。語氣謂除邪已有桂枝在。以三兩爲未足。加一兩成四兩。不是過也。且三服既盡矣。不曰更作服。何加爲。不曰還用桂。何去爲。以水則不止六升曰七升。未嘗去桂可知。本方又省卻加桂一語不重提。顯見去桂二字非坐實矣。曰初服覺身痹。不曰其人身如痹。非必其人始然。凡着痹變爲行痹者皆然。風氣勝者其人易已也。半日許。痹罷則再服。三服盡。其人如冒狀。冒甚於痹也。支飲者法當冒何以其人非水飲。又狀如冒耶。勿怪其水溼混淆也。脾不王則腎不傷。宜乎其水氣行也。上條服防已黃芪湯如蟲行。同是曲繪皮中之狀態。彼方藥與汗相逐。本方藥與水相逐。中言之曰卽是附朮幷走皮內。卽是云者。卽傷寒此以二字之語助詞。亦見得如痹如冒不必泥。人人非盡如其人。就令去桂加桂亦不必泥。如其去桂。毋忘加桂。如未去桂。無事加桂。桂枝之進退。有餘裕也。

風濕相搏。骨節疼煩。掣痛。不得屈伸。近之則痛劇。汗出。短氣。小便不利。惡風。不欲去衣。或身微腫者。甘草附子湯主之。

本條亦見太陽篇。書風濕相搏。不書傷寒。以寒在骨。是以知病之在骨。不書太陽病。以太陽不在身之表。而沒收入骨節之交。乃風濕相搏使之然。風在筋。濕在節也。上條删去身體疼煩四字。因不能自轉側句。卽指身體而言。本證彼條曰骨節煩疼。本條曰骨節疼煩。不曰煩疼者。恐人混視麻黃加朮證之煩疼。猶乎上條不明言身體。不致混視本條之骨節也。疼字煩字。無非形容邪正幷爲一。而骨節與身體。則逕庭矣。書掣痛。痛甚於疼。且甚於煩。一若忘乎其煩。但知掣痛。風濕又爲寒氣所掩。曰不得屈伸。屈而不能伸病在筋。伸而不能屈病在骨。曰近之則痛劇。近筋則觸骨。近骨則觸筋。近節則觸膝。膝者筋之府。節者骨之關也。不外痛在寒。有寒故痛。連帶風濕亦痛。故曰劇。書汗出。何以得有汗耶。乃痛劇而相搏之汗。非精氣卻邪之汗。曰短氣。短則氣病。陽氣不可以寸。故曰短。書小便不利。關節不清利。則小便無信息。上言但當利其小便者。必關節利而後着痹除也。書惡風。濕愈着則風愈行。與上汗出惡風渾相若。書不欲去衣。衣溫骨節。與上頭汗出欲得被覆亦相若。或身微腫者。因汗出而掣力稍鬆。身欲鼓邪外出則腫。無如筋節未驟開。陽氣微故腫亦微。夫以一身爲三痹所交迫。毋亦如有水者腰以下腫。當利小便。腰以上腫。當發汗乃愈乎。大不容易也。治水與治溼不同論也。甘草附子湯主之。方旨詳註於後。

甘草附子湯方

甘草二兩（炙）　附子二枚（炮去皮）　白朮二兩　桂枝四兩

右四味。以水六升。煮取三升。去滓。溫服一升。日三服。初服得微汗則解。能食。汗止。復煩者。服五合。恐一升多者。宜服六七合爲始。濕病必出四肢而淫於脾。濕傷於下。而濕土又居中。濕土不前。不能遠濕。四旁瀠故中央無不濕。其或稽留在筋節者。風傷筋。筋束骨。寒又病在骨。勢必牽掣其太陽。太陽遂爲三氣所集矣。所謂傷寒所致者此也。上言法當汗出而解者。三邪必以太陽爲去路。孰意發其汗汗大出。反不利於太陽乎。其次間接取微汗則利小便。汗與溺相因。汗大則溺約。溺長則汗微也。究非以利小便爲正治。首條先提濕痹之着。利之正轉移前部耳。餘證則當開手足太陰。以開手足太陽。彷行麻桂爲最的。直接手太陰肺以發太陽汗者麻黃也。加朮而後取脾家之汗行解表法。凡類於表證條下則行麻。直接足太陰脾以解太陽汗者桂枝也。加朮而後取脾家之汗行解外法。凡類於外證條下則行桂。濕已實脾。作表證論。濕未實脾。作外證論。本證邪在骨節。與上條邪在皮中間。彼證身如痹。本證身微腫。邪未入脾可知。當行桂枝先收邪以入裏。而後從裏以達外。則由盡桂枝之長矣。異在小便自利是有水氣爲之梗。則汗解遲。小便不利是無水氣爲之梗。則汗解易。觀四味藥減輕朮附。初服一升。得微汗則解。縱非解盡餘邪。而藥力一到。則疼煩掣痛諸苦狀。便脫離骨節。豈微汗得諸四味藥哉。得自辛甘化陽之甘桂。復活太陽。上條朮附走皮中。似舍桂而加朮。本方桂甘抵骨節。又似舍朮而用桂也。曰能食。白朮又著矣。且汗止。附子又著矣。宜乎汗止必復汗。能食則汗生於穀也。乃復煩者。豈太陽煩罷復煩哉。待汗固煩。恐微汗非餘邪之敵也。待陰亦煩。恐餘邪又與太陰爲難也。曰服五合。五居中。厚集其藥於中央土。當然滲勝濕。逼取濕氣之濡汗以散餘邪。不復言得微汗者。正藏過微微似欲汗出也。小便之利猶餘事。何云恐一升多耶。無發汗之必要。留以更始太陽。陽數七。七以符手太陽之陽。陰數六。六以符足太陽之陰。服六服七

○將息太陽之開與未開○惟桂枝爲與太陽相終始爾○

太陽中暍○發熱惡寒○身重而疼痛○其脉弦細芤遲○小便已○洒洒然毛聳○手足逆冷○小有勞○身卽熱○口開○前板齒燥○若發汗○則惡寒甚○加溫鍼○則發熱甚○數下之○則淋甚○

書太陽中暍○兩太陽有關係○心爲陽中之太陽○通於夏氣○與夏氣若離合則可○若衞外之太陽中暍○不啻帶夏氣以入心宮○暑熱與火熱相連矣○心惡熱者也○熱與熱幷○是謂重熱○重熱則寒○陽與陽幷○是謂重陽○重陽必陰○故發熱惡寒作兩層看○身之表之太陽固寒熱○部於表之心陽亦寒熱○俗疑爲暑入心包者○第見熱而不見寒○往往死於寒○經謂熱氣大來○火之勝也○顧慮腎水乘之在言外○又云火熱受邪○心病生焉○顧慮腎氣乘之在言外○須認定太陽證中無少陰證者○始識少陰病上純是太陽病也○少陰是陰寒陰熱○不能掩盡太陽之陽寒陽熱故也○書身重而疼痛○真武證曷常非沉重疼痛○不過一身無四肢微有別○沉重與但重微有別耳○書其脉弦細芤遲○另指出其脉非暑脉○

轉類虛勞種種脉。非脉虛而何。心之合脉也。非心虛而何。曰小便已。洒洒然毛聳。便時帶暍氣而出於膀胱者。便已復收暍氣而入於膀胱。寒水一動。則應在毫毛。表虛可知。况乎手足逆冷。爲少陰病所見慣乎。曰小有勞。身卽熱。非勞火乎哉。勞乎坎卽見乎離。半爲君火不蟄藏。半爲熱邪之反動。無汗亦熱無從解也。太陽不開。太陰儼欲代太陽以爲之開。則口開。脾開竅於口。得毋藉大塊之陰氣。吹噓其暑。令熱從口出乎。此殆心脾與太陽關休戚。於是送其熱於欄口之前板齒。熱傷齒中之津液則燥。燥卽身熱而渴之端倪。特本條無渴字。恐餘證與白虎湯有間也。且脉非微弱。與瓜蒂湯有間也。長沙不立方。止有大戒無大法。發汗或太陽不惡寒。心中之惡寒則加甚。溫鍼或太陽不發熱。心中之發熱亦加甚。數下之暍氣又墜落於前部。則淋甚。致令白虎瓜蒂。介於可行可不行。誠以暑病有遠因。經謂先夏至日者爲病溫。後夏至日者爲病暑。溫病不成立。至盛夏無不發泄之傷寒。彼一生無暑病者。無伏氣故也。由未病而至於卒病。當舉太陽中暍以爲例。太陽之氣化猶存在則可治。脫令一變爲少陰之卒病。則不堪設想矣。

太陽中熱者。暍是也。其人汗出。惡寒。身熱而渴。白虎加人參湯主之。

起二句看似無消說。非徒釋熱字。兼釋者字。語意謂同是熱。傷寒之熱。如冬日之在身。身覺熱者是。傷暑之熱。如夏日之入心。心惡熱者是。苟非視乎其人。身之表之太陽爲何若。部於表之太陽爲何若。不能置兩太陽於不問也。太陽篇有其人二字。三條有者字。句中有眼矣。乃不曰其人汗出。吾疑註家有闕文也。上下條者字可從省。曾亦知苟非其人。則白虎湯不中與乎。當補之曰其人汗出。其汗爲暑熱逼之出。其人不爲暑熱所轉移。雖汗出不爲虛。熱論謂暑當與汗皆出。勿止者此也。書惡寒。寒熱不紊亂。標本始分明。寒者熱之標也。在溫病則發熱而渴不惡寒。彼證本熱標亦熱者。標本俱浮故也。至夏至後陽盡陰生之時。溫病再變而爲暑。與陽氣俱來者謂之溫。與陰氣俱來者謂之暑。暑病多數靜而翕。溫病多數動而浮。既非溫病爲之先。致有暑病爲之後。皆傷寒一路種種未病迫而形者也。不曰發熱曰身熱。可於身非灼熱認其人。不因口渴因身渴。可於水非救裏認其人。其熱而能支者。必其人之身之太陽。從容以任病。其渴而有節者。必其人之心之太陽。隱忍以耐病。病卒人不卒。方可攻餘邪之不備也。白虎加人參湯主之句。詳註方後。(註家皆删其人二字非)

白虎加人參湯方

知母六兩　石膏一斤(碎綿裹)　甘草二兩(炙)　粳米六合

人參三兩

右五味。以水一斗煑。米熟湯成。去滓。溫服一升。日三服。

太陽傷寒則爲熱。寒熱二也。太陽中暍便是熱。暍熱一也。累熱當增煩。何以曰渴不曰煩耶。本方在太陽。首以大煩渴不解治脉洪大。其次因舌上乾燥而煩治大渴。其次因口燥渴心煩治無大熱。獨渴欲飲水無表證條下。及本證無煩字耳。得毋煩狀不待言耶。非也。無表證而不煩。方是本條之正陪客。彼證若煩。是裏證成立。本證若煩。是陰證成立矣。心煩即胃燥之見端。以其通夏氣而不通土氣。便無地氣以奉上。地氣上者屬於腎也。假令維繫心陽有腎在。亟起腎陰有脾在。何至於煩。煩則有夏而無冬。指顧間又有冬而無夏矣。經謂氣溫氣熱。治以溫熱者。緣溫熱往往是氣寒氣涼之幻相。寒熱有兩可。白虎證無兩可也。彼少陰病曷嘗無煩狀。特篇內無行白虎之例也。太陽篇則本方凡四見。煩字渴字更見之熟。苟第知熱病皆傷寒之類。不知其人之心之太陽。就在其身之太陽之底。心煩便是心惡熱。宜其身惡寒。顯與太陽表有熱裏有寒之白虎證適相反。豈敢以本湯爲嘗試乎。首條禁汗禁鍼禁下而不立方。言外則白虎與真武相並提。太陽少陰有真武證在。視在乎善學者比例而得也。

太陽中暍。身熱疼重。而脉微弱。此以夏月傷冷水。水行皮中所致也。一物瓜蒂湯主之。

書太陽中暍。暍字從冷字看出。猶乎熱字從寒字看出也。地上之熱便有寒。寒者熱之標。上條身熱仍惡寒者。熱向內而寒向外。汗出惡寒其明徵也。地下之冷便有暍。暍者冷之變。本證身熱不苦冷者。暍在面而冷在底。身熱疼重其明徵也。經謂寒暑六入。萬物生化。上半歲六月陽氣盡。則寒入地易爲暑。暑受氣於寒。一陰所以生於夏之熱。下半歲六月陰氣盡。則暑入地易爲寒。寒受氣於暑。一陽所以生於冬之寒。故人之傷於寒也。則爲熱病。寒熱旣可以互看。安有傷暑而與冷水無涉乎。身熱作皮冷觀可也。緣熱邪不能輕舉其一身。但重墜其一身。與上條熱狀有異同。不止熱而疼且重。疼則有寒在。重則有水在可想也。因而脉微弱。微弱非無陽之脉乎哉。有陽證而無陽脉。又當看入一層矣。曰此以夏月傷冷水。不曰取冷水。傷冷傷暑非兩傷。傷冷暑者也。蓋夏月之水。所以涵陽。夏日之陽。無殊浴水。水聚則暑聚。水行則暑行。流泉卽暑雨耳。豈去若天淵乎。曰水行皮中所致。言水不言冷。匪惟不覺冷也。熱走皮外尤甚也。皮者肺之合。畢究暑邪親上。有移熱於肺之虞。將厲行白虎乎。彼方過於淸肅。恐暑未除而水真冷矣。不如一物直輸精於皮毛。以天水洗空其地水。主瓜蒂尤勝於白虎也。方旨詳註於後。

瓜蒂湯方

瓜蒂二十七個

右剉。以水一升煮。取五合。去滓。頓服。

甜瓜以蒂得名。瓜熟而蒂不變。色蒼而澤。爲衆綠之冠。瓜亦以甜得名。其形象胃。甜能益胃。太陽厥陰單用蒂以吐胸中之邪者。取其吐不傷胃也。蒂有蜜節。尤象肺喉。從胃脘衝胸而上。便辟易餘邪。非吐品。乃攻品也。妙在有得土氣最厚之瓜。而有得春夏氣之蒂。瓜則耐熱。蒂則耐寒。爲開提肺氣之良藥。本方頓服不言吐者。與瓜蒂散有異同。彼方欲其下隔而後出胸。則吐力大。更以香豉納散入稀糜。則落膈。領藥氣之降者豉。引地氣之升者糜。兩氣相合。遂勁氣直達而爲吐。其吐不傷穀者。支配赤小豆以代穀。寧令吐豆不吐穀也。本方明言一物瓜蒂湯。一豆一豉不適用。但由胸際衝喉而上。喉主天氣。通天之藥。一物已足也。蓋肺中有積水在。散水精爲秋露。輸入皮毛。則暑易爲寒矣。何以暑解無汗出耶。本證是冷暑。水與汗共幷。不同上條是熱暑。暑與汗皆出也。何以不惡寒耶。因喜冷而傷暑。水走皮中且不冷。何有皮外之寒。況身熱疼重而脈微弱。不獨掩閉其冷暑。且掩沒其太陽。可悟提挈太陽之力。瓜蒂不亞於白虎也。雖然。中暍有其二。而出方有其一。殆亦主治之難。可於長沙不立方處見之也。

百合狐惑陰陽毒病證治第三

論曰。百合病者。百脉一宗。悉致其病也。意欲食。復不能食。常默然。欲臥不能臥。欲行不能行。飲食或有美時。或有不欲聞食臭時。如寒無寒。如熱無熱。口苦。小便赤。諸藥不能治。得藥則劇。吐利。如有神靈者。身形如和。其脉微數。每溺時頭痛者。六十日乃愈。若溺時頭不痛。淅淅然者。四十日愈。若溺快然。但頭眩者。二十日愈。其證或未病而預見。或病四五日而出。或二十日。或一月後見者。各隨證治之。

書論曰。明乎卒病合傷寒。論字貫全集也。曰百合病者。取譬肺病之形。取譬百脉不朝肺。而合其肺。脉病不由肺不病也。假令肺不受病。則所合者皮毛。能開者肺葉。亦可取譬於百合之覆形。如天威之可懔。獨爲將軍之官所側目者。肝木不能勝燥金故也。肝開竅於目。目者宗脉之所聚。宜乎操縱宗脉肝爲首。而風爲從。誠以肝爲陽中之少陽。通於春氣。少陽起於寅。斯百脉朝於肺。書百脉一宗者。一脉糾纏其百脉。以一合百。包圍其肺。在肝臟則侮其所畏者。在風邪則魔高一丈矣。經不云春氣在頭乎。頭之巔頂。有肝部之百會穴在。其牽繫百脉也。有至項至肺之長。曰悉致其病。病而曰悉。肺臟能逍遙脉外哉。肝木乃五行之一。金木水火土。悉罹入百脉之中。肝木雖欲狡脫而無從。風邪不能獨厚於肝也。蓋五臟皆有脉。五脉即無形之五行。舉五脉可以例百脉。質言之是真臟脉但合而不離。則五臟悉成爲虛器。所存者心之神。肺之魄。肝之魂。脾之意。腎之志。爲邪祟所揶揄而已。書意欲食。食入於陰也。求救於食者脾。特無土氣以受穀。則中先餒。復不能食者。脾有意而無所用。書常默然。在聲爲呼者肝。以語應物者魂也。特風無籟則木不鳴。默然不喜驚呼者。肝有魂而無所用。書欲臥。臥則腎之逸。不能臥爲夜不瞑。書欲行。行則腎之强。不能行爲晝不精。此豈失眠失强不暇顧哉。其志若不敢作起臥之想者然。腎有志而無所用。書飲食或有美時。形食味者也。美味下咽而歸於形。美在陰爲味。書或有不欲聞食臭時。精食氣者也。臭氣入於鼻而通於肺。以美在陽爲氣。氣傷精則激刺其魄。並精而出入者魄。肺有魄而無所用。形容之曰。如寒無寒。如熱無熱。幷於陽則熱。幷於陰則寒耳。五臟無陰陽之可幷。則冬氣不爲寒。夏氣不爲熱。簡直是失五行之元素。便無四時之王氣焉已。書口苦。心臟其味苦。其類火。露苦不露火。亦可作心病在五臟觀也。書小便赤。赤色入通於心。露赤仍非畢露其火也。上言色赤爲風。大都風肆火亦肆。要不能執口苦便赤爲標準。與中工以藥石相週旋也。曰諸藥不能治。一切攻邪之猛烈品。漫予嘗試。曰得藥則劇。攻陽則吐劇。攻陰則利劇。非止得藥無效已也。書如有神靈者。中工亦知心者神之變乎。陰陽不測之謂神。邪祟又僞託神靈以蔑視中工矣。非有鬼神不待言。抑有可爲不測二字寫照也。不測無形測有形。曰身形如和。是無形之最顯。如和姑作表和論。必裏和而後表和。五臟亦姑作裏和論。當問其脉之和與不和。方徵明其不和在何處也。書其脉微數者。是以知病之在脉。脉合陰陽。其脉病卽其陰其陽病。除卻百脉一宗病。臟無他病矣。夫五臟無脉神以爲之守。諸藥便無憑藉以效靈。可悟神靈之幻相。皆由脉神與心神非合一。變生怪物亦其常。種種病可以無神二字了之。無神如有神。顯見邪祟替代脉神爲病主。其卒然見微數之脉者。傷寒已垂戒曰。慎不可灸矣。以其見脉不見血也。脉者血之府。血與脉相失。即不爲風邪所剝蝕。亦將流散於無窮。觀諸每溺時頭痛者。足徵其血之不充。亦春氣在頭不在下。六十日經十二候之久。季春入暮。乃有愈期。若溺時頭不痛。淅淅然者。覺毛髮風猶在。則期諸四十日。孟春多雨候。當然愈。若溺快然。但頭眩者。髣髴風欲罷而仍掉眩也。則春初二十日。四候儘能愈。舉春氣以爲例。風爲百病之長者以此。非必病在春季也。或未病而預見。不離乎中工所不曉。上工已心焉數之。或預見有遠近。四五日風信先出見於頭。是短期之未病。或二十日。或一月後見者。總不過六候之外。而卒病以成。則不得不授以治已病之方針。曰各隨證治之。已病可治。未病豈真不能治哉。口中說諸藥不能治。意中暗指下文有治法。自然有治方也。留爲異日補行之。猶未晚也。百合病。發汗後者。百合知母湯主之。

書百合病。一路借鏡百合立病名。非百合肖病形也。乃病形肖百合。猶云瘦比黃花也。不然。目者宗脉之所聚。耳中亦宗脉之所聚。何嘗見目中發生百合病。耳中發生百合病乎。兩宗脉惟心系能一之。目者心之使。目以陽受氣。平旦目脉靈。耳者心之竅。耳以陰受氣。暮夜耳脉靈。目視即心視。耳聽即心聽。心爲百脉之長者此也。五官皆有脉。百脉非心臟所能私。肝在竅爲目者。腎在竅爲耳。百脉亦非肝腎所能私。無如風氣通於肝。肝惡風又煽其風。風吹血則凝於脉。殆百脉一宗之原因。夫兩宗脉則臟與臟相得。一宗脉則臟與臟相失。中工亦知百合病其曲在肝乎。毋亦悲五行之末路。思以不如法之吐下發汗藥。爲救治之方乎。誤治豈獨中風邪之計。抑且便宜於肝也。肝臟其主肺也。不畏其主而侮之。是傳於其所不勝。爲上工所不及料。肺又其主心也。心又其主腎也。臟臟皆可以效尤者也。吾恐不俟七傳。卒然有兩死無兩生者有之。下文非兩言五日可治。七日不可治乎。就以發汗後者論。分明汗傷心液爲厲階。非治肺兼治心。治心兼治腎不得也。上工自有取坎塡離之法在。百合知母湯主之。方旨詳註於後。

百合知母湯方

百合七枚　知母三兩

右先以水洗百合。漬一宿。當白沫出。去其水。別以泉水二升。煎取一升。去滓。別以泉水二升煎知母。取一升五合。分溫再服。

百合無疵瑕也。先以水洗之胡爲者。百合乃地之所生。特灌溉以天一之水。取其効靈於天也。何以用七枚耶。心火其數七。取肺氣之降。以主心也。前法俱用七枚。與後法示區別。漬一宿又胡爲者。飽受一宿之水。則合而有開意。曰當白沫出。有燥金之白沫在。未免閤其合力。漬而出之令其開。與後法亦有別。曰去其水。不去水果何若。否或易以斗水又何若。水出高原者也。其肺已高懸於心陽之上。牽繫其心何待言。水能澄肺耳。非有特別之水。焉能令水火互根乎。必水火濟而後地天泰者。升水以降火。乃能升地以降天也。神乎神乎。別以泉水二升。水升地亦升。地氣上者屬於腎也。曰煎取一升。二而一之

○以升爲降者也○何以曰煎不曰煑耶○引百合之下○先符天七之數○以導地二之火○煑之嫌於湧其泉○不如煎之則滴滴歸源於天一之水也○去滓亦法耶○前法是以泉水打消百合病○後法是以百合轉移百合病○所以有去滓不去滓之別也○煎知母不言去滓又何法○舍水別以泉○泉與水有別○與百合亦有別○別在去滓○不舍泉又別以泉○泉與泉有別○令知母與百合亦有別○別在不去滓○蓋百合乃邪魔愚弄肺家之泡影○當令其自有而之無○知母乃聖道轉移肺病之真詮○當令其自無而之有○故去滓不去滓有方寸也○不云後合和重煎者何○下條後煎先煎合爲一○和匀藥力○重煎水氣○當然三味藥一齊行○本方是知母煎入百合湯中○則知母先行○百合湯隨其後○取一升五合云者○地數之五○合天一而水成○明乎此一六共宗之水○治百脉一宗之病也○夫風爲百病之始○必入寇百脉○而後百病皆然○宜乎入寇於心而及於腎○脉資始於腎間動氣○心又爲百脉之長故也○然風邪偏偏作祟於肺者○豈非長肝之惡哉○見肝之病○知肝傳脾二語不重提○轉從未見肝病之前

立病案。是亦肝虛則用此法。實則不在用之之例。此行文逆入法。不爲肝危爲肺危。畢竟肝家難倖免也。

百合病。下之後者。百合滑石代赭湯主之。

百合病在上。當然取之下也。必地氣升而後天氣降。必源泉不竭而後地氣上。地氣上者屬於胃也。無如下之後。地道卑而窄。覺天道高而危。則補脾之要妙。又不在乎以甘味之藥調之也。長沙能煉石者也。煉一石以補天。煉一石以補地。脾不升。代之升。肺不降。代之降。采合水火之精。而受氣於泉之赤土。玩之如赤石者。與瀉紅泉之石礎渾相若。遂支配一通利之石參其間。以百合煎法爲鑪鼎。止此二升泉之烹煉。而丹以成。獨惜下虛其脾而及於肺。則手足太陰無開力。長沙又立以合爲開之法。擘百合爲兩邊。從合者其邊陰。不合者其邊陽。二石又兩用。一石合脾上合肺。一石開肺下開脾。一合一開合爲一。能令合力短而開力長者。因有特別之煎法在。圓轉其開合者也。百合滑石代赭湯主之句。詳註方後。

百合滑石代赭湯方

百合七枚擘　滑石三兩（碎綿裹）　代赭石如彈丸大一枚（碎綿裹）

右先煎百合如前法。別以泉水二升煎滑石代赭。取一升。去滓。後合和重煎。取一升五合。分溫再服。

同是百合欲其開。何以上條獨無擘字耶。取象天形之下覆。以接地氣之上載故不擘也。本方則以轉坤旋乾爲手眼。得毋擘之爲兩方面。令一面下而轉。一面上而旋耶。不止此也。擘分爲陰陽。不能雙方盡開者。毋寧假合後一面之陰。轉開前一面之陽。連下三條如擘法。亦操縱開合者也。何以知其陰陽相後先耶。先煎百合。當然後行。後合二石。當然先行。合而重煎。則不先不後。一開一合。恐受氣於通利往來之滑石。如易林所謂涌泉滑滑。覺爲泉爲石。渾合而行。滑石與滑珠齊名。能化代赭坎泉爲滑水。滑石作滑水看可也。代赭作滑石看亦可也。代赭湯三字無石字。湯成不復以石稱也。二石均去滓。則一升石水中。僅留其滑。與如彈丸大一枚之勢力圈。石質無存在矣。況碎之而綿裹。已輭化二石如綿乎。何以上條知母不去滓耶。知母可上亦可下。親上者其氣。就下者其味。特留其味而不去。雖渣滓仍有可取者在也。何以百合又去滓耶。正惟以煎取百合立前法。特與後法示區別。後法兩用百合。無去滓字樣也。且百合生來合。故以合得名。不過煎之令其開耳。渣仍合也。又何取乎。擘之曷以故。一則吐下發汗後。恐爲誤藥所持。一則不經吐下發汗。恐病久而不變。未易反合而爲開。不如擘之爲各半。則半合爲半開之引子。乃反正相生之治法。矧有潛力之藥石爲轉圜乎。

百合病。吐之後者。百合鷄子湯主之。

身形如和之百合病。吐別者其偶。卽誤汗誤下誤吐。亦無汗吐下有不止之虞。玩後字者字。承上得藥則劇而言。如其身形無恙在。是病者無變遷。不得謂之前後若兩人也。然發汗曰後者。下之吐之曰後者。點後字者三。稱前法者亦三。前後二字是見陰見陽之眼目。非僅逐層披剝也。論列猶在下文。上言各隨證治之者。各證當看入一層。自有無證之證隨其後。非真別有衆目共見之病形也。書吐之後者。既難掩在吐。顯與上兩條有異同。當從吐後討消息。在病者亦渾不加意也。以其習慣恍惚去來之病情。得吐亦不能自道其狀態。視在乎與藥者之體會入微焉已。汗後則心神并於脉。下後則心神并於脾。吐後則心神并於肺。君主已屬獸相。反爲邪祟所僞託。幻出神靈之假相以惑人。苟不偵知其脉神所在地。諸藥安能有效乎。曰百合鷄子黃湯主之。一枚鷄子。而有兩太極者存。攪令浮沉往復於泉水之中。與一枚代赭。差別在一剛一柔耳。其爲通天手眼則異曲而同工也。方旨詳註於後。

百合鷄子湯方

百合七枚(擘)　鷄子黃一枚

右先煎百合如前法。了內鷄子黃。攪勻。煎五分。溫服。

湯名曰鷄子。省黃字。配方曰鷄子黃。了內亦鷄子黃。既用黃不用白。何以但曰鷄子。一若不肯割愛其白者何耶。黃從白瀉出。鷄子之妙義猶存在也。白取象於坎。黃取象於離。易曰坎中滿者。坎中便是離。一個完成之坎離曰鷄子。假令黃白並用。則鷄子入腹而趨於腎。亦囫圇加入坎腎之一太極而已。何庸多費煎百合之手續乎。仲聖先烹煉坎泉有法在。一升水無殊一升鷄子白。且有百合以更新其肺金。取腎上連肺之義也。鷄子黃又適肖黃土之居中。與天一之水相交融。攪成無形之太極。攪而曰勻。乾坤坎離一而二。從二而一也。煎五分云者。五字上疑漏一取字。不云一兩一分者。五字符天地之五數。分字依照四分爲一兩。一兩多一分。微示其化一爲兩之意也。曰了內鷄子黃者何。黃了黃。白了白。內黃不內白。僅一枚黃可以製造兩太極。亦不以別泉煎別泉。別泉了別泉。太極了太極。煎成泉水之重量如鷄子。以五分湯了卻別泉。尤妙在一枚鷄子黃之小。配七枚擘百合之多。是又太極歸無極。了卻無形之太極者也。

百合病。不經吐下發汗。病形如初者。百合地黃湯主之。

百合病豈真諸藥不能治哉。假令仲師不立方。則千載以下之羣醫。確無與藥之餘也。曰不經吐下發汗。中工果知難而退矣乎。曰病形如初者。其汗下吐後之情形。非如前狀可知。胡不舉出一端以示人耶。蓋必後此之病形尤茫昧。究不能掩前此之病形。姑以後字者字形容之。緣倏忽間實無可比擬。謂爲其初之形不如此。卻有如初者在。謂爲其初之形盡如此。仍有不如初者在。不然。首條四個如字。六個或字。且有三個欲字。三句不能二字。一句不欲二字。無非介於如是不如是之間。初時立證。已非坐實。安有一一盡如初耶。仲師非曰病證如初也。證有形者也。上三條不再立無形之證。形固微。本條不再立無形之形。形更微。設語中工曰。此殆病形如初者歟。彼將曰其證有如有不如。欲各隨證治之。苦無下手處。不得謂爲誤會師言也。特不如其證而如其形。乃仲聖所獨見。爲中工所未見。可悟首條不過口講其證。至此亟欲指畫其形。凡見病於未形者可類推也。上文百病皆然一語。當以百合病爲先例也。百脉本無形。吾謂口苦二字可作上三條之有形觀。小便赤三字。可作本條之有形觀。上三條針對口苦以立方。本條針對小便赤以立方。方方能顯出無形之形故也。百合地黃湯主之。

方旨詳註於後。

百合地黃湯方

百合七枚(擘)　　地黃汁一升

右先煎百合如前法。了內地黃汁。煎取一升五合。溫分再服。中病勿更服。大便當如漆。

煎百合止有前法無後法乎。四法立於前。起下四法見於後。長沙殆欲中工掩卷而思也。其不肯割愛百合命題者。反用百合以開肺。正用百合以合脉。脉合陰陽者也。脉不合是無陰陽。乃百脉分明合。反離其心而合其肺。是失陰陽之離合。欲百脉還原於腎而通會於心。則利用在煎取一升五合之泉。故煎法不能少。特爲病形如初者立方。何難問病者不復記憶乎。病證不具論。問病形足矣。胡又偏偏與中工爲難乎。中工假如曰。惜未見初時之病形也。不見百脉所在地。邊問何時真見病形乎。吾爲中工進一解。是否見有神靈在。抑或不見身形在。無神如有神。有形如無形。形神互掩既如是。初時致病必如是矣。且五行惟風木熱火無定在。大都風氣逐熱氣而行。如寒如熱其明徵。口苦便赤其明徵。如經吐下發汗也。則口苦是君火之流露。以溝通心腎爲方旨。如不經吐下發汗也。則便赤是相火之流露。以安頓坎陽爲方旨。上三方從形上生出。對於口苦不傷正。本方從形下生出。對於便赤不留邪。妙以滴滴歸源之地黃汁。領少陽以屬腎。不獨移前面之陰霾歸後面。並移前部之熱色出後部。曰大便當如漆。一若地黃之渣滓猶存在者然。何其用汁不用滓。而滓質亦與有其功耶。此又與雞子黃同效果。彼方則一枚黃作兩枚用。溫服便水火濟而地天泰。本方則一升汁作三升用。初服生坎中之一陽。再服開腎竅之二便。其中病之速不待言。曰中病勿更服。豈駭視地黃哉。誠以一升汁煎入二升泉。化成一升五合湯。幾莫名其水了水用。汁了汁用也。了內云者。正惟百合病無不了了之虞。何更服之有。

百合病。一月不解。變成渴者。百合洗方主之。

百合病一月。病形果如初耶。假令一月而後見。是未病三十日。已病三十日矣。六十日亦如初耶。書不解。非表未和也。不能從表解入裏。不能從裏解出表。一路無變證。故一路無變形也。特初時但曰意欲食。不曰意欲飲。常默然不能食。非默默不欲飲食。是五候以前未嘗渴。由五候而六候。一月不解。變成渴。何得渴之難乎。渴證果由變而始成。餘證皆一成而不變可想。緣百合病患在金氣不行。便斂抑其燥。烏乎渴。必合力鬆勁。燥金纔有引水自救之權。樂觀其渴。故特書其變也。何以不煩耶。累熱始增煩耳。心惡熱者也。心火氣盛。則傷肺。肺被傷又何由渴。正惟因燥渴非因熱渴。則金氣行而水亦生。地黃汁不中與矣。假令先煎百合如前法。恐一升之泉。將降肺家之燥而下於腎。腎惡燥者也。且升腎家之寒而上於肺。肺惡寒者也。寒從水化。必熱從燥化。如寒變有寒。如熱變有熱。奚止得藥則劇乎。泉水更不中與之。百合亦不適用於開其肺也。肺變合爲開乃成渴。何在枉行百合乎。前法窮斯後法工。長沙自有操縱百合之奇。變服法爲洗法。百合又適用於開皮毛矣。百合洗方主之句。詳註方後。

百合洗方

百合一升。以水一斗。漬之一宿。以洗身。洗已。食煮餅。勿以鹹豉也。

百合非止渴也。下條渴不差。且避百合而不用。上四條首重百合。無一條爲渴立方也。本條亦非因服百合而成渴。乃百合病變渴。仍一月之久。不解乃成渴。渴而曰成。長沙之屬望其渴也。不自今始矣。何以不肯割愛百合耶。得毋以洗不以食。能洗去其渴耶。非也。仲聖以百合洗百脉。不棄百合之短。務盡百合之長。百合雖靈。不敢自有其功也。變通七枚百合用一升。取升而不降之義。百合自能與百脉相求也。以水一斗不以泉。同是漬一宿。特留白沫不去。又沫有沫適用。洗身形無異洗入其病形。令沫與毛脉合。以受氣於肺令之行。白沫卽輸精皮毛之引子。洗已何以食煮餅耶。水引餅爲煮餅。卽今之水麵是也。用以給陽明而養太陰。取麥末以調和其燥也。不歠熱稀粥者何。粥麵皆取微汗。粥令汗出疾。麵令汗出徐也。勿以鹹豉又曷以故。鹹鼓入腎。卽不浪用坎泉之意。特未知皮毛之水。能直達到肺家否耳。胡不如前法以大開其合耶。夫陽以洗身者。陰以縱邪何以異。仲聖佯乎哉。明主百合有法在。暗主百合有法在。中工果不可得而聞也。下此更不可得而聞矣。

百合病。渴不差者。括樓牡蠣散主之。

同是百合病變成渴。異在不曰解曰不差。差字解字相去幾何耶。蓋解病在病差之前。差病在病解之後。病形如初爲未解。病形已解未爲差。上條病且不解。則不差不待言。本證病仍不差。則已解不足言。渴不解分明有解意。迎肺臟之欲解。從皮毛打通其消息。則一解百解矣。渴不差便有差時。因五臟之欲差。從胸膈劃淸其畔界。則一差百差矣。兩舉渴字繪病形。不解不差卻相因。看似百合洗方爲未當。傷寒不差二字有明文也。先與小建中湯不差。非與小柴胡乎。服文蛤散不差。曰與五苓矣。可與甘草湯不差與桔梗者又有矣。方方皆跟上方而言。本證果由百合洗方所致。中工寧不議其後乎。况不君百合。是主治非前法。豈非長沙改易方針乎。此又與傷寒有異同。彼證不差同一節。合二法爲一法。一法生一法。本證不差另一條。化一法爲二法。二法還二法也。補前法所未盡。故多立一未盡之證。及未盡之方也。不主百合者。百合病非盡宜於開。開之亦欲其見於陽耳。既見陽於脉合之中。則患不在肺與邪相合。患在肺與金相離。法當恰合臟真高於肺而後差也。括樓牡蠣散主之句。方旨詳註於後。

括樓牡蠣散方

括樓根　牡蠣等分

右爲細末。飲服方寸匕。日三服。

渴不差云者。非謂渴不止也。括樓根誠止渴。若君之在方首。則濫矣。上條何嘗以括樓治渴。卽百合洗方。更與渴證無涉。本方明示無百合。猶乎上方明示無括樓。兩條非僅爲兩渴字立方可知。然使渴證不具。則二方不可行。假令但具渴證無他病。二方亦不可行。否或二方調用。上條服末不洗身。則愈渴愈不解。本條若洗身不服末。則愈渴愈不差。緣上條百脈與肺脈相持。獨肺之臟真非前狀。故肺臟不渴。而燥金露其渴。本證百脈不與肺脈相持。而肺之臟真如前狀。故燥金不渴。而肺臟露其渴。上條曰不解。肺仍合也。本證曰不差。肺已開矣。在肺為已解。在脈則不差。病在脈不在肺故也。前此脈合肺亦合。本證脈合肺不合。是肺有肺之開。燥金有燥金之合。故其不差也。不關肺金燥而渴。關於肺臟乾而渴。作肺臟與燥金相斷絕論可也。本草稱括樓補虛安中。續絕傷。能續回肺臟之元真。令與燥金不相失。則肺不傷。主括樓根者即此旨。治渴猶其後也。佐牡蠣者何。牡蠣界海濱而生。乃介質中之最相聯屬者。匪特用以界陰陽。且斷續其陰陽。等分而細末之。飲服後則括樓安中而親上。牡蠣自環繞於其旁。轉運一番。令百脈之離合如細雨。夫非一宗脈分為萬緒乎。仍書百合病者。可見百合二字是假定之病名。而含有製方之妙義。以合得病者以合力差病。牡蠣趨勢在合。不同百合之合須裁制。牡蠣之合而不合則天然。且括樓高出於牡蠣之上。陰法主牡蠣。救之主括樓。下文自有明訓也。則謂本方卽百合方中無方之方可也。

百合病。變發熱者。百合滑石散主之。

上兩條百合病。病形已不盡如初矣。由一變而再變。遂頓失如初之病形。初時百脈合向內。其合陰。本證百脈合向外。其合陽。雖不開亦作半開論也。上言如寒無寒。如熱無熱者。外邪實藏在百脈之底面。爲偪處其肺之第一層。故脈合邪合肺亦合。脫令重陰無燭照。從何透露夾裏之邪乎。善哉其變也。以如寒如熱之邪。醞釀久之。悉化爲熱。殆陽浮者熱自發矣乎。又與太陽中風不同論。彼證邪浮於陽。邪在陽面。邪幷於陽故發熱。本證陽浮於邪。陽在邪面。陽幷於邪亦發熱也。何以不曰反發熱耶。反字出意外。變字在意中也。曰若發熱又何如。若字隣於設想。變字見諸實情也。曰後發熱又何如。後字屬望於將來。變字適殊於初起也。何以仍主百合耶。非用以合脈也。一兩百合。焉能以一合百乎。乃縮小百合之勢力。納入百脈之範圍。與百脈之合力互相爲用。以挾制熱邪也。且二味合治爲散。一面合邪。一面散邪。是亦爲熱邪開道路。開下不開上者也。百合滑石散主之句。詳註方後。

百合滑石散方

百合一兩(炙)　滑石三兩

右爲散。飲服方寸匕。日三服。當微利者止服。熱則除。

百合又不漬去沫。依然取合不取開也。況炙用豈非與熱邪相親耶。邪正不并立。斷無既相失而復相得之理。不患百合爲熱邪所利用。且有滑石在。乃最靈之藥石。而以利滑得名。其驅邪猶勝於百合。觀百合止用一兩。與一升及七枚之比較。則輕重懸殊。又炙之而不煎。分明短馭百合之長。特讓功於三兩之滑石。然立方仍冠百合者。以其爲肺家主藥。其覆體與病形恰相若。連上七方。宜百合者六。三方有擘字。取其開一面。開前不開後也。三方無擘字。一則前後取其開。一則洗開其皮毛。開外卽所以開內。一則散上不散下。不用百合以合下。一則散下不散上。仍用百合以合上。引伸猶在下條。本方是以百合行陰法。非合已合之肺。非合已合之脉。乃拍合熱邪於兩合之中。令無所避。滑石遂從中下之如瀉泉。妙在二味爲散。則同方而異用。曰當微利者止服。利訓滑。取效在滑石。百合若無與焉。不利前部利後部者。肺與大腸相表裏故也。曰熱則除。熱邪去路如是其狹窄。又百合狹制之力使之然。畢竟百合善治病。滑石善治證也。

百合病。見於陰者以陽法救之。見於陽者以陰法救之。見陽攻陰。復發其汗。此爲逆。見陰攻陽。乃復下之。此亦爲逆。

肺爲陽中之太陰。不獨肺之陽宜開。肺之陰亦爲開也。無如其病在合。肺臟爲百脉所籠罩。是止有陰而無陽。開爲陽。合爲陰。肺之前面作陽論。肺之後面作陰論。病形由後合過前。是後陰前亦陰。爲見於陰。病形由前合過後。是前陽後亦陽。爲見於陽。特如熱無熱則乍陽。如寒無寒卻乍陰。上工見之謂之陽。見之謂之陰者。中工不見也。曰以陽法救之。不曰救陰。以陰法救之。不曰救陽。兩之字又何所指耶。救法尤爲中工所不曉。蓋非徒如內經所云。用陽和陰。用陰和陽之謂也。乃以陽法救肺之陽。不救恐邪蝕於前。則肺患連於心。以陰法救肺之陰。不救恐邪蝕於後。則肺患連於腎也。所異者陽法主開不主合。陰法主合不主開。陰氣合於前。逆治之法令其開。一開不復合。斯陰氣歸於後。得受氣於坎中之泉。陽氣合於後。從治之法仍其合。雖合自能開。則陽氣返於前。得受氣於地上之雨也。實則救前即救後。救後即救前。救之則陰陽兩受其賜。此其所以謂之法也。不言後法者。除前法之外無別法。上云諸藥不能治。非寄語羣醫求治法乎。百其陰者百其陽。中工宜知幾矣。設或見陽攻陰。奚止傷陰。見陰攻陽。奚止傷陽。攻之則兩傷也。前條主百合地黃且曰中病勿更服。大便當如漆。上條主百合滑石且曰當微利者止服。熱則除。二方何嘗是攻品。不攻之攻。妙於攻。猶恐多服則涉於攻也。夫見陽方且救陽之不暇。况復攻陰。見陰方且救陰之不暇。况復攻陽。發汗非攻陽乎哉。特前面之合也如故。宜其汗之不得汗。遂取償於禁汗之陰。是發汗先逆陽。復發其汗爲逆陰。下之非攻陰乎哉。特後面之合也如故。宜其下之不得下。遂取償於禁下之陽。是下之先逆陰。乃復下之亦逆陽。簡直是百合病無攻法。無論攻陰攻陽。一逆便無兩全之餘地。過此則陰陽無變化。百脉必爲邪祟所吞沒。轉以經血替代其脉神。不變生怪物不止。後患何堪設想乎。

狐惑之爲病。狀如傷寒。默默欲眠。目不得閉。臥起不安。蝕於喉爲惑。蝕於陰爲狐。不欲飲食。惡聞食臭。其面目乍赤乍黑乍白。蝕於上部則聲嗄。甘草瀉心湯主之。蝕於下部則咽乾。苦參湯洗之。蝕於肛者。雄黃熏之。

書狐惑之爲病。百合病過去矣乎。謂非悉由百脉一宗所致。則之爲二字宜刪矣。下文曰陽毒之爲病。又曰陰毒之爲病。必其所由來者漸。而後發生卒病以駭人。殆亦如神靈所作者歟。狐者妖獸也。爲鬼所乘。蜮者短狐也。與鬼相類。蜮射影。由於惑。狐擊虛。因其疑。若從病人心理上繪出。則無狐而有狐。其疑不釋弄成狐。無蜮而有蜮。其惑滋甚弄成蜮。無非爲蟲食病所迫而形。巢氏所謂匿病者是。特無知之蟲。變爲狐惑之有知。則狐惑二字。可以代蟲名矣。曰狀如傷寒。熱病皆傷寒之類。本證則風傷於衛。而熱過於營。與肺癰同消息。肺行營衛陰陽者也。所謂脉道通而血氣行。合之始成爲宗脉。若脉有脉一宗。是血有血一路。無營行脉中。衛行脉外之足言。必悉供蟲食盡之而後已。孰意蟲蝕亦有次第乎。其初食氣。繼而食血。最後食脉。下文曰膿成。曰膿血。皆蟲毒之唾餘。不過狐惑有迹形耳。形容其食氣之難堪也。曰默默欲眠。明是不寐。而默默無呻吟。氣餒可知。曰目不得閉。合目行陰也。榮氣衰少。而衛氣內伐。與老人之不夜瞑異而同。曰臥起不安。傷寒梔子厚樸湯證已一見矣。甘草瀉心湯證。不得安三字又一見矣。蚘厥則曰無暫安時。蚘因劇於匿也。何以曰蝕不曰食耶。由風化蟲。蟲卽風也。詠蠶食之蟲。不如道破剝蝕之風也。書蝕於喉爲惑。喉主天氣。且胸中有宗氣在。出於喉嚨。以貫心脉而行呼吸。則短營衛之氣者。莫甚於侵蠹其喉。何以咽獨無恙耶。咽喉者水穀之道也○喉嚨者氣之所以上下也○匿蟲志在食氣○非志在截獲水穀○舍咽不蝕○無暇他顧耳○豈阿護其咽乎○在病人固莫明何物之在喉○更莫名其所以咽喉能分寸也○傷寒氣上衝咽喉○不得息者有矣○少陰咽中傷曰生瘡○言咽不言喉○厥陰咽中痛曰喉痹○言喉亦言咽○胡本證顯與傷寒有異同耶○此不獨惑病人○且惑中工矣○曰蝕於陰者爲狐○前陰後陰○濁氣所從出○淘汰濁中之最濁者○地氣纔舉五臟之濁陰以奉上○天氣受之○遂舉而歸濁陰於六腑也○咽又主地氣也○不蝕咽而蝕地下之氣○令地氣無從通於咽○則狐尤毒○曰不欲飲食○中狐計矣○五味入口○口中有脾液之涎以辨味○陰爲味者此也○既不能食入於陰○飲亦無精氣之游溢○宜其廢咽喉而不用○則欲念自忘○曰惡聞食臭○並五氣入鼻而惡之○鼻不如蜮矣○蜮聞食臭出○樂得有食臭也○若惡之而不聞○可知其口鼻有腥風在○故爲蟲性所轉移○曰其面目乍赤乍黑乍白○胡數變面目乎○其華在面○其充在血脈者心陽也○目者心之使○諸脈皆屬於目○由於諸血皆屬於心○血色赤○心又在色

爲赤。若作赤。便是作不赤。顯非南方入通於心之色。上言色赤爲風可例看。又色黑爲勞。勞風法在肺下。蝕於陰與勞乎坎無以異。又色白者亡血。血不爲其赤而爲其白。作白則血雖未亡。足徵其無氣之血如斷絲也。曰蝕於上部則聲嗄。非放鬆喉部也。由喉而胸而上下膈。皆作上部論。肺之上管爲喉嚨。聲出於喉者以此。必氣雄而聲始壯。無氣之聲故曰嗄也。甘草瀉心湯主之。此非傷寒痞益甚。客氣上逆之主方乎。蟲亦客氣之變相耳。特於狐惑交迫之時。本方以去滓再煎之潛力掩襲之。殆一矢貫雙法也。射惑兼射狐者意中事。乃曰蝕於下部則咽乾。妖狐猶未干休耶。彼受攣力之打擊。而竄於陰部之盡頭。伊亦伏其罪矣。無如前部有男子之莖垂在。女子之溺孔在。乃宗筋之會。津液之道也。前後陰相交之處。陰器至纂。男女且有兩岐之督脈合其間。後部則傳化物而不存。必通於土氣而變化出。斯濡於空竅而津液行。若津液不得下。則上焦不得通。究非便宜於咽也。况不欲飲食。喉不乾而咽亦乾乎。是間接蝕咽。無殊直接蝕喉也。苦參湯洗之。

乘狐邪之末路。立洗法以尾瀉心之後。其不敢挺而上竄者又意中事。蝕於肛者更無躲避之餘地。雄黃熏之。則鬼祟窮矣。方旨詳註於後。

甘草瀉心湯方

甘草四兩(炙)　黃芩　乾薑　人參各三兩　半夏半升　黃連一兩

大棗十二枚

右七味。以水一斗。煑取六升。去滓。再煎。取三升。溫服一升。日三服。

本方原湯無人參。有參恐爲客氣所利用也。傷寒不曰甘草瀉心去人參。看似彼方爲主劑。本方不曰甘草瀉心加人參。看似本方爲主劑。命方同。而六味七味卻不同。是不獨一方翻作兩方用。六味七味可挪開用矣。假令易味兼易方。則中工第曉得瀉心湯主治心下耳。誰知自心以上而至於喉。亦當從心部下手乎。瀉心云者。非瀉心火之謂。瀉僞託其心之邪。痞在心下。而閉在心部之表。儼有一層障礙物。以替代其心者然。何取乎多一自無而之有之假心乎。瀉心正以存心也。下文吐血衂血曰心氣不足行瀉心。卽此旨也。在本證則屬未病而預見之事。

苟非先發以制其惑。旦夕將蝕到心宮矣。焉有鬼蜮而可以代君行政乎。蓋心存血脉之氣也。凡經氣所到之處。卽心氣所到之處。無論蝕上蝕下。君主已心焉繫之。况心肺同居膈上。與喉部相接近乎。設行陷胸又何若。正惟其不結胸。將下胸貫膈而落。狐惑遂串同爲一氣矣。故特用人參以提高諸藥。執行人道以戮魔邪。在百合病時無攻法者。至此始矢無虛發也。胡獨縱狐耶。狐惑二而一。爲惑不爲狐。爲狐不爲惑者。所在多有。就令狐能狡脫。有洗法熏法在。彼未受本方之賜者。雖洗之熏之亦無效。中工如不岐視本方也。則知所從事矣。

苦參湯方

苦參一升。以水一斗。煑取七升。去滓。熏洗。日三。

苦參非治風治蟲也。胡以能挽救下部蝕傷耶。本草稱其主溺有餘瀝。逐水。除癰腫。其苦堅嚴寒之氣味。達於腎矣。下文妊娠主當歸貝母苦參丸。爲小便難。飲食如故立方。殆飲食長胎。胎壓膀胱所致。三味藥能約束胎元。自爾納精氣而歸藏於腎。可知苦參一物。便堅守前後二竅之門。其能逐水者。開放濁水以存精耳。本方取其以獨力攻陰邪。不犯見陰攻陽之逆者。三熏三洗。則治法已完也。假令作湯服。藥力從口腹入。便是攻陽。必與胃氣及上二焦有牴觸。中堅一陷。瀉心湯功敗垂成矣。長沙特從百合洗法對面以立方。令狐蟲病從上解。是以陽法救見於陰也。不然。曷嘗見洗之熏之。有蟲從下部出。與狐相若乎。猶乎以陰法行瀉心。不見惑蟲吐出上部。可例看也。誠以風邪之善變。流散無窮。雖一名一物之微。有死灰復燃之慮。苟非如法化之爲烏有。恐邪魔又多出其狐惑。與中工鬪智矣。

雄黃熏法

雄黃一味爲末。筒瓦二枚。合之。燒向肛熏之。

肛者魄門之稱也。魄門獨爲五臟使。以其能通四時之氣也。蝕肛與蝕臟無以異。非因熏洗苦參而不差。遂進而乞靈於雄黃也。雄黃陰中之陽者也。一味爲末。合二筒瓦。燒之取其烟。一熏則狐蜰於烟矣。不言日三熏可知。看似一升苦參效猶小。不若但用雄黃之爲得也。吾謂苦參熏以水之烟。雄黃熏以火之烟。就令狐惑並趨於一途。亦同歸於盡也。特恐中工疏忽在未經行瀉心。或行之不如法。則漏網者惑。而響應者狐。狐與惑相得。則惑復生惑。狐復生狐。尤出意料之外。不觀下文婦人雜病。陰中蝕瘡爛者。立狼牙湯洗法乎。蝕病無非敗創之稱。無論或熏或洗。或熏而不洗。或洗而不熏。當以甘草瀉心湯爲先導。末二方其附焉者也。

病者脉數。無熱。微煩。默默但欲臥。汗出。初得之三四日。目赤如鳩眼。七八日。目四眥黑。若能食者。膿已成也。赤豆當歸散主之。

書病者脉數。數則爲熱。熱證得熱脉矣乎。上文百合滑石散證。明是變發熱矣。何嘗脉數乎。書無熱。是數脉爲病者所獨具。下文吐血則曰其脉數而有熱。血熱盡則其脉同歸於盡。不得臥者死也。蓋在體之脉。本於在天之熱。在地之火爲之。其脉不數便不熱者。脉者血之府。血與脉合同而化。於是變見四時之脉。若血熱形諸脉者其常。非關血熱而脉數者其變。無如其血固無熱。脉亦以無熱二字認定之也。殆數則爲虛者歟。傷寒太陽病脉浮而動數。明言數則爲虛矣。仍曰數則爲熱也。胡並虛熱而亦無耶。噫嘻。熱邪仍在故脉數。一變爲蝕蟲。則熱邪遁矣。是又血者蟲之府。脉道幾許血。足供養熱蟲乎。書微煩。傷寒蚘厥則煩甚。本證之蟲狡於蚘。以彼醉飽於經血流溢之中。一若不欲驚擾病人者然。微煩不過血神之感覺耳。病者惟有默默而無以自明。書默默但欲臥。人臥則血歸於肝也。但欲血藏無他願。微煩未始非不得臥之原因。書汗出。安知非先煩乃有汗出而解乎。在病者斷斷乎未嗟怨其血分有匿蟲在也。豈知汗爲血液。蟲擇食者血。而吐棄者汗。汗出正血與汗相失之端倪。初得之三四日已如此。且目赤如鳩眼。諸血皆屬於目。血凝故赤色凝在目。鳩眼乃不靈之眼。禽經謂拙者莫如鳩。不能爲巢。南方鳥名蒙鳩。岐視其眼謂之蒙。至七八日又變矣。目四眥現黑色。色黑爲勞也。與久視傷血無以別。曰能食者。蟲又得食。豈非更便宜於蟲耶。非也。食血之蟲。與血相終始。生於血當然化於血。曰膿已成也。血固成膿。蟲亦化膿。自生自滅之蟲殆告終矣乎。不盡然也。五行麗地皆有蟲。備化之紀其蟲倮。穀蟲卽倮蟲之一。腐膿而能食過之。卽蠕蠕成族。可以不了了之。倘夾雜狐惑於其間。是血蟲復活。立方又宜以蔬品化神奇也。赤小豆當歸散主之。方旨詳註方後。

赤小豆當歸散方

赤小豆三升(浸令芽出曝乾)　當歸十分

右二味。杵爲散。漿水服方寸匕。日三服。

傷寒方無君赤小豆也。一佐瓜蒂主胸邪。一合麻黄連軺主瘀熱。屬輭化性質。若三升豆浸令芽出。則小用而大效矣。蓋非徒以藥殺蟲。乃以血殺蟲。下文下血先血後便。本方又以血止血。匪特長於治蟲也。獨不能與甘草瀉心湯相調用者。彼證邪幷於氣。氣之所感。化爲氣蟲。其蟲蝕氣。本證邪幷於血。血之所感。化爲血蟲。其蟲蝕血。要其幻爲狐惑以駭人則一也。其餘五運所至。蟄蟲爲生化一大宗。無蝕上蝕下之虞。卻與匭蟲相類聚。故器者生化之宇。脾胃大小腸三焦膀胱名曰器。腐蟲不可以數計。無一非倉廩之蠹。蓄用甘味之藥調之。自爾傳化爲糞蟲。若爲瘀熱所孳生。是血蟲之遺毒。與蟊賊無殊。當盡殺乃止。以毒藥攻邪可乎。毒藥不中與。則傷及其血。中工亦知血化蟲。則蟲食血。脫令蟲化血。又血食蟲乎。莫妙於赤小豆當歸爲化工。二味藥可代行經血也。詎料蟲食之立化爲瘀血乎。一旦隨經血以更新。又詎料蟲血復還爲經血乎。此合甘草瀉心湯爲兩大法。彼方以經氣食囘其蟲。食氣之蟲無存在。本方以經血食囘其蟲。食血之蟲無存在也。浸豆芽出果何取。蟲因邪魔爲生長。不殺邪魔。勢難殺絕生生不已之蟲。幸在蟲溫則生。蟲寒則死。豆乃水之穀。浸出水之芽。破散熱蟲之腹者豆芽也。況有當歸漿水。令經血若潮生乎。此與馬料豆異曲而同工。別錄稱其黃汁殺鬼毒。彼豆大而微赤。不稱小豆之芽尤細入。雖幼稺之蟲可餌也。

陽毒之爲病。面赤。斑斑如錦紋。咽喉痛。吐膿血。五日可治。七日不可治。升麻鼈甲湯主之。

書陽毒之爲病。脉合陰陽。剝蝕陰陽尤癘毒。非止如狐惑病蝕於陰部陽部也。蝕真臟脉之陰陽。心臟夏之陽。肺臟秋之陽。肝臟春之陽。變爲有形之陽毒。腎臟冬之陰。脾臟土之陰。變爲有形之陰毒。陽毒非陽勝則熱之謂。陰毒非陰勝則寒之謂也。亦非陽勝則陰。當舍陽治陰。陰勝則陽。當舍陰治陽也。註家認爲異氣中人之陽。并於陽則熱而毒。異氣中人之陰。并於陰則寒而毒。熱毒何以主方有雄黃蜀椒。寒毒何以主方去雄黃蜀椒耶。陽毒見證明明熱。不能反觀謂之寒。陰毒見證明明寒。不能反觀謂之熱也。中工亦知陽毒乃蝕盡其陽。作無陽論。陰毒乃蝕盡其陰。作無陰論乎。書面赤。心脉無夏氣。何以呈現其華在面之心陽。入通於心之赤色耶。彼非色正赤也。曰斑斑如錦紋。雜色曰斑。赤中有駁文在。形容其色與色相間曰如錦紋。實隱約有膿血。殆留守心宮不榮之惡色者歟。勿誤認爲諸血皆屬於心也。書咽喉痛。無手少陰心脉上挾咽。則水穀之道無保障。凡激刺咽喉之外物無不痛。髣髴咽中生瘡者然。書吐膿血。吐出蟲食之羶腥爲膿血。未足徵上條之膿成者血爲之。雖能食亦不能長氣於陽。曰五日可治。未出五土之生數。即上言病在外者可治之互詞。至七日則陽數盡矣。地二之火。天七不能成矣。故曰不可治。卒死豈真難事乎。升麻鼈甲湯主之。以無毒之藥攻毒耶。陽不成陽則救陽。陰不成陰則救陰。前法有百合。後法有升麻。覺兩方無軒輊也。方旨詳註於後。

升麻鼈甲湯方

升麻二兩　當歸　甘草各一兩　蜀椒一兩（炒去汗）

鼈甲手指大一片（炙）　雄黃半兩（研）

右六味。以水四升。煑取一升。頓服之。小小再服。取汗。陰毒去雄黃蜀椒。

肘後千金方與本方有出入。彼條陽毒用升麻湯有桂無鼈甲。陰毒用甘草湯無雄黃。殆疑鼈甲類似見陽攻陰。雄黃類似見陰攻陽也。此亦中工之流。不曉昆蟲命運。溫生寒死。蜀椒溫之。雄黃死之。溫生之欲其藉膿血以圖存。寒死之令其借膿血以自殺。大都陽毒則蟲熱有所遺。治熱以寒溫行之。陰毒則蟲寒將待斃。治寒不必以熱涼行之。經謂不盡行復如法。則進退椒黃之運用。具有深意也。本方胡不早用耶。升麻鼈甲。網盡毒蟲。上文爲愛惜百脉起見。方且救陰陽之不暇。本條則見毒不見陽。陽被毒蝕爲陽毒。見毒不見陰。陰被毒蝕爲陰毒。陰陽已喪失。祇有陽盡生陰。陰盡生陽之希望。故出此最後之奇兵。不宜操之太蹙也。本草稱升麻鼈甲皆無毒。而升麻有殺百精解百毒之長。又曰蟲毒入口皆吐出。鼈甲能去蝕肉與陰蝕。以其爲有甲之蟲而呈骨相。毒物蝕之不入。且隨日光所轉。朝首東鄉。夕首西鄉。是陰不離陽。用手指大二片者。取其指導諸藥。以搜毒蟲。本除惡務盡之旨以立方者也。甘草亦解諸毒。當歸克充榮血。則藥力所過。脉道無腥穢矣。凡敗創遇存亡絕續之交。本方大可借用。我粵移治鼠疫。十者亦療其過半。夫非長沙方泛應不窮乎。

陰毒之爲病。面目青。身痛如被杖。咽喉痛。五日可治。七日不可治。

升麻鼈甲湯去雄黃蜀椒主之。

本條又以陰毒昭示中工矣。欲知陰陽消滅於何地。中工試剖驗毒蟲之腹乎。如曰毒蟲有遁形。胡不借鏡狀如傷寒之狐惑。以體認實情耶。傷寒無陽毒陰毒四字。狐惑病又未成立陰陽二毒也。可悟陰陽是假相。不過蝕盡脉之陽。則蟲代陽。蝕盡脉之陰。則蟲代陰。非蟲毒亦非陰陽之本相也。書面目青。看似陽色赤。陰色青矣。上文又曰色赤爲風。色青爲痛。安知上條面赤非風色。本條面目青非痛色乎。且肝王應時曰色青。安知非風木之蟲之呈露本色乎。大抵吞沒陰陽者蟲。包孕蟲毒者風。故不以風毒名其蟲。特以陰毒陽毒名風之蟲。蟲一變而爲赤。猶帶過去之陽。病人之面。可作熱蟲之色觀也。蟲再變而爲青。猶帶過去之陰。病人之面目。可作寒蟲之色觀也。書身痛如被杖。傷寒有太陽之身以負邪。仍有太陽之陰陽以禦邪。未有痛如被杖之慘。上條如錦紋三字傷無陽。本條如被杖三字傷無陰矣。曰咽喉痛。咽喉者陰陽之要會也。同是咽喉痛。一被熱蟲之激刺。則有膿血隨其後。

一被寒蟲之激刺。則無膿血隨其後。同是五日可治。七日不可治。出一候之外。萬難爲陰陽之續。上工亦束手而告窮。升麻鼈甲湯去雄黃蜀椒主之。雄黃助陰。不能救陰。陰不長則雄黃不適用。蜀椒助陽。適以攻陽。陽不生則蜀椒不適用。方下云小小再服。小讀少。卽再作湯服。少少與飲之之詞。蓋爲取汗計。正爲復陰陽計。故以頓服之後爲未足也。

瘧病脉證幷治第四

師曰。瘧脉自弦。弦數者多熱。弦遲者多寒。弦小緊者。下之差。弦遲者。可溫之。弦緊者。可發汗鍼灸也。浮大者。可吐之。弦數者。風發也。以飲食消息止之。

素問瘧論無弦脉二字。並數脉遲脉緊脉浮脉小脉大脉。亦未言及。惟病在陽則熱而脉躁。在陰則寒而脉靜。靜脉躁脉有明文。又曰無刺渾渾之脉。曰注於伏膂之脉。其餘皆舍脉言證矣。仲師曰瘧脉自弦。玩自字。瘧病一路自有弦脉在。自有風氣在。痎瘧皆生於風。已明言也。自有春氣在。頭痛如破又明言也。註家以爲仲師專指少陽脉而言。外臺三方。兩仿柴胡。各家遂認定瘧疾不離少陽病。主治不離柴胡湯。孰意仲師立言之旨。雖不欲中工與外臺同一淺見乎。瘧論明明曰陽明虛。巨陽虛。三陽具虛。則陰氣勝。非病發於陽可知。以寒生於內爲前提。始則中外皆寒。寒極則罷寒。繼而外內皆熱。熱極則罷熱。此豈寒熱之自罷乎哉。又豈寒熱往來之柴胡證可同日而語哉。蓋有罷極之肝爲主持。故風氣常在而無常府。宜乎瘧論一則曰陰陽相移也。再則曰陰陽之且移也。移陽幷陰。移陰幷陽者風爲之。移風入陰。移風出陽者實肝爲之。刺瘧篇謂肝瘧其狀若死者。殆形容肝病自極而自罷。不啻欲自殺者然。可悟瘧疾乃肝爲政而風爲令。非因火爲邪也。少陽實無轉樞之能力。仲師一眼看破肝木爲陽中之少陽。通於春氣。於是邪氣客於風府而爲瘧。與傷寒之少陽病不同論。假令有四時皆春之瘧脉。留此四時之風氣。與衛氣若離合。就令病極復至庸何傷。無如弦數者多熱。陰幷於陽熱偏勝。弦遲者多寒。陽幷於陰寒偏勝。弦小緊者。陰陽墜下不能上。非上下交爭之比。幸在緊脉牽掣小脉。則邪趨於下。庶幾下之差。弦遲者熱少。顯非寒敵。是陽不勝其陰。可溫之以助陽。弦緊者又弦爲緊所持。脉緊仍作欲愈論。可發汗鍼灸。以打通其春氣也。浮大者是邪氣不與弦脉相搏。可吐之。自無陰邪內着之虞。弦數者。風發也。補風發二字。瘧論發字二十見。風字十七見。時而言風不言發。時而言發不言風。風有遁形。而寒熱無遁形。一若寒熱二字卽風字之代名。風論謂風氣存於皮膚之間。內不得通。外不得泄。不名曰風。名曰寒熱。風寒客於脉而不去。名曰癘風。又名曰寒熱。皆鬱而不發之風。而掩以寒熱。所謂至其變化。乃爲他病。非畢露其風病也。瘧疾卽他病之一。宜乎風論不特無風發二字。並不言個發字。然則寒不成寒。熱不成熱矣乎。非也。風發瘧不發。瘧發風不發。風之與瘧也。相似同類。瘧得有時而休。風一發而無餘。良由春氣者惡風。虛鄉不正之邪風。與五臟有牴觸。不獨肝惡風。太陽亦惡風。風氣不克與太陽俱入。則脉兪無恙在。榮氣之所舍不足言。故其發也。從內之外。不復從外之內。與風溫相髣髴。與溫瘧有異同。病溫則發熱而渴不惡寒。溫瘧則身無寒而但熱。致有辨也。曰以飲食消息止之。不曰以柴胡湯消息小和之。飲食消息之屬多端。正示中工以周行之路。喻氏舉蔗漿梨汁以例飲食。掛漏多矣。毋寧如桂枝法將息之爲得也。經謂無毒治病。十去其九。穀肉果菜。食養盡之。非消息法而何。胡以多熱仍主勿藥耶。風發之熱以多爲樂觀。比諸太陽桂枝證之惡風發熱爲尤微。素問謂徵者調之。卽難經調其飲食之互詞。又曰先調其內而後治其外。夫旣曰消息止之矣。止內便止外。亦無治外之必要也

病瘧以月。一日一發。當十五日愈。設不差。當月盡解。如其不差。當云何。師曰。此結爲癥瘕。名曰瘧母。當急治之。宜鼈甲煎丸。

書病瘧以月。胡不計日而計月耶。瘧論曰字不絕書。似非指一月以爲期也。其云二十二日入於脊內。注於伏膂之脉。其氣上行。九日出於缺盆之中。是暗指一月之長。邪氣復客於風府。未明言其有何等變遷也。書一日一發。又畧間日而不計。日晏日早又不計。豈非一月之內。無候可審乎。曰當十五日愈。長沙將於衞氣之行卜之也。衞氣一日一夜大會於風府。彼不當風府之邪。無非假定榮氣爲其舍。假定衞氣爲其府。凡衞氣一日一至之處。卽邪中異所之處。如頭項。如背脊。如手足。衞氣無不應者。未經一候。邪氣衞氣猶併居故也。五日則衞氣晝夜有二百五十度之行。漸與邪氣相失矣。五而三之。十五日則七

百五十度。已符二十四氣之一。當然邪正不並域。陰陽受衛氣之賜。亦與邪相失。何不愈之有。曰設不差。又寬其期曰。當月盡解。倍十五日至三十日。非餘邪薄於缺盆哉。人迎脉盛入缺盆。將辟易餘邪爲烏有。乃曰如其不差。當云何。顯見邪氣已不循伏膂之軌道而行。一變寒熱之病形爲他病。瘧論所謂風無常府者殆如斯。風論所謂病無常方者亦如斯也。師曰此結爲癥瘕。名曰瘧母。仲聖又節取靈樞。以提撕中工矣。經謂久瘧腹有痞塊名瘧母。瘧母云者。不產出種種瘧病之詞。罷極而氣舍於母。舉凡五臟六腑之邪。所謂病存於腎。氣存於心者。祇有內薄無外出。卒然沒收一月之瘧以入腹。夫豈腹中無瘧狀哉。特如寒無寒。如熱無熱。瘧固似也。如有神靈。百合病亦似也。覺痞塊二字猶未當。故以癥瘕二字形容之。癥結中有短蟲者謂之瘕。與短狐之蜮將毋同。不治不釀成癥瘕毒不止。與陰陽毒又同而異。彼證剝蝕陰陽。猶有可治不可治。本證剝蝕臟腑。止有急治。無緩治。豈同上條飲食消息止之無後顧乎。宜鼈甲煎丸句。詳註方後。

鼈甲煎丸方

鼈甲十二分(炙)　烏扇三分(燒。即射干)　黃芩　柴胡六分

鼠婦三分(熬)　乾薑　大黃　桂枝　石韋　厚樸

紫葳　半夏　阿膠　芍藥　牡丹　䗪蟲各五分　葶藶

人參各一分　瞿麥　蜂窠四分(炙)　赤硝十二分

蜣螂六分(熬)　桃仁二分

右二十三味。爲末。取煅竈下灰一斗。清酒一斛五升。浸灰。俟酒盡一半。着鼈甲於中。煑令泛爛如膠漆。絞取汁。內諸藥。煎爲丸。如梧子大。空心服七丸。日三服。

先哲有言。曰癥瘕不除。而不修越人之術者。難圖老彭之壽。誠以越人視病。盡見五臟癥結。扁鵲上工也。治未病不治已病者也。長沙不獲已。爲中工鞭緊一着。曰當急治之。殆如上言五日可治。七日不可治之意歟。首以鼈甲君煎丸。比升麻鼈甲湯又進一法。彼方治蝕陰陽之蟲毒。內外兼施也。本方治腹中瘕蟲之毒。破除癥結者也。方內䗪

蟲蜣螂皆有甲。蜣螂工於轉丸。䗪蟲神於續絕。鼠婦最薄之甲而善踡。鼈蟲最厚之甲而善伏。顯以甲蟲捕倮蟲。以長蟲捕短蟲矣。復烝數收入蜂蟲之窠。令阿膠帶之伏行。自化蟲腐於腎臭之中。藉坎泉而導之出。七丸三服盡。當與地黃湯異而同。觀其泛爛鼈甲如膠漆。絞取汁而後納諸藥。先以清酒浸煅竈下灰盡其半。合鼈甲爲一鑪。諸藥渾如膠漆用。中工亦知其丸也而有湯之蕩力在乎。葶藶樸夏之下降。石韋瞿麥之通利。以滌瑕蕩穢爲先着。瘕蟲已無生長之鄉。而破堅結則有大黃牡丹桃仁芍藥在。輭堅結則有鳥扇黃芩紫葳赤硝在。且有參柴薑桂。融和其寒結與熱結。急治則急效。覺丸藥轉逝一番。便泛爛痞塊如膠漆。煅煉膠漆如灰燼。緣分分藥具有動物植物之靈。用以與瘧母鬬智故也。千金方易十二分鼈甲爲十二片。殊失製方之義。焉有片片屑屑之膠漆乎。又以海藻大戟易鼠婦赤硝。是誤認方旨爲去水用矣。非抹煞鼠婦赤硝輭化之功乎。

師曰。陰氣孤絕。陽氣獨發。則熱而少氣煩寃。手足熱而欲嘔。名曰癉瘧。若但熱不寒者。邪氣內藏於心。外舍分肉之間。令人消爍肌肉。本條何以不立方耶。上條治之如是其急。胡本證置若緩圖耶。假令上條不急治。脾將死於其所不勝矣。假令脾王不受邪。又不至肝行脾令。瘧反爲母。中土不得爲萬物之母矣。本證亦肝傳脾。卻使宜於脾。治肝補脾之妙法。實則不在用之者。殆癉瘧之謂乎。師曰陰氣孤絕。陽氣獨發。陰陽不爲寒熱所轉移。孤陰不幷陽。陰自陰而寒不爲陽。故但熱。獨陽不幷陰。陽自陽而熱不爲陰。故不寒。是之謂絕自絕而發自發也。則熱而少氣煩寃。陰氣少於陽。陽與陰相失則煩。陽氣獨當一面則寃。曰手足熱。不曰多寒熱。顯非足太陰之瘧。特中央土不灌於四旁。連帶手足諸陽皆熱耳。曰欲嘔。足太陰但從足走腹。上逆則欲嘔。究非如足太陰之瘧。病至則善嘔。嘔已乃衰也。名曰癉瘧。素問兩舉癉瘧之名。靈樞謂癉瘧卽脾瘧。皆痰中中脘。脾胃不和所致。卽胃中苦濁之互詞。宜乎素問有欲嘔二字。曰若但熱不寒者。此句素問亦兩見。素問曰內存於心。本條多一邪字。易一藏字。明乎邪氣非不入。特不藏諸脾。庶幾瘧毋不成立。亦脾陰尙有自守其鄉之力。故痺瘧不能作陰虛論也。獨是心火生脾土者也。土得火助。大有傳於其所勝之勢。又曰外舍於分肉之間。凡痺瘧當然瘀熱伏行於分肉矣。與骨節相去幾何乎。且令人消爍肌肉。脾主肌肉。又趨勢在肌肉而不在脾。假分肉爲傳舍可知。希以甘味之藥調之無當也。長沙不立方。意別有在也。

溫瘧者。其脉如平。身無寒。但熱。骨節煩疼。時嘔。白虎加桂枝湯主之。

上條痺瘧與內經同。本條溫瘧與內經異。異在素問靈樞之溫瘧。是先熱而後寒。未有無寒但熱之溫瘧故也。書溫瘧者。不曰名溫瘧者。內經定其名。仲師道其實也。書其脉如平。安有陰陽上下交爭之瘧脉。平乎哉。經謂病在陽則熱而脉躁。病在陰則寒而脉靜。溫瘧寒乎哉。首條曰瘧脉自弦。未有曰弦而平。或平而弦也。其平也。如土之平耶。抑如水之平耶。師若曰。土脉固平。水脉尤平。水被土壓。故平而不起。上言脾能傷腎。腎氣微弱。則水不行。如之何其有浮涌之水平

○平者靜之稱○水曰靜順○寒水之脉則宜靜○若靜不關於寒而關於熱○是不特脉平身亦平○以本證無發字○不但不發寒○並不發熱○寒熱兩得其平故也○獨骨節煩疼○則不平在骨節○是以知病之在骨者非歟○曰時嘔○無寒之瘧以時作○有熱之嘔亦時作○腎爲胃之關○腎氣逆胃則熱嘔○非寒嘔也○何以溫瘧不言渴耶○外內皆熱○則喘而渴○且欲冷飲○熱極故思寒也○本證初非湯火不能溫○不致冰水不能寒○渴不渴無問題也○何以目之爲溫耶○非徒謂其得之冬中於風寒○氣存於骨髓之中也○風一再傳便是溫○中工苟曉然於癉瘧再傳爲溫瘧○則春夏秋三時皆溫瘧之時○上條癉瘧不過風邪之過渡○脾不受邪○脾家所統之血則受邪○流爲瘀熱以行之癉瘧○長沙特引之爲本條之陪客○立方不立方亦無問題○本證則不能坐視矣○白虎加桂枝湯主之句○詳註方後○

白虎加桂枝湯方

知母六兩　石膏一斤　甘草二兩（炙）　粳米二合　桂枝三兩

右五味○以水一斗煑○米熟湯成○去滓○溫服一升○日三○

本證曰身無寒。非骨節無寒也。瘧論癉瘧則風寒舍於皮膚之內。溫瘧則風寒存於骨髓之中。瘧病爲寒爲熱者其常。不過癉瘧是其氣不反於陰。故但熱而不寒。溫瘧則氣復反而入。故先熱而後寒耳。二證闕方治。癉瘧不具論。假令得內經之溫瘧病。可行白虎乎。白虎證斷無虛實更作。陰陽相移之理。不觀傷寒太陽病脈浮滑。表有熱裏有寒之白虎湯證乎。厥陰裏有熱之白虎湯證。又曰脈滑而厥。上文滑則爲氣四字。已道破表裏一氣之寒熱。白虎湯纔中與矣。假令太陽僅有一半之熱。非直接一氣之寒。厥陰亦僅得一半之熱。非呈露一氣之厥。是斷白虎證爲兩橛。不特不能盡白虎之長。藥力克攻邪者半。傷正者亦半矣。況熱時則陰虛而陽實。寒時則陰盛而陽虛。陰陽立於反對之地位。白虎湯對於陰陽無兩全之地乎。惟其脈平。斯陰陽不相勝。平脈卽滑脈之頭。平而至於滑。兩脈可作一脈看。宜白虎湯先發以制止其溫瘧。稍事因循。則躁脈至而平脈去矣。何以加桂耶。肅清骨節之熱邪者白虎也。加桂枝載熱中之寒而出。先行打消溫瘧於未然。令風從虎則不爲至陰之脾所利用。自無傷腎之慮。倘俟先熱後寒而後行白虎。恐微弱之腎。又死於其所不勝矣。然則寧以飲食消息止之耶。本證不同風發之輕。中工如王燾輩。則以仿柴胡湯爲見道之作。用以敷衍溫瘧。度亦不致陷柴胡於不義。若白虎加桂。苟無力爭上游之手眼。愼勿濫予嘗試也。

瘧多寒者。名曰牡瘧。蜀漆散主之。

書瘧多寒者。不曰寒瘧者。先寒後熱名寒瘧。柴胡儘可以承其乏。不曰多寒瘧者。即寒多熱少之瘧。陰寒甚於陽熱。柴胡桂枝乾薑湯亦與有其功。王燾輩遇之則自豪矣。無如其爲瘧多寒者。顯以寒爲虐。變化在寒熱。而非變化在陰陽。靈樞載獨寒不熱爲牝瘧。獨熱不冷爲牡瘧。不曰陰瘧陽瘧者。以邪氣不聽陰陽爲轉移。直以寒熱操縱陰臟與陽臟。其發爲牝瘧也。利用腎臟之寒倍其寒。腎爲牝臟故也。其發爲牡瘧也。利用心臟之熱倍其熱。心爲牡臟故也。仲師特對調言之。曰瘧多寒者。名曰牡瘧。是之謂牝臟虐牡臟。舉水尅火之寒熱示中工。

火不勝水曰多寒。知腎傳心者是。皆由錯過上條溫瘧不早行白虎。致病極而罷。則溫衰而寒盛。身無寒一變爲有寒。但熱又變爲少熱。緣溫瘧本自先熱後寒故也。況餘邪又假借溫瘧爲過渡。卒然成立獨寒不熱之牝瘧。轉而加入牡瘧之中。兩瘧翻成一瘧病。可悟白虎湯不特治溫瘧於未形。縱有牝瘧牡瘧隨其後。亦可連帶而及止之也。本證固無治未病之必要。尤宜熟思其非一成不變之寒熱。正觀之覺重寒則熱也。反觀之又重熱則寒。以其藏過獨熱不冷之證成牡瘧。不能寒者熱之畢乃事也。經謂先病而後生寒者治其本。又曰治寒以熱涼行之。此又中工所不曉。白虎加桂曷嘗非涼而且熱。與牡瘧何涉乎。長沙自有神妙無方之方在。蜀漆散主之。方旨詳註於後。

蜀漆散方

蜀漆（燒去腥）　雲母（燒一日夜）　龍骨等分

右三味杵爲散。未發前。以漿水服半錢匕。

三味藥皆非溫品。蜀漆龍骨治火刼。得毋雲母獨治水刼耶。非也。雲母尤寒於蜀漆。與龍骨相得。用以保障心陽。賴有蜀漆以辟易餘邪。則安內攘外之功如鼎峙。何以不加桂枝耶。寒氣實偪心宮。桂枝未必能入。入焉未必能出。反爲蜀漆之阻力。少陰病無桂枝湯證者。與太陽篇示區別也。假令熱因寒用。就令溫力十倍於桂枝。無異冰炭不相投。瘧論明曰瘧者之寒。湯火不能溫矣。何取乎寒者熱之乎。且心部之前。非寒熱交爭之地也。惟有從治之法。以寒藥掩入心中。蜀漆一味爲後盾。不行攻法行散法。方不震動其心陽。庶與太陽篇桂枝去芍藥加蜀漆龍骨牡蠣湯異曲同工也。本方非重寒其心耶。有燒法在。裏以塗泥。燒蜀漆令去腥。燒雲母一日夜。腥入肺而涌上。去之免其吐也。長沙吐劑無蜀漆。蜀漆方下亦無吐字者。善用蜀漆故也。雲母則無腥以致吐。特寒甚則久燒以去寒。龍骨其性陽。無取乎燒。妙在杵爲散。不獨龍骨間接受火熱。心陽亦與火熱若離合。緣裏燒則火熱仍在外。可直接散寒。曰未發前以漿水服半錢匕。補治其未病。取泉水以助藥力。是先發以溫寒。瞞過瘧疾者也。彼桂枝去芍藥方中。則蜀漆洗去腥。爲火刼而設。故以洗不以燒也。脩園反疑雲母無速效。自誇爲借用救逆湯如神。無知妄作。何冒功乃爾。

附外臺秘要三方

牡蠣湯方

牡蠣　麻黃各四両　甘草一両　蜀漆三両

右四味。以水八升。先煑蜀漆麻黃。去上沫。得六升。內諸藥。煑取二升。溫服一升。若吐則勿更服。

此方未免騎牆。牝瘧牡瘧均不適用。獨用以敷衍癉瘧。吐中脘之痰。脾胃因利者意中事。四味藥亦非雜亂無章之比。麻甘升地氣而降天氣。牡蠣輭化其瘧。蜀漆辟易餘邪。支配尙屬可取。若視爲治瘧通方。則濫矣。末云若吐則勿更服。宜乎蜀漆脚下無燒去腥數字。顯與仲師之或燒或洗有異同。要其真知去腥之功用與否。我欲還質諸王燾。

柴胡去半夏加括樓根湯　治瘧病發渴者。亦治勞瘧。

柴胡八両　人參　黃芩　甘草各三両　括樓根四両

生薑三兩　大棗十二枚

右七味。以水一斗二升。煑取六升。去滓再煎。取三升。溫服一升。日三服。

此方註家持之以治瘧。認爲取効如操左劵。動以太陽柴胡證作瘧病鐵板註脚。一誤在混視少陽病止有柴胡證。再誤在混視瘧病不離少陽病。內經刺瘧篇具在。註家豈未嘗披閱之乎。足三陽有足三陽之瘧。足三陰有足三陰之瘧。且有肺瘧心瘧肝瘧脾瘧腎瘧之分。能以柴胡湯括之否乎。足太陽之瘧。有先寒後熱四字。庸或與小柴無牴觸。若足少陽之瘧。則寒不甚熱不甚也。卒然熱多汗出甚。柴胡可以推廣行之乎。最等閒者首條曰風發。湯藥尤當讓功於飲食也。亦治勞瘧句。更不對題。勞瘧卽冷勞。乃少陽無中見。肝木不成爲陽中之少陽。故且勞且冷。獺肝尤中與。何必附會柴胡證乎。

柴胡桂枝乾薑湯　治瘧寒多微有熱。或但寒不熱。服一劑如神。

柴胡半斤　桂枝三兩　乾薑二兩　括樓根四兩　黃芩三兩

甘草二兩（炙）　牡蠣二兩

右七味。以水一斗。煑取六升。去滓。再煎。取三升。溫服一升。日三。初服微煩。復服汗出便愈。

此方在傷寒。爲五六日已發汗復下之而設。發生種種足太陽下陷諸見證。故立柴胡桂枝乾薑湯挽救足太陽。變柴胡於不變之中。非桂薑不克盡柴胡之長。條下未有寒多微有熱。或但寒不熱二語。縱有往來寒熱四字。究與瘧病之寒熱若逕庭。何至以一成不易之聖方。假入王燾之手。遽爾一劑如神乎。吾知其所指寒多二證。度亦如內經所云。穴俞以閉。發爲風瘧。凡閉狀類瘧狀者。屬風發之見端。此等易已之瘧。與成立瘧病不同論。宜乎此方收效如反掌。抑亦中工所共喻。姑納而存之。俾好爲長沙方補遺者。知所擇焉。

中風歷節病脉證幷治第五

夫風之爲病。當半身不遂。或但臂不遂者。此爲痹。脉微而数。中風使然。

書夫風之爲病。髣髴太陽之爲病耶。抑髣髴陽明之爲病耶。風論言風氣與陽明入胃者一。風氣與太陽俱入者一。入於皮膚乃爲病。是卒倒兩陽風爲虐。開始便割去其身之半。奚止太陽陽明證兩不見。無異半生半死之兩陽病。第覺風論所云。或爲風也者。或然或不然之怪現象。中工方且訝其有他病發生也。警告之曰。當半身不遂。岐伯立中風四證。其一曰偏枯。夫非半身不遂乎哉。偏枯病無有不兼見風懿者。奄忽不知人爲風懿。當從半身不遂時看出。曰或但臂不遂者此爲痹。似指一身之輕病者而言。特痹論無但臂不遂四字也。下文血痹門亦無此等字樣。可悟風痹實在偏枯之前。如百合證或未病而預見。所謂諸痹類風狀者此也。此爲痹二字。猶云已病不如此。治未病則視乎此。中工宜取法乎上也。假以兩髀以下無恙在。何得爲半身不遂乎。不獨風懿風痱與偏枯相掩映。風痱亦夾雜於其間。經謂身無所痛。四肢不收者爲風痱。岐伯彙舉之。形容其四體皆不克自由之身。非止半身然也。下言賊邪不瀉。或左或右。風氣亦有無定在之時。大奇論謂男子發左。女子發右者。乃卒發時之病端則然。非所論於垂危之頃也。大都風懿甚故死最速。木尅土則張口絕。土尅水則遺尿絕。水尅火則面赤絕。火尅金則鼾睡絕。金尅木則撒手絕。倉猝間得七傳立死者多矣。苟五絕非相迫而來。庸有間傳則生之望。久之則各露其入寇之門戶。成爲常在之偏風。如肺風心風肝風脾風腎風。及胃風首風漏風泄風。皆風家之屬。其初中人多死之風。已過去矣。醫家認定中風期內。血管爆裂爲病因。偏左則爆右。偏右則爆左。吾亦信其有所見而云然。緣風氣循風府而上。出於腦空。激刺頭部。致血散脉中。停流於分肉之間者。乃少數之血。非熱血煎焚也。其病所則在五臟六腑之俞。連於頭脉者也。曰脉微而數。中風使然。脩園强不知爲知。泥看數則爲熱個熱字。不計下條緊則爲寒個寒字。竟以風乃陽邪一語了卻中風

○豈知微脉乃陽氣極於微○微而有熱○其熱幾何○風論明明曰風善行而數變○風氣令其變○故使其雖微而亦數○况數則爲虛○卒病固數○卒死尤數乎○

寸口脉浮而緊○緊則爲寒○浮則爲虛○寒虛相搏○邪在皮膚○浮者血虛○絡脉空虛○賊邪不瀉○或左或右○邪氣反緩○正氣卽急○正氣引邪○喎僻不遂○邪在於絡○肌膚不仁○邪在於經○卽重不勝○邪入於府○卽不識人○邪入於藏○舌卽難言○口吐涎○

書寸口脉浮而緊○何以與上脉微而數若逕庭耶○得毋又中寒使然耶○風中於前○當然寒中於暮也○曰緊則爲寒○非對上數則爲熱哉○曰浮則爲虛○非對上數則爲虛哉○設非虛浮之浮○是寒邪不與風邪相直接○不致閉塞風邪之出路也○惟寒虛相搏○風從虛入者○寒亦尾之入○風入則善行○寒入則且行而且止○故熱虛不相搏○得血虛以傳熱○寒虛獨相搏○愈搏則血愈虛○寒傷血故也○曰浮者血虛○以血虛之故而脉浮○浮脉已收緊脉以入虛○曰絡脉空虛○大有容邪之餘地矣○無如

走空竅者風。實空竅者寒。賊邪反因凝寒而不瀉。殆緊脉不去之原因。風論謂內不得通。外不得洩者。正賊邪開始干忤絡脉之時。曰或左或右。左道不利則邪趨右。右道不利則邪趨左。緣胃氣有所凝而不利。屈伸不利者太陽。陽明胃脉又從而凝之。半枯半不枯者此也。曰邪氣反緩。偏枯亦邪氣之阻力。不能左旋右轉。故反以急進爲緩圖。曰正氣卽急。亟欲驅邪外出者。又正氣之用情。無如又爲緊脉所阻。不特無術以驅邪。適中邪計而引邪。風邪進入一步。寒邪更塞入一步。愈引愈深。轉令其偏枯在左。而病形顧右。偏枯在右。而病形顧左。由其口則喎而目則僻。同是不遂也。與半身漠不相關者然。其所以淡忘一半身者。因邪氣活動在此不在彼。一若不堪回首是偏枯也。曰邪在於絡。肌膚不仁。空虛之脉道受邪。則肌膚其應。在病者亦莫名其有此不仁之肌膚。若皮之不存也。曰邪在於經。卽重不勝。不勝重滯之寒。寒傷經也。又脫離其熱傷絡矣。曰邪入於腑。卽不識人。腑精神明。留於四臟者也。精神紛亂。不能自鏡。何以鏡人乎。曰邪入於臟。舌卽難言。口吐涎。心在竅爲舌。胡首以心臟爲難耶。風論心風病。言不可快。診在口。診其色也。仲師診其涎。舉心臟以爲例者。心爲百脈之長。風爲百病之長。風也心也。非爭爲長雄哉。下言心中惡寒不足。又曰心氣不足。是風勝而心負。故入腑便頓失其知覺。則舌瘖證具不待言。入臟入腑。間不容髮也。就令卽愈亦作死論矣。點口吐涎三字。說到風懿之盡頭。五液俱奪。而上奔者涎。指顧間則其證備。中工能見禍於未萌否乎。

候氏黑散。治大風。四肢煩重。心中惡寒不足者。

本條另立體裁。先方後證。首推候氏。本非出自長沙之手。故省主之二字。徵明其博采衆方之一。起下衆方名條例。亦不列入附方之條。附方有附方之例也。異在至此而莘野湯液不與焉。可悟長沙方內。方方雖兼有割烹之長。卻與伊尹無涉矣。胡爲以黑字名散耶。得風病如行長夜者多矣。望而知其夜氣不足以存。候氏特從黑甜鄉裏一援手。經六十日而後產出其人於再造之中。中風病所爲大證之首也。曰治大風。非訓猛烈爲大也。謂其大無外之風。包藏軀殼而有餘。致身外無一隙之通。寒氣又從而收引之。不啻縮小身形以任大風也。曰四肢煩重。煩狀儘有一線之陽在。陽煩儼欲爭四肢而衝出。無如爲重力所持。轉覺因重而增煩者。復因煩而增重。皆由其風氣則自內而之外。寒氣則自外而之內。卒然寒到心中始驚寒。曰心中惡寒不足者。豈以寒少爲未足哉。蓋以惡寒爲未足。心惡熱者也。風則生微熱。特風在寒之表。未入心之中。卽令闕隔以惡之。又爲心力所不及。畢竟風邪不去一憾事。弱不勝寒一憾事。故以不足二字形容之。正惟其惡寒猶未滿意也。心中尙有靈犀一點者歟。不識人證幸未之見。舌難言口吐涎證亦未具。縱入腑入臟在旦夕。已病仍作未病看。上工如侯氏。肯放過大風乎。宜其主治爲衆方之冠也。方旨詳註於後。

侯氏黑散方

菊花四十分　白朮　防風各十分　桔梗八分　黃芩五分

細辛　乾薑　人參　茯苓　當歸　川芎　牡蠣

礬石　　桂枝各三分

右十四味。杵爲散。酒服方寸匕。日一服。初服二十日。溫酒調服。禁一切魚肉大蒜。常宜冷食。六十日止。卽藥積腹中不下也。熱食卽下矣。冷食自能助藥力。

方中獨防風本草稱其主大風耳。菊花非其匹也。如謂其主諸風。及死肌風濕痹。白朮何嘗非主風寒濕痹死肌乎。細辛亦以死肌風濕痹見長。於菊何多讓乎。此外如黃耆。如巴戟天。亦主大風也。胡又置諸不用耶。二藥補多於散。嫌其效小。就如人參與甘草之比較。一則氣味甘平。一則氣味甘微寒。侯氏且嚴於去取。況君菊花乎。菊花四十分。卽今之十兩也。白朮防風爲之臣。則十分。卽今之二兩五。與四十分之相去。減少七两五矣。何大用菊花若是。菊盛於秋。收春氣以上枝頭。其與賊風無牽惹者。孤芳能自護也。得白朮灌土氣於四旁。一面復活其死肌。防風遂大張其勢力。則清肅之氣。采諸籬下足矣。妙有桔梗守胸脇。黃芩出腠理。截擊竄入之熱邪。辛薑又爲寒邪謀出路。於是參苓開天氣。晝夜一轉移。歸芎充血脉。神明當首出也。尤不可思議者。有鞏固宮城之牡蠣。令方寸之地若帶河。礬石又酸收而護心。與水不相得。用以冰消其惡寒。誠以惡寒而引入心中者。有黑幕在。水尅火故惡寒。不足在火。何時始知足乎。不有礬礪。桂枝又用不着矣。蓋心爲陽中之太陽。得桂枝開心陽以通夏氣。且猶俟六十日之長纔效者。况誤治致變乎。方下云酒服。初頭二十日行溫酒。酒爲百藥長。溫以助藥力。禁一切魚肉大蒜者。恐食品利用其酒氣。反減藥力也。六十日宜冷食以積藥。熱食尚不宜。分寸在初服風受氣。溫酒以從風。次服寒受氣。不溫酒以從寒。常冷食者。乃留藥滓爲服散之續。非留藥氣爲不散之散也。註家誤會藥積腹中四字。謂十四味爲塡塞空竅而設。夫既以散不以丸。何堵塡之有。且上言邪在皮膚。非在空竅矣。何以正氣引邪。愈引愈深乎。若以封禁已病爲上着。非即如內經所云。渴而穿井。鬥而鑄兵乎。

寸口脉遲而緩。遲則爲寒。緩則爲虛。營緩則爲亡血。衛緩則爲中風。

邪氣中經。則身癢而癮疹。心氣不足。邪氣入中。則胸滿而短氣。

衆方既首推侯氏矣。下文衆方亦有其二也。胡又間以本條耶。仲師教人尋繹首二條。而後識本條之章法。首條立初得病時之脉證。第二條寸口脉浮而緊爲一變。本條寸口脉遲而緩又一變。變在寸口。指微而數脉之變見不待言。彼證緊則爲寒。浮則爲虛。本證遲則爲寒。緩則爲虛。拈寒字虛字寫風字。彼證脉虛絡亦虛。風寒從空虛處入。本證營緩衛亦緩。風寒從亡血處行。彼證正氣引邪入。引風兼引寒。本證邪氣引正出。風引寒亦引。假令正氣絕於內。則入氣死。風寒不知其何往。上條黑散追不及矣。假令正氣絕於外。則出氣死。風寒不知其何往。下文三方亦追不及矣。正惟風邪獨反動而越出。纔爲臟氣所不容。其風勢愈大者。以有心中之寒爲之應。侯氏止一方。便抵抗邪氣之復入。爲正氣引邪而設。其尤適用於邪氣未引入之先可類推。若正氣因被動而牽出。究嫌臟從此脫。其風形不休者。以經中之寒爲之助。下文三衆方。皆挽回正氣之奪出。爲邪氣引正而設。其尤適用於正氣未引出之先可類推。治已病無殊治未病。亦爲中工所不曉。上言入腑入臟不具論。本條曰邪氣中經。卽營緩爲亡血。衛緩爲中風之互詞。曰身癢而癮疹。非亡血被風而何。曰心氣不足。不曰惡寒。寒留經中。未始非便宜於心也。曷云不足耶。諸血皆屬於心。不能充血脉之故而身癢。致令風强則癮疹。心氣能勿消極乎。曰邪氣入中。中無定所。臟腑亦叨些便宜。曰胸滿而短氣。邪氣長故正氣短。胸滿愈見胸中之大氣不勝邪。下文自有衆方爲後盾。苟非爲聖不自聖之長沙所錄用。烏知其不與附方爲伍乎。抑且求諸附方中而不獲。未可知也。

風引湯。除熱癱癇。

豎風引湯接上條。與侯氏黑散同書法。不曰引風曰風引。從正氣引邪句對面以立證。命方則風引二字最明瞭。與黑散如同出一手。此殆不亞於侯氏之上工者歟。曰除熱癱癇。癱癇雖曲繪風引之形。乃不曰除風曰除熱。方下又云醫所不療。除熱方。胡置寒狀於不顧耶。蓋非恐人誤會十二味藥爲溫品。特恐中工遇太陽脉終時。止有瘈瘲無驚癇者。不顧慮其絕汗出乃死。率意行風引。則認在未認定其爲熱癱癇也。方書釋筋脉拘急謂之癱。風傷筋者是。正字通釋口眼相引謂之癇。熱爍筋者是。方下舉大人風引以例小兒。實則寫風引入小兒驚癇之中。嘉言硬指風引之名。出自正氣引邪二語。何以不名正引湯乎。能推廣其義者惟巢氏。曰脚氣宜風引湯。其聞一以知二也。中工弗如矣。隋唐間亦有與巢氏齊名者。未見其對於風引二字。有何發揮也。夫使人人曉然於此湯之用途。當爲長沙所默許。我不敢知曰。羣醫之識見。有無軒輊也。方旨詳註於後。

風引湯方

大黃　乾薑　龍骨各四兩　桂枝　甘草　牡蠣各二兩

寒水石　滑石　赤石脂　白石脂　紫石英　石膏各六兩

右十二味。杵麤篩。以葦囊盛之。取三指撮。井華水三升。煮三沸。溫服一升。治大人風引。小兒驚癇瘈瘲。醫所不療。除熱方。

本方首重大黃。乾薑龍骨次之。各四兩。桂枝甘草牡蠣又次之。各二兩。修園不諳方旨。擬減半用薑黃。加倍用牡蠣。易爲龍牡各四兩。薑黃桂甘各二兩。豈徒失配方之奧義。吾謂其並未入中工之門。彼第知除熱方三字。已盡十二味之長。問其首三味作何用。彼將疑大黃似六石之贅疣。減半已非其本意。由其未三復上條胸滿而短氣一語。上文痙病大承氣條下。非明明有胸滿二字乎。風引與彼證之比較。非異名而同類乎。正氣引邪其狀虛。未覺其實。邪氣引正其狀實。不覺其虛。緣風爲引而寒爲之堅。寒能堅物。虛中顯有堅實者存。實而短氣滿在胸。宜乎滿狀掩虛兼掩實。苟非大黃以鬆其勁。六石能攻堅否乎。勿疑乾薑又大黃之贅疣也。滿胸是邪。寒不滿而風滿。風不實而寒實。四兩乾薑。正爲其本有寒分也。又勿援傷寒桂枝甘草龍骨牡蠣湯以例本方也。彼方龍牡各二兩。桂枝去芍藥方中更五兩牡。四兩龍。龍牡並爲一者也。本方則特用龍骨。爲心氣不足効其靈。用以續長其短氣。桂甘牡蠣則爲六石効其靈。與邪氣爭持者六石也。爭回正氣之出。而石爲之引。由肺而心而腎。六石中有霹靂如雷之石膏在。未免震動其心陽○雷氣通於心也○桂甘用以宣通心陽○牡蠣用以鞏固心陽○則六石爲一路○桂甘牡蠣一路矣○且杵麤篩以葦囊盛之○末麤令其分○囊盛令其浮○曰取三指撮○則一撮分三項○四兩二兩六兩各擅其勝也○井華水曰三升○煑亦曰三沸○諸藥與井華水相投者○一受坎泉之變化○寒水石滑石石膏化爲水○涵育陽中之太陽○令心受氣以合脈○爲桂甘牡蠣効其靈○赤石脂白石脂紫石英化爲土○直接陽中之太陰○令肺受氣以開胸○爲大黃乾薑龍骨効其靈○而十二味藥之鍼鋒○則在日數發三字○苟一發而神已奪○何得爲風○何得爲引○何得爲熱癱癎乎○

防已地黃湯○治病如狂狀○妄行獨語不休○無熱○其脈浮○

本條又承上邪氣中經以立證矣○何以不見身癢而癮疹耶○得毋又趨勢在引正耶○風引湯大可以一再行之也○乃竪防已地黃湯○又多一中工未之前聞之衆方矣○詎必邪不引正○正氣遂行所無事哉○風引是邪在正氣之前○風不引則邪在正氣之後○引正氣而行則病癱癎○逐正氣而

行則病如狂。風狂故病狂。曰治病如狂狀。傷寒太陽病一則其人如狂血自下。一則其人如狂血證諦。以彼其人不狂卻如狂。其人未嘗受病也。寒傷血則經血受病而已。本證無其人二字。是操縱其人於病狀之中。髣髴見病不見人。止見妄行之狂狀。連正氣如何受病。中工對之亦茫然也。曰妄行獨語不休。形容其風傷筋。狂風逼令其妄行。正氣卽欲不行而不得。惟有訴諸肝木斯已耳。肝主筋。肝爲語。語焉而不詳。若肝臟袒庇邪風者然。寧久行傷筋而不自愛惜。在正氣實無人可以告語。獨語適肖其不能名狀之用情。愈行愈語愈不休。風邪未干休。正氣從何住足乎。書無熱。焉有無熱而得狂病之理。無熱證宜乎無浮脉。上條有熱可除。何以脉不見浮。本證無熱可指。何以脉反見浮。熱證有遁形。可知浮脉有異樣矣。曰其脉浮。非指浮則爲風之風脉浮。指浮者血虛。其血浮。託出其氣浮。其脉作正氣浮爲在外論。非邪浮於正。乃正浮於邪。上條牽引正氣如引繩。邪在前。迫得正氣行在尾。本證推倒正氣如倒壁。邪在後。迫得正氣行在頭。正氣妄行一步。無非邪氣追緊一步。同是爭囘正氣也。先發制邪。與後發制邪。不同手眼矣。防己地黃湯方。詳註於後。

防己地黃湯方

防己　甘草各一分　桂枝　防風各三分

右四味。以酒一杯漬之。絞取汁。生地黃二觔。㕮咀。蒸之如斗米飯久。以銅器盛藥汁。更絞地黃汁。和分再服。

本方從不休二字生出。寸口趺陽少陰脈。皆動而不休者也。況其脈浮。正氣趨勢在氣口可知。氣口獨爲五臟主也。特五臟非禀氣於胃。而自致於手太陰。其爲邪氣勝。精氣衰不待言。就令其脈仍動而不休者。邪氣正氣已妄動於浮脈之中。徵諸無熱脈浮。是不應浮而浮之脈。何難少陰不至者厥乎。風引湯不中與。彼方治風在正氣之前。本方治風在正氣之後。不曰治風狀如狂。曰治病如狂狀。治風後於治病也。桂枝防風非治風乎哉。胡爲君防己甘草。使爭囘正氣耶。防己屬脾。甘草屬胃。度亦保存中土以避邪耳。且二味各一分。胡獨減輕其藥力耶。吾謂甘草聽命於防己。非徒取地氣之上。取甘草居中。防己圓轉中州之勢力如旋螺。令地氣環繞而升上。環中有桂枝防風在。匪特邪氣無遁形。狂妄之正氣。亦因之而就範矣。四味以酒一杯漬之。曰絞取汁。不曰煑以若干者。不取湯之水。絞取酒之汁。水則嫌其就下。酒則載諸汁取藥上浮也。地氣上當然天氣降。假合天氣以收回五臟氣。正氣爲大氣所包舉。邪氣轉爲正氣所包圍。而化餘邪爲烏有者。則桂枝防風尾其後。真臟氣遂從容而各還其本臟。必狂妄不復作。病狀邊有不休乎。未也。地氣上者屬於腎。對於亡血之病人。恐正氣無絲續。將腎間之動氣從此息。動而不休之少陰脉。能以指下得之乎。妙有二觔生地黃之富。上工㕮咀蒸之成熟矣。曰蒸之如斗米飯久。以銅器盛藥汁。藥汁盛在器之底。更絞地黃汁盛在器之面。曰和分再服。和盤奉諸肺。腎上連肺者也。脉又資始於腎而資生於胃。地黃汁當如斗米計也。用以接天氣以養臟氣。且復回無端而浮之脉氣。緣病狂而脉反浮。於脉法究無取也。

頭風摩散。

單豎頭風摩散四字。何其與春秋之郭公夏五同書法乎。不立證之衆方乃如斯。摩邪氣耶。抑摩正氣耶。夫非備而不用之摩散。令中工無從餉饋於人間耶。素問風論有首風二字。曰當先風一日則病甚。頭痛不可以出內。指未至風日而言。上工治未病者以此。曰至其風日。則病少愈。中工治已病者亦以此。摩散宜於未病。亦宜於已病者也。然則本證亦正氣引邪。邪氣引正之變相耶。邪正相引而盡於頭。則以頭之空隙爲病府。頭以下必無餘證也。瘧論謂邪中於頭項者。氣至頭項而病。又曰衞氣之所在。與邪氣相合則病作。數語可以例頭風矣。上文非曰衞緩則爲中風乎。正氣本非引邪也。衞氣爲引邪之導線。帶行正氣也。邪氣亦非引正也。衞氣爲引正之導線。帶行邪氣也。衞氣晝日行於陽。夜行於陰。黑散證發生於衞氣之行陰。餘證皆發生於衞氣之行陽。手三陽從手走頭。足三陽從頭走足。頭者諸陽之首也。風氣常留其處者。衞氣留之也。治頭風與治三陽之瘧同論。良工不能治已發。未發時因而調之。真氣得安。邪氣乃亡者。卽此旨也。補行上二方將何若。病在上毋庸取之下也。風引防己地黃不特無補於頭以上之陽。且攻陽也。彼方不能施諸此也。上二證行摩散又何若。病在下毋庸取之上也。摩散不特無補於頭以下之陰。且攻陰也。此方不能施諸彼也。摩之云者。導引之謂也。引邪兼引正。邪正因相引而來。以法令其相引而去。方下云令藥力行四字。已明言也。方旨詳註於後。

頭風摩散方

大附子一枚　鹽等分

右二味。爲散。沫了。以方寸匕摩疾上。令藥力行。

風論有偏風二字。無偏頭風三字。明言各入其門戶所中。則爲偏風。偏於頭部者。除卻腦風目風首風無他病。偏於臟部腑部者。除卻肺風心風肝風脾風腎風胃風無他病。偏於無常方而有常病者。亦除卻漏風內風泄風無他病。註家乃附會偏頭風之學說。認爲偏右摩右。偏左摩左。不左不右者謂之正頭風。摩法反類於騎牆。嘉言取用驅風至寶膏。

欲網盡風邪。修園阿好喻氏。謂中經中絡中腑之風皆可用。入臟則以侯氏黑散爲宜。種種誤會。宜其對於外摩方術。視若等閒。復中言內經尉用馬膏桑鉤之屬。今人不講已久。是不問摩法之良與不良。可以今人不講一語抹煞之。然則卷首第二條導引吐納。鍼灸膏摩二語。仲師亦徒託空言乎。曰大附子一枚。非難致之品也。不曰偏附子一枚。附子中亦有偏者。其非爲偏頭風立方可概見。曰鹽等分。脩園謂鹽之鹹寒以清之。內服恐助其火。頭風果有火在乎哉。毋亦泥看風乃陽邪作火邪。務求其說之必伸耳。彼著本草經讀。已明言附子火性迅發。無所不到。爲回陽救逆第一品藥矣。等分鹽而可以與大附子較量功用乎。曰右二味爲散。鹽質已散入附子之中。曰沫了。了卻附子之沫鹽爲之。與去沫不同論也。化沫爲鹽。取汁不取沫。鹽融即沫了之變相。無沫之鹽。令與頭汗相得。自爾引藥力之厚澤及其頭。蓋首風之狀。頭面多汗惡風故也。附子沫微嫌膠固汗孔矣。誠以正氣引邪。則引而入之深。藥氣引邪。則引而出之淺。非引邪不引正也。附子溫經者也

○溫陽經而及於陰經○衛氣將引正氣次第行○摩藥亦爲功於衛氣也○曰以方寸匕摩疾上○非摩以方寸匕之謂○取方寸匕之藥散行摩法之謂○不言裹摩者何○手和散以摩之○着手便知其沫之了未了矣○不言尉摩者何○以溫手溫其散○誘邪又宜於手微溫也○曰令藥行○衛氣則令其行周於諸腑○營氣亦令其行周於諸臟○藥力則但行頭部足矣○

寸口脉沉而弱○沉卽主骨○弱卽主筋○沉卽爲腎○弱卽爲肝○汗出入水中○如水傷心○歷節痛○黃汗出○故曰歷節○

立桂枝芍藥知母證共五條○言平脉者四○曰寸口曰趺陽曰少陰○曰盛人脉○大都指一人具數脉而言○其證備者其脉備○卽分看之○作一條有一條之脉證○亦無不可○其爲互勘文體則一也○上文連舉衆方有其四○下文復舉礬石殿衆方之末○無非教中工以集衆長○開以長沙之論調爲引子者○卽此志也○書寸口脉沉而弱○傷寒太陽中風則陽浮而陰弱○下文指少陰脉浮而弱○易浮沉二字○是陰陽易位之脉○手太陽墜落足部可知○幸在趺陽脉浮與沉反○滑與弱異○與上入腑入臟之脉不

同論。曰沉即主骨。非沉脉連於骨而何。弱即主筋。非弱脉連於筋而何。曰沉即爲腎。不曰骨即爲腎。骨沉即腎沉。弱即爲肝。不曰筋即爲肝。筋弱即肝弱。畢竟肝腎筋骨有分寸。與其入腎。毋寧入骨。與其入肝。毋寧入筋。筋骨病不過廢其足。度無入臟即死之虞。曰汗出入水中。無殊入風中。風從地水中生也。風不帶水入。而帶寒入。不特寒如水也。風亦如水也。心惡熱不惡寒。一任水寒傷心而不覺。孰意通夏氣者心。受夏氣者水。加熱火於寒水之上。縱水底有風在。水面卻有熱在。在取冷不取熱者。見之謂之水。謂之風。未嘗謂之熱。不知已成火水未濟之占。匪特汪洋之水爲然也。腎臟亦聚水而生病。以其沉弱脉。非微弱脉。假令如卷首所云。脾能傷腎。腎氣微弱。則水不行。何尅火之有。水不行則心火氣盛者此也。脉沉亦與肌肉有關係也。土不制水。是地道卑而受壓。土沉火亦沉。風沉寒亦沉。顯出沉弱皆水脉。曰歷節痛。有寒故痛也。風歷節以助其寒。且有火氣游行而細入。則一面歷節一面痛。曰黃汗出。水汎脾色之黃。與汗共幷。水傷心當然汗傷黃。苟中央土克灌於四旁。從無歷節之患。以有黃汗之故。釀成其歷節。故不止曰黃汗曰歷節。不曰歷節風。曰歷節痛。曰疼痛。緣歷節病風寒濕熱有分子。若但寫風邪入歷節痛中。恐中工或顧此而失彼也。不如寫歷節痛入浴水中。則淒滄之水。差令人畏爾。

趺陽脉浮而滑。滑則穀氣實。浮則汗自出。

書趺陽脉浮而滑。脉法浮而滑句下。曰浮爲陽。滑爲實。有浮脉在。看似不憂寸口之沉。有滑脉在。看似不憂寸口之弱。況寸口未嘗沉而弱乎。卽沉亦浮其沉。卽弱亦滑其弱耳。於筋骨無所害也。夫使關浮尺滑。浮則爲風。是浮在尺上。滑則臟氣實。或邪氣入而不能容。還之於腑未可知。歷節證當然不成立。無如趺陽與少陰有界線。少陰無滑脉。便無實脉。反爲趺陽所重壓。是少陰負趺陽而不勝。不能自致於手太陰不待言。警告之曰。滑則穀氣實。不曰脾氣實。脾虛不能磨其穀。則穀氣不消。氣不歸精故曰實。非便宜於倉廩之言也。汗生於穀。穀實卽發生黃汗之端倪。曰浮則汗自出。設也浮在寸口。奚止汗自出。且熱自發者有之。乃寸口不浮而沉。陽浮不知其何往者。陰弱亦不知其何往矣。上言沉卽主骨。弱卽主筋者。筋骨倶廢而不舉。腎亦無權以主骨。肝亦無權以主筋。故但曰沉卽爲腎。弱卽爲肝。筋骨若與肝腎脫離其關係。獨沉而弱脉與肝腎有關係焉已。汗亦與肝腎無關係。陰不得有汗。故不曰自汗出曰汗自出。緣汗出入水中時。汗被水卻不得出。逆入而歸於肺。肺惡寒者也。與受寒之汗不相得。心亦不克有其汗。如水傷心者汗亦然。心與汗又相失。顯見前此出汗未過去。但浸淫而久鬱於皮毛。其無源源而來之汗可想見。惟得穀則虛浮之汗。纔受氣而出耳。不然。談何容易。寸沉關浮而得有汗信乎。

少陰脉浮而弱。弱則血不足。浮則爲風。風血相搏。則疼痛如掣。

書少陰脉浮而弱。殆亦汗自出矣乎。非也。陰不得有汗。汗出自汗出。與尺脉無涉。不過穀入則汗爲之應。獨趺陽浮脉得與有其功耳。曰弱則血不足。胡又不曰弱卽主筋。弱卽爲肝耶。彼寸口既沉而主骨矣。宜乎弱脉跟沉脉而言。然則血不足非卽如上言浮者血虛乎。胡不曰浮弱脉皆關於血不足耶。曰浮則爲風。浮爲風脉何消說。巽在尺浮仍作寸浮看。顯與關浮有分別。可知寸脉沉至尺。至尺不復沉者。仍非入臟之比。可徵明其由主骨之沉。變見主骨之浮。骨者髓之府。風邪不必與骨髓爲難。其出沒之鄉惟骨節。節浮於骨。一若爲風邪所鼓動。覺風氣至節而愈浮。上文皮膚經絡臟腑各部分。皆非邪祟游行之地矣。彼邪在皮膚。上文止有寸口脉浮而緊。入腑入臟之後無浮脉。若尺浮猶有風脉在。正爲中工不曉示叮嚀。緣浴水乃風邪之導線。風從汗孔入。與無孔不入之水若同行。內經酒風病。有曰汗出如浴。惡風少氣矣。汗從酒液中出。且如浴水之流漓。可知酒氣化風仍化水。猶乎風從地水中生。而有歷節之關係。可悟浴時受水必受風。是酒風歷節異名而同類。獨是上言中風無痛字。止有重字癢字。不遂字不仁字。惟歷節之痛爲獨苦。不能徒責諸痛者寒氣多也。中言之曰。風血相搏。寒固傷血。風尤搏血。血凝筋骨。不利於風。風過之處。祇血如雔。指點之曰。疼痛如掣。風强血弱。風氣勝者宜易已矣。乃血不掣風。風則掣筋以掣骨。寒復掣骨以掣筋。彼不知其被何物打擊使之然。惟遷怒於疼痛不許治。縱疼痛有罷時。如掣痛無罷時。但目之爲卒然不痛。又卒然痛焉已。中工寧坐視其桎梏以終乎。

盛人脉濇小。短氣。自汗出。歷節疼。不可屈伸。此皆飲酒。汗出當風所致。

書盛人。形盛脉盛氣盛汗亦盛。無器不有方爲盛。若虛有其生化之宇。是病在下者其上盛耳。書脉濇小。尙得爲盛脉乎。內經指脉小弱以濇。謂之久病。若但小而不弱。亦新病之盛人所應爾也。特脉濇曰痹。非具風血相搏之弱脉而何。不過少陰脉浮。則見弱不見小。不浮則見小不見弱焉已。且肥人責浮。瘦人責沉。形盛不應有浮脉。惟弱莫弱於縮小其肥。其肥在肉看似大。其瘦在骨故曰小也。況上盛則氣高。如之何其短氣耶。長則氣治。短則氣病矣。脉氣固病。穀氣亦病。謂爲血弱氣盡之盛人。不是過也。假令穀氣勝則汗液長。如上條所云汗自出。汗源猶未告罄也。奈何其自汗出。是保障盛人之自汗不能固

○出而續出○魄汗邉有幾許乎○本證都從形下繪出○補寫歷節未病之前一層○將寸口趺陽少陰種種病由一路說○遂衝口而出○曰歷節疼○卒然成立歷節病者有之○曰不可屈伸○繹謂足太陽絕○不可屈伸○死必戴眼○太陽亦殆矣哉○凡病當先求治於上工者此也○曰此皆飲酒○胡忽掃盛人之興耶○曰汗出當風所致○上文風溼病同是傷於汗出當風耳○何嘗有飲酒字樣耶○飲酒中風爲漏風○漏風之狀食則汗出○衣常濡○因飲酒而汗出當風者○所在多有○與汗出入水中將毋同○亦與夏月傷冷水之太陽中暍病○類皆久傷取冷爲習慣○不獨浴水飲酒始然也○仲師提撕及之者○惟酒與水○可以鼓舞生人之樂趣也○五水門黃汗亦言浴○彼條曰假令發熱○此屬歷節○下文曰假令發熱○便爲歷節○黃汗歷節相去若毫釐○黃汗非歷節則癰膿○歷節無黃汗則脚氣○是又黃汗不盡歷節○歷節不盡黃汗○中工亟宜分曉也○

諸肢節疼痛○身體尫羸○脚腫如脫○頭眩○短氣○溫溫欲吐○桂枝芍藥知母湯主之○

本條首句宜删矣。上文既曰歷節痛。又曰歷節疼。與諸肢節疼痛何以異。得毋歷節得病最卒最不卒耶。撇開上文曰諸肢節。經歷如許肢節猶未畢。究以歷到何節爲盡頭耶。一面歷節一面痛一面疼。行而未止。比諸着痛猶有間也。必也歷之不已痛到足。是成立歷節非脚氣。下條獨足腫大其明徵。否或痛到脚。本條脚腫如脫其明徵。汗亦有分別。歷節之汗與黄汗同。脚氣之汗與黄汗異。熱亦有分別。歷節本非發熱。一發便與黄汗之發熱相因。其熱露。歷節所以無衝心。脚氣不能發熱。有熱非與歷節之發熱相因。其熱藏。脚氣所以有衝心也。書身體尫羸不曰身體疼痛。全體之苦狀猶其暫。所難堪者是尫羸。卽詩言我馬尫隤之尫。指馬足病而言。言墜下也。身體不墜而羸。脚部足部不能舉可知。形容之曰。脚腫如脫。承脚者足。足在脚下。承膝者脚。脚在膝前。宜乎脚病連於膝。連於足矣。乃脚與膝脫。髣髴有膝如無脚。足與脚脫。髣髴有脚如無足。是最重墜者脚。無從帶膝足以行。爲脚氣寫照者以此。與歷節若離合者亦以此也。書頭眩。風邪擣動筋骨。遂掉眩其頭。頭爲諸陽之首。陽受風氣故也。未始非因發熱以鼓動其風氣。於是牽一髮而及於頭。爲歷節寫照者以此。與脚氣有異同者又以此也。書短氣。爲脚氣歷節所難免。上條短氣從不可屈伸生出。下條烏頭湯證。有病歷節不可屈伸字樣。烏頭湯方。亦有治脚氣不可屈伸字樣。伸短於屈。是骨氣短。屈短於伸。是筋氣短。筋骨之氣非肝腎所能續。二臟無氣。五臟氣能長治乎。書溫溫欲吐。形下之病欲逆而上。又脚氣歷節黃汗所難免。正惟其溫溫也。乃寒溫相搏使之然。以夏月取冷卽取熱。欲吐熱而冷爲之梗。欲吐冷而溫爲之梗。宜其溫溫如故也。黃汗歷節能發熱者。熱邪猶有反動力。若脚氣之熱則懦於水多矣。其熱爲寒水所操縱。尤無發熱之餘地也。長沙不立方。中工從何有治未病之準繩乎。桂枝芍藥知母湯主之。方旨詳註於後。

桂枝芍藥知母湯方

桂枝四兩　芍藥三兩　甘草　麻黃（去節）　附子（炮）各二兩

白朮　知母　防風各四兩　生薑五兩

右九味。以水七升。先煑麻黄。減二升。去上沫。內諸藥同煎。取二升。溫服七合。日三服。

本方主治歷節耶。抑主治脚氣耶。看似代行下條烏頭湯。治歷節者聽。治脚氣者亦聽也。夫過此最難捉摸之卒痛病。一方而可以隨手拈來皆中與。則便宜中工矣。否則與烏頭湯相調用。是二方可以擇其一。更便宜於中工矣。得毋先與本方。後與烏頭湯耶。有主之二字。無不差二字。當然一方有一方之作用。不曰烏頭湯亦主之。當然主一不主二也。命方曰桂枝芍藥知母湯。中工曾細繹方旨否乎。領諸藥繞入諸肢節以跟蹤風邪者桂芍也。風邪所在地。正如雲水之鄉。有熱氣寒氣溼氣混雜於其間。水與風寒則相得。與濕熱則相失。其筋骨受大打擊者。殆諸邪擁遏使之然。得知母爲桂芍用命。本草稱其除熱下水。主肢體浮腫。則甫到浮腫之處。除熱下水之令行。則風寒濕便無憑藉。遂各盡麻薑防朮之長如反掌。是首途三味藥。已將臨時之卒病。一齊打銷。此上工先發以制邪。其餘從容而理者。得附杵以強其骨。甘芍以柔其筋。疼痛可以不了了之。過此則諸邪負固在一處。環攻之而不入。本方能越俎以代烏頭湯乎。何以不行驅風至寶之屬。令邪從來路去耶。彼來時已所過爲墟矣。遑敢以藥散亂之乎。不如聚而殲旃之爲得也。如曰及早圖之。未至不可屈伸時期。則藥力一到。邪又漏網矣。然則提前無可用之方耶。上文有頭風摩散在。可治未病以前之未病。方下已言明以方寸匕摩疾上矣。何嘗限定摩頭上乎。

味酸則傷筋。筋傷則緩。名曰泄。鹹則傷骨。骨傷則痿。名曰枯。枯泄相搏。名曰斷泄。營氣不通。衛不獨行。營衛俱微。三焦無所御。四屬斷絕。身體羸瘦。獨足腫大。黃汗出。脛冷。假令發熱。便爲歷節也。

本條又舉飲食以例酒風。曰味酸則傷筋。鹹則傷骨。味傷形也。曰筋傷則緩。骨傷則痿。氣傷於味也。名緩曰泄。泄音曳。極言怠緩之詞。名痿曰枯。枯屬朽。極言痿敗之詞。總覺緩狀痿狀有寸進而無退步。曰枯泄相搏。筋泄焉能束其骨。骨枯又何從受束於筋。名曰斷泄。以骨斷筋筋愈泄。以筋斷骨骨亦泄。不堪再搏。則斷泄而已。數句爲不可屈伸四字伏案。宜乎營緩衛亦緩。類似一絲不續之藕斷者然。不曰寸口脉緩者。尺中之緩不待言。曰營氣不通。庸或緩。曰衛不獨行。無所謂緩也。曰營衛俱微。髣髴中風脉微而數之微脉猶未云。其數脉無存在者。數字是寫風善行而數變之數。皮膚經絡臟腑。隨風所至無常方者也。本證寫風邪由毛竅一路入。得寸入尺若悠悠。無復顯出前此之寸口趺陽少陰脉。故括之曰俱微。曰三焦無所御。三焦者氣之所終始也。營衛爲之御。失御則無殊脫輻之輿。不獨營衛之行。不滿五十度也。凡五臟氣將有終而無始矣。曰四屬斷絕。四肢屬於脾。脾與肢絕。是濕土不前。不能制水。因而傷濕。故隨水下流者濕。水淫便是濕淫。上言穀氣實者。卽脾氣虛陷之互詞也。曰身體羸瘦。脾虛不能爲胃行其津液。則飲食不爲肌膚。勢必身體與飲食相斷絕。曰獨足腫大。足亦與脚絕。對觀之則脚腫且獨如脫矣。羸瘦與尫羸。形上形下。仍有彼此之殊。曰黃汗出。上條寫脚氣入歷節。本條拍歷節合黃汗。曰脛冷。脛雖不腫。而冷水已無界線矣。曰假令發熱。又拍黃汗之發熱合歷節。仍與脚氣若離合。身之表之發熱。爲歷節之熱。間接傷心者也。心之表之惡熱。爲脚氣之熱。直接衝心者也。玩便爲二字。爲歷節便不爲脚氣。爲脚氣便不爲歷節。二證之同不同者此也。

病歷節。不可屈伸。疼痛。烏頭湯主之。

書病歷節。不曰歷節病。上言歷節痛。歷節疼。疼痛非病乎哉。上文不過以歷節爲病線。故帶疼痛以入病途耳。未知作何究竟也。若始終不離乎歷節。是除卻歷節無他病。前此之疼痛。作過去論矣。曰不可屈伸。伸而不能屈者病在骨。屈而不能伸者病在筋。無如中工欲伸之。彼將應之曰不可伸。是筋病不許治。中工欲屈之。彼將應之曰不可屈。是骨病不許治。病形坐實歷節非手術所能施。中工勿矯强而行。病者故期期以不可移動告人也。書疼痛。不屈不伸。疼痛庸可耐。一屈一伸。疼痛不可耐。與風濕相搏證不得屈伸。近之則痛劇異而同。比較脚氣證因疼痛之故。以水質之堅。挾濕氣之壅。寒氣之凝。風氣之勁。熱氣又從而壓之。亟欲舒徐之不暇。非屈伸不能自如者。亦有病情之小異。無如足與膝不用命。同是不可屈伸也。又不可不屈伸也。可奈何。烏頭湯主之。一方可作兩方用。治歷節。對於腳氣無牴觸。治腳氣。對於歷節無差遲。是又非桂枝芍藥知母湯之力所能逮者也。方旨詳註於後。

烏頭湯方　亦治腳氣疼痛。不可屈伸。

麻黃　芍藥　黃耆　甘草（炙）各三兩

烏頭五枚（㕮咀。以蜜二升。煎取一升。卽出烏頭。人附子亦可。）

右四味。以水三升。煑取一升。去滓。內蜜煎中更煎之。服七合。不知。盡服之。

本方雙綰歷節腳氣也。方下特書亦治腳氣疼痛。不可屈伸。歷節則詞同而調異。歷節以疼痛爲苦事。寧忍須臾不屈伸。腳氣以屈伸爲苦事。寧忍須臾在疼痛。腳氣一若希望可屈伸。便不疼痛也。歷節一若希望不疼痛。便可屈伸也。長沙湯方無遷就。烏頭一味。已雙方總治矣。胡不行大烏頭煎耶。彼方烏頭不必咀。卽抵當烏頭桂枝湯。亦非明示㕮咀烏頭也。同是烏頭用五枚。本方㕮咀二字顯與不必咀示區別。蓋欲其細入無間。碎之而後爲脚部足部効靈也。彼二方完成用烏頭者。取其入腹。與脚下無涉也。烏頭煎特用其大者。反與小用示區別。且三升水煑。去滓纔納蜜。煎之曰令水氣盡。烏頭得水而愈堅。胡棄水耶。彼方非以水煑堅烏頭也。欲浮烏頭。則蜜不如水。煎烏頭則水不及蜜。烏頭與蜜尤相得。盡水氣正盡蜜煎之長。蜜乃流質。且有留力。二升蜜煎取一升。卽出烏頭。與烏頭桂枝湯同一作用。烏頭一易爲蜜煎。則一升蜜盡是楊枝露矣。止痛猶其餘事。緣守力以烏頭爲最大。比較附子之走力大於守力者。絕對不同。四味藥水煑如桂枝湯。彼方以五合湯解開蜜。令桂枝之神通。從蜜煎中出。本方以一升湯更煎蜜。令諸藥之潛力。入蜜煎中行。首重痲芍者。痲黃以勁力破堅。芍藥以柔力破堅。本草稱痲黃去邪。芍藥主邪。黃耆亦稱主大風。甘草又稱堅筋骨。總覺以耆佐痲則屈而伸。以甘佐芍則伸而屈。其功德有不可思議者。脩園於卽出烏頭句下謬加大附子亦可五字。可謂畫蛇添足。各註未有牽及大附子者。仲師所有附子條下。未有用蜜煎者。假令蜜煎附子。束縛其走力。則附子愈走愈凶。奚止如服烏頭桂枝湯之如醉狀乎。

礬石湯治脚氣衝心。

本條看似匡烏頭湯之不逮也。上條方下既云不知。盡服之矣。盡服則必知不待言。尙須乞靈於礬石哉。謂烏頭湯治脚氣之已病。兼治衝心之未病則可。謂治脚氣有烏頭湯在。治脚氣衝心有礬石湯在則不可。謂礬石湯輔烏頭湯而行。治衝心之未病則可。謂礬石湯宜行在烏頭湯之前。治脚氣之未病則不可。假令不讓烏頭湯爲功首。遽以最酸收之礬石拍合脚腫足腫爲一證。不獲已而後補行烏頭湯。是鬥而鑄兵無以異。蓋逆邪已過膝部。則衝心之勢成。藥力無壓制之餘地。此咎在用方無見幾。敗烏頭之績者礬石也。喪礬石之功者中工也。夫何必多備一界限嚴明之湯方。令中工無所適從耶。此仲聖之宏也。雅不欲汨衆方之長。取錄之得與侯氏諸方爲伍。猶復立桂枝芍藥知母湯者一。立烏頭湯者一。曲成其主治衝心之良劑。不啻方方如出仲聖之手。千載而遙之衆方。至今常在者。仲聖之賜也。不然。區區礬石。容易有知已哉。方旨詳註於後。

礬石湯方

礬石二両

右一味。以漿水一斗五升。煎三五沸。浸脚良。此脚氣外治之方也。

未方制作。可以質問脩園輩矣。彼謬按漢之一兩。今之三錢零。根據五銖錢爲法馬。豈知錢幣爲國寶之代價。不過一錢當五銖之値耳。非用以代權量也。若輩謂四兩藥應用一兩三錢三分。二兩藥應用六錢六分半。對於升斗。則未遑臆斷。止以盞字易升字。盞乃酒杯之最小者。本方以漿水一斗五升。試問易用十五小盞水。能敷浸脚否乎。二兩礬石。易用六錢六分半。煎三五沸。能勝脚氣衝心否乎。舉本方以爲例。社會往往持脩園等說。爲我輩醫界示準繩。吾知其需用本方時。模棱兩可者又多矣。重用礬石果何若。重則過於墜。恐邪氣無出路。

輕又不能墜。恐脚氣無力收。惟二兩礬石則兩脚如稱矣。漿水又何取耶。漿之水。穀之清者也。脚之水。穀之濁者也。脾氣陷故溼土與寒水若混淆。壅閉其聚水生病之腎。腎必動。脚氣衝心云者。乃腎氣衝心之代詞。又藉地氣之上爲導線。亦即脾氣衝心之代詞。地氣上者屬於腎也。礬能卻水兼能護心。已非他藥所能及。妙以漿水澄之令其清。護心先護脾。曰一斗五升。即五十居中之義。曰煎三五沸。五數分爲三。心腎脾得以受氣矣。曰浸脚良。言其不亞於服良藥也。曰此脚氣外治之方。當然與內治之烏頭湯相並行。先其時浸脚固不得。後其時浸脚亦不得也。礬石得與有其功者。殆不自滿假之仲聖。特分其功於礬石耳。豈以主烏頭湯爲未足耶。

附方

古今錄驗續命湯。治中風痱。身體不能自收持。口不能言。冒昧不知痛處。或拘急不得轉側。

附方乃宋孫奇所附之衆方。非仲景博采之衆方。如侯氏居前。礬石居後也。上文瘧病已附外臺二方爲先例矣。何以云續命湯耶。陰陽互根之處爲命脉。不斷斷陰陽之根。則生命續矣。長沙方無一非續命。獨附方中能續命者少。本方尚非言過其實也。書治中風痱。岐伯謂痱病於身無所痛。似與師言有出入。師立中風條下無痛字。歷節則言痛兼言疼。若痛無定所。不涉歷節之問題。亦無所謂脚氣矣。大都身被風邪之打擊。無所痛仍有痛處在無形。曰身體不能自收持。岐伯則云四肢不收。身體與四肢之比較。看似四肢受邪。而身體不受邪。無奈身體爲風力所收持。反折斷其手足。轉覺四肢不收爲被動。實則身體舍卻手足。便不能自收持。曰口不能言。上言邪入於臟。舌卽難言。幸在不瘖舌轉。舌轉口不轉。卽口喎不遂之端倪。曰冒昧不知痛處。假令確定其痛處。何至冒昧。且非奄忽不知人之甚。殆亦如傷寒二陽併病。不知痛處。乍在腹中。乍在四肢等耳。曰或拘急不得轉側。四肢雖拘急。而不得轉側者其身。身體之桎梏。較難堪於四肢也。究指何處是風痱病耶。經謂身之中於風也。不必動臟。故曰其臟氣實。邪氣入而不能容。故還之於腑。六腑之所與合者是三焦。還入孤之腑。則邪不久留矣。其未從陰經出陽者。未嘗得小汗出耳。冒家汗出自愈。玩冒昧二字。寫風邪入如霧如漚之上二焦。壅閉其營衛。烏得不致冒乎。其不知痛處者。痛則臟腑相連之關係。不知痛處是營氣不通。衛不獨行之關係。則且持三焦無所御一語以例風痱。非即岐伯言外之旨乎。方旨詳註於後。

續命湯方

麻黃　桂枝　甘草　乾薑　石膏　當歸　人參各三兩
杏仁四十粒　川芎一兩五錢

右九味。以水一斗。煑取四升。溫服一升。當小汗。薄覆脊。憑几坐。汗出則愈。不汗更服。無所禁。勿當風。幷治但伏不得臥。欬逆上氣。面目浮腫。

本方以麻黃湯爲張本。取汗於營也。續營即續脉。續脉即續命矣。惜煑麻不如法。非操縱麻黃之聖手。焉能有得小汗之靈耶。此製方之疎虞處。孫奇輩亦因之而從畧。煑藥且未師仲景。遑問其他哉。上條烏頭湯未有先煑麻黃字樣者。四味湯成去滓後。納蜜煎中更煎之。麻黃之就範何待言。本方非餘藥能進退麻黃也。當以水一斗二升。先煑麻黃。減二升。去上沫。納諸藥煑取四升。則麻黃之沸力已殺。九味同行矣。曰薄覆脊。足太陽脉挾脊者也。受薄覆之氣。取汗當如是。曰憑几坐。待汗當如是。曰汗出則愈。不汗更服。盡劑者聽。不盡劑者亦聽也。曰無所禁。不仿傷寒麻黃禁忌法。曰勿當風。明乎爲中風立方也。曰并治但伏不得臥。上焦其治在心下膈。膈氣爲風力所持。其狀伏。曰欬逆上氣。面目浮腫。營出中焦而帶寒。衛出上焦而帶風。不爲營衛之奉上。而爲欬逆之上氣。此豈同欬逆倚息不得臥。其形如腫之支飲哉。諸證爲仲師一路所未言及。要其除卻在經在絡。入腑入臟之外。錄驗風痱之主治。中工宜推類詳求之。方旨從營衛俱微處下手。不失爲上工之次。觀變通麻黃。如重桂甘。減輕杏仁。治營不遺其衛。乾膏則治熱不遺其寒。芎歸充營衛之血。人參補營衛之氣。對於種種見證。若渾不加意。是亦治已病中之未病。可悟餘證不必悉具也。具岐伯所云於身無所痛。四肢不收二證足矣。千金三黃湯。治中風。手足拘急。百節疼痛。煩熱。心亂。惡寒。經日不欲飲食。

本條明是爲諸痹類風狀立證。千金胡不曰治風痹耶。風痹而可以中風名之者。緣風寒濕痹常有風氣勝之時。素問謂風氣勝者其人易已。又曰其入臟者死。其留連筋骨間者疼久。其留皮膚間者易已。大都三痹有入臟。但風痹庶無入臟之虞。岐伯故以風痹居第四。殆指易已而言。師言或但臂不遂者。此爲痹。亦指易已而言。特或然或不然。開始但如是。久之不但如是者或有之。千金其善會師言乎。曰治中風。一眼看破其三氣雜至風爲首。曰手足拘急。留連筋骨間有寒濕隨其後。曰百節疼痛。不曰諸肢節疼痛。歷節而後遂節疼。遂節痛。若卒然應在百節。是無節不疼不痛矣。非三氣雜合而何。乃卒然又煩熱。髣髴邪入於腑也。胡不曰卽不識人耶。彼非由在絡在經輾轉而入腑。與半身不遂若逕庭。書心亂。必穀神亂其心。中土爲萬物所歸。胃絡又上通於心。心亂可徵其入胃。胡又惡寒耶。肺惡寒者也。胃腑與肺臟何涉耶。此其所以非真如中風之入腑。更無所謂之入臟。乃風痹循其俞以入腑。寒痹濕痹猶留於筋骨者半。留於皮膚者半。皮者肺之合。肺惡皮膚之寒。寒濕相得。故濕亦寒。曰經日不欲飲食。痹論言六腑之痹。風寒濕氣中其俞。而食飲應之。循俞而入。各舍其腑。明乎入於水穀之海。最與食飲有關係。如其食入飲入。舍有寒濕之氣味在其中。無殊以水穀害水穀。覺進飲食如進寒濕者然。其經日不欲也。因與淡而無味之水穀不相得故也。誠以風爲三氣之一。一氣可以例三氣。風痹又中風之一。一病可以生百病。千金推廣其義。似屬題外之文。亦既附諸仲景原書之末。存之宜矣。方旨詳註於後。

三黃湯方

麻黃五分　獨活四分　細辛　黃耆各二分　黃芩三分

右五味。以水六升。煮取二升。分溫三服。一服小汗出。二服大汗出。心熱加大黃二分。腹滿加枳實一枚。氣逆加人參三分。悸加牡蠣三分。渴加括樓根三分。先有寒。加附子一枚。

本方煑麻又從俗。千金疎矣。既取一服小汗出。二服乃大汗出。脫令大汗先於小汗。咎在麻耶。抑咎在千金耶。宜以水八升。先煑麻黃。減二升。去上沫。納諸藥煑取二升。分溫三服。方善爲麻計也。麻黃性最慓。不先煑之則發如弩箭矣。得毋欲麻以獨力先開乎太陰。而驟達於皮毛。令諸藥從容以尾其後耶。末條越婢加朮湯。麻黃何嘗應落後。且遵法煑麻黃。同是千金方。而煑法竟懸殊。又咎不在千金。而在孫奇輩矣。長沙方凡對於麻黃一味。止有操法無縱法。操之令其退一步。領諸藥以同行。且與獨活相回旋。麻黃一面開放其天氣。獨活遂還而守護五臟之門。以其藥力現於苗。一莖直上。有風不動。無風自搖。不受風寒所擊。故以獨活得名。妙有主百節拘攣。風溼痹痛之細辛。直接麻黃。從細處入。有主大風之黃耆。補虛排實。提挈麻辛。從潤處行。其日一服小汗出者。皮膚筋骨間依稀之邪。已從小汗解。惟在裏之遺熱。必爲黃芩所網盡。而後二服大汗得大解也。心熱胡獨加大黃耶。仿瀉心湯法。不兼連者。以心亂故。痲辛提高大黃用。則不落心下矣。腹滿加枳實一枚又何取。環攻其腹。不破中堅。走邊不走中者。恐氣傷痛。故以枳不以樸也。氣逆加人參。可徵明其屬胃中客氣逆。人參除邪氣。補正氣。當然主勝而客負。悸加牡蠣何以不加苓耶。悸乃心惡熱所致。非飲水多所致。牡蠣鞏固心窩若帶河。令餘熱不得逞也。渴加括樓根則仲師之成法。熱傷氣故渴。補虛安中便不渴。括樓尤有續絕傷之奇。手足百節無不效。最出人意外。曰先有寒加附子。可悟煩熱之中亦有寒在。補點未病以前曰先有寒。求合治未病之手眼。千金乃中工之表表者。能從卒病上觀察。便隨手拈來加附子。脩園又將闢之於中風門外矣。

近效朮附湯。治風虛。頭重眩。苦極不知食味。煖肌補中。益精氣。

豎近效朮附湯。殆速效謂之近耶。非也。治已病無速效之足言。治未病則有近效之足言。已病難措手。遠不及未病時之閒暇也。曰治風虛。不曰治虛風。太虛寥廓之風爲虛風。卽虛邪之稱。與其身形。兩虛相得。乃客其形。縱非兩實。而身受既有主名。則不得以虛風名之。名爲中風焉已。得毋風邪從虛處入。形虛風亦虛耶。又非也。賊邪不瀉。或左或右。何得爲虛。俄而在絡。俄而入腑入臟。否則諸肢節一路歷。抵腳至足未干休。狀如識途之馬。虛有其風如是乎。書頭重眩。身不重而頭重。上言即重不勝邪在經。四肢煩重。大風不在頭。重而且眩。不曰頭風重眩。不能指實是摩散之頭風也。彼證非頭風虛。本證是風虛頭。頭之空隙最多。風則虛在其空隙。是頭腦仍被動。況首風之狀止有頭痛。無重眩乎。曰苦極不知食味。頭者精明之府也。稍有障礙則加苦。胸中有支飲必苦冒。心下有支飲苦冒眩。病在下且應在頭。非必頭風甚始言苦也。若苦極但與食味有關係。則屬陰陽之問題。陽爲氣者陰爲味。陰陽同甘苦者也。陽氣不能輕舉其頭。苦在氣。陰味遑有甘旨乎。諸陽方自顧其頭之不暇。宜其食味無意向也。曰煖肌補中。益精氣。何其置苦極於不顧乎。此其所以謂之風虛也。風證未坐實。則苦極必有罷時。從無長此重眩之理。其爲不實不盡之虛狀類如斯。證虛治亦虛。不治之治妙於治。其近效可呈驗於上工之前也。末二語不過紀諸藥之長。對於風虛。若毫無實力於其間也。此等見慣之病人。十室可逢其一二。勿以治未病爲茫無頭緒也。倘因循坐誤。安和非醫者之誤乎。中工免乎哉。方旨詳註於後。

近效朮附湯方

白朮二兩　附子一枚半（炮去皮）　甘草一兩（炙）

右三味。剉。每五錢匕。薑五片。棗一枚。水盞半。煎七分。去滓。溫服。

本方止有三味無薑棗。有之當然收入藥味之中。例如生薑若干。大棗幾枚。明示右五味三字。若另列生薑五片。大棗一枚於三味之外。此下工俗套。岐視薑棗爲附屬品耳。與長沙方例不符。上文麻黃杏仁薏苡甘草湯。防已黃耆湯。右剉麻豆大句下。亦是後人竄易。與本方右三味剉字之下。一律皆後起名詞。宜削之以歸劃一。假令本方有薑棗。是即去桂加朮湯一方翻作兩方用。彼方已以桂枝去芍加附爲張本。

復一方變爲二曰桂枝附子湯。兩法合爲一曰去桂枝加朮湯。其重提桂枝者。不忘桂枝湯首主太陽中風也。且三服都盡。猶曰未得陰。其不急求近功在言外。本方減用其半。而反以近效得名。是桂枝湯可以任人奚落矣。得毋近效二字。特避抹煞桂枝之嫌耶。非也。三味脫離桂枝以立方。純爲煖肌補中益精氣而設。風虛毋庸以桂枝承其乏也。去桂加桂。乃風溼相搏條下之適宜。本方則便宜於中工之治未病。以彼苦極難堪之狀態。不知者方慮其後患之長。近效湯不啻引人以夢想。中工有無覺悟乎。夫不知標本。是謂妄行。朮附草取之於本也。而治標亦在焉。本草稱白朮主風寒溼痹。附主風寒邪氣。甘主寒熱邪氣。則出三味之緒餘。作虛無之妙藥足矣。又復剉之令與稼穡相若。夫非毒藥以五穀行之乎。在服湯者亦不自知其穀生於精也。末句益精氣三字。當如肌者之甘食。朝食而暮效。效在藥與穀並進故也。嘉言誤會三方爲長沙所取錄。是附方與衆方猶本分曉也。對於方旨更茫然矣。

崔氏八味丸。治脚氣上入。少腹不仁。

本條何以不入衆方之列乎。崔氏乃長沙之最知己也。以下行崔氏方者凡四見。獨本條竟落遺珠乎。幸在假手孫奇輩。得備附方之一。而崔氏以傳。下文虛勞門但云八味腎氣丸耳。無崔氏二字也。崔氏命方又無腎氣二字。腎氣云者。仲師爲八味丸作註脚。崔氏遂不能專美於前。不同侯氏黑散四字。不能移易也。脫令易稱爲崔氏八味腎氣丸。又蛇足矣。且此外亦有濟生腎氣丸。乃汪氏從別家之金匱鈔出。其亦名金匱腎氣丸者。非無因也。特多車前牛七二味。則十味矣。可悟本原之學。不能假借。若强湊成方。毋寧令八味腎氣丸。與其餘衆方同一例。如風引等方無主名。則存八味二字。可共見其有自來矣。孰意腎氣二字。亦無人了解。殆非長沙所及料。註家徒以納氣歸腎四字爲註脚。試問五方中。是各取其納氣歸腎否。本證曰脚氣上入。不曰腎氣上入。腎氣明在脚氣之上。何得爲上入。曰少腹不仁。少腹在小腹之兩旁。其後爲太衝。乃兩腎所居之地。病形不過寫脚氣入少腹。非寫脚氣入腎臟也。少腹一變爲不仁。卽寫風寒濕痹之變遷耳。所慮者脚氣與膀胱相偪處。則連於腎。假令腎間動氣從此休。生機一息。必爲脚氣所利用。指顧間有腎水陵心之慘。此崔氏見禍於未然處。着眼在上入二字。與衝心尙隔一層。註家反以納氣歸腎之說爲代價。納脚氣歸腎耶。抑納寂然不動之氣歸腎耶。不明方旨。究屬妄行。崔氏有知。恨不來告中工矣。方旨詳註於後。

崔氏八味丸方

乾地黃八兩　山萸肉　山藥各四兩　澤瀉　茯苓

牡丹皮各三兩　附子一枚（炮）　桂枝一兩

右八味。末之。煉蜜丸梧子大。酒下十五丸。日再服。

本方宜加入桂枝芍藥知母湯之後。烏頭湯之前。以脚氣上入。比脚腫如脫甚一層。與脚氣衝心仍分兩路也。長沙挂漏之者。恐中工恃有八味丸在。行之太早。必輕視桂枝丸味若等閒。行之太遲。又錯過烏頭五味之必要。在急需桂枝烏頭之頃。謂崔氏方尙介於可行不可行。伊亦當然首肯矣。誠以治脚氣未足盡本方之長。惟對於虛勞痰飲消渴婦人雜病條下尤中與。仲師爲中工嚴去取。八味正留爲大用。而假手在宋板之拾遺。究於崔氏無加損也。崔氏認爲腎間動氣。有水便有火。水火互動而生陽。水火互靜而生陰。桂枝附子坎之陽。桂則取其動。而附子却畧靜於桂枝。地黃山藥坎之陰。地則取其靜。而山藥卻畧動於地黃。合陰陽動靜爲四象。四象正以配四時。八味藥具有苞符之秘。木者火之母。萸肉丹皮通於春。有春斯有夏。故動而不休者其火。金者水之母。茯苓澤瀉通於秋。有秋斯有冬。故動而不休者其水。經謂手少陰脉獨下行。足少陰脉上貫肝膈入肺中者。合水火二氣爲腎氣故也。脉資始於腎間動氣者。十二經中皆有四時五行之動脉。腎氣爲之始也。其資生於胃之穀氣不待言。凡病不能與腎臟息息相通者。當責諸足少陰氣絕。可悟本方純爲未病而設。毋俟卒然骨先死。或冬大晨。或夏晏晡。而後乞援於崔氏也。

千金越婢加朮湯。治內極熱。則身體津脫。腠理開。汗大泄。厲風氣。下焦脚弱。

本條脩園更有藉口矣。彼誤會內極熱二字。作內熱極。註明曰其人素有內熱。而風中之。風爲陽邪。內熱外風。風火交煽故脉數云云。殆謂熱陽風亦陽。不離乎熱極生風等俗語。仲師極寒傷經極熱傷絡二語。豈未嘗寓目乎。千金非淺之乎言熱極也。曰治內極熱。指外氣爲內氣所不容。紛至沓來之風寒濕痹。三氣不能進入其腠理。惟於絡脉空虛之處。賊邪不瀉而已。匪特正氣不引邪也。抑且不卻邪而縱邪。縱之令其極。而邪祟不得逞。亦無遁形。不啻置餘邪於末路。雖極一時之熱而無所害。不言傷絡可知。上言邪在於絡者非歟。曰身體津脫。不曰身體不仁。已非熱邪勢力之所及。但津脫亦消極之見端。津有罄時。熱亦有罷時。不言仍發熱又可知。曰腠理開。清陽發開其腠理。不難辟易餘邪於皮膚之外矣。無如汗大泄。津脫尚大汗乎哉。汗大由於水穀之海大。曰汗泄不曰汗出。可想見其穀氣之實而不行。脾虛又不能爲胃行其津液。曰厲風氣。風不自厲。反因汗泄爲厲階。作厲先咎論可矣。畢究風氣猶存在。不能等閒視之也。曰下焦脚弱。上言弱即主筋。弱卽爲肝。又曰弱則血不足。皆指歷節之尺寸脉而言。脉弱當然不利於脚。脚弱顯非筋骨勁强。關節淸利之比。三氣中獨溼流關節者有之。安知熱邪不去。非因溼痹所持乎。舉下焦以例上二焦。大都溼土不前則胃氣弱耳。溼家有麻黃加朮湯在。千金可謂善師仲聖乎。方旨詳註於後。

越婢加朮湯方

麻黃六兩　石膏半斤　生薑三兩　甘草二兩　白朮四兩

大棗十二枚

右六味。以水六升。先煑麻黃。去上沫。內諸藥。煑取三升。分三服。惡風加附子一枚炮。

風病當以越婢湯爲禁劑。以其超出皮毛。主收不主放。傷寒不可發汗者宜之。與大青龍反比例。彼方以麻黃湯爲張本。本方無桂枝杏仁。是麻黃湯去其二。加朮又與麻黃加朮湯同一例。彼方曰發其汗爲宜。本證無可發汗三字。無不可發汗四字。得毋發汗不發汗姑勿計耶。此又中工之難也。明曰身體津脫。腠理開而汗大泄矣。直泄其汗固違法。反閉其汗仍非法也。風論謂風氣存於皮膚之間。內不得通。外不得洩。邪祟亦有鬱極之時。則除卻來路無去路矣。焉有聽其另尋岐路以去乎。千金未必出此騎牆之見也。彼已會悟賊邪不瀉四字矣。存而不瀉者。存之極必變爲瀉而不存。入土則變矣。不觀諸寒暑六入以生化乎。內氣極之而化火者。藥氣可以極之而化土。經謂至其變化。乃爲他病。豈長此極熱無底止哉。本方取罷極之義。從外卷入裏。先越軌而後有歸蹤。故以越婢得名。白朮則本草稱其主風寒溼痹。又曰止汗除熱。似一味白朮。可以兼長。然猶以越婢湯先收殘局者。取其執餘邪而歸於中央土也。有白朮在則熱從溼化。自爾化餘邪爲烏有。方末云惡風加炮附一枚。尤爲精密。聚散無常者風也。惡其漏網。故加附爲後盾也。此方在水氣門出自長沙之手。千金仿用之而適當。雖屬本題賸義。然多備一方以窮風邪之變。亦足以餉饋後人。嘉言輩不患無方鍼矣。節外生支胡爲者。

讀過金匱卷十九

伯壇中醫專校

講義卷二

漢張仲景卒病論卷二

讀過金匱卷十九

新會陳伯壇英畦著

血痹虛勞病脉證并治第六

問曰。血痹之病。從何得之。師曰。夫尊榮人。骨弱。肌膚盛。重因疲勞。汗出。臥不時。動搖。加被微風。遂得之。但以脉自微濇。在寸口關上小緊。宜鍼引陽氣。令脉和。緊去則愈。

啓中工之問。不特問已得血痹病。何證隨其後。問未得血痹病。何證爲之前也。曰從何得之。不曰以何治之。病者得之而不知。醫者失之亦不知。此非傷寒論內之問詞也。傷寒得病而後得證。金匱得證而後得病。卒病尤宜知所先後也。師從尊榮人看出。覺其證已備者。其病猶在醞釀中。一藉微風爲感通。曰遂得之。遂字何其卒耶。甫得未病。遂得已病。比諸病痼疾而加以卒病者。又逼緊一層矣。下文虛勞病。一則曰脉得諸芤動微緊。再則曰皆爲勞得之。且曰此爲勞使之然。於是乎有卒喘悸之見端。非與遂得之三字同一聲口乎。寫五痹入五勞。故亡血血痹相並論。獨是素問痹論有脈痹無血痹。曰在於脈則血凝而不流。脈痹非血痹乎哉。言血不言脈者。心痹脈痹從其合。故曰心痹者脈不通。脈者血之府。血痹即脈痹之代詞。仍有分寸者。四時有五痹。冬之骨痹。春之筋痹。夏之脈痹。長夏之肌痹。秋之皮痹。尚有四時五行之脈在。卻無四時五行之血以應之。是脈爲血所移。血濇故脈濇。經謂脈濇曰痹者。舉脈以例血也。得毋其血有雜質耶。非也。書骨弱肌膚盛。血不充猶其後。患在骨肉不相親。是虛有其盛。便與虛勞異而同。彼則瘦削不能行。患在骨肉不相長。痹則分血脈爲兩路。勞則延血脈於一線。且五痹亦有勞。曰重因疲勞者是。五勞亦有痹。曰痹俠背行者是。五痹汗出。便無血液之續。五勞失精。愈速血液之亡。臥不時之動搖。痹病故曰躁則消亡。不得眠之虛煩。勞病無非煩而累熱。五痹之風見。寒溼二氣更微乎其微。五勞之風凡百見。虛寒諸證更顯而又顯。虛勞不止有微脈。血痹最重是微脈。曰但以脈自微濇。脉自脉而血自血。一若脉有脉之微。血有血之濇。又若痹自痹而微濇自微濇。就令濇脉不如故。而痹狀則如故。實指之曰。在寸口關上小緊。小緊又濇脉之變相。非微脉之變相。可悟寸關尤微濇。所難掩者但以兩尺脉自微自濇。與小緊有異同耳。下條曰陰陽俱微。又曰寸口關上微。則微狀畧顯。曰尺中小緊。又與微濇相互掩矣。緊訓急。病卒脉亦卒故也。曰宜鍼引陽氣以化除其濇脉。曰令脉和。血和在言外。曰緊去則愈。不曰小去則愈。小與微相類。小脉所以留微脉。傷寒陽明脉濇者死。微者且可以主大承氣。少陰病脉暴微。脉緊反去爲欲解。假令小脉偕微脉而去。是微陽無存在。恐緊去爲陰脉告終之時。卒然復得濇脉而死者。所在多有。經謂滑則生。濇則死。傷寒謂弦者生。濇者死。濇脉恐無久持之望。中工宜善師鍼引法乎。

血痹。陰陽俱微。寸口關上微。尺中小緊。外證身體不仁。如風痹狀。黃耆桂枝五物湯主之。

書血痹。從分肉之閒看出。書陰陽俱微。陰經陽經有動脉在。脉合陰陽也。便有流血在。脈者血之府也。特爲盛形所掩。欲診知其血凝而不流。惟有從微脈上討消息。寸關尺俱微不待言。乃曰寸口關上微。豈非與兩尺示區別。何得謂俱微耶。曰尺中小緊。不曰尺小緊。上條寸口關上小緊無中字。尺中云者。中之上。中之旁。皆非小緊脈。兩尺仍是微。不過不能掩盡其中之小緊云爾。是又與上條示區別。上條尸脈之中邊。止有微象無小緊。濇去而後緊。故但指寸口關上而言。緊去小不去。小在則微在。陽氣微於下。故行鍼引法。令陽氣由微而之顯。新陽和四布。脈安得不和乎。本證則上微而下緊。尺中即外邪內舍之鄉。鍼法又宜於彼不宜於此也。假令治術窮而乞靈於鍼。下焦之陽。還有位置哉。陰陽俱微無鍼法。勿以身體不仁爲標準。曰外證身體不仁。太陽外證成立已久。內臟尙有心爲陽中之太陽在。二者不得相失也。不觀太陽傷寒者。加溫鍼必驚乎。曰如風痹狀。明是風痹而曰如。非畢露其狀可知。夫以不了了之風痹。而可鍼乎哉。上文中風則大附子利鹽摩者一。歷節則礬石利漿水浸者一。未嘗鍼也。就如溼家條下。仲師剪裁二痹以立證。且曰慎不可以火攻之。懲溫鍼耳。況痹論無鍼痹之例乎。有之自上條始。易其詞曰加被微風。侯氏黑散明明治大風。風氣何微之有。此正仲師體會入微處。一眼看破其內舍之深。外證尤有進也。內舍二字固從省。寒字溼字亦從省。明示其非鍼對風寒溼。乃引陽氣以衞外。玩外證身體不仁二語。中工忍令太陽被鋒鏑乎。黃耆桂枝五物湯主之。外而諸陽之屬之太陽。內而陽中之陽之太陽。雙方綰照矣。方旨詳註於後。

黃耆桂枝五物湯方

黃耆三兩　芍藥三兩　桂枝三兩　生薑六兩　大棗十二枚

右五味。以水六升。煑取二升。溫服七合。日三服。

本方似專爲中風門或但臂不遂二語而設。胡不提前見上耶。彼條曰脈微而數。則數變在目前。未遑爲本方立功。本證微脈無數字。且兼見濇脈。非數變在目前。大可爲本方立功也。同是着眼在脈微。特以微風二字。曲繪其種種諸微狀。曰如風痹狀。亦曲繪但臂不遂之詞。下文肺癰師曰微則爲風。卽跟加被微風而言。至此始授中工以防微之訣。微者顯之對。亦甚之漸也。微風卽大風之報信。不離乎風爲百病之長也。獨惜陰陽俱微之人。未受本方之賜。是首尾未完。終其身於血痹而不自知。風氣遂散爲百疾。將與五勞相終始。夫豈徒恃有主大風之黃耆在哉。仲師合寫五痹五勞入桂枝湯證中。一則進退甘薑。桂枝便聽命於耆。爲外證立方。五痹故權用黃耆。當以桂枝證爲先例也。一則變通桂枝。龍牡先聽命於桂。爲內證立方。五勞故權用龍牡。亦以桂枝湯爲先例也。要其鞏固內外之太陽。方旨之玄微在於是。諸陽之屬。以太陽爲獨巨。陽中之太陽。以心陽爲獨尊。經謂五臟者身之强也。臟强身强强在陽。舉五物以例五行之外合。非僅爲血痹效靈也。實大有造於虛勞之未病。蓋以五物引斯人而納諸衛外爲固之中。不予微風以可乘之隙。旣依桂枝爲生命。何至有痹挾背行乎。五物藥卽桂枝龍骨牡蠣湯之代價也。長沙尾風痹之後。特兩示其德意。無微不至者以此。預爲桂枝求知己者亦以此也。

夫男子平人。脉大爲勞。脉極虛亦爲勞。

書男子。以下男子二字凡七見。書女子一。書婦人一。何男子之可憫耶。陽數七。陰數六。男爲陽。陽數常有餘。女爲陰。陰數常不足。在平人之大較則然。反觀之則有餘之平人。可作不足論。不足之平人。可作有餘論也。曰夫男子平人。先計男界一方面。下文又曰男子平人。不以平人目女子耶。毋亦便宜於男耶。抑便宜於女耶。男子多數以平人之體質入虛勞。不同婦女平人。三十六病無分子。則不致有虛勞。書脉大。大則爲虛。不曰脉反大者。虛人得虛脉。大脉有自來。非傷寒三日陽明脉大之比。一若平人無恙在也。人不辭勞。而以脉耐勞。故曰脉大爲勞。脉合陰陽。愈勞而脉愈大。是陽不成陽。陰不成陰之脉。乃勞火入脉中。脉氣經氣。留此虛勞之灰燼。仲師故指導中工。開始辨認平人之勞脉。曰脉極虛亦爲勞。下文胸痹曰極虛。風水曰極虛。非爲勞得之也。婦人產後下利虛極。更非極虛矣。就如傷寒厥陰篇末有極虛二字。言證非言脉也。皆非所論於勞脉。夫既曰脉大爲勞矣。極虛非極大乎哉。不知極勞故脉大。極虛更無大脉之足言。蓋必脉之皮膚未盡虛。與虛相搏。而後搏成其大。止可謂之虛極脉。若脉極虛。極則罷。依稀之虛。便失卻本來之脉。又指導中工診虛卽診脉。緣平人乃無病之稱。脉病人不病。是以知病之在脉。宜縮小其人以入脉。但診脉中之人。便見其人之證。謂爲脉如平人固不得。謂脉不如平人亦不得。脉勞而不以勞著。此其所以謂之虛也。

男子面色薄。主渴。及亡血。卒喘悸。脉浮者。裏虛也。

書男子面色薄。胡不提及女子耶。男色陽。陽色薄於面。畢露陽中之太陽。是以面部爲心部。不得爲心部於表也。女色陰。陰色薄於面。畢露陰中之少陰。雖以面部爲腎部。未必無腎治於裏也。經謂心之合脉也。其榮色也。其主腎也。脉資始於腎。脉不充則男子有關係。色薄其明徵也。腎之合骨也。其榮髮也。其主脾也。骨受氣於脾。骨不充則女子有關係。髮落其明徵也。舉男以例女。猶乎舉面色以例其餘。輕重有閒焉耳。夫主腎則陽根秘於下。必循喉嚨挾舌本之腎脉無恙在。男子無從渴。主脾則陰氣升於上。必連舌本散舌下之脾脉無恙在。女子無從渴。奈何主渴不主腎。徒仰給於穿井之泉。無殊渴在腎。主渴不主脾。但取償於盈澮之潦。無殊渴在脾。何以不主飢耶。正惟忘飢不忘渴。故清穀不清水。彼並自忘其何病使然也。長此以渴爲病主而已。亦非少少與飲之。便令胃氣和也。無血以受水。則渴如故。而血不如故。曰及亡血。始共見其水入於經。而血不成。孰意其未及亡血之前。飲水已不用水乎。證據在卒喘悸。傷寒太陽篇曰飲水多必喘。又曰飲水多必心下悸。喘悸亦何常之有。特借渴飲以釀成其卒病。下文疾行曰喘喝。裏急曰悸衄。卒字當看甚一層。喘悸即亡血之報信。非止飲多之報信也。書脉浮者。浮則爲風。乃風消脉中之血。無經血以搏脉。經謂搏而勿浮者。亦變見爲浮。是三陽已相失。非命曰一陽之比。其陽已虛不待言。曰裏虛也。舉裏以例表。從裏虛出表。陰中無陽裏亦虛。脉象非不浮爲在外也。亦與脉浮病在表相髣髴也。特久之未得其真相。及至卒病已成。惜中工仍熟視無覩耳。

男子脉虛沉弦。無寒熱。短氣。裏急。小便不利。面色白。時目瞑。兼衄。少腹滿。此爲勞使之然。

上條脉浮則裏虛。本條脉虛則裏急。虛脉與微脉之比較。血痺應脉微。亡血應脉虛。傷寒脉虛復厥曰血亡。霍亂脉微復利亦亡血。可悟血痺卽未然之亡血。亡血卽已然之血痺。血痺有疲勞字樣。亡血有痺俠字樣。五勞五痺可互文見義也。大抵痺脉俱微未極微。但自微濇。濇故不浮亦不沉。微而小緊盡之矣。亡血則極虛之脉不能盡。卒浮卒沉者有之。微緊亦有之。本條曰男子脉虛沉弦。男診尤變幻。曰弦不曰緊者。弦以狀其急。裏急與少腹弦急異而同。假令脉不虛。則浮弦。浮弦皆風脉。有微風當然有寒熱。曰無寒熱。寒熱自有而之無者。因虛沉寒熱以入裏。故身外寒熱無問題。下文曰手足逆寒。又曰手足煩熱。乃短陰短陽之寒熱。勞火與陰陽相交迫。故寒自寒。熱自熱。非所論於往來寒熱休作有時之傷寒證也。書短氣。診長則氣治。短則氣病。脉氣短則五臟氣無不短。書裏急。傷寒飲水多。小便少者苦裏急

○是亦主渴使之然○若短氣而裹急○邪氣反緩○正氣卽急又意中事○下文有小建中湯黃者建中湯在○書小便不利○傷寒小便不利爲無血○宜乎主渴卽亡血之端倪○書面色白○上文明曰色白者亡血也○胡省亡血二字耶○下文衄血下血吐血亦有亡血字樣○血亡見血者也○虛勞多數亡血不見血○以條內止有喘字○無煩欬二字○便無必吐血之虞○曰時目瞑○傷寒目瞑劇者必衄○曰兼衄○下文曰脉沉弦者衄○亡血兼衄血者其常○特非如瀉心湯證吐血衄血兼見也○吐血證無目瞑可知矣○書少腹滿○傷寒少腹滿○曰應小便不利○利與不利反○卽有血與無血反○夫無血胡以滿○肝居少腹○爲陽中之少陽○通於春氣○弦爲春脉○而沉於少腹○木鬱不達宜乎滿○必有發動雷火之時○曰此爲勞使之然○男雖任勞○而虛不任勞○非徒以血任勞○以脉氣經氣任勞故也○

勞之爲病○其脉浮大○手足煩○春夏劇○秋冬差○陰寒精自出○痠削不能行○

書勞之爲病○不曰病之爲勞者○始則病在勞○實勞因習慣○繼則勞爲病○虛勞又習慣也○書其脉浮大○浮則爲風○大則爲虛○是虛風在脉

上。何以又多一其字耶。其血未亡。可舉脉以例血。其血已亡。其脉直是陰陽之假相。緣虛風吹蕩其脉於分肉之間。則龍雷之火。代其脉以行。誠以在體之脉。與在臟之心。火爲之。其在於腎。君相二火。乃坎中之陽。易曰勞乎坎者。紀先民生命之根也。奈何其脉浮大。爲雷風二字寫照耳。雷氣通於心。宜乎其煩。曰手足煩。就令心煩亦是假相。是又以一煩狀爲無寒熱三字寫照也。夫虛勞便是無形之寒熱。無以名其勞。故以龍雷之火名勞火。實則其人已無春夏氣。書春夏劇。劇時庸有熱也。下文吐血則其脉數而有熱。不得臥者死。仍以無寒熱三字爲前提。可悟凡亡血家必寄生於無寒熱。彼以誤藥帶欬入虛勞者。無殊帶死證入虛勞。其脉數而有熱句。反作虛勞待斃之註脚。曰秋冬差。手足未有春夏之煩。便是差。無如其脉道之灰燼猶存在也。遲遲而不以身灼熱殉者。殆無根脱火。未悉化爲虛勞之枝葉耳。曰陰寒精自出。補陰寒二字。託陽熱之假相。由亡血說入失精。彼單獨失精。而非亡血者。所在多有。精與血異名而同類。必其血已罄。亡無可亡。

連精氣亦難於保守。纔是真虛勞。曰瘦削不能行。非徒徵明其血脈之不充也。勞火消爍肌肉。則筋骨被其影响。肉爲牆。無牆則倒塌。將跂躓不能行。大都虛勞以脫肉破䐃爲衰落。假令失治。不卒死者暫焉已。

男子脉浮弱而濇。爲無子。精氣清冷。

虛勞病一男可以例百男。一疾可以例百疾。女病亦作如是觀。其間有異同者。視乎其得病之變遷爲何若。而風爲百病之始則一也。書男子脉浮弱而濇。在傷寒則太陽中風。陽浮而陰弱。若浮弱二脉合爲一。是假陰假陽之脉。乃未盡亡之血。爲風氣所轉移。代行陰陽之浮弱。其延血痹之脉於一線者。濇脉僅存於浮弱之中。曰爲無子。太息其男歲未及八八。女歲未及七七。而天地之精氣皆竭也。前此之有子不具論。後此之無子。殆關於人爲。非天賦爲之。內經未嘗指定無子之脉。浮弱而濇可知也。曰精氣清冷。豈徒絕產已哉。凡陽光不到之處。即蟄蟲生長之鄉。精氣適以供蟲食。冷勞者得之。屬鬼疰。何物謂之鬼。鬼與魊同義。魊讀如蜮。蜮訓惑。同是蝕於上之病名。類似因風伺人之鬼。皆自無而之有者是。誠以虛勞家其息尚存。其人已鬼。鬼亦清冷也。蟲亦清冷也。取譬於鬼疰者。勞蟲之稱也。古註謂勞瘵卽瘵蟲。孳生於風。沒後有遺傳。致一門相染者誠有之。但不能盡疑流毒之可畏。經謂勞風法在肺下。欬逆則與肺風相汲引。診在眉上。色皏然白者當有蟲。此正帶欬入虛勞之原因。非舉凡勞病一律看也。勞瘵剝蝕氣與精。精盡則內血變爲乾。狐惑剝蝕氣與血。血盡則陰陽變爲毒。二證皆叵測。可以如有神靈一語括言之。畢竟有蟲無蟲是假相。速虛勞之死者亦脉。遲虛勞之死者亦脉。脉合陰陽。視虛勞猶有閒也。

夫失精家。少腹弦急。陰頭寒。目眩。髮落。脉極虛芤遲。爲清穀。亡血。失精。脉得諸芤動微緊。男子失精。女子夢交。桂枝龍骨牡蠣湯主之。

書夫失精家。家字有餘望。夫字喜其去死期尚遠也。中工可以興矣。書少腹弦急。肝居少腹。弦爲肝脉。肝主筋。筋主急。肝不通於春。則陽中之少陽內動而急。久之必鬱爲雷火。書陰頭寒。前陰爲宗筋所聚。精陽氣不留守陰頭。則寒而不溫。書目弦。肝開竅於目。肝之精爲黑眼。黑水神光屬腎。水不生木。目無神光則弦而不明。書髮落。髮者腎之榮。骨亦腎之合。其生也髮與血相長。其沒也髮與骨俱存。經謂腎氣衰髮墮齒稿。又曰八八則齒髮去。舉齒以例骨。髮落骨亦憊矣。書脉極虛芤遲。脉象如是其多變。不成脉案矣。凡不合陰陽之脉。便是不實不盡之虛脉。仍名之曰脉者。不過其流散之穀氣血氣精氣。爲勞風所驅遣。從脉道中借徑而行。無如其變見爲芤。又變見爲遲。脉法謂芤者營氣傷。又曰遲爲無陽。不能作汗。芤遲已非佳脉。况極虛之芤。極虛之遲乎。曰爲清穀。非必下利清穀也。曰亡血。非必吐血亡血也。曰失精。非必夢遺失精也。乃無形之虧損。脉虛精亦虛也。寫虛證入脉神之內。未說虛勞脉。先說脉虛勞。故無得諸二字。曰脉得諸芤動微緊。則脉爲被動。而證爲主動。緣龍雷之火。脫離坎腎。則游行無定。卒然夢入溫柔鄉裏。幻作男女媾精之形。形容龍雷動起於太虛寥廓之中。曰脉芤動。且有龍戰不戰之象。細雨殘雲若離合。曰微緊。上動下緊。亦可以火水未濟四字括言之。假令陰平陽秘。

則火爲陽。龍雷卽君相二火之稱。是謂眞陽。若因勞動之故。陽易爲火。則龍雷不足貴矣。精血遑暇愛惜乎。夫脉生於穀。而穀生於精。得穀則淫精於脉。與專精之營血相并行。是以精補精。三者互爲取償。有連帶之得失。從無失一得二之理。失穀者亡。飲食不爲肌膚之人皆可慮。經謂營血之道。納穀爲實者此也。獨是肝有肝疏泄。必散精於肝。淫精於筋。而後肝精之用宏。腎有腎蟄藏。必受五臟六腑之精藏諸腎。而後腎精之用足。在精力彌滿者。可以保障房勞於不敝。龍雷卽生子之根苗。易謂震一索而得男。非以脫火得男也。肝木於卦爲震。震爲雷。雷霆走精脫。用以布陽和。人有春夏氣而後有男女。若藉此以供情慾。則精氣并於魂。精魂以散火爲快事。不罷極其肝陽不止。火熾卽龍雷出而復去之時。故失精家得自房室竭乏者十之七。宜其極虛脉層見而疊出也。長沙又爲不卒死之已病者立方矣。桂枝龍骨牡蠣湯主之句。詳註方後。

桂枝龍骨牡蠣湯方。

桂枝　芍藥　生薑各三兩　甘草二兩（炙）　龍骨
牡蠣各三兩　大棗十二枚
右七味。以水六升。煑取三升。分溫三服。
本方不命曰桂枝加龍牡。非髣髴桂枝證具。加龍牡而後桂枝可竟行也。不曰龍牡加桂枝。非髣髴龍牡證具。加桂枝而後龍牡可竟行也。不曰龍牡桂枝湯者。非君龍牡。以行使桂枝也。重提桂枝。龍牡亦不亞於桂。故曰桂枝龍骨牡蠣湯。等分三兩無軒輊可見也。傷寒得桂枝。則太陽開於外。本證得桂枝。則心陽部於表。其他諸陽之屬。亦一律更新也。蓋陰陽乃水火之枝葉。水火是陰陽之根本。虛勞家反以龍雷之火爲枝葉。陰陽遂自有而之無。其自無而之有之脉。乃在臟之人火爲之。非在地之天火爲之。未至於其脉數而有熱者。火未暴耳。如欲乞靈於天之熱。地之火。復回其在體之脉。與在臟之心。除卻元牝之門無天地。龍牡二物。能潛移天地之根。以御龍雷。龍骨乃首出之神。牡蠣象河圖之晝。長沙用以配桂枝。總六氣之化元者桂枝也。得桂枝則六經之囘繞若周環。萃五行之精髓者龍牡也。得龍牡則五臟之安固如磐石。桂枝有坤德。陽中之陽。胎息於桂枝。龍牡屬天產。陽中之陰。返本於龍牡。其歛抑虛火虛風猶餘事。乃萬舉萬當之神劑。宜守服之與虛勞相終始。以下諸方。隨證間服可矣。苟斤斤於防避瘵蟲。未免逐末。他如升散苦寒滋膩之品。無非與勞火宣戰。火勝則死遲。火負則死速。安得有水火互動而生陽。水火互靜而生陰之望乎。舍本方無物有引火歸源之潛力。火歸矣。又以何物載陰陽以復出乎。彼得湯反劇者。是心惡熱。其心易爲無水之火。亦腎惡燥。其腎易爲無火之水也。必虛煩不得眠。下文有酸棗仁湯在。當與本方相輔而行。總之虛勞無止境。則本方無已時。中工可知所從事矣。

天雄散方

天雄三兩（炮）　白朮八兩　桂枝六兩　龍骨三兩

右四味。杵爲散。酒服半錢匕。日三服。不知。稍增之。

本方亦衆方之一。與上頭風摩散書法異而同。彼條另提頭風摩散四字。則收入中風範圍。本方看似無頭腦。不能認作前方之第二。便非虛勞家所必需矣。玩上文陰寒精自出一語。非清穀亡血而患失精者亦不乏人。爭在瘦削不能行。纔是虛勞真病相。本方卻非預治虛勞之未病。亦不能認作黃耆桂枝五物之第二方也。長沙不欲沒衆方之長。以其爲生而水冷金寒者設。陽氣不統攝。故陰精自流溢。乃賦質之偏。非男子平人之比也。補精猶其後。以散精於先着。脾氣因散精。當讓功於天雄。散陽精卽用以收陰精。特以天雄稱者。補先天之憾也。復重用白朮以助脾。同是散精於肝。淫精於筋也。溫散肝陽當別論。肝爲陽中之少陽。屬相火之一。筋先受氣於少陽。非與太陽無與也。太陽卽巨陽之稱。結於命門。經故曰巨陽引精也。桂枝又宣陽之主藥。天雄合桂枝。不患陽氣當至而不至也。夜半少陽起。則陰寒亦自散矣。其不司令之君火。賴有龍骨以變化其神明。但從容坐鎮於坎腎之中而已。四味藥移治陰寒夢泄爲適用。况酒爲百藥長。酒服半錢匕。溫升之力自倍乎。仲師非取錄之以主虛勞。作拾遺中之備方看可矣。

男子平人。脉虛弱細微者。喜盜汗也。

書男子平人。非瘦削不能行可知。或釀成虛勞亦未可知。上文曰血痹。本條四盜汗。血者神氣也。汗者穀氣也。異名而同類。皆與未來之勞病有關係也。書脉虛弱細微。微弱脉在傷寒太陽病。已曰無陽矣。况虛弱合爲一。細微合爲一。虛弱細微又合爲一乎。平人之脉如是哉。蓋必半汗半血合而成脉。汗脉遂互爲其盈虛。衛氣非不循脉道而行也。特汗脉不循衛氣之道而出。如於暮夜欺平人。其晝日之汗無恙在者。蓋必氣門閉而後衛氣入。正毛脉收拒之時。其汗一若窺伺衛外之藩籬。私行漏泄。曰喜盜汗也。傷寒微盜汗出。曰反惡寒。爲表未解。既無惡寒字樣。顯非表證仍在矣。又何物爲汗液之引子耶。此驚夢之汗。與失精同消息。異在失精則傷臟。盜汗則動經而已。獨是陰不得有汗。胡黑甜鄉裏。反以盜汗爲喜。在男子方引爲已憂矣。又何物代爲之喜耶。胃不和則臥不安。盜汗後其安睡也如故。則不喜亦喜矣。夫陽明者爲十二經脉之長。汗脉皆資生於陽明。所謂陽道實陰道虛者。大都食穀則長氣於陽。故汗出於陽耳。非取償於陰也。無如目合則龍雷之火。刼掠胃中之穀。令倉廩之官。不得不犧牲其食氣。以謝龍雷。穀神忙亂。則合精之毛脈爲之應。盜汗實由刼火所致也。矧若人本非陽密乃固乎。

人年五六十。其病脈大者。痹俠背行。若腸鳴。馬刀俠癭者。皆爲勞得之。

書人年五六十。人如昨也。脈亦如故。其脈有自來矣。書脈大。大則爲虛。尚非一線之虛脈。胡多一病字耶。得毋病大故脈大耶。又不應多一其字也。其生命得以苟延者。知病之在脈。脈法謂脈病人不病。名曰行尸。短命則死。不死亦關於修短一問題。特其人其脈爲獨異。曰痹俠背行。行痹卽風痹也。非其人病痹哉。不曰痹行曰俠背行。是又脈痹之明徵。足太陽脈挾脊抵腰。項背乃太陽經輸之處。背而曰俠。非痹在背也。背者胸之府。假令背痹。亦胸痹爲主動。下文謂心痛徹背。背痛徹心。胸連於背者或有之。況素問五痹無背痹字樣乎。曰若腸鳴。素問亦無所謂腸痹。更無痹而且鳴也。殆病脈大故無可收拾者歟。傷寒三日。陽明脈大。大卽虛而不實之稱。彼證胃氣搏邪。互相辟易。脈固大。本證龍雷之火。刼空胃氣。脈亦大。故數十年來之胃脈。作損穀論。穀不積則陽不充。其號鳴也。倉廩之地如谷矣。脾胃者倉廩之官。谷氣通於脾者也。其飲食不爲肌膚可想矣。夫陽明者胃脈也。胃脘之陽安在耶。曰馬刀。是腋下之癥結。緣手足陽明脈皆入缺盆。肺系橫脈則出腋下。欄截久之。如以金刀斷陽明。形谷胃脈之旁落。無殊佩刀在馬腹。光射其四蹄。故以馬刀二字形容之。曰俠癭。乃破䐃之變相。合肉之標若癭瘤。必夾頸而生者。手陽明脈從缺盆上頸貫頰。是動則病頸腫。足陽明經脈病亦頸腫。此等障礙物。無非龍雷之火。煅煉而成。亦由其不諳縻飪之邪。入口有禁所致。宜乎五六十年之結果竟如斯。獨比較平人歲月。還算便宜。設或年少犯此。則虛勞成立久矣。曰皆爲勞得之。一口道破個勞字。太息其此生未嘗有臥病之時。變見無甚痛癢之身形猶自若。盍反言之曰。彼殆多受勞火之陽而不自知乎。

脉沉小遲。名脫氣。其人疾行則喘喝。手足逆寒。腹滿甚則溏泄。食不消化也。

書脉沉小遲。沉爲純陰。遲爲無陽。脉法有焉。傷寒謂之無陽則陰獨。沉爲在裏。遲爲在臟。脉法又有焉。傷寒謂之脉沉亦在裏。脉遲爲寒。總之虛勞寫不盡之陰寒脉。特不曰沉遲小。曰沉小遲。經謂小者血氣皆少。又曰小者陰陽形氣俱不足。小陰陽安得有完備脉。脉合陰陽也。是亦寫不盡之虛勞不足脉。覺小脉夾在沉遲之間。脉法無三脉兼具之脉名。曰名脫氣。內經有精脫氣脫津脫液脫血脫諸字樣。徵明其脉空虛使之然。胡不名氣脫而名脫氣耶。同是精氣不能合爲一。本證則脫氣者其名。脫精氣者其實。脫化又其實。氣不歸精。斯精脫氣而不食氣。因而精不歸化。斯化脫精而不生精。舉氣字則精化二字同一例。中工當循名而核實也。書其人疾行則喘喝。脫精之氣。如何勁行。况遲行者其脉。而疾行者其人。出入之氣必相左。是其人自與肺家爲難。其喘也。氣不足以息矣。息復與氣爲難。有放無收變爲喝。

不得不止則不行。書手足逆寒。溫則順。寒則逆。手足之氣入。不能載土穀而出以灌四旁。故寒而不溫。比逆厥有間也。書腹滿甚則溏泄。諸氣盡趨於腹部。不精之穀。反爲手足所排除。溏泄是人人共見之清穀。上文則清穀在無形。皆與三陰下利有分別。曰食不消化。與傷寒穀不化又有別。點化字。精化爲氣。則氣傷於味。尙得謂之化生精。精食氣。形食味。三者不相失乎。夫五臟所以主存精者。臟精生穀精。謂之兩精。於是穀神生脉神。謂之兩神。精神皆合化於兩。勞形則神敝。勞氣則精耗。總覺虛勞諸不足。失精家便是虛勞之病主。素問一則曰生之來謂之精。再則曰常先身生是謂精。乃原始要終之詞。中工能以素問之眼光診其人。男女百年之壽命實繫之。

脉弦而大。弦則爲減。大則爲芤。減則爲寒。芤則爲虛。虛寒相搏。此名爲革。婦人則半產漏下。男子則亡血失精。

本條具見脉法條下矣。彼條曰。寒虛相搏。寒虛虛寒。僅調一字。從同可也。下文吐衄下血條文又一見。首加寸口二字。末删失精二字。

長沙書法之嚴。不能從同讀之。乃彼條與本條示區別。因吐衄血下血之故而亡血。未到失精田地。大可謝絕其虛勞。若帶欬入虛勞者當別論。欬不止是亡血之末路。非虛勞之通病也。虛勞主渴不主欬。上具各證。已足制其人之死命而有餘。大都淸穀亡血失精爲三大宗。仍得附於半人之列者。以其損失有遁情。非予人以共見也。及卒喘悸時。已剗伐過半矣。書脉弛而大。奚止寸口始然乎。曰弦則爲減。減者缺之稱。如半月之弦。上盈而下缺。曰大則爲芤。芤者空之義。如寸葱之芤。外直而中空。曰減則爲寒。寒謂其縮。得寒則縮故曰減。曰芤則爲虛。虛謂其牢。虛而若牢故曰芤。曰虛寒相搏。即弦大相搏之互詞。搏訓拍。以虛有其表之大脉。拍合按之不移之弦脉。並虛狀亦着而不行。用以替代活潑潑之脉皮膚。其脉必不靈。曰此名爲革。革者皮之板也。遑有生氣遠出乎。此亦脉無春夏氣。在婦人謂之假生育。便無真收藏。則墮胎而半產。陷經而漏下。在男子謂之假收藏。亦無真生育。則不盡見血而血自亡。非盡遺精而精自失。蓋有龍雷之火肆行於其間。不毛之地亦燎原。苟非爲勞得之。何至有革脉變見乎。

虛勞。裏急。悸衄。腹中痛。夢失精。四肢痠疼。手足煩熱。咽乾。口燥。小建中湯主之。

書虛勞。太息其穀氣之不充。中州無樂歲也。書裏急。斂利之紀。其臓肝。其養筋。其病裏急是也。肝何以急。知肝傳脾者非歟。傳脾本非肝木爲主動。由於其令風。其性隨。其用曲直。一旦爲勞風所牽引。雖欲不傳脾而不得。非便宜於肝也。地道卑而受壓。則脾不散精。何由穀精散於肝乎。肝木應春而治。爲陽中之少陽。必起於地面。而木鬱始達。長沙治肝補脾之要妙。意在乎斯。上言邪氣反緩。正氣卽急者。急訓亟。陰者存精而起亟。脾氣固亟。肝氣尤亟也。書悸衄。此心脾之關係。心者脾之母。脾隨母氣。烏乎不悸。乃且悸且衄。手足陽明皆主衄。陽明乃守土之神。亦不敢放棄其倉廩。寧犧牲衄血而不顧。亦因心悸使之然。經謂二陽之病發心脾者。都由於此。書腹中痛。傷寒行小建中湯條下。曰法當腹中急痛。又一條曰心中悸而煩。

在太陽篇是消息太陰與太陽。爲行小柴胡之餘地。本條則窮虛勞之變。往往從虛處受痛苦。從實處露端倪。緣脾胃大小腸三焦膀胱。皆至陰之類。通於土氣。凡土氣所不到之處。皆非休養虛勞之所。晝日之勞猶其後。無如其夜以繼日。入夢亦夢虛勞。曰夢失精。失不精之精。腎又令其寒。上言陰寒精自出。匪特出精也。並臟陰亦一齊喪失。陽無陰不附。火爲陽。失精便失火。龍雷之火又四起矣。就令無溏泄。而穀已荒。形容其土穀不灌於四旁。曰四肢痠疼。病所非在四肢也。乃長沙指示中工之詞。以其置四體於不用。與言四肢。覺非有脾爲之主。與言手足。亦無諸陽爲之本。曰手足煩熱。不啻煩熱替代其手足。痠疼替代其四肢也。曰咽乾口燥。地氣通於咽。脾開竅於口。口部咽部本有脾涎在。太陰精脉上膈挾咽。連舌本散舌下。不乾不燥者其常。反是不離乎主渴之用情。小建中湯主之。豈小用則小效已乎。方旨詳註於後。

小建中湯方。

桂枝三兩　甘草二兩（炙）　芍藥六兩　生薑三兩

飴糖一升　大棗十二枚

右六味。以水七升。煑取三升。去滓。內膠飴。更上微火消解。溫服一升。日三服。

虛勞大病也。極虛愈形其極大。首條曰脈大爲勞。以下曰其脈浮大。又曰其病脈大。脈弦而大。無非大則病進之脈。病大而湯小。小可敵大耶。胡不主大建中耶。彼方入水穀之海。爭回氣血之大原。以打消上衝皮起爲方旨。令氣血不爲中寒之傀儡也。彼方建胃。本方建脾。有分寸也。小字從省又何如。胃氣居中而趨下。建之宜力鉅。脾氣居中而趨上。宜建之力微。且地氣上者屬於腎。建之可也。動之不可也。況六味藥並至小之動力而亦無。觀後納膠飴。正欲其留中。厚集稼穡之味。爲生脈之資。地氣脈氣。已被膠飴之輭化。下文緩中補虛四字。可作飴糖之註脚。得桂枝加芍藥以尾其後。又藏過桂枝之大用者也。加芍不加芍之比較。桂枝湯是假太陰之開力開太陽。加芍藥是假太陽之開力開太陰。其借助於地氣之上也。已有建中之能力。然必有飴糖而後以建中得名者。有建極方完成其太極。在傷寒爲消息陽脉陰脉立方。作建陰陽之極論可也。夫虛勞之難以收拾也。十二經幾無陰陽之足言。種種見證。非必虛勞人所獨具。無如證在於此。而病源卻在彼。男女皆有不得隱曲之情。匪特手足官骸無効用。凡軀殼以內。至陰之類。素問名曰器者。無殊以虛器應萬事。獨寸土之中。未嘗絕穀者。尚可久持。非消化力無恙在也。彼以咽乾口燥爲報信。其脾虛不能爲胃行其津液大可見。本方如與倉廩之官立條件。對於中央取效小。對於四旁取效大。六味藥且兼有大建中之長。實則專長在桂枝。上條明言仿桂枝。本條易方仍非易桂枝也。長沙又以舉一反三之治法授中工矣。

虛勞。裏急。諸不足。黃耆建中湯主之。

虛勞無所謂有餘。似可以靈樞陰陽形氣俱不足一語括之。但不足之中。仍有微甚之分。上文曰虛曰極虛。立方總以桂枝湯爲張本。當然於不足之處無所遺。下文薯蕷丸主虛勞諸不足。方內桂枝湯五味有其四。去生薑亦猶五物去甘草。前方加芍藥。變通一味耳。桂枝原方仍在也。本條亦曲盡小建中之長。胡不兩條歸併一條耶。長沙正與上條示區別。書虛勞。亦書裏急。又易其詞曰諸不足。豈悸衄數證概從省哉。上條除卻裏急。證證皆予人以共見。裏證固具。外證亦具。其影响則及於衛外之太陽。太陽篇悸字衄字不絕書。二陽併病曰乍在腹中。乍在四肢。非捉摸痛處而何。手足二字。更不勝書矣。誤與桂枝曰咽中乾。與瀉心湯曰口燥煩。行白虎加人參湯曰口燥渴。咽乾口燥句。非對照太陽以立證乎。本證又類似言之而不能盡也。然則諸不足三字。已盡言之耶。外證未嘗立。無外證三字可以盡外證。裏證中則有無限裏證在。毋寧以一急字形容之。蓋虛狀如一律。故急狀如一律。上條之急爲痛忙。本證之急爲虛忙。以其非從容不迫之諸不足。無淸陽以發腠理。無濁陰以走五臟。必虛而且鬱。將鬱爲虛煩。則急矣。上條注重開太陰。傷寒法當腹中急痛句。是上條正比例。本條注重開太陽。血痹外證身體不仁句。是本條反比例。又當反用五物湯之黃耆。正用五物湯之桂枝。彼條用耆了卻外證而入裏。有桂枝在則歸統於脾者血。本條用桂了卻裏證而達外。有黃耆在則受治於脾者氣。仍以建中湯爲主方者。是又與桂枝龍骨牡蠣湯相輔行。彼方主勞。本方主虛。經謂榮血之道。納穀爲寶。非穀無以實其虛。補充五穀莫如飴。以其爲中邊俱到之大甘品。故同是建中也。上條假建之力以建外。四旁仰給於中央。本條假建外之力以建中。中央取給於四旁。去取在黃耆一味。而用以實倉廩則如彼。用以實四肢又如此也。黃耆建中湯主之。方旨詳註於後。

黃耆建中湯方

卽小建中湯內加黃耆一兩半。餘依上法。氣短胸滿者加生薑。腹滿者去棗加茯苓一兩半。及療肺虛損不足。補氣加半夏三兩。

本方與前方調用可乎。調用則黃耆落邊際。衄血已不受治於黃耆。況虛狀不止一端乎。黃耆非絕無憑藉。而但走空竅也。補虛不離乎據實。必其人有實受黃耆之處。如上文之血痹證。虛也還有不盡處者存。黃耆纔憑藉血痹以立功也。彼條除卻外證無裏證。黃耆則帶領裏氣以補外。本條除卻裏證無外證。黃耆又帶領外氣以補裏。彼證無淸陽以實四肢者。本證四肢痠疼證不具。未必衞外之陽。毫無實際也。以羨餘補不足。正黃耆之擅長。以羨餘之穀補不足。又小建中之擅長。獨是脾家亦不足一分子。設或氣短胸滿。則建力稍遜矣。曰加生薑。何以無等分耶。傷寒新加湯。生薑止加一兩。卽其例也。氣短胸滿。又太陰病所無。下之纔胸下結鞕耳。胡胸滿耶。蓋短則氣病。別走於胸而胸滿。是地氣非由上膈注心中。便與天氣相左。加一兩生薑之辛。已足前成四兩矣。有不上通於天乎。何以腹滿又去棗加苓耶。此又天不足西北。無從受地氣之奉上。氣停故腹滿。去棗正以讓地氣之升。加苓正以引天氣之降也。兩半苓者。明示支配黃耆之等分。非代行大棗也。就令腹滿甚而溏泄。去棗加苓可以承其乏也。曰及療肺虛損不足。又防中工有疑於苓矣。以彼乃金氣不行之體質。有得自天成之苓。

乃不根不苗之精化藥。匪特無傷於天一之水也。乃本乎天者親上。有生水之奧義存焉也。曰補氣加半夏三兩。本草稱半夏能下氣耳。無氣可上。倘下之耶。下者上之機。下半上亦半也。夫旣氣短胸滿矣。能保其非胃氣逆而短。以替代脾氣乎。下其氣之短者。則付託在桂枝。上其氣之長者。則付託在膠飴。補氣而不有其功。黃耆當讓功於半夏。半夏又讓功於膠飴。三味藥均無補氣明文。黃耆在本草曰補虛。膠飴在別錄曰補虛乏。半夏則並補字而亦無。吾謂非藥能補氣也。神用無方之仲聖能補氣焉已。

虛勞。腰痛。小腹拘急。小便不利者。八味腎氣丸主之。

虛勞不盡因有龍雷之火也。以火代勞。固失龍雷之本相。以勞代火。更失龍雷之本相也。爭在有龍雷則虛勞生。無龍雷則虛勞死。蓋有春夏氣在而後有龍雷。龍以喻陽中之太陽。是謂心陽。雷以喻陽中之少陽。是謂肝陽。肝陽心陽根於腎。故龍雷之火藏諸腎。見陽不見火。龍雷正休養虛勞之神物。易曰勞乎坎。不曰勞乎火者。以火在水中。

爲動而不休之勞。生於勞者也。時而任事。賴有龍雷爲之使。爲休作有時之勞。亦不死於勞。反是使無活潑潑之龍雷。腎間之動氣從此寂。勿誤認身凉和爲樂觀也。太陽已不知其所往。少陽亦不知其何往矣。書腰痛。結於命門者太陽也。由項背而下至。其道爲腰脊。無如不能外主毫毛。是短太陽之氣者腰爲之。其痛也。氣傷痛者是。書小腹拘急。起於地面者少陽也。出氣街以游行。其道經小腹。無如不能外主腠理。是短少陽之氣者小腹爲之。其拘急也。正氣卽急者是。夫衛外之陽且如此。遑問在裏之陽乎。書小便不利。氣化不能出可知。布化之腑爲膀胱。起化之原者坎腎也。八味腎氣丸主之。長沙殆脫胎崔氏崔八味丸矣乎。非也。氏非爲虛勞立方。不同侯氏黑散諸主劑。不能假借也。存八味之名者。虛勞之不足在龍雷。故以更新龍雷爲手眼。化龍雷之火爲兩太陽。兩少陽。是火之數二而四。心與小腸之太陽分爲二。肝與三焦之少陽又其二。八面皆有龍雷一分子。息息以腎氣爲主動。不啻納虛人於水火互根之中也。勞其筋骨何傷乎。方旨詳註於後。

八味腎氣丸方

乾地黃八兩　山　藥　山茱萸各四兩　茯　苓　丹　皮

澤瀉各三兩　附子一枚（炮）　桂枝一兩

右八味。末之。煉蜜和丸梧子大。酒下十五丸。加至二十丸。日再服。

命方何以不曰腎氣八味丸耶。長沙非謂八味受氣於兩腎。藥力爲腎氣所潛移也。謂兩腎受氣於八味。腎氣爲藥力所潛移也。腎爲陰中之少陰。通於冬氣者也。立夏則寒入地。立冬則暑入地。經謂寒暑六入。半歲一易其寒暑。則留春夏氣於未盡。潛通冬令之藏。故必龍雷已收。一陽纔生於地下也。冬至後六十日則少陽起矣。舉一陽可以例一陰。間此往復循環之冬夏。一陽易爲陰中之陰者。一陰亦易爲陽中之陽。厥陰肝得以少陽稱。少陰心得以太陽稱者此也。陽從陰中入。當從陰中出。方內重用地黃。輕用桂附。注家疑三味有軒輊。假令桂附浮於地。成何陰中之陽爲真陽乎。其餘五味皆無毒之品。經謂無毒治病。十去其九。又曰不勝毒者以薄藥。可悟長沙愛護虛勞之德意。藥味與穀肉果菜無甚異。其與丸不與湯者。即素問無使過之之義耳。要不離乎納病人於生化之宇。以更始龍雷爲方旨。山茱萸之酸收而溫中。牡丹皮之辛寒而安臟。則與春雷相契合。山藥之强陰。澤瀉之養臟。茯苓之安魂養神。則與夏龍相契合。龍雷不可見。所流露者春生夏育之端倪。龍雷之火之互根不可見。日受本丸之賜而不覺。則腎氣已大有造於虛勞。獨是下文腎氣丸凡三見。無八味二字。得毋崔氏原方無消說耶。此正與下文示區別。八味藥不啻專爲虛勞而設。下此不過借助腎閒之動氣而已。

虛勞諸不足。風氣百疾。薯蕷丸主之。

虛勞沒收風氣者也。上下文無風字可知矣。胡本條僅一見耶。乃舉一以例百。豈非勞風不勝書耶。經謂勞風法在肺下。一部分之風。安得有其百耶。書虛勞諸不足。看似對寫風氣之有餘。特無裏急二字。非指風氣實其裏。無外證二字。非指風氣實其外。是外證裏證無主名。第覺空空乎適成爲諸虛諸不足而已。證虛風亦虛。藏虛風入虛器之中

○則不足也如故○風氣遂髣髴自有而之無○蓋不足之處○既知之而不能言○其足成百數之風疾○當然言之而不能盡○經謂言一而知百者○乃推廣一病之詞○非歷數百病若何見證也○又曰風爲白病之始○百其人者百其病○則誠有之○若凡百病而以一身當之○有是理乎○疾亦病也○微病謂之疾○疾訓急○亦訓速○形容風行之捷○如箭馳風疾者然○可悟百疾爲百病之引子○風氣實超過百病之前○作未成百病論可也○種種虛與種種病不兩立○焉有任勞兼任病○反便宜於虛家者乎○其仍與風氣相容與者○以彼脉絡之虛如空隙○無從阻礙風氣之流傳故耳○與血痹同而異○痹則其行遲○血痹風亦痹也○本證其行疾○黃耆桂枝五物湯不中與矣○畢竟風氣無止境○則虛狀無已時○勿因收拾風氣之難○思以不了了之也○不足者補之○疾者徐之○與湯不及與丸之爲得也○薯蕷丸主之○一丸分作百丸用○則百疾合爲一疾治矣○方旨詳註於後○

薯蕷丸方○

薯蕷三十分　人參七分　白朮六分　茯苓五分
甘草二十分　當歸十分　芍藥六分　白斂二分
芎藭六分　麥冬六分　阿膠七分　乾薑三分
大棗百枚（爲膏）　桔梗五分　杏仁六分　桂枝十分
防風六分　神麴十分　柴胡五分　豆黃卷十分
乾地黃十分

右二十一味。末之。煉蜜爲丸。如彈子大。空腹酒服一丸。一百丸爲劑。

薯蕷富於津液。而有留守虛羸之粘質。卻與寒熱邪氣不相得。本草經特以强陰二字表其長。用三十分者。卽今之七兩半。其餘與今之等分亦從同。大棗則飴質尤富。百枚除核不計外。煉成十兩之膏。以充水穀。甘草二十分。更厚集稼穡之味。足五兩之數以居中。取其主生榮血也。歸桂地黃六神麴豆黃卷各十分。共成一十二兩半。歸桂地黃。大都活動榮血以逐風邪。殆血行風自滅之義。度亦中工所已曉。若六神麴以代龍雷。豆黃卷以代化雨。乃匡虛勞之不逮。在本方爲創作。

中工不可得而聞矣。參膠七分作何若。風消病則脉氣之短何待言。二藥用以續長其脉氣。尤爲詳人所畧。芍朮芎麥杏防各六分。與十分藥之比較。歸桂諸藥。縱風氣者也。朮芍諸藥。操風氣者也。縱之令其隨宗脉以同其軌。操之令其歸中土以守其鄉。轉運一番。害物之風。易爲風生物。匪特消除百疾也。諸不足之處。且因風氣而生長也。妙有五分茯苓柴梗。提舉風氣通於天。所謂神在天爲風者非歟。此雖各盡十分六分藥之長。而諸藥不自有其功也。蓋既君薯蕷而臣棗草。已反對寒熱邪氣而有餘。其佐以芍地芎歸防朮者。乃立邪正之範圍。劃定風邪所在地耳。况藏過柴胡桂枝湯以支持其心下。去生薑而代以三分之乾薑。一則避藥氣之旁落。去半夏而代以二分之白歛。再則免藥力之下趨。白歛又長沙之妙想。收歛風氣入薯蕷草棗之中。合乾薑之辛。則辛甘化陽。合白歛之酸。則酸甘化陰。柴桂亦不必有其德。經謂陰陽形氣俱不足。一丸已足矣。矧百丸乎。空腹酒服一丸始。丸非徒以草木勝也。服丸而有五穀之美存。藉以果虛勞之腹也。煉丸如彈子。非取其命中也儼以生鐵鑄成其實力。一丸不爲少。盡其量曰百丸爲劑。對照百疾之數爲丸數。百丸不爲多。而以一劑統之者。表示其定于一之微旨也夫。

虛勞。虛煩。不得眠。酸棗仁湯主之。

書虛勞。又書虛煩。上文書手足煩者一。書手足煩熱者一。無所謂虛煩也。夫勞而曰虛。已屬難以言語形容矣。毋亦寫虛勞入虛煩耶。抑寫虛煩入虛勞耶。傷寒見虛煩者三。一則虛煩不得眠。一則虛煩脉甚微。一則虛煩心下濡。虛勞固不能作虛煩之註脚。虛煩又焉能作虛勞之註脚乎。虛煩爲本條所獨具。煩字顯非虛勞之通病。不得眠亦非舉凡虛煩之通病。況虛勞一路無不得眠三字乎。在傷寒虛煩不得眠則主梔子豉湯。心下濡之虛煩亦宜之。若脉甚微又不在此例也。本證可行梔子豉乎。傷寒病人舊微溏者。梔子湯有禁也。上言腹滿甚則溏泄。溏泄非清穀乎哉。同是虛煩不得眠。梔豉不能嘗試矣。彼證虛煩遂虛眠。難耐在以增煩爲環境。本證虛眠轉虛煩。難堪在以失眠當睡鄉。

彼證反覺心氣之有餘。則虛有其煩也。關於眠時之造象。本證實覺心氣之不足。則虛有其眠也。偏多煩狀以隨形。蓋必心脉不下行於背脊。不啻謝絕其七節之旁。長沙又運用取坎塡離之妙法。令坎水先從下而上者。解脫其虛煩之苦。而後從上而下。借手少陰之脉以同歸。何不眠之有。然則虛勞無他病。就以本證告終耶。魂夢愈離而愈遠。必不復自認其官骸。假令看似得眠。而彼仍以失眠對者。則虛勞暮矣。酸棗仁湯主之。此仲聖餉饋虛勞之大德。問諸中工則茫然。問嘗掩卷以求其故矣。方旨詳註於後。

酸棗仁湯方。

酸棗仁二升　甘草一兩　知母二兩　茯苓二兩　芎藭一兩

右五味。以水八升。煑酸棗仁。得六升。內諸藥。煑取三升。分溫三服。

酸棗仁非除煩也。主心虛。其仁入心。其味微酸。酸收其虛。未始不兼收其煩。炒熟則焦苦。而酸味失矣。以生用二升爲宜。煑棗仁得六升者。取六升湯載諸藥而行。棗仁之功力實落後也。甘草毋乃緩耶。

甘草正虛勞之通藥。以其有堅筋骨長肌肉倍氣力之長。獨散腎精之天雄散。動腎氣八味丸。甘草纔不濫予耳。其餘方內有甘草在。久服可以忘勞。合棗仁則酸甘化陰。是亦安眠之助力。中工曾咬咀及之否乎。知母更難逢知己矣。本草經稱知母能下水。仲聖則取其上水而下水。百合知母湯非神用無方哉。經謂肺腎皆積水。其本在腎。其末在肺。明乎金水同一路。金者水之母也。金生水者也。知母名者。知生水之母。在上不在下。長沙正利用其知升亦知降。導水兼導火。故本草又稱其有補不足益氣之能。是轉移不眠之力在知母。其引水而上也。則交心者腎。其引水而下也。則歸腎者心。一物之效靈爲何若。無用苓之必要矣乎。肺者心之蓋也。主天氣之降。茯苓奚止爲肺家作用。經稱其治肺滿。又曰安魂。肝者魂之居也。滿而不能實。亦作虛煩論也。曰養神。心者神之舍也。心肝兩臟受其賜。似對於失眠尤中與。宜乎知母茯苓等分無軒輊也。何以兼備芎藭耶。芎藭入腦空而行心後。筋攣緩急者主之。婦人血閉亦主之。有芎藭爲嚮導。何患手少陰脈隔絕太衝之地乎。衝脉上循背裏。爲經絡之海。芎藭從血海中。領手少陰心脉。如水之就下者。是亦芎藭之有知。可隨知母之後者也。註家視本方爲等閒。以爲補治虛勞兼見之證。何其忍害虛勞乎。

五勞虛極。羸瘦。腹滿不能飲食。食傷。憂傷。飲傷。房室傷。飢傷。勞傷。經絡營衛氣傷。內有乾血。肌膚甲錯。兩目黯黑。緩中。補虛。大黃䗪蟲丸主之。

上文一路說虛勞。至此始坐實五勞病。明點五字。與虛字示區別。苟混視五勞作虛勞。則蔽矣。開始說脉極虛。又曰脈極虛芤遲。且見脉虛二字者三。無非舉虛脉爲虛形伏案耳。本條曰虛極。從五勞看出。是虛形深入一層。勞形顯出一層矣。虛寫五勞曰虛勞。實寫虛勞曰五勞。虛極二字仍是實寫也。書羸瘦。望而知其形不歸氣矣。書腹滿。大腹與身軀得其反。氣不歸精矣。書不能飲食。不進水穀胡以滿。精不歸化矣。書食傷。所謂大飽傷脾者歟。書憂傷。即憂愁思慮傷心之謂。書飲傷。即形寒飲冷傷肺之謂。七傷有其三矣。此殆羸瘦腹滿。

不能飲食之原因。書房室傷。即上言房室竭乏之互詞。是謂精極。書飢傷。飲食不爲肌膚則飢極。書勞傷。筋極骨亦極。書經絡營衛氣傷。氣極血亦極。具五勞七傷於六極之中。宜乎曰虛極不曰極虛。極虛不可見。虛極則可見也。書內有乾血。有字又從無血上看出。乾血是蟲食之唾餘。不關其血之自乾。不蟲之處。與膿成等。書飢膚甲錯。甲錯又乾血之羨餘。假令腹皮急而按之濡。則癰膿之身甲錯可例看矣。書兩目黯黑。色黑爲勞。黯黑是五勞真面目。狐惑病赤小豆當歸散條下。亦曰目四眥黑。將與本證異而同。突然曰緩中補虛。胡亟亟於堅人之信耶。聲口似對於最驚人之湯劑。卻不作驚人之語也。中工聞之。應謝長沙先授以消滅瘵蟲之妙訣矣。其爲帶欵入虛勞不具論。大黃䗪蟲丸主之。以此丸殿虛勞之末乎。方旨詳註於後。

大黃䗪蟲丸方。

大黃十分(蒸)　黃芩二兩　甘草三兩　桃仁一升

杏仁一升　芍藥四兩　乾地黃十兩　乾漆一兩

蝱蟲一兩　水蛭百枚　蠐螬百枚　䗪蟲半升

右十二味。末之。煉蜜和丸。小豆大。酒服五丸。日三服。

本方能緩中補虛乎哉。緩字補字是統治虛勞之正軌。何以上文無一方有緩中云云耶。如疑爲上文錯簡夾入本條。不如删去緩中補虛四字。尤合文義也。何謂非云補虛先於緩中也。謂緩之卽所以補之。是證證之急不待言。不緩其急。則虛極幾無下手處矣。獨是方內除卻甘芍芩杏地黃無急性。其餘皆猛進之品。何得有緩耶。豈知衆目共見之虛。便認爲衆目共見之急。人人渾不爲意者。獨內有乾血一語。類懸忖之詞。或置爲緩圖者有之。長沙特反行個急字。實行個緩字。衆緩不緩。衆急不急。其急治也。緩治在其中。補虛亦在其中。蓋必肅清乾血之蟲。五勞纔有衽席之安也。以彼虛極反爲實。不同極虛之虛無止境。凡虛狀不能掩者曰虛勞。無所謂之實。亦無所謂之蟲。上文種種虛勞者是。若五勞不能掩。是勞掩其虛。虛掩其實。當有癆蟲在。世俗所稱乾血勞者。與肺勞之學說異而同。然必子細辨別在五勞證悉具。非虛勞證悉具。本丸纔有見長之地也。大抵五勞始於風而通於肝。經謂其甘蟲。邪傷肝者類如斯。甘蟲生於穀。壯火食氣所致。本證故以食傷爲前提。殆指壯火變雷火以刼食。就令胃氣所食之少火。亦雷火之餘。故風化之蟲。一變則其令夏。其類火。在白血輪中蠕蠕欲動者。可作尅金之火蟲論。以其吸收清冷之精氣爲生活也。精盡則食傷氣管。世俗名爲破金者亦如斯。其遺毒則在乾血之中。緣食蟲吐棄赤血成乾血。乾血遂爲蟲族之鄉。剗除蟲族。首推大黃。生新血以償乾血。䗪蟲次之。以芩佐黃。亦瀉心湯作用。要其脫胎抵當湯。則䖟蟲水蛭大黃桃仁四味具。彼方以蟲治瘀。本方卻治瘀中之蟲。兼收下瘀血湯之䗪蟲者。取其能續血也。蠐螬亦甲蟲之一。如官曹之環列。以背滾行。其滾力可以卷蟲族。一名地蠶。以其在糞土爲長雄。蠶食夏蟲者也。加以乾漆之飛竄。近之則蝕人面部。孰意塗裹燒之令烟盡。可以入丸乎。得毋殺蟲之最力者耶。又非也。漆木以膠汁勝。能輭化逐血諸欒如膠漆。用以保障五臟也。特不如甘芍地黃之見慣耳。本草經芍地亦有逐血字樣。甘草且以解毒稱。卻非與破堅積等藥若兩岐也。況有芩杏在。黃芩能下血。杏仁能下氣。下者上之機。轉進一番而後手續完。此其所以謂之緩也。補虛卽反觀除實之互詞焉已。何以條下無蟲毒字樣耶。乾血二字。句中有眼矣。蝱蟲䗪蟲兩蟲字。已爲蟲毒寫照矣。然必去乾血而後蠕蟲無憑藉。長沙已以一矢貫之而有餘。省卻個蟲字者。恐中工羣起以逐末爭能也。

附方

千金翼炙甘草湯。治虛勞不足。汗出而悶。脈結悸。行動如常。不出百日危急者。十一日死。

甘草四兩(炙)　桂枝三兩　生薑三兩　麥冬半升

麻仁半升　人參二兩　阿膠二兩　大棗十二枚

生地黃一斤

右九味。以酒七升。水八升。先煮八味。取三升。去滓。內膠。消盡。溫服一升。日三服。　(方見傷寒註從省)

炙甘草湯在傷寒與虛勞無涉。與肺痿亦無涉。千金翼外臺皆誤會。外臺借治肺痿。則不言脉。本條曰治虛勞不足。又曰脉結悸。虛勞無所謂脉結。結陰代陰必難治。獨非所論於虛勞。上文虛脉不勝書。不啻虛有其脉。結無可結。代無可代也。悸字則兩見。曰卒喘悸。曰悸衄。隨悸隨喘。故喘悸上多一卒字。隨悸隨衄。故悸衄上有裏急二字。非結而後悸也。乃曰汗出而悶。上文但喜盜汗耳。主渴非主汗也。虛勞又安得有如許之汗乎。悶狀尤爲上文所無。例如少腹滿。或腹滿甚則溏泄。或腹中痛。痛滿且不悶。汗出何至悶乎。最失實者曰行動如常。上文明曰痠削不能行。又曰疾行則喘喝。安有行所無事之虛家乎。胡駭人曰。不出百日危急者。此語可爲卒死證之註脚。毋庸爲虛勞病計死期。亦不必爲難治之結代脉計死期也。世俗稱百日勞者。不過譚言微中之病名。虛勞之度日。實無期限也。上言春夏劇。秋冬差。且不以死不治三字斷言之。總之虛勞病有兩死。無兩生。臟臟虛則臟臟可以死。亦臟臟可以生。治五臟者半生半死是也。素問肺病脾病皆曰十日不已死。一則冬日入。夏日出。一則冬人定。夏晏食。其餘臟腑不同論。心肝腎病三日不已死。胃病六日。膀胱二日。何待十一日乎。靈樞病五逆。不過十五日死者有矣。不過一時死者又有矣。獨大奇論脉至浮合。九十日死。與百日仍有間也。虛勞之危急在無形。若定百日十一日則畫蛇添足。删之可矣。

肘後獺肝散。治冷勞。又主鬼疰。一門相染。

獺肝一具。炙乾。末之。水服方寸匕。日三服。（註從省）

爲淵毆魚者獺也。爲瘵毆蟲亦獺耶。獺得魚於水裔。陳魚而不食魚。謂之祭魚。獺亦祭蟲耶。祭魚是陰獸之特性。乃獺爲之。非獺肝爲之也。肘後舍獺而取肝。可謂獨具隻眼矣。肝爲陽中之少陽。通於春氣。春至則獺肝先受氣於陽。獺如故而肝葉不如故。一月長一葉。春三月則其葉已三更。十二月得十二葉而周一歲。周而復始。易葉而已。非盡易其肝也。肝臟若四時皆春者然。故最溫和者獺之肝。與獺肉之寒。適得其反。宜其對於膚冷無牴觸。肘後特作獺肝散治冷勞。其識見殆高出乎中工之上。冷勞非創見之病名也。補上精氣淸冷四字立本條。舉冷以例溫。冷無遁形。則溫有遁情。人不溫而蟲獨溫。是春氣不在人而在蟲。上文寫溫蟲入乾血之中。䗪蟲之屬。則以寒治溫。是逆治法。本條寫溫蟲入冷勞之內。獺肝一具。則以溫治溫。是從治法。畢竟冷勞是本相。溫蟲是假相。假者反之。反治不離乎正治也。上文內有乾血句下。何以但曰甲錯。無膚冷二字耶。精氣盡則淸冷易爲溫。本證留淸冷於未盡。故溫爲冷掩耳。外冷卽內蟲之影子。內蟲又外風之影子。蟲者風之魔也。孽生怪物亦其常。一切鬼祟之邪。無非假風氣以爲之厲。詩曰爲鬼爲蜮。上文百合條下。曰如有神靈。惟能知鬼神之情狀。而後可以診身形。曰又主鬼疰。非與冷勞示區別也。既主有形之冷勞。又主無形之鬼疰。凡虛勞家都與鬼蜮爲隣。本方不獨可爲大黃䗪蟲之後盾也。中言之曰。一門相染。則無論爲勞爲冷。必藉瘵蟲爲導線。俗稱勞瘵告終之日。有微絲物從鼻貫出。遺傳於血脉相通之人。未始非一門之憾事。瘵訓際。際者接也。家庭有接續之關係。亦訓制。制者造也。胎元有制造之關係。苟非乞靈於獺肝散。春氣必不入冷落之門。將以鬼疰爲世代。曷若日以獺肝饋餉之爲得乎。有蟲固治蟲。無蟲則治鬼。不明點個蟲字。可悟勞病不盡有腐蟲。本方則一門皆適用也。

肺痿肺癰欬逆上氣病脉證并治第七

問曰。熱在上焦者。因欬爲肺痿。肺痿之病。從何得之。師曰。或從汗出。或從嘔吐。或從消渴。小便利數。或從便難。又被快藥下利。重亡津液。故得之。曰寸口脉數。其人欬。口中反有濁唾涎沫者何。師曰。爲肺痿之病。若口中辟辟燥。欬卽胸中隱隱痛。脉反滑數。此爲肺癰。欬唾膿血。脉數虛者爲肺痿。數實者爲肺癰。

肺痿無燥字。肺癰有燥字。肺痿無喘字。肺癰肺脹有喘字。肺痿肺癰皆不渴。肺痿或從消渴始。過此便無渴。肺癰始終不主渴。二證所以迴異於虛勞。虛勞有喘字無欬字。肺痿肺癰有欬字。二證又與虛勞異。肺痿肺癰有病因。問詞曰因欬爲肺痿。答詞先坐實其人欬。肺痿開始是因欬。便與肺癰異。下條說入肺癰。曰其人則欬。則字宜緩讀。多一則字顯非因欬爲肺癰也。肺痿何以不言燥耶。被快藥下利。燥金早已陵夷。不燥則沒收其喘。亦沒收其渴。故無喘渴之足言。是又一病因。故多書一又字。曰又被快藥云云。大抵肺痿因於虛。肺癰因於實。本條設爲問答。無非逼取末二句。一虛字。一實字。問詞提出熱在上焦二語。乃轉述下文仲師之言。彼條注重在三焦。本條注重在肺欬。心肺位居上焦。異在心惡熱而肺惡寒。因心肺交換寒熱之故。於是不爲寒欬爲熱欬。熱欬卽爲下文火逆上氣之引子。是火尅金之欬屬肺痿。可徵明虛勞條下不見欬。若且欬且虛勞。乃欬血之變。非虛勞之變。猶乎肺痿條下不見血。見血又屬虛勞一方面。姑存近世之說曰肺癆。曰肺痿之病從何得之。既曰因欬矣。胡多此一問耶。問者以既得一因爲未足。欲求出兩因來。或且另有別因也。師舉汗出嘔吐消渴大小便數端以答其問。四或字。非或然或不然之謂也。當追求其未病以前之若何虛耗也。曰又被快藥下利。其因二。曰重亡津液。重字從幾個或字生出。則不止兩因具矣。曰故得之。失固失。得亦失也。曰寸口脉數。上焦之熱如前狀。故補點脉數二字。前此之數則爲熱。後此之數則爲虛矣。書其人欬。毋亦其肺不欬耶。肺痿無所用其欬。不同初時因欬則欬。肺爲主動也。乃其人欬其肺。又其肺爲被動矣。

曰口中反有濁唾涎沫者。不曰喉而曰口。是肺家無分子。胃液化爲唾。脾液化爲涎。又肺液之涕無分子。顯見胃脾不痿肺獨痿。肺氣不能行使涎唾出喉嚨。以口吸之强其上。有不膠粘口中乎。口不應有而爲有。故曰反有也。問詞疑其口。實喜其喉中無水鷄聲也。師曰爲肺痿之病。有肺等於無肺。此其所以謂之痿也。易其詞曰。若口中辟辟燥。燥則肺用事。又口中爲被動。轉沒收脾液之涎。脾與口若無涉。何以云辟辟耶。頻頻輾辟近裏曰辟辟。形容其燥出於口。而復收入於喉。前口不燥後口燥。燥不滿口故不渴。下條曰咽燥不渴。又曰咽乾不渴者此也。何以喉部無恙耶。咽喉之地是雙關。傷寒曰咽喉乾燥。下文曰咽喉不利。同一例看也。曰欬即胸中隱隱痛。欬反入裏。亦非還謦其喉。而還謦其胸。幷牽動其肺。是隔胸部肺部若兩層。故隱痛復隱痛。曰脉反滑數。滑數皆陽脉。陰病得陽脉者生。且肺爲陽中之太陰。何得爲反耶。脉法反滑而數當屎膿。非屎膿而滑數。其反一。又曰脉數不時。則生惡瘡。無惡瘡之呈露。而脉不應時。其反二。曰此爲肺癰。與肺痿在彼不同論。曰欬唾膿血。下條謂膿成則死也。何物不祥耶。彼證癰膿畜結已久。吐如米粥而已。遑能表現膿血乎。雖然。辨證之虛實易。平脈之虛實難。同是數脈。數虛與數實相去若逕庭。微師言。兩證作一證看者多矣。末二語不啻在雲端指出。有能斷身於仲景之旁者乎。匪特如聞其聲也。且見其人矣。

問曰。病欬逆。脈之。何以知此爲肺癰。當有膿血。吐之則死。其脈何類。師曰。寸口脈微而數。微則爲風。數則爲熱。微則汗出。數則惡寒。風中於衛。呼氣不入。熱過於營。吸而不出。風傷皮毛。熱傷血脈。風舍於肺。其人則欬。口乾喘滿。咽燥不渴。多唾濁沫。時時振寒。熱之所過。血爲之凝滯。畜結癰膿。吐如米粥。始萌可救。膿成則死。

書問欬逆。下文欬逆二字僅一見。火逆亦一見。皆與肺癰無涉。肺癰不特無逆字。幷上氣二字亦不提。惟肺痿肺脹纔或逆或上氣耳。蓋癰則氣實。逆無可逆。痿則氣虛。不逆亦逆。與其問欬逆。毋寧問欬喘。肺痿有欬而無喘。肺脹有喘仍有欬。肺癰則分欬喘若兩人。趨勢在欬。轉閉實其喘。有欬無喘者一。趨勢在喘。又閉實其欬。有喘無欬者一。分別則在下文。問詞已誤會欬逆爲肺癰。殆亦中工之流。以爲逆字即欬字之多餘字。亦即肺痿肺癰之公共字。曰脉之。不細辨其證。而求詳於脉。其非從虛實上討消息可概見。曰何以知此爲肺癰。此字有語病矣。欬逆非彼此皆同之狀態也。曰當有膿血。當有二字。正中工懸忖之詞。上條已坐實欬唾膿血矣。乃曰吐之則死。吐或膿血多於唾。幷未加以危詞也。則死二字更有語病。曰其脉何類。問脉不問證。或仲師設爲疑問未可知。大都中工所不曉者類如此。曰寸口脉微而數。師果與中工談脉法乎。夫脉微而數。非中風使然之脉哉。彼證因陽氣微。故道破數變之風。本證則曰微則爲風。風微變數亦其常。除卻數則爲熱無他變矣。曰微則汗出。微風亦汗出耶。必微風有遁情。以無陽浮發熱故也。曰數則惡寒。既曰爲熱。又曰惡寒。熱更有遁情。中言之曰。風中於衞。脉法謂風則傷衞耳。稽留風氣在個於字。曰呼氣不入。呼者出氣也。出而不入。是衞爲風所持。衞氣遂牽掣其呼氣

○氣不入何以合皮毛○宜其汗出且惡寒○非微數脈所應爾也○曰熱過於營○熱氣更進入一步○則牽掣其吸○曰吸而不出○一吸不俟呼氣之還入而爲入○一呼又焉能俟吸氣之復出而爲出乎○呼吸出入皆相左○微風偏與營衞爲難○尙未明犯肺家者○呼吸乃宗氣所司○營衞從經隧而行○病形仍與肺臟若離合○惟皮毛則與肺家相依如脣齒○肺主皮毛也○血脉又與肺氣相得如會同○肺朝百脉也○營衞不足以禦邪○必爲邪氣所利用○曰風傷皮毛○則衞爲之引○曰熱傷血脉○則營爲之引○營衞反作外邪之奸細者然○肺家遑有抵抗之能力哉○肺爲人身之橐籥○中有二十四空○虛如蜂窠○響應臟腑者也○奈何風舍於肺○是以風傳不以氣傳○臟腑之聲音如閡隔○所澈響者欬聲焉已○曰其人則欬○其肺固欬○其人且有其人之欬○無論五臟六腑種種欬○皆肺金代爲之號○肺爲臟之長○欬乃風之變也○曰口乾喘滿○非欬則喘矣○何以喘且滿耶○此呼吸不靈之關係○如其吸之則滿○應在皮毛○呼之則虛○應在血脉○何至於喘○若滿而不虛○是喘令其滿○無殊滿口是喘○又

不欬矣。下文無欬喘兼具者此也。曰咽燥不渴。吃虧在咽與口。看似便宜於喉。不知咽口不痿其喉痿。肺不成肺已顯見。曰多唾濁沫。不曰涎而但曰唾。脾液已罄可知。宜其口乾咽燥不能免。所未罄者臟精之處。唾液猶在耳。無如精不歸化。則爲濁沫。且多唾以竭之。其人實犧牲腎液而不自知也。曰時時振寒。風中於衛則惡寒。風舍於肺則振寒。在傷寒下之後。復發汗曰必振寒。爲內外俱虛矣。本證分明肺家實。指何部振寒耶。外虛皮毛。內虛血脉。熱無存在。故時時振寒。曰熱之所過。過而復過。過經者熱。而血脉不如經。無殊以熱代血。曰血爲之凝滯。過去之血既凝而不流。未來之血又滯而不通。曰畜結癰膿。凝則血結。滯則血畜。不畜結濁沫。但畜結癰膿。唾膿血矣乎。非也。未畜結之膿血猶可唾。已畜結之膿血無可唾也。欬出膿血在肺空之中。尙有唾膿之足言。血未成塊故也。若叶如米粥。米粥乃肺液之涕之變相。非已成之沫。及未成之膿如米粥也。癰膿逼出米粥。是謂始萌。曰始萌可救。救白瑩之肺如華蓋。勿令華蓋變白膿。下文有葶藶大棗瀉肺湯在。成膿之血可以去。有桔梗湯在。如粥之液可以存。曰膿成則死。非指癰已成膿也。指全個肺葉腐成膿。雖上工無所施其技也。

上氣。面浮腫。肩息。其脉浮大。不治。又加下利。尤甚。

書上氣。不書欬喘。又被長沙一眼看破矣。以其無欬狀在未上氣之前。無喘狀在已上氣之後。是上氣證下文止有一陪客。上氣脚縮者是。究與本證有異同。上文歷節曰脚氣衝心。衝心有部分。上氣無部分也。下文吐血曰欬逆上氣。是欬逆證具。上氣證亦具。猶乎本篇下文曰上氣喘而躁。具喘證者一。又欬而上氣者三。欬逆上氣者一。火逆上氣者又一。無非寫上氣二字入喘字欬字逆字。或暗寫肺痿。或明寫肺脹。卻與肺癰無涉。肺癰有欬有喘無上氣。不特肺癰然也。下文諸癰腫證。亦無上氣字樣。然則如上條所云膿成則死故上氣耶。又非也。肺癰死則連一絲之氣而亦無。在欬喘家欬罷喘罷。但死於上氣者。所在多有。卽非欬喘。因上氣而死不治者。亦不乏人。勿認短氣作上氣也。其氣欲長而不得。如以呼力伸長之。仍覺其氣之不上。非短氣而何。上文風溼歷節有短氣。虛勞書短氣者二。下文胸痺書短氣者三。四飲書短氣者六。五水　短氣而已。何嘗有不治二字乎。夫氣上二字。則見之熟。傷寒曰其氣上衝者可與桂枝湯方用前法。舍衝字從何見其氣之上下耶。奔豚則氣上衝胸矣。寒疝則其氣必衝矣。四飲且曰氣從少腹上衝胸咽。與五水之氣上衝咽。消渴之氣上衝心異而同。衝字何等勢力。若有上無下。直是無氣之上耳。豈同上之不已之衝狀乎。書面浮腫。面者心之華也。面無夏氣。反以冬氣蓋其上。水尅火而火尅金。其少氣不足以息何待言。書肩息。其息未落。則息搖肩。其息已落。則肩荷息。書其脉浮大。在虛勞則春夏劇。秋冬差。本證又春夏差。秋冬劇矣。彼證有手足煩。一線之火氣猶存在。本證無手足煩。火氣更易爲水氣故也。曰又加下利。不曰又加欬喘者。乃對下越婢加半夏湯。小青龍加石膏湯二證而言。彼皆肺脹。一則脉浮大。一則脉浮。苟與本證相混視。則毫釐千里矣。曰尤甚。胡與不治二字若矛盾耶。又恐中工誤認上氣作喘氣。濫予葶藶大棗瀉肺湯之屬速其死。轉以死不治爲藉口也。

上氣。喘而躁者。此爲肺脹。欲作風水。發其汗則愈。上條上氣曰不治。本條上氣曰則愈。無喘則甚。有喘則微。舉喘以例欬。實舉上氣以例有欬有喘也。欬之中有氣在。喘之中有氣在。非欬上其氣。喘上其氣也。乃不欬不喘之氣。援救欬喘也。有上氣正見其氣之有餘。與上條適相反。與下文則相類。宜乎其喘。喘亦心氣之有餘。殆火尅金之喘。緣肺金有水在。水火相射則喘矣。曰喘而躁。何以不煩耶。心火勝則無所用其煩。所難堪者。位居下焦之腎。而心隔如兩地。又宜乎其躁。腎臟未嘗聚水也。皆積水在肺。心火與肺水相持。幾自忘其歸宿之鄉。殆亦手少陰之脉不下行。則腎陰孤矣。曰此爲肺脹。肺者心之蓋也。非心陽別腎陰。乃不暇顧其腎也。設非心火氣盛。肺水又乘心矣。曰欲作風水。風從地水中生。因水生風。因風引水。風水乘肺。在地之水亦乘肺。風水遂一易爲天水。下文水氣病曰。風水其脉自浮。浮爲在外。身重者有之。一身悉腫者有之。風水與皮水亦相類。曰發其汗則愈。又多一其字。指心液之汗而言。心爲陽中之太陽。取其通於夏氣也。肺脹乃秋行冬令者也。且有熱名曰風水。水爲陰而病在陽。陽受風氣。肺又爲陽中之太陰。有熱卽陰水化陽之稱。況五行以水氣爲最堅。關閉其肺。便隔絕其腎。致足少陰脉。不能從腎上貫肝膈入肺中。安得不一面喘。一面躁乎。非發汗不能打通其消息。不必發氣門之汗也。發其從心系上出之汗之爲得也。以下文越婢加夏。小青龍加石爲張本可矣。

肺痿。吐涎沫。而不欬者。其人不渴。必遺尿。小便數。所以然者。以上虛。不能制下故也。此爲肺中冷。必眩。多涎唾。甘草乾薑湯以溫之。若服湯渴者。屬消渴。

書肺痿。連下共五種。本條不欬者一。欬而上氣者二。欬逆上氣者三。欬而脉浮。欬而脉沉者四。火逆上氣者五。其從何得病之由。已說明在首條問答中矣。寸口脉數爲肺痿。脉反滑數爲肺癰。又明言矣。

脉數虛者爲肺痿。數實者爲肺癰。更明言矣。曰吐涎沫。未曰唾而曰涎。唾出下焦。其道遠。涎出中焦。其道近。宜其涎先於唾也。胡又吐之耶。天氣不降。則地氣無由上。脾涎雖欲救肺而肺不克受。壅於上焦而上焦亦不受。惟有犧牲涎沫而已。曰而不欬者。首條明曰因欬爲肺痿。又曰其人欬矣。本證胡又反說耶。不欬則痿尤甚。無氣以欬可知。故闕上氣二字。曰其人不渴。又撇首條或從消渴四字。曰必遺尿。亦痿尤甚。天氣無通調水道。下輸膀胱之能力。則失溲矣。曰小便數。既不渴則小便之數從何來。且闕便難二字。是失大便時之知覺。無所謂之易。亦無所謂之難。顯見肺痿已越界。痿到大腸矣。曰所以然者。遺尿便數若兩人。不渴便數若兩人。前部有所以然在。不曰不大便。亦不曰數更衣。後部又有所以然在。曰上虛不能制下。是前部後部無關鎖。小便不禁。非因大便難。其故一。大便不難。非因小便數。其故二也。曰此爲肺冷。痿而且冷。冷者落之稱。落燥金於坎腎。而虛冷當空。無清高之爽氣。曰必眩。與少陰病之頭眩渾相若。

緣肺中不燥腎中燥。腎惡燥者也。燥氣爲腎臟所不容。將地氣不上腎氣上矣。曰多涎唾。脾涎腎唾相廻而來。更多一不能制下之所以然也。曰甘草乾薑湯以溫之。溫其上卽取其下。迎燥氣以歸肺。則不冷矣。曰若服湯渴者。非撇開其人不渴也。曰屬消渴。本屬消渴如前狀。假令肺痿成立。又不渴矣。大可從消渴上打消其未病。下文消渴有腎氣丸在故也。方旨詳註於後。

甘草乾薑湯方

甘草四両(炙)　乾薑二両(炮)

右㕮咀。以水三升。煑取一升五合。去滓。分溫再服。

本方在傷寒。以厥愈足溫爲效果。又曰夜半陽氣還。兩足當溫。分明用以復兩足之陽。太陽根起於至陰。根本溫而後及於枝葉。溫下卽所以溫上也。本條明點個溫字。鍼對個冷字。乾薑以辛溫勝。與附同氣味。舍附而用薑者。薑無毒而附有大毒。毒則防其涉及肺癰也。合四兩炙草。則辛甘化陽矣。溫上非卽溫下乎哉。炮之又胡爲者。仲師正欲其溫上不溫下。非溫陽腑之諸陽。乃溫陰臟肺之陽。肺爲陽中之太陰。位居陽而仍以陰稱者。以其覆諸臟而冠羣陰也。不同心爲陽中之太陽。而部於表。則不復以手少陰稱矣。假令爲心陽立方。毋寧變通乾薑一味。治傷寒之太陽。則以炮爲適用。治金匱之太陽。反不以炮爲適用。更神用無方也。若溫升下焦之陽。傷寒薑附二字見之熟。炮薑則除卻本方未之見也。本草經且曰生者尤良。可悟炮薑非徒爲肺冷而設。尤爲上虛而設。虛冷之冷。與冰冷不同論。觀其重用甘草。取虛則補其母之義。乾薑仍受氣於炮者。溫陽中之太陰。與傷寒溫陰中之太陽。遙遙相對也。彼證厥逆咽中乾。是陽氣浮於上。炮薑用以達到足太陽之寒。本證必眩多涎唾。是陰液衝於上。炮薑用以取回手太陰之燥。又相對也。彼湯服後仍拘急。自有芍藥甘草湯爲後盾。本方服後屬消渴。或不屬肺痿未可知。又當以取法於服柴胡。彼條服湯已。渴者屬陽明。曰以法治之。法外尤有法。下文立消渴之方共五條。而立法則過之。方窮而法不窮。授法尤勝於授方也。

欬而上氣。喉中水鷄聲。射干麻黃湯主之。

上條不欬當然無上氣。假令上氣而不欬。則與不治爲隣矣。否則欬而不上氣。或喘而不上氣。又肺癰將成立矣。夫實者氣入。虛者氣出。肺癰之實。入氣已難。焉能上氣而後入。肺痿之虛。出氣亦少。惟有上氣以爲出。書欬而上氣。長沙又一眼看破其燥氣在上不在下。非上條不欬之比矣。上條燥氣落於腎。腎液氾上而爲唾。則脾液爲之引。故以多涎唾三字顯出個冷字。本證燥氣上於喉。寒氣續上而成聲。若鳴禽爲之應。故以水鷄聲三字暗藏個燥字。何以肺中無水聲耶。肺水者其身腫。與上文欲作風水之肺脹異而同。大都喘而躁者近是。無欬聲以狀其喘。息有音者庸有之。喘鳴與鷄鳴不相類也。心中有水又何若。下文肺脹何嘗非欬而上氣。且煩躁而喘矣。喘與欬幷。欬聲喘聲交迫者亦有之。安有何等水聲乎。水者陰氣也。心下陰位也。陰聲陽聲大有別。夜半少陽起。則鷄聲聞於外矣。山鷄水鷄聲何以別耶。此亦鷄聲中髣髴有潮聲在。同是欬而上氣。胡本證之喉聲特異耶。非形容其喉。未有如下文咽喉不利之甚。肺痿喉未痿。肺虛喉未虛。喉中之餘氣。與上氣若離合。諦聽之。乃喉中之聲。非欬聲也。欬則燥氣上。燥上寒亦上。寒燥相持。激而成聲。鷄聲云者。殆有氣之聲者歟。下氣卽下聲。聲下卽欬下。勿重傷其肺也。藥氣須從肺之下。逆取肺之上乃爲得也。射干麻黃湯主之。方旨詳註於後。

射干麻黃湯方

射干三兩　麻黃四兩　生薑四兩　細辛　紫菀

欵冬花各三兩　大棗七枚　半夏半升　五味半升

右九味。以水一斗二升。先煑麻黃兩沸。去上沫。內諸藥。煑取三升。分溫再服。

射干以葉得名。葉如箭鋒。干亦得名者。言其爲命中之箭也。上文破除瘧母之癥瘕。鱉甲煎丸已利用之。本方用以冠諸藥。其對於肺家有激刺何待言。將以何藥爲之使。令其掩入膈下耶。方內麻辛味菀欵共五物。本草經皆稱其主欬逆上氣也。既厚集其藥。爲肺家出力。何至牴觸耶。乾薑條下亦有欬逆上氣四字。末句云生者尤良。是生薑大可代行乾薑也。獨半夏既主欬逆。又曰下氣。下氣乃半夏專長。爲諸藥所不逮。諸藥以集矢肺中爲正鵠。一觸卽發。而肺痿當其衝。有不兩敗俱傷乎。本條又有欬字無逆字也。下條欬逆則有皂莢丸在。麻辛等藥已不見用矣。何以反借用以治欬而不逆之上氣耶。以逆治之藥治不逆。豈非無見長之地耶。長沙正預防其不逆變爲逆。特以諸藥爲後盾。諸藥中有半夏在。有五味子在。五味益氣而補不足。半夏下氣而降諸逆。且有和百藥之大棗在。既酸收而降下之。復納入大棗之範圍。以甘味緩行之。令味味經過肺喉而不覺。服已須臾。則地氣上矣。射干遂從膈下發矢而上取矣。此反射法卽逆取法也。故命力以射干爲首領。次麻黃而繼以生薑辛細者。抬高射干。直貫喉中之革。稍落後則犯肺氣矣。留紫菀冬花以禦欬。爲肺痿之保障。水鷄聲自寢息於無形。獨是本證非多涎唾也。得毋喉中乾欬耶。非也。水鷄卽唾涎之變聲。不弋水鷄。則唾涎無肅清之時。胡不顧全脾液胃液耶。大棗養脾氣。五味子又益腎精也。本方與取汗等劑有異同也。

欬逆上氣。時時吐濁。但坐不得眠。皂莢丸主之。

本條纔答欬逆之問乎。首條設言問者誤認肺癰有欬逆。孰意肺癰有欬而無逆。獨肺痿始有欬逆乎。肺癰且無上氣之足言。止有喘而已。有欬有喘有上氣者爲肺脹。又無逆狀之足言。本證則欬逆上氣矣。與欬而上氣示區別。如其上氣高於肺。一若欬之而始順。則無所謂之逆。故曰欬而上氣。就令欬之不已。而肺痿如故。肺脹亦如故也。欬而不順。則逆矣乎。非也。欬雖順而逆不爲其順。則逆無已時。將欬無順時。是之謂欬逆之欬。有衝氣肆行於其間。其欬倍甚也。無何既逆又上氣。多腎脾兩分子。地氣上者屬於腎也。差幸上氣猶落後。則逆在上。固非上氣逆。亦非氣逆上也。逆氣爭先。上氣復相迫而來。非逆而上氣。乃不逆不上逆。且逆且上氣。一若除卻逆上氣無別氣。亦無他欬也。在本草經則欬逆上氣四字見之熟。大都彙舉數證。以見一味藥之長。在肺痿病則以本條爲創見。下文吐血亦以欬逆上氣爲最劇。

雖然。有逆氣在。則上氣不至於無氣。假令止有上氣無逆氣。是逆無可逆。亦欬無可欬。但肩息而已。不觀上言其脉浮者主不治乎。仲師先舉上氣之不祥者爲陪客。徵示本證之尙有可爲也。然亦難堪矣哉。書時時吐濁。何以不多吐涎唾耶。早已沒收涎唾入肺中。脾氣腎氣因而上。無如涎唾一變而爲欬。欬則反格拒其腎脾。致腎脾不克以氣爭。涎唾將予奪矣。惟有時時以氣之濁者供其欬。而肺若無與焉。其始亦與欬而上氣同也。衝氣因而以血爭。衝則逆。其逆更迅速。獨肺痿有欬逆。肺癰有欬而無逆者此也。肺痿無唾血則血未熱。不同肺癰之欬唾膿血者亦此也。書但坐不得眠。坐則地氣上。地氣升而後天氣降。庶幾欬逆上氣有轉移。特久坐則傷肉。反不便於脾。腎又主臥也。眠安於坐。得眠當然腎氣偕脾氣以下歸。特臥與喘相因。欬逆又阻礙其眠。苟非決瀆壅塞。陰陽和得。黑甜仍非安睡之鄉也。坐又聊勝於眠。皂莢丸主之。其臥立至。則欬順氣亦順矣。方旨詳註於後。

皂莢丸方

皂莢八兩（刮去皮）（酥炙）

右一味。末之。蜜丸梧子大。以棗膏和湯。服三丸。日三。夜一服。

博雅豆角謂之莢。彎形似牛角也。乾則皮殼與刈鉤相若。刮去皮殼取用實。實如瓜瓣。橫排僅一行。相連數十顆。重用八兩。則數百顆矣。酥炙云者。塗裹先燒一食頃。去塗泥。以羊脂潤透。而後炙之令成酥。蜜丸梧子大。服丸非必盡劑。以棗膏和湯服。取甘以緩之之義耳。三丸爲一次。以日三夜一計之。每日止服十二丸。久服仍有餘藥。八兩減用又何如。藥減則力減。毋寧服未過半。總以知爲度。止後服三字。在長沙方爲習見也。獨是上條麻辛薑味菀冬。本草經載各有主欬逆上氣之長。皂莢無備錄也。仲景取舍之旨見安在耶。上方君射干。諸藥已爲長沙所操縱。本方製法服法又一新。操縱皂莢爲尤神。夫莢而曰皂。皂訓造。造皂爲白。流弊有不白之虞。其爲犀利之品可想見。藥力畢竟與肺痿有牴觸。病在上者取之下。半夏能下氣也。大可承其乏。用以佐皂莢又何如。半夏徒與吐濁相持。反爲皂莢之阻力。本證其形豎也。觀不得眠可知。長沙立橫斷之法。截豎形爲三橛。令一欬一逆一上氣。有相讓而無相陵。一若腰鐮之刈葵藿者然。曰服三丸。又曰日三。已三而三之矣。夜則以一服接續之。令上下若離合。妙在酥灸化堅質爲柔脆。棗膏湯變勁氣爲融利。刮去皮者。取其脫穎而出也。蓂莢在堯時爲瑞草。植物與甘薺同稱。其大有造於肺痿處。敢曰知之而不能言哉。雖上工亦有所不知焉。中工以下無論矣。

欬而脉浮者。厚朴麻黃湯主之。欬而脉沉者。澤漆湯主之。

本條之欬分兩人。脉亦分兩人也。不曰其人欬。明乎是其肺欬也。不曰其脉浮。其脉沉。明乎其脉非另看。欬浮故脉浮。欬沉故脉沉也。本條從上兩條生出。欬而上氣則欬過於浮。欬逆上氣則不沉亦不浮。何以脉變氣而不變耶。上兩條欬自欬而氣自氣。非氣欬也。本條是氣變欬。欬自無而之有者。久之氣將自有而之無。勿喜其上氣證不具也。爲浮爲沉。皆散緩之肺氣。虛而無薄。其欬聲猶在者。皆濁唾涎沫。從肺中奪氣而翻出。浮則橫梗於肺上。沉則橫梗於肺下。上下之欬不可以寸者。脉亦不可以寸矣。彼有彼之欬。此有此之欬。不能另以其人欬三字括之也。口中反無濁唾涎沫者。除卻肺上肺下。便無容濁沫之餘地故也。有兩肺痿於此。一則當下其浮。一則當上其沉。氣可下。而欬不可下也。苟但下其欬。而氣不下歸於肺。將氣從上散矣。氣可上。而欬不可上也。苟但上其欬。而氣不上歸於肺。又氣從下脫矣。如之何其同是下取也。令氣與欬分兩路從上降。同是上取也。令氣與欬分兩路從下升乎。二者中工皆不曉。脫令仲聖不立方。千載下遑有師表哉。厚朴麻黃湯主之者一。澤漆湯主之者又一。註家認脉浮爲表邪居多。脉沉爲裏邪居多。兩方作爲因勢驅邪而設。絕不返顧其肺氣之何往。幾何不令長沙太息乎。方旨詳註於後。

厚樸麻黃湯方

厚樸五両　麻黃四両　石膏（如鷄子大）　杏仁半升

半夏半升　乾薑二両　細辛二両　小麥一升

五味半升

右九味。以水一斗一升。先煮小麥熟。去滓。內諸藥。煮取三升。溫服一升。日三服。

本方何以不先煮麻黃去上沫耶。得毋先煮小麥。可以制麻耶。無怪乎市醫動以小麥止多汗矣。長沙立方。有如是之矯揉乎。先煮不先煮。自有妙法在。與下文肺脹之用麻大有別。本證不特肺不脹也。數虛之脉一變極虛之浮。又一變爲極虛之沉。此殆肝木乘虛侮肺金。於是有木扣金鳴之欬。欬因風氣爲浮沉。肺氣遂因欬爲浮沉。釀成肺欬者肝爲之。肝本非能勝肺也。不勝反爲勝。勢必戰勝肝木。風邪纔有去路也。肝主疏泄。又爲罷極之本故也。神乎神乎。先煮熟小麥。後納諸藥。小麥遂載諸藥而行。欬必罷。蓋麥爲肝穀。五穀中當於春氣莫如麥。用以融化乾味辛。不啻爲肝欬而設。以彼肺行肝令。必假肺部以和解風邪。與藥纔生效力也。何以命方但曰厚樸麻黃湯耶。方旨重在劃清邪正之界線。厚樸收氣入。留正氣於未盡者樸也。麻黃導氣出。去邪氣於未盡者麻也。石膏作何若。數虛之脉成肺痿。數脉當然有熱在。因風化熱病者其常。凉散如石膏。足匡麻黃之不逮。獨是微喘證不具。何取乎杏仁佐厚樸耶。二物非爲解表作用。開肺喉以接受肺氣者杏仁也。樸與杏相得者以此。與麻石顯分界限者亦以此也。麻杏石獨非相得耶。方內去甘草。麻杏甘石湯已裁去矣。半夏與薑味辛又何如。半夏且有半夏之界限。半夏能下氣。令肺氣無旁落。正佐樸杏。反佐麻石。非佐薑味辛也。止欬藥先受氣於甘和之小麥。已曲盡薑味辛之所長矣。縱有餘邪。小麥猶尾諸藥之後也。先煑後行。湯成有法在故也。病形得之自肝者從肝解。送邪歸肝者小麥也。當爲肝臟所歡迎。則餉饋乎肝也。抑亦儼然拜肝之賜矣。敢曰復傳於其所不勝乎。

澤漆湯方

半夏半升　紫參五兩　生薑五兩　白前五兩　甘草三兩

黃芩三兩　人參三兩　桂枝三兩　澤漆三升（以東流水五斗。煑取一斗五升。）

右九味。㕮咀。內澤漆湯中。煑取五升。溫服五合。至夜盡。

本方又君澤漆矣。元人稱之爲壯腎陰。充腑氣。實未足盡其長。澤漆之名義亦晦。其爲帶濁陰以上行。歸六腑而下降者。良由上湧者其性。旁流者其力。乃名之曰澤又曰漆也。宜其見賞於仲聖。以東流水五斗。煑取一斗五升。而西南北三方之水不與焉。此斷流之手眼。俾澤漆爲導引之先河。夫東方青色。入通於肝者也。與西方之肺若逕庭。得東流之水。送邪歸肝。有澤漆一味爲已足。內八味藥於澤漆湯中作何用。澤漆最反對欬氣之沉。倘若反沉爲浮。與厚樸麻黃證又兩歧矣。故標提半夏反對澤漆之浮。又恐得半夏復沉之又沉。故夾入紫參湯反對半夏之下達而沉。紫參爲肺家保障。特湯內有草在。未免緩藥力之行。上條厚樸麻黃湯寧舍甘草而不用者。防其氣味過於甘平。不無依阿兩可於其開耳。重用生薑五兩。打入紫參湯中。立起肺氣之沉。不同乾薑合味辛。純爲救欬立方也。倘仍爲欬力所持。是脉沈當有結。加白前以開結。黃芩以散結。二藥寒溫以適矣。參桂又何取耶。此又劃分正邪之界線。人參爲臟氣之帥。桂枝乃邪風之敵。令邪正不并域者參桂也。人參紫參兩相得。紫參亂人參之說不能參。桂枝澤漆亦相得。桂枝比澤漆之長無多讓也。桂枝甘草尤相得。辛甘自爾化陽。猶乎上方小麥五味亦相得。酸甘是以化陰。緣肺爲陽中之太陰。肺之上爲陽。故浮脉陽。肺之下爲陰。故沉脉陰。上方陽藥之中有陰在。本方陰藥之中有陽在。日爲陽。夜爲陰。日服則受氣於陽。夜服則受氣於陰。苟誤認二方爲治欬之通常劑。則失之遠矣。

火逆上氣。咽喉不利。止逆下氣。麥門冬湯主之。

書火逆上氣。不欬不喘之上氣。上文非言明不治之哉。彼證無火亦無水。第覺氣有上而無下耳。火字亦上下文未之見。水字則三見。肺脹有其二。肺痿有其一。曰欲作風水。曰心下有水。曰喉中水鷄聲。三證皆有上氣字樣。大抵上氣非全無水火於其間。不過爲濁唾涎沫所掩。水火亦作不逆論。傷寒且水逆證具。火逆證亦具。肺痿何獨不然。特不可以例虛勞。虛勞止有脫氣無上氣。止有逆寒無火逆。以虛勞主渴。水不逆則氣不上。火不逆氣尤不上。惟肺痿不渴故火逆。故上氣

○凡火逆上氣無渴字也○書咽喉不利○非咽痛喉痹也○乃利於咽卻不利於喉○咽利喉不利○利於喉卻不利於咽○喉利咽不利也○夫手少陰心脈從心系上挾咽○通於心之胃絡循喉嚨○注心中之脾脈亦挾咽○注肺中之腎脈循喉嚨○上注肺之肝脈循喉嚨之後○咽喉無有不利者○肺之朝脈也如故○心之合脈也如故○心肺不交惡○火何至逆○倒裝火字卽心字○篆文已爲心火寫照矣○乃不如火之倒○反如水之逆○是火氣尤高出於諸氣之上○百脈將斷梗於咽喉○經謂咽喉者水穀之道也○喉嚨者氣之所以上下者也○地氣直接水穀之道上○天氣自開接水穀之道下○所謂地氣上者屬於腎○曷嘗曰地氣上者屬於心乎○經又謂胃者五臟之本也○臟氣不能自致於手太陰○必因於胃氣○乃至於手太陰○若無胃氣爲憑藉○無論何臟上氣○皆與胃氣相失者也○假令其火非逆○是少陰之脈已下行○日受五臟六腑之精而藏之○縱或上氣○亦氣不歸精使之然○毋庸另立治法也○明定之曰○止逆下氣○與上下文帶治上氣者不同論○咽喉不須治○非咽喉發生不利病○乃火不利於氣○氣不利於

火。實因肺痿發生火氣病。火利則逆者順。氣利則上者下矣。肺家可坐享其利也。咽喉不過假定之部分焉已。麥門冬湯主之。方旨詳註於後。

麥門冬湯方

麥門冬七升　半夏一升　人參二兩　甘草二兩　粳米三合　大棗十二枚

右六味。以水一斗二升。煑取六升。溫服一升。日三。夜一服。

本方脫胎傷寒竹葉石膏湯耳。胡不去大棗加竹葉石膏乎。彼方治氣逆。本方治火逆。彼方可爲本方之陪客。彼證陽氣內伐。則熱舍於胃。非清肅之令行。陽氣不能出以衛外也。本證火氣上浮。則熱移於絡。非水穀之精勝。火氣不能入以歸舍也。獨是上文明曰肺中冷也。肺痿何得有熱耶。脉數虛者爲肺痿。不見數虛之熱。宜見數虛之火。脉虛心亦虛。火虛卽心虛之符。竹葉石膏不可行矣。麥門冬與虛脉無牴觸耶。本草經稱其主胃絡。脉絕。羸瘦。短氣。君用七升者。正取其一本橫生。根顆連絡。一串得十五六枚者有之。上文薯蕷丸中有麥門冬在。下文溫經湯有麥門冬在。傷寒炙甘草湯名復脈湯。麥門冬亦與有其功焉。其爲淩冬青翠。針對夏令之火若天然。可悟本方纔克盡麥門冬之長矣。有麥必有參。用以補五臟。有參且有草。用以培六腑。更加粳米載諸藥而行。則與竹葉石膏湯相離合彼方去大棗者。嫌其過於留中耳。從治氣逆取其急。逆治火逆取其緩。勒住半夏之降力者棗爲之。然則心火將從何道以下交耶。抑從肺中下貫肝膈。而後歸宿於腎耶。以虛而無薄之火。不能還入而爲實。苟非更化於水穀之海。心脈遑有資生之望乎。莫如受胸中之大氣。由虛里入陽明之爲得也。陽明者胃脈也。爲十二經脈之長。胃脈所到之處。五臟氣無不到。止逆下氣。一齊收效。諸藥一若不自有其功。不同市上苦寒功伐品。動與火氣爲讎也。異在對於氣味甘平之麥冬。反加物議。不亦誣乎。

肺癰。喘不得臥。葶藶大棗瀉肺湯主之。

書肺癰。對上書肺痿。肺痿一路至上條止。本條連下共兩條。末二條點肺脹。應上肺脹共三條。明乎此。可以儕中工矣。書喘字。既非喘而躁。不曰其人喘。亦非煩躁而喘。是與肺脹無涉。又非上氣連於喘。肺痿肺脹有上氣。獨肺癰則無氣之可上。喘滿還是肺癰之始萌。若欬唾膿血之後。則實而不能滿。何以言喘不言欬耶。本條有一隙之喘便無欬。下條有一　之欬便無喘。不同肺痿不欬者其偶。欬逆亦偶。且欬且上氣者其常。止有欬而無喘者又其常。匪直此也。假令卒喘悸。或喘喝。又屬虛勞之喘。與肺癰無涉。書不得臥。與肺痿之欬逆不得眠。固不相類。就與虛勞之虛煩不得眠。亦不相類。肺癰條下無煩字。無逆字故也。下文支飲則云欬逆倚息不得臥。自有小青龍湯在也。支飲不得息。主方卻與本證同。不倚息固不得息。即倚息仍不得息。雖得臥亦與失眠等。本證不言倚息。度非喘而得息可知也。支飲亦喘而不能臥。加短氣。聊勝於本證之喘。並短氣而不露。宜乎彼條長沙不立方也。肺癰不得息又何如。不喘不欬不逆不上氣。而但以不得息作病形。望而知其肺易為膿矣。庸有得息之肺。從無得息之膿故也。本證縱未成膿。得一息亦非殘喘之候。已顯然氣不足以息矣。差幸脉數實者爲肺癰。其喘也。不關於虛者之氣出。肺癰所以無上氣。但關於實者之氣入。肺癰所以無短氣也。葶藶大棗瀉肺湯主之。認定肺中有癰在。有一線之實氣在。瀉癰卽瀉肺也。瀉氣云乎哉。方旨詳註於後。

葶藶大棗瀉肺湯方

葶藶（熬令黃色搗丸如彈子大）　大棗十二枚

右先以水三升。煑取二升。去棗。內葶藶。煑取一升。頓服。

葶藶氣味辛寒。通於秋冬。而死於盛夏。與熱痰無兩立也。本草經稱其破堅逐邪。通利水道。主治支飲不得息。則神效矣。肺癰亦有飲耶。下文肺飲曰但苦喘短氣。肺癰無短氣字樣也。且有留飲則其人短氣而渴。肺癰又咽燥不渴也。安得有水耶。無水則有火矣。上條火逆上氣。又不入肺癰之條也。肺癰當然屬於熱。特風熱之熱。非火熱之熱也。上文明言數則爲熱矣。轉曰數則惡寒。不曰惡熱。又曰時時振寒。不曰振熱。寒者水氣也。肺又積水也。肺不勝熱。則肺水驚寒。肺惡寒又也。而反喜熱。宜其數則惡寒。可悟血爲之凝二語。血凝水亦凝。水畜血亦畜。故凝且滯。畜且結也。有血之膿未成膿。膿成則血盡水亦盡。米粥卽膿水之變相。有膿便是癰。下文諸癰腫曰癰膿。曰癰腫。癰者腫也。壅也。氣壅否結之病名。非必成立有形之癰疽也。曰膿成不曰癰成。死於融成一片之膿。非死於半膿半血若離合。呼吸之門之微絲通路也。上言欬唾膿血。仍未至呼吸窒礙之時。本證則以喘代行其呼吸矣。無如最不如願者。欲假息以緩其喘。不得臥以爲之代也。是患不在血而在膿。尤患在肺水聚熱血。釀成血水之膿。膿中之血當愛惜。膿中之水不能愛惜也。恐血化爲水血盡膿。膠粘如米粥。將無瀉水之餘地也。有葶藶在。瀉水不瀉血。水道通自脉道行也。經謂決瀆壅塞。陰陽和得者此也。熬令黃色曷以故。少汁乾煎謂之熬。黃爲穀色。當以少許米汁熬之。取其水穀二而一也。擣丸如彈子大。撮小其癰之義。妙以大棗湯載葶藶而行。非取其和藥氣也。取棗肉有飴質。化癰膿如水乳。爲血氣留無盡之藏。則瘖痱閒其病若失。何至如史記所云。以千鈞之弩決潰癰乎。

欬而胸滿。振寒。脈數。咽乾不渴。時出濁唾。腥臭。久久吐膿如米粥者。爲肺癰。桔梗湯主之。

上條胡以喘。當以呼氣不入爲註脚。不入則吸窮。迫而爲呼。呼亦窮。因而喘。本條胡以欬。當以吸而不出爲註脚。不出則呼窮。迫而爲吸。吸亦窮。因而欬。在變動爲欬者肺也。欬再變動則喘矣。宜其喘則窮於欬。欬則窮於喘。上言其人則欬。又曰口乾喘滿者。兩人不能作一人看矣。夫吸之則滿。肺旋收而反放。其狀滿。呼之則虛。肺旋放而反收。其狀虛。無如肺實固無所謂虛。且實而不能滿。又宜乎不曰喘滿曰欬滿。不曰肺滿曰胸滿。書欬而胸滿。肺不能滿矣。書振寒。開始非時時振寒哉。經謂熱傷皮毛。寒勝熱。反是則振寒。寒者水之稱也。經謂皮毛生腎。時而皮水振寒者一。熱傷血脈又動肺。時而肺水振寒者二。所謂肺腎皆積水者此也。書脈數。省熱字。並省實字。惡寒二字亦從省。但脈數又何消說耶。數脈猶存。則始萌可救一語在言外也。書咽乾不渴。初時曰咽燥。曰口乾。以乾易燥。是燥金之本氣已過去。不止燥易爲熱也。且熱易爲血。而後不渴如故也。傷寒凡血證諸病無渴字。下文諸癰腫證無渴字。婦人胎產雜病血熱不勝書。惟渴字獨闕如。假令咽乾而渴。又毋庸爲肺癰危矣。書時出濁唾。欬出腎液之唾。一入肺而爲濁。經謂水液渾濁。皆屬於熱者非歟。然少唾與多唾之比較。似勝於上言多唾濁沫也。暫唾與常唾之比較。似勝於上言欬唾膿血也。書腥臭。坐實肺癰矣乎。不卒死繫乎其臭之腥不腥。腥則肺臭猶未死。肺膿未必先死也。書久久吐膿如米粥者。最好消息是個膿字。未成膿還有膿。膿成則死膿無出路。上言欬唾膿血。何嘗無膿。至吐如米粥。何嘗有膿乎。肺爲膿死。膿爲肺死。故兩死有遁精耳。上條喘不得臥。不吐膿矣。保無米粥於其間耶。彼證非淨盡無膿也。乃膿爲水掩。水中有一竅之生氣令其喘。得喘又窒其臥。覺喘尤安枕於臥也。本證非淨盡無水也。乃水爲膿掩。膿中有一竅之生氣令其欬。得欬又塞其胸。覺欬若移部於胸也。假令滿胸是死膿。欬必罷。滿胸是死水。喘亦罷。其米粥之告罄不待言。夫米粥者精氣也。膿水亦精氣也。受氣於肺金之精。白瑩如秋色者也。精華盡泄。肺癰亦自生自滅而已。曰爲肺癰。跟上脉數實者而言。脉在則膿在。膿在則水在。膿水在則癰在。特留此不成膿之癰膿。請命於仲聖者乎。桔梗湯主之。方旨詳註於後。

桔梗湯方

桔梗一兩　　甘草二兩

右以水三升。煑取一升。分溫再服。則吐膿血也。

本方非以排膿湯爲張本耶。排膿散亦無甘而有桔梗也。胡四味去其半。但行桔梗湯耶。傷寒少陰病咽痛纔與本方耳。非咽有膿也。豈非與本證之膿不相入耶。吾謂不入膿而後可以排膿。散則行於癰之面。湯則行於癰之底。特藏一物桔梗於諸藥之中。令與癰膿若離合。非肆行桔梗也。本草經稱其主胸脇痛如刀刺。必桔梗之力。比刀刺有過之無不及矣。夫善攻人者藏其器。善攻毒者藏其藥。合觀長沙方方皆神明用桔梗。與匕首出袖何異乎。桔梗湯則立證在傷寒。排膿散與湯。則方備而證不備。意者除卻薏苡附子敗醬。大黃牡丹。王不留行。黃連粉以外。諸如腫癰證。舍排膿二方無適方者歟。彼一方桔梗用二分。一方桔梗用三兩。排泄之力不爲輕。胡本方特殺桔梗之力用一兩耶。在傷寒則本湯尾甘草湯之後。對於咽痛。爲愛惜挾咽之少陰脉。則桔梗之鋒宜避耳。對於肺癰。又從何宣示德意耶。服藥同。而取效卻不同。誠以肺癰之實。非實在肺也。乃實在肺中之二十四空。倘處肺部爲癰膿。上言畜結癰膿者在於是。故初服入腹。無取乎藥力環周肺部也。當穿入二十四空中無枘鑿。而後肺部受聖藥之賜而不覺也。再服則膿血已盡離舍矣。曰吐膿血。不曰吐如米粥。米粥之本色是膿血。膿血遂越過米粥。續出如蟻隊。不爲其唾爲其吐。同是一線膹鬱之氣使之然。可悟桔梗有抽刀之潛力。合甘草則施以柔和之手腕。而有鑿空之奇。薑棗尚嫌其激刺也。世有能剖驗仲師之成積者乎。惜當時未留此不死之肺癰。昭示來許也。

欬而上氣。此爲肺脹。其人喘。目如脫狀。脉浮大者。越婢加半夏湯主之。

肺痿其人欬。肺癰其人則欬。肺脹其人喘。皆肺病爲主動。其人爲被動者也。仍有分寸者。肺痿有欬有逆有上氣。無喘字。肺癰有欬有喘。無逆字上氣字。肺脹有欬有喘有上氣。無逆字而已。其在不治之上氣。則其氣爲主動。其脉爲被動。彼條曰其脉浮大者是。與本條之脉浮大卻不同。彼有彼之脉無改變。數虛數實非其脉。本證浮則爲風。大則爲虛。風則生微熱。與脉微而數異而同。虛則介於數虛數實之閒。與肺痿肺癰若離合。上言欲作風水一語。已爲肺脹立案矣。彼條曰此爲肺脹。從喘而躁者認出。本條又曰此爲肺脹。從欬而上氣認出。下條亦曰欬而上氣也。當認定其帶有肺痿肺癰之影子。以風字熱字水字爲題珠。是欬而上氣類肺痿。其人喘則與肺癰轉相類。曰目如脫狀者。爲其人所獨具。顯與肺痿肺癰相逕庭。夫諸脉皆屬於目。諸血皆屬於心。目者心之使。要其爲熱傷血脉。而血脉不受邪。故反動而形諸目。熱爲陽。陽氣出於目。熱邪遂受治於陽。不得謂血脉無裨於肺也。無如爲風水所持。形容其不得大解脫之狀曰如脫。目異脉亦異。曰脉浮大者。浮爲風脉。亦爲水脉。大爲陽脉。趨勢在肺之陽。畧放鬆其肺之陰。肺爲陽中之太陰。其人得以通秋氣者此也。宜其肺葉之面則傷水。皮毛之裏則傷風。皮毛之表則傷熱。其人亦莫若之何也。喘則氣先餒矣。假令非欬而上氣。其人有司呼吸之宗氣在。呼吸出入不相左。何難行使精氣以卻邪乎。上言發其汗則愈者。其汗猶在表。本證則其汗在裏矣。越婢加半夏湯主之。傷寒越婢條下非有汗禁耶。長沙奚止不發汗。且從表打入裏。收熱收風收水。兼收上氣。逐層收入。以縮小肺脹爲手眼。一旦肺家無恙在。其人自有辟易餘邪之勢力。不汗解亦解矣。方旨詳註於後。

越婢加半夏湯方

麻黃六兩　石膏半斤　生薑三兩　大棗十二枚　甘草二兩

半夏半升

右六味。以水六升。先煑麻黃。去上沫。內諸藥。煑取三升。分溫三服。

下文水氣病風水惡風主越婢。惡風加附子一枚。風水則加朮四兩。裏水兩見越婢加朮湯。同是爲風水立方。胡本方獨加夏耶。上文欲作風水云者。未然之病情耳。雖立發其汗之法。未立發其汗之方也。本證則風水有定在矣。彼水氣病則曰汗出則愈。此爲風水惡寒者。又曰此爲肺脹。其狀如腫。發汗則愈。本證胡不重提風水二字耶。長沙已教人看入一層。加朮湯是託出一層。彼證一身悉腫者一。一身面目黃腫者一。縱或肺脹。亦不同論。彼則從肺部脹出皮毛。此則從皮毛脹入肺部。致有別也。設二方調用。朮則助脹。夏則助渴。彼證有渴有不渴。本證非或脹或不脹故也。加朮湯則汗出卽愈在意中。加夏湯則寧守不可發汗之禁矣。半夏能下氣者也。既以針對上氣爲方旨。下條小青龍何嘗無半夏。何嘗不具欬而上氣證。不具喘證耶。藉曰兩目有異狀。風水何嘗非目窠上微腫。如蠶新臥起狀耶。一小青龍湯似可雙綰兩條矣。胡爲分明之曰加半夏湯。加石膏湯耶。水氣病止有浮脈無大脈。不觀下條但曰脈浮乎。可悟其目脫非微腫之比。就令面目腫大。亦無大脈明文。蓋必目脈脫浮而張大。黑水神光不內守。然後且浮且大之脉爲之應也。但行越婢。未始不可以承其乏。惟對於肺脹。則播癢不着矣。納本方入小青龍湯中又何若。諸藥必讓能於薑味辛。反不足盡生薑大棗之長。焉能令藥力先超出於皮毛。而後一步逼入一步乎。是斷越婢之路也。仲師有騎牆之方術哉。

肺脹。欬而上氣。煩燥而喘。脉浮者。心下有水。小青龍加石膏湯主之。

書肺脹。全個肺脹矣。書欬而上氣。肺在變動爲欬。在支飲則止有逆欬無上氣。非全無上氣也。但飲家書短氣者五。書少氣者一。少氣短氣。雖上氣亦非與人以共見。惟氣從小腹上衝胸咽。則指衝氣而言。胃熱上衝者亦有之。若實而指之曰上氣。是肺脹顯與肺痿異而同。與五水之肺脹同而異。彼則曰欬曰喘無上氣。言氣上衝二。言少氣者亦二。言短氣者一。不言上氣者。上文上氣肩息一不治。下文上氣欬血一主死。上氣實與死不治爲鄰。無上氣之肺癰仍有死者。三種肺病從其類。皆足動長沙之悲觀。卻不繫乎上氣不上氣。而在肺病之微甚也。就如傷寒小青龍湯證。曰欬或喘曰微喘。無上氣字樣。同是心下有水氣。彼則氣在心下。其氣不上不待言。本證則但曰心下有水無氣字。得毋上氣即形上之水氣耶。上文所有上氣證。曷嘗明指有水氣乎。水氣者寒氣也。傷寒當然水寒氣亦寒。彼服湯已渴者。曰此寒去欲解。邪氣之寒已去。水氣之寒未去之謂也。本證心下之水非因於寒。水中有熱氣在。無寒氣在。熱爲陽。上浮者爲陽。上氣顯然有熱分。然必藉地氣之上。而後天氣降。無如肺脹爲之梗。熱邪公然犯天威矣。於是止有上氣無下氣。匪惟地天不交泰也。心腎亦相去如懸絕。曰煩躁而喘。陰陽不相遇。則煩躁證具。迫而爲喘者。皆上下之氣不相順接使之然。不同上條曰其人喘。雖喘而其人猶自若也。以其因欬而上氣。纔覺肺脹。則所脹有限。尙有餘地以任喘。本證是肺脹而加以上氣之欬。既寫煩躁入上氣之中。復寫氣喘入煩躁之中。一若種種證爲肺脹所不容。幸非脉數實。實則不脹。脹亦非實。肺癰所以無脹字者。以脉實故。上條曰脫肺不脫。本證脹浮故脉浮。形容肺脹反逼皮毛。熱邪還有外向之意。不過爲心下之水所持。脉浮仍作風水之脉看。

凡小青龍湯證不言脉。與傷寒之小青龍湯證有分寸。與四飲之小青龍湯證亦有分寸也。小青龍加石膏湯主之。方旨詳註於後。

小青龍加石膏湯方

麻黃三兩　芍藥三兩　桂枝三兩　細辛三兩　乾薑三兩

甘草三兩　五味半升　半夏半升　石膏二兩

右九味。以水一斗。先煮麻黃。去上沫。內諸藥。煮取三升。强人服一升。羸者減之。日三服。小兒服四合。

本方在傷寒。非徒爲肺欬立方也。爲心下有水氣。則天氣不能降。令麻黃湯無從稟天氣以解太陽之表也。本證治心尤要於治肺。治血脉尤要於治皮毛。心爲陽中之太陽。通於夏氣。卽外合走一身之表之太陽。緣肺者心之蓋。肺脹無非挾血脉之熱。壓抑其心陽。上文說入肺脹曰發其汗則愈。下文說入水氣病之肺脹。亦曰發汗則愈。汗者心之液。心又其充在血脉。血汗異名而同類。血脉故有汗脉之稱。必汗脉行。而後打通兩太陽之消息。且下文肺脹條下。特書太陽病三字。爲五水病之真相。誠以水氣腫狀不勝書。面目身體四肢皆言腫。最易掩蔽其太陽。中工能一眼看出太陽之氣化無恙在。則病水雖劇無問題。本證作傷寒之太陽病觀可也。作大青龍湯證之不汗出而煩躁觀亦可也。彼煩躁而喘。安知非有欲作汗之勢乎。獨是傷寒小青龍方下無汗字。下文溢飲條下。大小青龍又爲當發其汗立方也。可知不發汗。其汗亦無從自封固。蓋飲溢水亦溢。水溢汗自溢。水氣透露其汗孔。傷寒厥陰病復與之水以發其汗。其明徵也。太陽篇五苓方下。多飲煖水汗出愈。非散水爲汗而何。本方多飲煖水又何若。小青龍證得渴。庸或引飲耳。不渴無飲水之必要也。彼證已明言不渴矣。況加石膏。更無服湯已渴乎。比較越婢又何若。彼方有薑棗。且不犯不可發汗之條。況本方無薑棗乎。三升藥曰强人服一升。羸者減之。小兒服四合。非防其如服大青龍之汗出多也。防心下之水。隨石膏而沉墜也。加石膏云者。得汗不得汗猶其後。惟小青龍翻作大青龍用。由心下而肺而皮毛。適與小青龍之細入得其反。同是加味。加半夏則正用越婢。加石膏則反用小青龍也。脩園小註謂宜加倍用石膏方效。此老最畏重藥。偏不遵守仲聖強人羸者小兒數語。削之。

附方

外臺炙甘草湯。治肺痿。涎唾多。心中溫溫液液者。

甘草四兩(炙)　桂枝三兩　生薑三兩　麥冬半升　麻仁半升

人參二兩　阿膠二兩　大棗三十枚　生地黃一斤

右九味。以酒七升。水八升。先煑八味。取三升。去滓。內膠。消盡。溫服一升。日三服。(註從省)

炙甘草湯治肺痿耶。上文開始問曰。熱在上焦者。因欬爲肺痿。上文說入三焦竭。亦曰熱在上焦者。因欬爲肺痿。不欬則肺中冷。乃肺痿中之特異。上文已提明而不欬者四字。幷立甘草乾薑湯以溫之。炙甘草湯溫乎哉。含糊錯過肺痿之病因。因欬耶。抑不因欬耶。硬指肺痿。非鼠首。則蛇足矣。毋寧謂炙甘草湯治熱在上焦。趁肺痿未成立。儘可提前以處方。尚不失爲能治未病之中工也。心肺位居上焦者也。

髣髴熱邪偪處於肺部心部之交。於是涎唾一齊上。脾液之涎爲肺忙。腎液之唾爲心忙。一若多多耗之而不惜。無如肺臟無知覺。外臺故認定其肺痿。特心臟有知覺。曰溫溫液液者。又似熱邪舍肺而就心也。心惡熱者也。肺雖不惡熱。然溫而不已曰溫溫。溫溫不已曰液液。熱路如是其悠長。分明血脉帶熱而通於心曲。假令心不受邪。則火逆上氣。咽喉不利矣。假令肺已受邪。又欬而上氣。喉中水鷄聲矣。二證各不具。是心肺仍介於受邪不受邪之間。不如刪去上二句。但云心中溫溫液液行炙甘草。猶與傷寒脉結代心動悸二語若離合也。雖然。果肺中無恙在。涎唾之多何自來。果心中無恙在。溫溫液液之狀何自生。外臺一眼看破其肺痿。操術雖精。而立言失實。比較千金翼以炙甘草治虛勞。不無軒輊。然而濫矣。

千金甘草湯

甘草一味。以水三升。煑減半。分溫三服。(方註從省)

千金外臺二書。可謂有齊風矣。自炫其有續貂之長。適形其有畫蛇之詣。而以斷章取義爲能手。則孫氏殆甚焉。史家列於唐書方技傳中。當時千金三十卷。猶散入道家者流。自嘉靖梓傳於喬萬石之家。康熙張石頑附衍義以爲之序。孫氏之幟愈傾人。歷朝無疵瑕及之者。大都震驚其體例之富耳。就如甘草湯千金凡八見。治肺痿者此其一。附方不附證。殆欲沿頭風摩散天雄散爲先例乎。彼方是仲師取錄之衆方。附方非其四也。乃曰甘草一味。味字當是兩字之訛。以水三升。煑減半。卽原方煑取一升半。彼曰溫服七合。日二服。此曰分溫三服。又何義乎。傷寒少陰病二三日咽痛者。非曰可與甘草湯哉。孫氏誤會不差者三字。意謂除卻咽痛證。甘草湯泛應不窮也。且甘草湯分明從桔梗湯一方裁爲二。旣以桔梗主肺癰。無妨以甘草主肺痿。彼以爲痿字卽虛字之通稱。談何容易能詳仲聖所畧乎。肺痿肺癰未分曉。一味甘草。固相裨於肺痿。攔入麻黃湯。更與脉虛數有牴觸。下條又攔入生薑甘草湯。皆屬無聊之作。觀其但存甘草乾薑湯。以下諸方。一齊割斷。是死殺條下肺中冷三字。以爲虛冷二字可以括肺痿。强分肺痿肺癰欬嗽爲三種。將仲景成方。牽意拈來。湊成散帙。惟越婢加半夏湯。則千金全書獨闕如。在孫奇輩是亦因人舊本。見方附方焉已。其中肯不中肯何擇乎。

千金生薑甘草湯。治肺痿。欬唾涎沫不止。咽燥而渴。

生薑五兩　人參三兩　甘草四兩　大棗十五枚

右四味。以水七升。煑取三升。分溫三服。（方註從省）

本方若減輕等分。大可迎合富貴之門。孫氏乃漫以治肺痿。太自貶矣。彼性好奇偉。其駭人之方。觸目皆是。胡僅以四味尋常藥。敷衍肺病耶。既曰欬唾涎沫不止。則本方之無效何待言。又曰咽燥而渴。上言肺痿明曰其人不渴矣。肺癰且曰咽燥不渴。渴字顯然越出題外。是彼誤會屬消渴三字。以爲肺痿仍有渴。長沙不立方。則本方可以匡長沙之不逮也。孫氏竟忘記或從消渴一語。是追原未得肺痿之前日事。屬消渴云者。即未屬肺痿之互詞。謂甘草乾薑湯可以推翻肺冷也。非徵明其小便利數。是消渴者其偶。若亟亟以止渴。與肺痿之未病何涉乎。且末句項上句有語病。曰欬曰唾。曰涎沫不止。如許涎沫。何至咽燥而渴乎。肺痿亦無且欬且唾也。始則口中反有濁唾涎沫。繼而吐涎沫而不欬。甚且時時吐濁。曷嘗欬逆上氣亦時時乎。欬唾膿血爲肺癰。欬與膿血非兩路故也。肺痿曷嘗欬與涎沫同一路乎。最不可解者。於小柴胡湯内抽提四味以治欬。夫欬者去人參生薑大棗加薑味。仲師之明訓也。胡特以參薑棗加之厲乎。上條甘草湯雖搔癢不着。聊勝於毫無顧忌用人參。外臺行炙甘草亦有參在。不守長沙法。但襲長沙方。畢竟孫王二子皆未升仲聖之堂。姑録存之。以徵同志。

千金桂枝去芍藥加皁莢湯。治肺痿。吐涎沫。

桂枝三両　生薑三両　甘草二両　大棗十二枚　皁莢一枚去皮子炙焦

右五味。以水七升。微火煑。取三升。分溫三服。(方註從省)

桂枝湯無論去芍不去芍。不能治肺痿。桂枝受氣於地。不同麻黄受氣於天也。天氣通於肺。故肺痿肺脹條下。立方皆舍桂而用麻。射干麻黄。厚朴麻黄。與乎加味之越婢小青龍。都以麻黄湯爲底本。而桂枝加味不與焉。孫氏欲以桂枝補長沙所不備。又射題背矣。對於皂莢丸更誤會。彼見欬逆上氣句上。無肺痿肺癰等字樣。遂騎牆讀去。以爲肺痿肺癰若公共話頭。竟將皂莢丸撥入肺癰條下。與本方共并。而條下不曰治肺癰。反曰治肺痿。是痿字癰字。可以任意出入。宜其除卻甘草乾薑湯。桔梗湯不敢移易外。其餘肺痿肺癰肺脹各節。實亡於真人之手。其標目中亦分肺痿肺癰二種者。不過求合仲聖所定之病名耳。總之本方固不利於肺癰。亦不利於肺痿。彼第知吐涎沫之肺痿。可以例時出濁唾之肺癰。其他所謂口中反有濁唾涎沫。欬唾膿血。多吐濁沫。吐多涎唾。時時吐濁。吐如米粥。吐膿如米粥者。皆在所不計。皂莢丸所具三證。亦囫圇吞棗讀過斯已耳。豈知皂莢藥力縱横。神於斷續。非一味甘草之比。舍卻棗膏。無藥可配。妙在化末爲丸。剛柔並進。自爾左回右轉。先開斷其氣之已上者。再接續其氣之未上者。爲勁直之氣。含和布化而設。桂枝去芍藥湯證。脉促胸滿。是因地氣欲上不上。以證欲解不解而設。正欲假足太陰之開力。以開手太陽。顯與欬逆上氣證大相反。皂莢則末下者使之下。桂枝去芍又末上者使之上。互相推倒。豈非南轅北轍之兩失乎。方下曰微火煑。以煑桂枝湯法行之。皂莢更不用命矣。長沙方有如是之掣肘乎。

外臺桔梗白散。治欬而胸滿。振寒。脉數。咽乾不渴。時出濁唾。腥臭。久久吐膿如米粥者。爲肺癰。

桔梗三兩　貝母三兩　巴豆一分(去皮熬研如脂)

右三味爲散。强人飲服半錢匕。羸者減之。病在膈上者吐膿。在膈下者瀉出。若下多不止。飲冷水一杯則定。(方註從省)

本條王燾又下辣手矣。彼借用炙甘草治肺痿。雖無益於肺。仍無害於心也。若以桔梗白散易桔梗湯。則制肺癰之死命而有餘。在桔梗湯再服則吐膿血。未有云瀉出膿血也。傷寒行白散。曰病在膈上必吐。在膈下必利。吐正在心下之病。非吐正在心下之膿也。肺有癰膿。故久久吐膿如米粥。差幸未膿成則尚有生膿出。非吐如米粥。不得而見之死膿也。其曰時出濁唾。腥臭。可知其未盡成膿矣。言胸不言膈者。胸在肺之前。吐在心之下。肺者心之蓋。與心下膈不相及。其影響於胸者。因欬而胸滿耳。影響於咽者有之。故曰咽乾不渴。影響於皮毛者有之。故曰振寒。所具各證。與膈間何涉乎。無如王氏並肺家之內容而不知。虛如蜂窠者肺之裏。下無透竅者肺之底。從何令肺空之膿。溢於膈上膈下乎。濁唾涎沫。非膈間所自有也。亦非吐自肺中也。皆映襯膿血之白物。爲膿成伏案。迨吐如米粥。斯端倪始露也。外臺鈔錄本條。不易一字。意欲與桔梗湯爭排膿。惜其對於脉數二字不加意。彼條寒實結胸無熱證。纔曰白散亦可服耳。脉數是無熱證乎哉。假令服散半錢匕。不獨吐膿且瀉膿。如其言曰下多不止。與洞穿肺竅何以異。卽進冷粥一杯亦無效。況冷水一杯乎。

千金葦莖湯。治欬有微熱。煩滿。胸中甲錯。是爲肺癰。

葦莖二升　薏苡仁半升　桃仁五十粒　瓜瓣半升

右四味。以水一斗。先煑葦莖。得五升。去滓。內諸藥。煑取二升。服一升。再服。當吐如膿。(方註從省)

肺癰無煩字。下文所有腸癰金瘡浸淫瘡無煩字。肺痿且不曰煩。獨肺脹首條曰喘而躁。末條曰煩躁而喘。纔發生兩躁字。一煩字耳。千金於何見得肺癰之煩乎。欬有微熱四字亦武斷。欬而胸滿則有之。胡爲寫熱字煩字入滿字之中乎。有熱無熱。非盡人能一眼看破也。況微熱乎。上言微則爲風耳。非謂微則爲熱也。謂爲脉數熱則可。仍是不可促摸之熱。始則熱過於營。再則熱傷血脉。由是熱之所過。實受其熱者血。凝滯畜結之中。當然有熱在。可想見肺部之膿血。作血結熱亦結論。故曰脉數實者爲肺癰。止以數脉實脉露端倪。無從以手掩腫上。熱不熱可着手便知也。肺癰非顯以腫狀示人。轉以不腫狀掩人故也。彼腸內癰如腫狀曰按之濡。身無熱卻脉數。癰在腸內。奚止隔皮膚肌肉腠理幾層乎。假令有發熱。又無甲錯矣。大黃牡丹湯證少腹腫痞。則時時發熱。卽發其癰之謂也。無甲錯無問題。婦人雜病明曰嘔吐涎唾。久成肺癰矣。轉而曰脉數無瘡。肌若魚鱗。甲錯魚鱗二如一。魚鱗既可代肺癰。非甲錯猶便宜哉。從可知微熱煩滿甲錯。皆與肺癰無涉

○胸中甲錯○更與肺脉無涉○肺脉從肺系橫出腋下○腋下僅及胸之旁○焉有腋下不甲錯○而胸中獨甲錯乎○上言欬而胸滿者○襯託肺中實而不能滿耳○肺實胸不實○何至有甲錯○毋寧謂其身甲錯○則肺內癰猶可作腸內癰觀也○無如徵熱煩滿四字無着落○顯非身無熱之比○彼殆因黃汗條下爲轉移○黃汗身發熱胸滿○亦有必致癰膿之慮○又汗出發熱○曰久久其身必甲錯○發熱不止者○必生惡瘡○孫氏混視癰膿惡瘡作肺癰○而欲與長沙相伯仲○特加一煩字爲熱字註脚○其好大喜功爲何若○或者曰○葦莖湯非盡無功可錄也○則將應之曰○本方固無功於肺癰○亦無功於肺痿○肺脹亦難以討好○薏苡仁雖從腸內癰方脫出○瓜瓣桃仁雖從腸外癰方脫出○若後納三味藥於葦莖湯中○用以載之○如舟楫○試問結實膿血之肺空○可以一葦航之否乎○抑肺痿肺脹○遑有行使二升葦莖之氣力乎○惟對於熱在上焦○甚或熱傷陽絡者○未免梗阻清肅之下行○則四味藥自與有其功○然亦不能違法以責葦莖○反令遲遲以受氣也○立方縱可取○立證立法皆無當也○

葶藶大棗瀉肺湯。治肺癰。胸滿脹。一身面目浮腫。鼻塞。清涕出。不聞香臭酸辛。欬逆上氣。喘鳴迫塞。　方見上。三日一劑。可至三四劑。先服小青龍一劑。乃進。（方註從省）

本條不知立自何人之手。止得胸滿二字。欬字喘字。以香臭二字易腥臭。有意奚落桔梗湯。獨取葶藶大棗湯有瀉肺之長。遂脫離長沙窠臼。括上兩條治肺癰。以未病以前之病因。全不見及。欬逆上氣則涉肺痿一方面。脹字又寫入肺脹一方面。曰胸滿狀。甚其詞一身面目浮腫。黃汗何常非胸滿。及四肢頭面腫。彼證久不愈。則曰必致癰膿。非指肺癰之膿也。黃汗何嘗非欬而喘。彼曰此爲肺脹。其狀如腫。不言面目浮腫者。上文上氣面浮腫主不治也。其餘頻頻有上氣二字。而腫字不重提。甚且肺癰膿成則死。何嘗經過腫狀乎。肺癰無上氣。何至面目浮腫乎。惟五水病則腫字不勝書。欬字則四見。喘字則五見。四飲欬字喘字不勝書。其餘腫字不多見。一則曰其形如腫。一則曰其人形腫而已。夫水病面目手足浮腫。明曰與葶藶丸下水矣。俄而腫復如前。且曰欬喘逆。葶藶丸既無功於治水。治肺癰獨能專美乎。鼻塞二字仍武斷也。肺癰塞肺部耳。實者氣入。其鼻必不塞。清涕出又肺竅無此便宜。涕者肺之液。上言涎唾而不及涕者。以沒收其涕故。矧涕之清者乎。下文中寒家曰清涕出。善欠善嚏卽其候。無取葶藶也更無消說。凡葶藶氣不通之甚者類如斯。胡又引欬逆上氣爲註脚乎。肺癰固無氣以上。亦無氣以逆也。曰喘鳴迫塞。迫塞之喘。亦無聲以鳴。談何容易有諸證悉具之肺癰哉。何語無倫次若是。吾獨取其先服小青龍湯一劑乃進一語。暗與肺脹若離合。尚不失爲題中應有之言。特不回顧上文主肺脹加石膏。則本條宜删去首三句。自一身面目浮腫起。連上六句。雖屬杜撰。未始不可爲小青龍湯證加倍寫。卽爲溢飲二字加倍寫。緣病溢飲當發其汗。大青龍湯主之。小青龍湯亦主之。蓋由氣門已虛。溢飲填實其毛竅。支飲恒爲溢飲之續。因而欬逆倚息不得臥者意中事。支飲亦喘而不能臥者意中事。獨惜其誤認皮毛之實而肺家實。則毫釐千里矣。

奔豚氣病證治第八

師曰。病有奔豚。有吐膿。有驚怖。有火邪。此四部病。皆從驚發得之。

本篇共五節。湯方三。言證不言脉。得毋人病脉不病耶。非也。下文驚悸條下曰寸口脉動而弱。動則爲驚。弱則爲悸。於是立桂枝去芍藥加蜀漆牡蠣龍骨救逆湯主火邪。驚字在言外。立半夏麻黃丸主心下悸。怖字在言外。驚怖悸皆形容心動之詞。特驚怖有感觸。心悸無感觸。怖狀更如神靈所作。所謂巫祝依託鬼神。詐怖愚民者近是。大都火邪構成之環境。長沙謂太陽傷寒者。加溫鍼必驚。已一口道破矣。似不必細辨其病在何部也。殆亦心部病之一。必爲中工所公認。師曰病有奔豚。則腎病連於心。曰有吐膿。則心病連於脉。不必曰是以知病之在心也。是以知病之在脉。脉神之變幻尤卒也。不言病脉。便是病脉者非歟。胡爲揭明之曰。此四部病。拈一部字以難中工耶。吐膿當非但指心部而言。上文吐膿膿在肺。本條吐膿膿在肝矣。下文嘔家有癰膿。不可治嘔。膿盡自愈。傷寒厥陰條下亦云然。豈非肝膿與肺膿成反比例哉。厥陰所有癰膿膿血不立方。又烏可與最駭人之奔豚證相題並論耶。肝臟其病發驚駭。條下兩言驚。是肝部有分子。合心部爲兩部。故發病皆如春夏之迅雷。二而二之爲四部。肝爲陽中之少陽。通於春氣。心爲陽中之太陽。通於夏氣。兩部陽。以陽受驚。兩部陰。從陰生病。陽亦驚陰。陰亦怖陽。覺四部病皆自無而之有。獨不可治膿一語。仲師向未說明膿盡則愈之理由。不知太陽少陽一齊退入。遂輕棄陽經之血而不顧。此豈心陽肝陽所能援助。宜乎驚駭之狀。印入心部肝部之中。其經血已爲熱邪所利用。不釀成膿血不止。厥陰篇所謂熱氣有餘。必發癰膿者此也。癰膿亦不形諸脉。可悟心驚脉必驚。脉動卽心動。但曰寸口脉動。髣髴肝脉無存在者然。且驚發時脉隨證變。無一定之脉。而有一定之驚。曰皆從驚發得之。語意言其卒。未病則在驚。又授中工以平無形之驚脉矣。

師曰。奔豚病。從少腹起。上衝咽喉。發作欲死。復還止。皆從驚恐得之。

書師曰。複上矣。非同是仲聖之言哉。不得不重爲提撕者。得病以本證爲最卒。幾無未病之端倪。故快口點奔豚二字。加多一病字。苟非常懸一奔豚證於心目。則見病知源者寡矣。書從少腹起。少腹爲肝脉所必經。以其循陰股。入毛中。過陰器。抵小腹。明乎其小腹末抵。而先從少腹起也。書上衝咽喉。與喉嚨僅隔一部。腎脉循喉嚨。挾舌本。肝脉循喉嚨之後。上入頏顙。衝咽喉云者。非不衝喉嚨也。由喉嚨衝開會厭。則衝入咽喉矣。且喉嚨者氣之所以上下。宗氣出其中。其自下而上之氣。爲宗氣所不容。故不曰上氣曰上衝。還算便宜其奔豚。曰發作欲死。稍緩須臾。豈非如上篇所云。上氣肩息主不治乎哉。曰復還止。何其一起一止如往復。倘若旋止旋起將奈何。止而曰還。肝者罷極之本。魂之居也。魂還而復守其鄉。則罷矣。假令誤認本證爲肺家病。仿行上篇加減與麻黃。又有千里毫釐之意外。明告之曰。皆從驚恐得之。驚恐便是奔豚之未病。卻不止屬奔豚之未病。未得治未病之方。須明治未病之法。病驚恐而後病奔豚。先病而後逆者治其本。奔豚固逆。驚恐尤逆。先逆而後病者治其本。舍桂枝不能取本而得矣。勿泥看咽喉也。咽者膽之使。驚駭與膽有關係。驚定膽亦定。咽喉何加損之有。

奔豚。氣上衝胸。腹痛。往來寒熱。奔豚湯主之。

書奔豚。闕病字。明乎本非奔豚病。乃卒然得奔豚。尤爲中工所易忽也。書氣上衝胸。胡便宜其咽喉耶。非從少復起。殆從大復起。果少腹無恙在。則留意其大腹可矣。苟不審問其病因。及發起於何部。下文小青龍條下治氣衝。曷嘗非氣從小腹上衝胸咽乎。曷嘗非衝氣復發乎。水氣病亦云氣上衝咽也。又云腎氣上衝。咽喉塞噎。且曰象若奔豚。彼證有胸痛脇痛。胸脇苦痛。無腹痛。本證指明之曰腹痛。殆與傷寒柴胡證之腹痛將毋同。彼證邪高痛下故使嘔。本證不言嘔。邪正并爲一可知。何以又往來寒熱耶。柴胡證仍在又可知。彼證更無氣上衝胸也。胸脇苦滿耳。顯見彼條之腹痛是被動。皆由臟腑相連使之然。本證之腹痛是被動。亦自動。仍屬邪正相搏使之然。一面腹痛。一面往來寒熱。直以腹地作戰場。太陰主腹者也。中央脾土所治地。蓋必因驚恐之故。陽氣帶火鬱之邪入於腹。所謂陰疑於陽必戰者非歟。獨是腹大而不勝其痛。畢竟地道卑而受壓。其尙有往來寒熱之足言者。以太陰之後。名曰少陰。少陰之前。名曰厥陰。得肝腎爲後盾。則脾臟雖孤而有鄰。夫而後陽幷於陰則寒。陰幷於陽則熱。宜乎往來寒熱之玄機。爲本證所獨具。且地氣上者屬於腎。地氣不上而腎氣代爲之上。陰者存精而起亟。迫不及待而上衝。顯非脾能傷腎。水氣不行之比。無如恐傷腎。腎在志爲恐。且在變動爲慄。看似腎氣不微弱。卻與微弱等。肝臟又從而驚駭之。肝動則風動。腎動則水動。覺風從地水中生者。水亦從地風中起。形容水乘風勢曰奔豚。豚爲水畜。其奔放也。非必予人以共見也。與上條發作欲死不同論。特有其在標而求之於本。勿治衝胸之已病。能逆知奔豚將相迫而來。則智不在上工下矣。奔豚湯主之。方旨詳註於後。

奔豚湯方

甘草　芎藭　當歸　黃芩　芍藥各二兩　半夏

生薑各四兩　生葛五兩　甘李根白皮一升

右九味。以水二斗。煑取五升。溫服一升。日三。夜一服。

本方九味除卻芎歸生葛甘李根白皮。其餘五味皆從柴胡湯脫出。傷寒具太陽柴胡證。則柴胡湯最適用。取其聽命於少陽也。彼方令太陽少陽不相失者也。彼證非卒病。故緩解宜柴胡。本證則卒然驚傷陽中之少陽。春氣遂脫離其肝臟。卒然恐傷陰中之少陰。冬氣遂脫離其腎臟。無春氣安得有坎中之少陽。無冬氣安得有坎中之少陰。止有風氣寒氣代行腎氣而已。經謂少陽屬腎。肝木又氣舍於水而受氣於火。子母相生如骨肉。合肝腎陰陽爲四部。此有此之不相失。何至發生奔豚之怪現象乎。夫肝者氣之先。一陽始生曰少陽。其令冬。凡震撼危疑之事。如房室金刃蟲獸之屬。關於傷邪者。一陽報信於肝。肝復傳報於腎。一旦春氣不通。便失少陽所在地。其轉而託庇於腹者。蓋有甲已同化之理存。是腹痛可徵明少陽之末路。熱爲陽。腹爲陰。陽入則熱入。驚邪卽陽邪。故往來寒熱生於腹。而陰中之少陰。又不知何往矣。氣上衝胸。寧非少陰之末路乎。方內既以甘芍柔和其腹痛。薑夏降低其氣上。妙以生葛起陰氣。生用而不用根者。純爲地氣作用。不令其犯腎也。尤妙以甘李根易葛根。用芍不去芩。黃芩徹少陽之遺熱。中工所已曉。惟李爲東方木。而有多子之稱。且李性難老。雖枝枯子亦不細。恰符陽中之少陽。甘李更受氣於陽。其根與水陰相維繫。取象於坎中之少陽。獨是立芎歸以養肝血。不行世俗所謂納氣歸腎者又何耶。原文非開始曰腎氣微弱。則水氣不行乎。中工早已聞命矣。薯蕷地黃之屬。本證無取也。

發汗後。燒鍼令其汗。鍼處被寒。核起而赤者。必發奔豚。氣從少腹上至心。灸其核上各一壯。與桂枝加桂湯主之。

本條句話出傷寒。特無發汗後三字。若燒鍼隨發汗之後。看似令其汗句。未嘗失諸造次也。獨是既發汗又令汗。顯見氣門之汗已罄。則汗後反惡寒者意中事。苟誤認發汗無效力。而加以燒鍼。與强責少陰汗何以異乎。曰鍼處被寒。寒字不能一概論也。彼證被傷寒之寒。本證被陰寒之寒。寒者熱之反。以燒鍼之熱。正欲鍼引陽氣之熱耳。何至有寒耶。重熱則寒。當以重陽必陰一語釋之也。鍼口雖陽。反觀之則爲陰。陽受鍼則陽被其寒。陰受鍼則陰被其寒。惑人處尤在核起而赤。鍼痕之火色猶存在。鍼口之水色已銷沈。勿謂被寒二字屬懸忖也。卒病從茲發生矣。曰必發奔豚。豚爲水畜。奔豚仍在黑暗之中。核起非曲繪奔豚之現狀也。一處宜作四面看。核一處。豚一處。豚之水一處。豚之氣又一處也。卻與傷寒同而異。彼處膀胱腑中有豚在。此處坎腎臟中有豚在。彼處是指六氣之太陽。明露於核起之面。其赤淺。此處是指五行之太陽。暗藏於核起之底。其赤深。彼處氣從少腹上衝心。例如左衝右突之衝。間接至心者也。此處氣從少腹上至心。捷於朝發夕至之至。直接衝心者也。同是從少腹起。何以不上衝咽喉耶。上條仲師寫肝氣先於腎。肝脉循喉嚨之後。橫衝咽喉。咽喉者水穀之道也。人絕水穀者死。故曰發作欲死。殆形容肝氣走於極端之詞。極而復罷。故曰復還止。本證腎氣先於肝。至心猶未及咽也。不曰復還止。腎非罷極之本。與肝氣先上不同論也。假令氣從小腹起將何如。小腹卽下言臍下悸之處。膀胱兩腎居其後。設也不從少腹起。直從臍下上。遑有復還止之望乎。下文欲作奔豚。頼有茯苓桂枝甘草大棗湯在者。差幸其氣之未上耳。不然。上文何嘗無上氣二字。乃俄而面浮腫。俄而肩息。其脉浮大者不治矣。凡上氣證皆在可危之列。況卒得奔豚乎。上條氣上衝胸。何以脫離少腹及小腹耶。氣從大腹起。腹痛其明徵也。似乎大腹以下無動搖。則便宜於肝腎。不知驚恐病無不忙到肝腎之理。不過爲肝陽寫照。旣寫陽中之少陽。入太陰腹內。並衞外諸陽。亦牽入旋渦之中。於是有往來寒熱。無非因客感之陽邪所轉移。主奔豚湯者其偶。非治奔豚之通方也。本證亦兩太陽爲一核。寒從鍼口一路入。熱從鍼口一路出。熱爲陽。核起是陽。色赤亦陽。從陽面看入一層。反覺陽氣不動陰氣動。立變爲腎水驚寒之動氣。地氣非不與之俱動也。特肝先動於脾。轉牽引腎氣之上。舍大腹不從而從少腹。繞折而後上至心者此也。病形在內不在外。惟鍼處同是致病之根由。以灸易鍼尤神速。不師仲聖。又誰敢一誤偏行再誤乎。何以不曰二壯。而曰各一壯耶。在傷寒一壯灸太陽。一壯灸少陽。少陽是火本。取熱火同氣之義。本證則一壯灸兩太陽。一壯灸兩少陽。彼處灸陽有二法。此處灸陰灸陽兼四法矣。灸法行先於方法。神用所以無方。與桂枝加桂湯主之。又一方有二法矣。方旨詳註於後。

桂枝加桂湯方

桂枝五兩　芍藥　生薑各三兩　甘草二兩（炙）　大棗十二枚

右五味。以水七升。微火煑。取三升。去滓。服一升。

同是桂枝加桂湯。何以不云更加桂二兩耶。在傷寒方內曰桂枝。又曰牡桂。點醒桂枝一物而異名。明乎更加桂二兩句。是一成而不易。本方合計桂枝曰五兩。適符加桂二兩之數。撇開牡桂二字不重提。顯與彼條示區別。且更加桂但曰煑。無微火二字。又與桂枝湯示區別。本方則曰微火煑。反與桂枝湯煑法同。豈非置心陽於不顧耶。心爲牡臟者也。胡本證獨輕棄牡桂耶。彼條桂枝湯翻作兩湯用。緣兩太陽合爲一。非更加桂。則對於牡臟有所遺。本條桂枝湯仍作一湯用。緣兩太陽分爲二。若更加桂。反對於牡臟有所遺。彼條膀胱水氣上衝心。是斷心陽之歸路者水之陽。爲心陽開道路者牡桂也。桂枝證中儼有牡桂證在故也。本條坎腎水氣上至心。未斷心陽之歸路者水之陰。與心陽分道路者桂枝也。桂枝湯中但加桂已足也。設二方調用。彼證行加桂。無以安心部之太陽。本證行更加桂。無以安身分之太陽。否則二方行在未灸之前。則加多桂枝之鬭力。轉閉實其鍼口。匪特陽道不能開。不足盡桂枝之長。必爲奔豚所利用。憑藉桂枝之反動力而愈肆。是與桂枝湯僅差一着。試思尚有何藥能打破桂枝湯。令從鍼處出乎。麻黃且不中與之。抑急而後灸。更以火力助虐桂枝乎。可悟灸核上各一壯云者。正爲追回兩處之陽。尾以桂枝。而後兩太陽各守其鄉也。註家疑二方原是一方。視更加桂二兩爲贅瘤。方旨既未曉。遑敢置議鍼灸二法乎。

發汗後。臍下悸者。欲作奔豚。茯苓桂枝甘草大棗湯主之。

本條長沙又伸前說以難中工矣。載在傷寒則讀之熟。若一旦發生臍下悸證。欲如長沙見幾之早。奚止中工退讓而未遑。況傷寒有其人二字。本證其人何往乎。欲求其人之報信而不得。是悸不悸尤茫昧。欲作二字。又屬未發作以前之診斷語。誰復過問其臍下乎。書發汗後。上條發汗後咎在燒鍼耳。非咎在發汗也。傷寒燒鍼句上無發汗後三字可見矣。其餘發汗後三字不絕書。得毋以本證爲最劇耶。殆承上必發奔豚一語。連類而及於本條。中工當從驚恐上着想。則欲作奔豚云者。惟上工能發覺於未然。假如中工有辭曰。傷寒心下悸。心中悸者多矣。臍下悸乎哉。謂非心部一落在臍下。吾不信也。中工又忘記心爲陽中之太陽矣。心臟其類火。爲無形之倒火者心。爲無形之太陽者亦心。無非腎水心火若離合。都與膀胱爲鄰。去臍下不能以寸。就令心下之悸印入臍下者亦其常。在傷寒是單寫誤發太陽汗。致足太陽淪落在膀胱。則腎水爲被動。雖驚悸而其人猶自若也。本證則一齊驚落兩太陽矣。連帶兩少陽。幾非其人所自有。故闕其人二字。大抵彼證之悸由淺而深。寫膀胱之氣入腎臟。其動悸也直。一若膀胱放豚。腎臟欲奔豚。本證之悸由微而顯。寫腎臟之氣出膀胱。其動悸也闢。一若腎臟放豚。膀胱欲奔豚。皆形容水華亂涌之狀態。卒然推倒其人於坎陷之中。勿謂其氣不上無端倪也。發汗後往往表氣虛而裏氣反實。地氣未動猶其後。非必便宜於其入。一旦水氣衝破其裏氣。將無復還止之望矣。此又患不在氣之上。而患在水之蓄。茯苓桂枝甘草大棗湯主之。中工果曉然於以水治水之法乎。方旨詳註於後。

茯苓桂枝甘草大棗湯方

茯苓半斤　甘草二兩　大棗十五枚　桂枝四兩

右四味。以甘瀾水一斗。先煑茯苓。減二升。內諸藥。煑取三升。去滓。溫服一升。日三服。作甘瀾水法。取水二斗。置大盆內。以杓揚之。水上有珠子五六千顆相逐。取用之。

發汗不如法。最不利於太陽。麻桂方中有桂甘者。一面得汗。一面化陽。所爲主勝而客負也。麻取汗於營。桂取汗於衛。非所論於强責太陽汗也。若汗藥不特不能安太陽。適足以驚太陽。不特一太陽走避不及也。心臟亦陽中之太陽。兩太陽同時滅項於坎陷之中而不起。就令不作奔豚。臍下非溫泉之處也。於是陽氣又驚寒。獨是方首茯苓。非溫品也。毋亦欲令水氣從小便去耶。固也。本草經稱其主憂恚驚邪恐悸。又曰安魂養神。正跟上皆從驚恐得之一語下手。一味藥已與誤汗諸藥若天淵。且有桂甘代行其經血。令兩陽如挾纊之溫。似乎大棗若贅瘤。庶亦桂枝原方去薑芍。顯非爲汗解餘邪之後盾。何取乎多一大棗以安中耶。大棗養脾氣平胃氣者也。又主火驚。投大棗於水中。無殊移土氣以入水。當然水波不興。非預治驚豚之未作乎。命方則棗居桂甘之後。立方則棗在甘桂之間。明乎手援兩太陽者大棗也。何以先煑茯苓耶。五六千顆之水先受氣於苓。是服如珠子之苓。非徒服如珠子之水也。以甘瀾水名者。卽與靈樞半夏湯方同制作。彼用長流水千里以外者八升。曰揚之萬遍。取其清五升煑之。是取其助血之清者以入脉。脉合陰陽。决瀆壅塞。陰陽和得二語。已盡煑藥之能事。本方取水二斗。得甘瀾一斗。煑苓減二升。則與八升相符。煑取三升。合二升亦與五升相符。瀾胡以甘。甘者緩之稱。五千顆珠子。水華之緩散爲何若。何以二斗僅用一斗耶。水底無珠子也。水蓄不流者近是。置大盆內者。蓄水氣於盆。如化水精於坎矣。爲用甘味之藥調之。則甘勝鹹。水不甘而瀾甘。用長流水也可。非長流水也亦無不可。卽傷寒白通豬膽汁湯。無膽亦可用之義。聖神工化之仲聖。豈囿於內經乎。

胸痹心痛短氣病脉證幷治第九

師曰。夫脉。當取太過不及微。陰弦。即胸痹而痛。所以然者。責其極虛也。今陽虛。知在上焦。所以胸痹心痛者。以其陰弦故也。

素問痹論無胸痹二字也。骨痹筋痹脉痹肌痹皮痹。是四時所得之痹。肺痹心痹肝痹腎痹脾痹。是五臟所得之痹。而兼及於腸痹胞痹。惟胸字背字並未言及。本條曰心痛不曰心痹。痛痹顯非單指寒氣多而言。素問則明言五痹不痛矣。是與下文胸背痛一語有區別。獨喘息二字異而同。可悟長沙剪裁內經以立證。例如風痙條下曰背强。曰胸滿。曰短氣。亦與三痹有異同。宜乎另提胸痹二字。用以補痹論之遺。題珠則在個微字。從上文又有六微。微有十八病二語生出。同是微病。而有太過不及之分。胸痹心痛短氣爲一類。微而不及者是。腹滿寒疝宿食爲一類。微而太過者是。起下五臟風寒積聚。應上五臟各有十八病。特書師曰。夫脉。當取太過不及微。脫令無太過不及四字以喻中工。則陽病十八。陰病十八云者。千載下不知其何所指矣。四時五行其數九。太過者九。不及者九。十八卽二九之偶數也。六微旨大論則曰來氣不及。來氣有餘。五常政大論又曰其不及奈何。太過何謂。二說自有玄微之理在。與診他病之脉證不同論。玩夫脉二字。非但取微脉可知。內經四時之脉曰胃微。春胃微弦。夏胃微鈎。長夏胃微輭弱。秋胃微毛。冬胃微石者。是微脉之當取。亦四時有太過不及之脉。獨其氣來不實而微爲不及。其氣來毛而微爲不及。無所謂太過之微脉。是病微非盡取脉微。不能讀作微陰弦。亦不能讀作微字上有陽字也。末句又曰以其陰弦。何嘗多一微字乎。弦是胸痹之正脉又可知也。弦爲春脉。法當陽弦。春氣不通。故曰陰弦。弦則爲減。減則不及。曰卽胸痹而痛。五痹明言不痛者。差幸痹論無陰弦脉。不通還有潛通之處。此不通則痛之所以然。下文五臟病亦有其脉弦三字。同是弦脉。又幸在六微者得之。陰弦未始不可作微弦論。乃微中不及之脉。抑亦不言微脉之所以然。微脉是責其虛。弦脉是責其極虛也。未虛極其虛。陽弦一落爲陰弦。以陽氣不當胸故。曰今陽虛。今之陽氣卒然虛。

乃胸痺使之然。非心臟傷使之然。曰知在上焦。五痺無但在上焦之例。三焦爲孤腑。其腑在氣街。似與胸際無涉。上焦則其治在心下膈。膈與胸相連。故胸痺與中下焦無涉。而與背有關係。背者胸之府。府之爲言聚也。人身飲食所聚爲六府。府者水火金木土穀之稱。特五臟得其精。六腑得其微。似六腑之外。更微乎其微矣。胸以背爲府。殆假定之外府者歟。要其受氣於胃者大。氣海在其中。不能因其末也而少之。六腑所與合之三焦。亦其例也。何以既曰胸痺。又曰心痛耶。胸乃心之表。當陽一大部。陽氣下陷。則宗氣不充。其積於胸中者。雜氣焉已。勢必心痛無所避。止有心痛徹背。背痛徹心。痛狀署爲牽引耳。此不及之微病則然。非所論於五臟之劇病也。下文五臟風寒積聚。則曰劇者心痛徹背。背痛徹心矣。腑病臟病又何別耶。曰以其陰弦故也。彼證是其人苦病心。不得有陰弦脈。就令心臟傷。亦止有脈弦非陰弦。弦脈宜但作減脈看。若弦在陰中。則弦爲陽。微亦陽。可認作微在弦上。陰病得陽脈者生。況陽病之微者乎。

平人。無寒熱。短氣。不足以息者。實也。

書平人。補上得六微病之人之稱也。素問平人氣象論曰。平人之常氣稟於胃。胃者平人之常氣也。可見微病非平人莫屬矣。若以微脈論。則四時五脈之微弦微鈎微輭弱微毛微石皆曰平。平則無有不微。就令來氣實而强者。可作不微之微看。仲師若曰。當取太過不及之微病。夫脈之微不微可畧而不言。曰微不曰平者。有六微病。無六平病故也。不書胸痹。正與中工說未病之時。書無寒熱。所有胸痹條下無寒熱。是卒然胸痹在意中。書短氣。下文再見短氣者二。長則氣治。短則氣病。二語乃內經指脈氣而言。舉氣以例脈。舉短以例微。非必脈微而短也。不及固短。太過亦非長也。曰不足以息。又舉息以例氣。定息不足盡呼吸之長。是一吸息短故氣短。即上言吸而不出之狀。看似呼氣不還。短在呼。卻短在虛者之氣出。非短在實者之氣入。曰實也。來氣不實入氣實。故實而短。假令短而非實。將息引胸中上氣者欬矣。或息張口短氣者肺痿吐沫矣。否則實而太過。又痛矣。下文腹滿寒疝宿食條下曰痛者爲實。可下之。按之心下滿痛者。曰此爲實也。當下之。胸中寒實。則利不止者死。心胸中大寒痛。亦無當下明文。下法究非爲痛字而設。更非爲不及之痛狀而設。當視短氣不短氣以爲衡。腹滿篇內無短氣。由於太過證具。而後當下證亦具。五臟病脾中風還有短氣字樣者。治半生半死之五臟。無下法故也。本證勿謂其無寒熱。便無寒實也。在傷寒少陰病明明曰胸中實。不可下。彼則脉弦遲。遲爲寒脉。本證雖弦而非遲。其不及不能掩。上條知在上焦一語。已爲禁下立案。必非病在中焦實何待言。倘非坐實其微脉。又何待言。經謂其氣來實而微。此謂不及。病在中。胸痹病在中乎哉。其爲不足以息之實。非上實乎哉。謂爲弦者生則可。安得有微脉之便宜乎。下文腹滿寒疝宿食。則以趺陽脉微弦五字爲冠首。卻與傷寒陽明病之胃家實同論。同是六微病。惜非入趺陽之府。則陰弦便是似微非微之不及脉。與太過之微脉相比較。則大遜矣。

胸痹之病。喘息欬唾。胸背痛。短氣。寸口脉沉而遲。關上小緊數。括樓薤白白酒湯主之。

本條已說入胸痹矣。多之病二字。贅矣乎。應上胸痹而痛個而字。蓋謂痹處不痛。而痛在別處。間接痛。非直接痹也。又曰所以胸痹心痛者。以其陰弦故也。陽不弦而陰弦。卽傷寒所謂陽脉濇。陰脉弦。法當腹中急痛者。病非在腹也。可以徵明胸則痹而不痛。心則痛而不痹矣。痹論心痹但曰脉不通。未嘗曰心痛者。以彼證無短氣。何至一面痹。一面痛乎。假令執痛字爲痹字之註脚。則自此以下。將認痛爲痹矣。特書曰胸痹之病。非胸中隱隱痛之比。勿謂其一病翻作兩病也。仍不離乎痹論五痹不痛之旨。與病久入深不同論。合下四條。連書胸痹二字者五。末二條不書胸痹。豈胸痹證罷乎哉。乃氣短故病形亦不長。一若痹則自有而之無。痛則自無而之有。且也喘息欬唾。不出於胸而出於肺。喘息與肺痹相類。欬唾與肺癰相類。看似了卻胸病入肺病。不知諸陽受氣於胸。而轉行於背。遂爲肺家所截留。卒喘卒欬。無非爲胸部所牽掣。此正加倍寫胸病。就令不喘不欬。其胸痹仍如故也。何以曰胸背痛耶。豈非前後俱痛耶。正惟不曰俱痛。亦不曰背胸痛。痛不在背之前面。而痛在胸之背面。其痛狀趨勢在背也明甚。下條又曰心痛徹背矣。曷嘗曰胸痛徹背乎。假如曰胸痹徹背。是痛與痹合爲一。胡不曰痹俠背行乎。書短氣。短胸背之氣。故不通則痛。背痛復不能通氣於胸。而介於通不通之間。止有心背徹痛而已。非由胸痹成一障礙物而何。書寸口脉沈而遲。是陽氣短。寸不及於關矣。書關上小緊數。是陰氣短。尺不及於關矣。寸口不克爲上焦忙。獨關上橫擔其兩頭之短。曰小曰緊曰數。減少陰弦之脉。縮入趺陽之中。水穀之精氣爲尤短。治之奈何。括樓薤白白酒湯主之。此逆取法也。方旨詳註於後。

括樓薤白白酒湯方

括樓實一枚(搗)　薤白半升　白酒七升

右三味同煑。取一升。分溫再服。

括樓實主傷寒小柴胡湯證胸中煩而不嘔也。薤白主傷寒小陷胸湯證正在心下也。二藥皆由胸際抑之使下。藥力宜於短。一取括樓聽命於柴胡。一取薤白聽命於連夏。本方則高舉二物。令其從關上直達寸口。藥力欲其長。用以續行短氣所不及也。與四逆散證加薤白異而同。彼方轉移陽氣之下重爲上輕。四逆散翻作小柴用。不兼括樓者。以病在下焦。非在上焦故也。本方二味不能缺其一。括樓主痹。胸先受氣而及於背。薤白主痛。心先受氣而及於胸。蓋有短氣爲斷梗。非一味藥所能兼到也。連下三方。君括樓者二。枳實薤白桂枝湯。又括樓實尾其後。可悟括樓薤白無軒輊矣。白酒同煮作何若。酒爲百藥長。七升不爲多者。施諸短氣。猶以爲未足也。復用一斗。則寧爲過量。亦四味與三味之不同。何以加入枳樸桂枝。又舍酒而用水耶。取材異故煮法亦異。先煮枳樸。法當後行。後納諸藥卻先行。有枳樸之反動力爲後盾。降力大則升力大。毋庸受氣於酒也。本方何以不兼半夏耶。半夏能降逆者也。方旨取升非取降。倘沒收欬喘以入肺。是移痹於肺。匪特肺痹成立。心痹亦成立矣。肺者心之蓋也。肺喉卽胸痹之通路。

得白酒則開提短氣以親上。何患喘欬之不自止乎。

胸痺。不得臥。心痛徹背者。括樓薤白半夏湯主之。

闕短氣二字。看似便宜於胸也。氣不短則痺必長。將胸痺不已。而內舍於臟者有之。否則胸痺如故。便長則氣治矣。何以微弦脉又闕不書乎。心之合脉也。心痛即脉痛。胸痺蔽塞其脉。則實偪其心。上云所以胸痺心痛者。以其陰弦故。不過單指胸心兩部而言。非所論於心痛徹背也。末條烏頭赤石脂丸證。且云背痛徹心矣。曷嘗曲繪其脉乎。況徹背不徹心。是心脉一旦曲折向後。遂不復還於前。顯見心脉止與背脉合爲一。宜其頓失陰弦脉。獨是心脉既不部於表。當然循背脊繞後經而歸宿於腎。經謂七節之旁有小心者。即細入無間之真心也。陰陽已通。有不其臥立至乎。書不得臥。腎不治於裏矣。腎主臥者也。何以腎臟無痛苦耶。痺不及於心。且不及於背矣。遑及於腎乎。不離乎胸氣背氣心氣腎氣無不短。故痺自痺而痛自痛。痛痺亦與腎臟無涉。不明言短氣者。因胸痺伸長其壓力。掩卻諸氣之短。前方括樓薤白白酒三味。足以續長短氣而有餘。特不得臥則腎氣之短不待言。心氣及背。而不及於腎不待言。有何物能補助腎間之動氣乎。有半夏在。心陽通於夏氣者也。半夏名者。降下心氣留其半。取其下交於腎。始竟括樓薤白白酒之功也。括樓薤白半夏湯主之句。詳註方後。

括樓薤白半夏湯方

括樓實一枚(搗)　薤白三両　半夏半升　白酒一斗

右四味同煎。取四升。溫服一升。日三服。

本方承上薤白半升加五錢。白酒七升加三升耳。仍用前方也。特本證畧趨於下。無喘息欬唾其明徵。加薤白白酒者。無非極升提之力。爲續長短氣起見。參用半夏胡爲者。非降之欲其升乎。固也。半夏禀夏至之後而生者也。最能耐夏。轉移盛夏減其半。大可以半冬名之也。本草經稱其主咽喉腫痛。手少陰心脉從心系上挾咽。足少陰腎脉循喉嚨挾舌本。傷寒少陰病咽中傷。則著苦酒中有半夏。咽中痛則散及湯中有半夏。治咽不遺其喉者。聲不出亦受其賜。聲出於喉而根於腎也。其咽喉之息息相通者心與腎。所以能息息相通者冬與夏也。半夏宜夏亦宜冬。故以下氣見長。是藥早爲長沙所物色。在傷寒則治咽痛。本證則治心痛。心痛主心所生病。半夏誠中與矣。取其通於夏氣也。獨是半夏之能事不勝書。除傷寒金匱方中屢見半夏者不具論。加半夏三字則鄭重言之。葛根湯證不下利但嘔者曰加半夏。黃芩湯證自下利若嘔者曰加半夏生薑。上文欬而上氣之越婢湯證曰加半夏。下文乾嘔而利之黃芩湯證曰加半夏生薑。婦人產後中風之竹葉湯證。亦曰嘔者加半夏。加之云者。另眼相看之詞也。本方仍以括樓薤白爲稱首。得毋半夏在可加不加之列耶。非也。同是對於風寒溼痹。諸藥不克有其功。對於胸痹。亦以不了了之焉已。不得臥亦爲本條所獨具。下文四飲中欬逆倚息不得臥之小青龍湯證。半夏之長不可沒。本方是出半夏之緒餘。以承其乏。得臥亦意中事。大抵長沙製方。多數與立證若離合。且與酒同煎爲尤奇。不特半夏不言加。白酒亦不言加。以諸藥皆受氣於酒。則化有方爲無方故也。

胸痹。心中痞。留氣結在胸。胸滿。脇下逆搶心。枳實薤白桂枝湯主之。人參湯亦主之。

書胸痹。不書心痛。是撇開痛字但言痹矣。書心中痞。但滿而不痛者此爲痞。心痞便與心痛無涉。痹論又無心中痞也。形容其痹而不痛。髣髴心中閉塞者然。不能作心痹論。未始不可作心痞論也。書留氣結在胸。胡又撇開痞證耶。心下滿而鞕痛者結胸也。乃結胸仍不痛。是結字痞字。殆仲師隨手拈來作胸痹之註脚。作隨擧隨撇論可也。痹論止有舍字聚字無結字。結在胸云者。非結胸之比。謂結邪在胸云爾。在字有分寸也。如結胸證具。傷寒所有結胸條下無胸滿。滿則非結。結則不滿故也。書胸滿。未成結胸可知。夫結而曰留。必有未留未結者在。得毋邪未干休。又結於脇下耶。宜乎胸滿脇亦滿。更非結胸證已成立。當如柴胡湯證臟腑相連。其痛必下矣。乃腹痛證又不具。流散之邪。已脫離脇下矣。書脇下逆搶心。搶訓奪。爭取地盤者是。其搶也。苟非邪氣爲主動。脇下敢上逆乎哉。特餘邪爲胸滿所不容。無殊入幽谷以謀進退。況其圖及君主之宮城乎。夫心臟堅固。邪弗能客。雖極力撼之而不震。其不得逞也必矣。此餘邪自尋其窄路。匪特尺寸無所得。徒阻礙陽氣之往還。諸恙愈無從收拾。倘與括樓薤白白酒湯如前方。則逆搶之邪更親上。滿實交迫若重圍。必痞益甚。若仍用前方兼半夏。則心下一開。反予邪以可乘之隙。縱不痞而滿有加。將仿瀉心湯以立方乎。心中痞而心下不受邪。恐瀉藥墜落心下之下也。胸滿亦無瀉心之必要。以桂枝一味。宣通心陽足矣。然必與降下之藥相輔行。則不瀉心而瀉肺。抑亦不瀉肺之瀉肺也。當以水穀之海爲依歸。如其胃氣尙在。主枳實薤白桂枝湯者一。如以胃氣畧少。主人參湯者又一。二方皆匡前方不逮。與前法則大相逕庭矣。方旨詳註於後。

枳實薤白桂枝湯方

枳實四枚　薤白半升　桂枝一両　厚樸四両　括樓實一枚（搗）

右五味。以水五升。先煮枳實厚樸。取二升。去滓。內諸藥。煮數沸。分溫三服。

人參湯方

人參　乾薑　白朮各三兩　桂枝　甘草各四兩（炙）

右四味。以水九升。煑取五升。內桂枝。更煑取三升。溫服一升。日三服。

首一方何以括樓實居末耶。上兩方則薤白居其次也。方名但曰枳實薤白桂枝湯。夫非有意奚落括樓耶。不知抬高括樓。非壓低薤白也。取薤白在括樓之底。託之而愈高也。況受氣於白酒之提升乎。以五升水易斗酒者。取降不取升之義耳。宜以括樓託薤白。纔不過於降也。本草經稱括樓補虛安中。藥力必至中州而止。薤白莫能過焉。枳樸亦長於降下也。括樓能進退之耶。枳樸不過硝黃之後勁。大承氣湯特先煑之以遲其行。恐其無攻邪之實力則傷正耳。本方亦如先煑法。無硝黃爲先導。二藥止效力於括樓。留括樓以行最後之命令者此也。誠以枳實環繞胃之中脘若旋螺。用以約餘邪而不散。厚樸肅清胃之上中下脘如破竹。用以盡餘邪而不遺。看似括樓讓功於枳樸。其實讓功於桂枝。桂枝與方旨不符。諸藥皆降。而桂枝獨升。未免兩歧。不如以枳實稱首也。何以先提枳實。不提厚樸耶。厚樸又用以盡枳實之長。猶乎括盡薤白之長。此仲師立方之嚴明處。例如傷寒梔子厚樸湯功在厚樸而枳實弗稱焉。以腹滿故。下文厚樸七物方中分明有枳實。而厚樸獨稱焉。以腹滿故。厚樸三物條下曰痛而閉。同是有枳實而若無。厚樸大黃湯亦以小承氣爲張本也。且胸滿也。又寧沒枳實。而濫稱厚樸。顯與本方不相符也。仲師取藥。不可方物有如斯。然則桂枝亦濫稱耶。蓋後納先行。桂枝當然行在先行之先。薤白括樓。則行在先行之後。蓋無白酒以爲之長。沸騰之力已大減。而煮枳樸則不能以沸數計。餘藥僅曰煮數沸。是薤樓桂枝猶在若離若合之中也。藥物固靈。苟非藉胃氣爲導線。則藥力窮矣。脫離白酒。縱有薤白括樓非前法。况逆取則樓先薤。順取則薤先樓。桂枝又逆取也。與四味反。人參湯亦順取也。與桂枝反。宜乎命方不以桂。不欲令桂枝之從同也。酒亦逆取也。順取莫如水。酒則七升至一斗。便化餘邪於白酒之中。不必爲餘邪謀去路。水則五升至九升。便納餘邪於水穀之海中。正爲餘邪謀去路也。然不用酒可也。並桂枝亦不畀以特用之權。不啻後納之以爲嘗試。恐桂枝無効忠之餘地也。吾謂傷寒痞證無但行桂枝之例。解表宜桂枝湯。攻痞宜大黃黃連瀉心湯。已明言也。桂枝人參湯條下。則曰外證未除。又曰表裏不解。解表解外。纔是桂枝之長。彼方故明提桂枝。不與心下痞鞕有牴觸。就令明提理中加桂。亦無利益甚之處。特醫者曾以湯藥獲咎。理中之名義非所宜。瀉心之名義亦宜省。不如不行理中之理中。亦不行瀉心之瀉心。從表裏處下手。乃彼方之真詮。本方純爲平人之常氣而設。亦非整理中州之時。理中之名義無所取。惟標題人參一味。人參長於氣者也。用以續平人之短氣。人參湯作平人湯論可也。是亦不治痞之治痞。不治痹之治痹。桂枝若無與焉。不知長沙特後納桂枝於平人之腹。聽其從容以受氣。而桂枝之氣味一到。自爾一一打通其消息。此不過桂枝之緒餘。亦非一味能專美。方首故闕桂枝二字。觀此則餘邪之罪從末減。長沙不加顯戮者。對於六微之病。蓋有德意存焉也。

胸痹。胸中氣塞。短氣。茯苓杏仁甘草湯主之。橘枳生薑湯亦主之。

書胸痹。殆痹者必塞矣乎。不盡然也。痹論獨脾痹條下曰嘔汁上爲大塞。其餘無塞字也。書胸中氣塞。邪塞氣耶。抑氣塞邪耶。非滿胸是塞。但曰胸中塞。與上留氣結在胸有異同。上條正氣在中邪在外。正被邪塞也。胸滿證具其明徵。本證邪氣在中正在外。邪被正塞也。痞證不具其明徵。彼證之弱點在心中痞。是邪氣長。宜短氣證具。本證之弱點在胸中塞。是正氣長。宜短氣證不具。書短氣。胸痹之短氣乃一頭短一頭長。上言短氣是出氣短。不及入氣長。本證短氣是放氣短。不及收氣長。氣塞二字可作兩面看。邪氣固塞。正氣未爲充也。脫令正氣放鬆邪氣。餘邪必復伸其勢力。又邪塞正矣。否則相持既久。而兩敗俱傷。邪正皆以胸中爲末路。則主氣客氣無界線矣。何以不曰不足以息耶。無息可指。是無呼吸以形容其息。故無定息以形容其氣。與脫氣相去幾何乎。且也不曰留氣塞在胸。塞而非結則不留。變生他證者意中事。在乎人或可毋過慮。中工則有杜漸防微之責也。通之可乎。彼非壅塞不通之比。毋庸通因塞用也。假者反之。塞因塞用可矣。又非堵塞之塞也。截長補短以轉移其塞。有肺氣在。收回肺氣以入喉嚨。令與吸氣通消息。則茯苓杏仁甘草爲中與。有胃氣在。開放胃氣而出左乳。令與呼氣通消息。則橘枳生薑湯亦適宜。二方非不塞也。以氣塞氣。與以物塞物絕不同。塞氣卽通氣之前一着。况在其見幾於未然乎。方旨詳註於後。

茯苓杏仁甘草湯方

茯苓三兩　杏仁五拾個　甘草一兩

右三味。以水一斗。煑取五升。溫服一升。日三服。不差。更服。

橘枳生薑湯方

橘皮一斤　枳實三兩　生薑半斤

右三味。以水五升。煑取二升。分溫再服。

苓入肺。屬天氣。主胸脇逆氣。降天氣以下胸脇。是茯苓之長。特胸中氣塞。其阻礙天氣之降也必矣。塞亦痞也。傷寒胸中痞鞕爲胸有寒

○曰當吐之○痞當吐○塞獨不當吐耶○彼證氣上衝咽喉○不得息○息塞氣不塞○顯有寒之氣○本證氣塞非息塞○僅有邪之息○焉能以吐藥與胸氣爭持乎○瓜蒂散不中與之○就如上條枳實薤白桂枝湯○微嫌與短氣有牴觸也○人參湯亦嫌趨勢在中焦○不能逆取胸中之邪○氣結容易散○氣塞則難通也○理中甘草是炙用○且加一兩以留中○彼則徐以俟餘邪之歸化也○若用四兩炙甘草治氣塞○則塞而不行矣○惟逆行甘草取之上○生用一兩爲已足○舍甘草不能引天氣之下降也○且能消能長莫如草○本草經稱其倍氣力也○故能長肌肉○其主寒熱邪氣也○故能消瘡尰○傷寒咽痛咽中痛○皆生用之○可悟甘草有貫徹諸氣之靈○大可代行其宗氣○但宗氣一旦不能上喉嚨以司呼吸○其短氣不可以寸之原因○大都胸痹連於喉○杏仁主喉痹下氣者也○又主欬逆上氣也○氣之所以上下屬喉嚨○惟杏仁能上下之○三味藥備○何氣塞之有○胡方下曰五升服一升○日三服矣○又曰不差更服耶○三服氣始下○從容以去邪○更服宗氣上○更新其氣短○如仍不差也○則有橘枳生薑湯在

○可爲前方之後盾也○前方從胸之上着手○開放宗氣以直接吸門○則天氣爲之引○本方從胸之下着手○提舉宗氣而直過虛里○則地氣爲之升○不以氣通氣○反以氣塞氣○充塞正氣○逼取邪氣也○對於塞爲從治○對於邪爲逆治○二方同一法○橘枳又何取耶○下文有橘皮湯在○爲乾嘔噦○手足厥而設○有嘔聲○無嘔物爲乾嘔○噦則無物之可嘔○髣髴乾嘔之尾聲猶未已○與胃中虛冷渾相若○無非縮短胃脘之陽○與膈下不相屬○致胃之大絡無受氣○上至虛里而還○故左乳下之動氣變爲噦○凡得橘皮湯而噦止厥溫者○橘則布胃絡○薑則溫胃陽也○用生不用乾者○卽本草經謂生者尤良之旨○方下云下咽卽愈○咽主地氣○其轉移地氣之神速何若乎○然則借用橘皮湯可矣○枳實又何取耶○環繞胃氣者枳實也○枳樸同行○則攻邪氣○橘枳同行○則扶正氣○本方實與前方互爲其終始○前方不差○繼以本方○續長宗氣之下橛○本方不差○繼以前方○續長宗氣之上橛○總視短氣之何在以爲衡○然則置氣塞於不顧耶○少數之邪○塞在胸之中心耳○中之上下兩旁無塞也○邪氣

尤短於正氣。況其塞也。爲正氣所持乎。正氣能塞之。自能通之。繫鈴者正氣。解鈴者亦正氣也。無如其以短氣制邪。則勝之不武焉已。長則氣治。餘邪有不受治乎。

胸痹。緩急者。薏苡附子散主之。

胸痹亦緩急耶。中風則邪氣反緩。正氣即急耳。形容賊邪不瀉。故曰緩。形容正氣引邪。故曰急也。緩狀大都風痹使之然。急狀大都不遂使之然。舉風以例痹。舉臂痹以例六微之胸痹。其類風狀也。亦可以緩急二字形容之。胡不曰脉微而數。及陰陽俱微。寸口關上微耶。六微病加被微風誠有之。與中風血痹仍有別。有微證不必有微脉。以其藏微脉於不及之中爲胸痹。露微脉於太過之中爲腹滿。爲寒疝宿食。緩字急字顯非指脉象而言。實則除卻緩急以外無餘證也。在中風則旋緩而旋急。邪變正亦變。本證則既緩不能急。既急不容緩。非邪正相持不下之緩急。邪有邪之用情。欲遲遲久之而不去。正有正之用情。欲亟亟除之而不留。中風條下諸方不中與。黃耆桂枝五物湯仍非和解雙方也。惟緩者急之。須以毒藥去邪。急者緩之。須以柔藥養正。薏苡附子散主之。主散不主湯者。二藥非用以各走極端也。薏苡取其性之緩。與正氣相得。與邪氣未嘗相失也。附子取其性之急。與邪氣相失。與正氣尤爲相得也。方旨詳註於後。

薏苡附子散方

薏苡仁十五两　大附子十枚(炮)

右二味。杵爲散。服方寸匕。日三服。

胸痹微病也。緩微急亦微。本方等分何其重耶。輕字非微字之註脚。不及之微。微在不及。非短期緩短期急也。就令長緩長急。不離乎邪氣不緩反爲緩。正氣不急卽爲急。治緩治急猶其後。反字卽字纔是真病形。蓋必邪氣來勢急。正氣以緩應。於是乎受邪。原文謂風令脉浮。寒令脉急。風動故寒動。風急寒亦急也。安有邪緩於正。正急於邪耶。風急卽風强之稱也。風傷於衞。亦屬衞氣强之一。經謂九竅不通。名曰重强者此也。緩急亦剛柔强弱之互詞。經謂剛與剛。陽氣破散

○陰氣乃消亡○是剛强不足恃○又曰淖則剛柔不和○經氣乃絕○是柔弱有盡時○本證亦作如是觀也○倘製方不如法○薏苡附子或狃於一偏○是對於邪正無殊左右袒○豈非增重剛柔之淖乎○淖訓鬧○糊鬧若塗泥○强弱混淆之謂也○况邪正以假相並立乎○惟合治之杵爲散○和勻而解散之○兩味藥令邪正各有一分子○庶幾無冰炭之嫌○且服方寸匕○曰日三服○以如許之重散○日止三服○非一日當愈可知○不曰以知爲度○殆欲邪正受之而不覺也○何以不曰反緩急耶○此其所以爲風也○緩急亦形容拘攣之狀態○本草經稱薏苡主筋急拘攣○不可伸久○附子主痿躄拘攣○不能行步○非緩急而何○緩脉又何嘗非太陽中風脉○假令證緩脉亦緩○證急脉不急○則發於陽者七日愈矣○一桂枝湯爲已足○何庸議及本方乎○

心中痞○諸逆○心懸痛○桂枝生薑枳實湯主之○

書心中痞○當然胸痹所致○與上文同○不書胸痹○是胸痹有遁情○與上文異○得毋心痞卽心痹耶○不書心痹○又與痹論異○痹謂心痹一曰

脉不通。二曰煩則心下鼓暴。尙有四證以駭人也。乃證證不具。胸滿證又不具。謂非心中有留邪。吾不信也。何以痞而不滿耶。顯見胸邪印入心中者半。不印入心中者亦半也。是痹病已過去。故胸痹二字不重提。何以心痞如故耶。中無翳障。毋寧曰滿不曰痞也。書諸逆。從下逆上。宜其一面逆。一面痞也。經謂陽氣者蔽塞。地氣者冒明。非因逆致痞乎哉。就令不痞亦痞矣。况因痞致逆乎。上言脇下逆搶心。皆餘邪欺侮心痞之行動。與本證之逆將毋同。無如旣曰逆。又曰諸逆。奚止邪氣逆。連帶正氣逆可知。正氣之逆。思以盡心中之邪。邪氣之逆。藉以拒心下之正。邪正交迫。故渾言之曰諸逆。書心懸痛。懸者提高心部之謂也。心避逆耶。抑逆傷心耶。胡爲痛懸痞亦懸耶。一若高懸其心無下落。極言心部有上逆無下降。一痞一痛若兩層。髣髴寸心分兩截。非截斷有形之心主也。乃無形之真心。一半在七節之旁不形上。一半在第五杼之前不形下。上下不相及。簡直是臟真不通於心。覺心與心若藕斷而絲連。故曰懸也。心痛與胸痹有關係。上文以陰弦脉括之。陰陽相懸絕。故心胸亦懸絕。舉痛可以例痹也。又當變通上條枳實薤白桂枝湯以立方矣。桂枝生薑枳實湯主之句。詳註方後。

桂枝生薑枳實湯方

桂枝　生薑各三兩　枳實五兩

右三味。以水六升。煮取三升。分溫三服。

本方何以不先煮枳實耶。枳實取其下。逆治諸逆者也。桂薑取其上。從治諸逆者也。且枳用五兩。桂薑各三兩。脫令桂薑爲枳實所持。是謂更從。否則枳實爲桂薑所持。是謂更逆。則疑其煮法無分寸者有之。中工亦知三味藥不能中斷乎。設也後納桂薑。則二味先行。匪特無裨於痛也。更提高心部。必懸痛有加也。枳實一味獨後行。匪特不能爲桂薑之後盾也。且後將不及也。緣桂薑對於邪氣如水火。勢必辟易餘邪以取之上。而心中痞又有加矣。是中逆邪之計也。以本方無厚樸。又無與桂枝同行之薤白栝樓。生薑則奉桂枝而直上。豈真以枳實薤白桂枝湯爲張本。故爲加減哉。彼條無心懸痛三字。則立方立法自逕庭矣。然則降逆亦降心耶。固也。仍有分寸也。枳樸同行。從心下之下以降逆。薤白桂枝括樓。從心下以降逆。不過桂枝畧從下膈以親上。取其直接心中耳。宜乎先煑後納之次序分兩級。本方枳實從心下以降逆。從心上以降心。有生薑在。不獨桂枝不能落後。並枳實亦無從落後故也。假令先煑枳實。必不能尾桂薑而行。無殊以下墜之繩。欲解倒懸而不得。解之適足以繫之。懸痛又有加矣。誠以懸痛患在心氣短。三味合煑則藥力長。看似等分有軒輊。其聯同一氣無軒輊也。

心痛徹背。背痛徹心。烏頭赤石脂丸主之。

首二句殆劇矣乎。未也。下文心中寒者始言劇。形容其痛苦曰如噉蒜。如蟲注。本證無有也。彼證雖劇。又曰自吐乃愈。不藥而吐。纔曰自吐也。胡爲乎與心死爲鄰之痛病。有如是之便宜乎。則本證不言劇。亦六徵病之畧苦者歟。心痛徹背。上文亦已言及之。不過未說到背痛徹心耳。看似一處痛。聊勝於兩處痛也。不知痛無已時。必徹無止境。彼亦未必有至背卽散之便宜也。假令旋徹而旋罷。則暫時徹痛無問題。若沒收其痛入背裏。幾不知其心之何往者。蓋必背後有邪在。牽長背痛過於胸。亦牽長胸痹過於背。痛與痹相交代。於是痹爲痛所掩。上言胸背痛。不言胸背痹者。難堪在痛不在痹也。本證又曰背痛徹心。無非爲心痛徹背四字翻出一病形。非本證劇於彼證也。彼條曰不得臥。設也一徹而其痛若失。奚至不得臥乎。顧同是背也。背者胸之府。何以背痛不徹胸耶。背痛非由胸痛而來。得諸心者還諸心。不離乎胸痹心痛一而二。然則與胸痹無涉耶。非也。胸痹而痛。責其極虛也。本證又責其極寒。痹論謂痛者寒氣多也。有寒故痛也。言痛不言痹。徵明其寒痹用事。寒氣所過。無往非痛。即無往非痹也。胸部之寒如積雪。致胸脉不行於背。背脉不行於胸。是上焦諸陽無通路矣。止有一線之心脉。不能合百脉以行。惟有繞折外經。至背膂而即返。其所以徹前徹後者。痛爲之也。心亦無辜矣哉。治之奈何。差幸其人非苦病心。心雖冒寒而不傷。誠以心爲陽中之太陽。通於夏氣。不通則痛。如以冬日蔽塞在寒帶之中而已。惟有更新其赤道。易寒帶爲熱帶。則冬而夏矣。烏頭赤石脂丸主之。方旨詳註於後。

烏頭赤石脂丸方

烏頭一分(炮)　蜀椒　乾薑各一兩　附子半兩　赤石脂一兩

右五味。末之。蜜丸如桐子大。先食。服一丸。日三服。不知。稍加服。

本證何以不自吐乃愈耶。其脉不浮。則其痛不浮。且徹痛在不浮不沉之間。除卻心背無往還之路矣。胡不去枳實行桂枝生薑耶。心懸痛則桂薑高出心部之上。枳實從下以降之。拍合心懸者也。本證心上無受桂薑之餘地。且治心又遺其背也。與人參湯又何如。理中兼桂。非熱因寒用哉。彼方爲脇下逆搶心而設。與中焦有關係。胃絡上通於心也。本證仍知在上焦耳。理中何取乎。枳實薤白桂枝湯。仍本括樓薤白以立方。與寒痹有牴觸。中工亦知心愈痛而愈減乎。弦則爲減。陰弦是減脉。脉減卽心減也。又曰寸口脉沉而遲。曰不得臥。曰心中痞。長沙爲若人心境悲矣。且豎起其心故曰懸。懸亦減其半。推倒其心故曰徹。徹亦減其半。上條立方。取豎不取橫。本條立方。取橫不取豎也。何以命方不曰附子赤石脂丸耶。附子治切痛耳。對於徹痛則徹嫌其走也。烏頭守力大於附。制止徹痛者也。與附子各有專長。何以下文赤丸有烏頭無赤石脂耶。彼方主寒氣厥逆耳。無取赤石脂之塡補也。本方則續長其心氣。令與赤道渾相若。不啻以赤石脂載諸藥而行。椒薑附之驅寒不具論。惟方下曰先食。而後服一丸。取其留守膈上可知。又曰日三服。已服二丸矣。猶曰不知。稍加服。寒氣多則不知矣。稍加服云者。治六微病則寧爲不及。毋爲太過之意也。若駭視五味藥不敢行。則失方旨矣。

附方

九痛丸。治九種心疼。

附子三兩(炮)　生狼牙　巴豆(去皮熬研如膏)　乾薑

吳茱萸　人參各一两

右六味。末之。煉蜜丸如梧子大。酒下。强人初服三丸。日三服。弱者二丸。兼治卒中惡。腹脹。口不能言。又治連年積冷。流注心胸痛

○並冷衝上氣○落馬墜車血疾等○皆主之○禁口如常法○本方宜附入五臟風寒積聚條下○不獨本方然○下文外臺烏頭湯○外臺走馬湯○亦宜打入五臟病作用○外臺柴胡桂枝湯宜附入腹滿寒疝宿食類○彼條云治心腹卒中痛○未免言之太甚○與長沙方旨不符○且取治瘧疾門○則曰服一劑如神○皆屬外臺武斷○本方非外臺所創○惟九痛二字○倘合古醫經之病名○蓋指四時五行病○當有九數○例如靈樞厥論所云厥心痛者五○一名腎心痛○一名胃心痛○其餘脾心痛○肝心痛○肺心痛○真心痛共四條○兼舉胃心痛者○與旦發夕死○夕發旦死之真心痛不同論也○五痛皆可治者也○其在四時之痛○因其旺時而動則可治○非其時則死○此等大寒大惡之痛病○非乞靈於生狼牙巴豆不可矣○狼牙卽生草烏頭○巴豆爲溫下品○用以佐大熱大毒之附子○行使氣味辛溫之乾薑吳萸○僅得人參一味○載之以補五臟○經謂毒藥攻邪○十去其六○在製方者可以自豪○孫奇輩未免禮失而求諸野○中工毋濫取之以治六微病也○方下云强人初服三丸○弱者二丸○比較服烏頭

赤石脂丸曰不知。稍加服。何嘗有强人弱人之分乎。曰兼治卒中惡。可謂對病發藥。無負此丸矣。又曰腹脹。口不能言。或脾心痛者庸有之。胡不仿厥論所謂如以錐鍼刺其心。心痛甚者乎。又治連年積冷。流注心胸痛。二語卽下文陽中有陰。當下其寒之注脚。詎必本丸纔有效乎。曰幷冷衝上氣。落馬墜車血疾等。殆侈陳六味藥之靈。非舍此之外無別方也。皆主之云乎哉。毋寧謂主治種種寒痛病。有常法。不必有常方。仍不失爲治五臟者半生半死也。方註從省。

腹滿寒疝宿食病脈證幷治第十

趺陽脈微弦。法當腹滿。不滿者必便難。兩胠疼痛。此虛寒欲下上也。當以溫藥服之。

書趺陽脈。六微病最難得是關上見趺陽。上文篇首兩言陰弦脈。而趺陽無分子。弦囿於陰。是謂不及。書微弦。從趺陽脈看出。不同上文微脈在若有若無之閒。乃不及平人之微。雖微不顯。作依稀難認之微脈論可也。若微而太過。雖顯亦微。但求胃氣在。便有微脈在。例如春胃微弦。則微者平也。胃氣流露其平弦。非卽流露脈氣之微弦乎。弦多胃少曰肝病。四時之胃脈。始得以微稱。匪特不及之微。不成微也。卽太過之微。仍非着實。當取有神無迹之微脈。藉趺陽爲代價。則玄微之真相。不我欺矣。然必顯言之曰微弦者。以有莫可形容之胃氣在。素問則以一微字括四時之脈。故執微弦二字形容之。彼陰弦脈非平人所應爾。又何微脈之足云乎。本條纔爲太過之平人立脈案。舍卻趺陽脈微弦五字。則腹滿寒疝宿食病無保障矣。曰法當腹滿。微弦何至滿。不曰腹當微滿。微而太過。脉雖弦而不減也。曰不滿者必便難。可知滿爲假相。倘或下之。當如陽明中風。腹滿小便難。既非誤下。是實而不能滿。又如陽明內實大便難。曰兩胠疼痛。以按之不移之弦脉。未有實而可移者。兩胠乃少陽之部分。足徵其腹滿有遁情。卽實邪有遁情。雖謂腹中之滿爲虛滿。兩胠之痛爲實痛可也。非謂腹氣橫過兩旁。與兩胠有激刺也。兩胠無從稟氣於胃。鬱而不宣故疼痛。何以不曰上下。曰欲下上耶。寒無浮。故欲下。虛寒卻非實寒。故不親下而親上。欲下則胃勝寒。欲上則寒勝胃。胃過寒亦過。此其所以爲太過也。曰當以溫藥服之。服字非但指服藥而言。折服其太過在乎藥。卽損有餘之義也。

病者腹滿。按之不痛爲虛。痛者爲實。可下之。舌黃未下者。下之黃胎自去。

書病者。不及之病者耶。抑太過之病者耶。苟非見病知源。則病者自病者。醫者自醫者而已。書腹滿。胸痹條下有胸滿無腹滿。彼乃陰弦脈。其脈不陽。是謂不及。如半月之弦。何腹滿之有。上條次句亦曰法當腹滿。是半月又如滿月。非弦則爲減矣。且首以腹滿寒疝宿食命題。爲太過者立案。腹滿二字。已不涉胸痹話頭。曰按之不痛爲虛。傷寒結胸曰按之痛。但滿而不痛者爲痞。心下滿與腹滿相去幾何乎。況治痞有明文。治虛無主方。看似爲虛二字屬懸忖。曰痛者爲實。下句可爲上句之反觀。下文亦曰按之心下滿痛者爲實。當下之。大柴胡湯未始不可爲先例也。本條又曰可下之。非限定行大柴胡可知。下文且有大承氣湯在。同是下法。亦非盡以大承氣承其乏也。何方可下。何方不可下。則難乎其爲中工矣。下文腹滿不減曰當下。何嘗有痛字乎。所有當下之宿食證無痛字。胸中寒實。則不言下矣。無如利不止者死。則愼不可下在言外。脈數弦者曰當下其寒。不曰當下其痛。不痛之寒有下法。且寒且痛無下法。實而痛者有下法。而無一定之方。實而不痛有下法。還有一定之方。本證將以何藥下之耶。曰舌黃未下者。假令已下。恐是痿黃。不獨黃形諸舌。故舉舌黃以例痿黃。仲師本非教人以舌胎爲標準。特舉未下以例已下。以淺形深莫如人所共見之黃。惟能望而知其爲未下之黃。抑爲已下之黃者上工也。從未下之前窺出其病源。斷言之曰下之黃胎自去。中工則但求諸舌。當進而預定其色相之瘥不瘥。總以活看其黃爲法眼。傷寒胃家實條下無發黃。發黃條下無胃家實。能治未病之訣在乎斯。

腹滿時減。復如故。此爲寒。當與溫藥。

書腹滿。何提撕之不已乎。同是腹滿。有減有不減。減則弦脉不及使之然。故胸痹條下無腹滿。不減是弦脉太過使之然。故腹滿證層見而叠出。上條按之不痛徵其虛。以痛者徵其實。上句與傷寒但滿而不痛痞證同消息。故五瀉心湯無下字。下句與腹滿痛者有燥屎條下同消息。異在本有宿食。本不痛而爲痛。故下文所有宿食無痛字。傷寒有曰因而腹滿時痛。行桂枝加芍藥。大實痛者加大黃。再則曰當行大黃芍藥者宜減之。太陰篇亦無可下之條。下文則痛滿證具。而與溫藥者有之。行大建中湯者一。行大烏頭煎者一。若痛而不滿。行當歸生薑羊肉湯者一。行抵當烏頭桂枝湯者一。或滿而不痛。行大承氣湯者又一。是按之不痛二語。不過爲虛實立案。非爲寒熱立案。舉一不足以例其餘。下文自分別言之。惟於腹滿中擒一減字。形容個弦字。則弦脉之太過不及無遁情。如張弓弦。滿之象也。經謂臟寒生腹滿。即實而不能滿之互詞。下條明明胸中寒實。至死亦不滿也。彼證已減而又減矣。反無寒狀以惑人。而以痿黃掩其滿。惟腹滿時減。必爲痿黃之病者所經歷。無如其寒實達於盡頭。狀類月盈之缺。欲求半月之弦而不得。此殆群醫所易忽。亦病者或不復記憶耳。死證不具論。如其與下文腹滿不減成反比例。時減時不減。大可還質諸病人。旣時減矣。乃復如故。視減不足言者爲何若。曰此爲寒。寒主收引。宜其滿極而減。若滿復如故。又慮而爲盈之滿。半月倏而爲廣寒。是亦群醫不及料。曰當與溫藥。溫太過之眞寒而假熱。寧令其得熱則張。勿令其得寒則縮。庶幾趺陽微弦脉復如故也。

病者痿黃。燥而不渴。胸中寒實。而利不止者死。

本條中工必不知其脾中寒。及腎中寒。緣下文五臟風寒積聚條下止有脾中風。無脾中寒。腎臟則中風中寒闕不書。惟脾死腎死皆得浮堅脉。寒能堅物。一堅字已道破其寒。在傷寒則陽明有中寒之名。太陰則認定其爲臟寒之有。有寒亦中寒所致。陽明獨當其衝者。以太陰之前曰陽明。太陰之後名少陰。故受邪有閒耳。宋本稱五臟各有中風中寒。非臆說也。上文曰風中於前。寒中於暮。焉有有腎脾無中寒之理。大抵腎脾受寒則衝寒。地氣上者腎亦上。寒氣遂與之俱上。至胸中而始止。上言虛寒欲下上者。職此之由。太陰篇首曰下之必胸下結鞕。少陰篇曰此胸中實。不可下。明乎腎脾之寒。自有胸中以爲之代也。何以不留氣結在胸耶。久留則胸滿。本證無滿字。實而不能滿者類如斯。此寒實與熱實之分寸處。何以不結胸耶。傷寒寒實結胸無熱證。豈非結胸更徵明其寒實耶。結胸又不發黃也。若不結胸。而後身必發黃。況在痿黃。且在病者之痿黃乎。色既不實。氣胡以結。曰燥而不渴。大陷胸湯證則有舌上燥而渴。三物小陷胸證雖反不渴。仍意欲飲水也

○顯見痿黃則寒侵肺部○狀似肺痿○肺不受寒○而敵以燥○肺惡寒也○不渴則飲水亦不思○是肺移寒於胸者燥爲之○胸中則慣於有寒者也○假令堅持不可下之禁○寒實何變遷之有乎○乃曰而利不止者死○而字分明指其下先死而後死到上○可悟痿黃乃慘淡之死黃色○駸駸乎有天傾地陷之憂也○文面是解釋個黃字○詞意是活看個實字○無非爲中工告警於未然也○

寸口脉弦者○卽脇下拘急而痛○其人嗇嗇惡寒也○

書寸口脉弦者○弦在寸口而不在趺陽○非春胃微弦之比○故闕微字○明其爲太過之弦脉也○弦多胃少曰肝病○無胃曰死○中部之候○相減者亦死○就令少陽之至而太過○苟越出趺陽之範圍○弦脉亦作減脉論○蓋弦而不當其位○是有春脉無春氣○正如五常政大論所謂發生之紀○草木凋零○邪乃傷肝○爲歲木太過之候○誠以寸上脉弦○則少陽已老○比較陰弦脉○過猶不及耳○是謂之見肝之病○知肝傳脾○幸而四季脾王不受邪○則肝有傷而無害○仲師曰○肝虛則用此法○實則不在

用之。本證之惑人。又在一痛字矣。上言按之不痛爲虛。痛者爲實。中工遑敢視前言爲戲哉。則且易其詞曰。肝氣盛爲實。肝氣不盛爲虛。毋庸按之而始覺也。曰卽脇下拘急而痛。卽字已示人以不必按矣。按之更誤認其痛狀作實狀。又焉能從虛處按之乎。吾知仲師必語中工曰。按寸口無殊按脇下。按脇下無殊按少陽。肝爲陽中之少陽。通於春氣。安有被陽和之化。反拘急而痛者。可悟金氣不行則肝氣盛。則肝自愈二語。乃樂觀脾王之詞。反是則治肝補脾之要妙。不可不講也。緣兩手氣口之動脉爲肺脉。弦脉親之。如假燥金以利器。肝木自殺無以異。其未死於其所不勝者。未然之頃耳。形容之曰。其人嗇嗇惡寒也。夫以甲子之夜陽始生。天得溫和矣。其人尙惡寒乎哉。非謂其人傷寒所致也。特借其人以寫出清氣大至。木葉盡脫者然。覺嗇嗇惡寒四字如繪也。傷寒太陽中風纔嗇嗇惡寒。屬毫毛之感覺。少陽則外主腠理也。少陽不起。連陽中之太陽亦惡寒。其人能以脇下禦寒氣否乎。

夫中寒家。善欠。其人清涕出。發熱色和者。善嚏。

本條又舉中寒家以示中工矣。曰夫中寒家。家字言其已病之久。夫字推言其已病仍有未病者存也。何以無微弦脉耶。靈樞謂虛邪之中人也。洒淅動形。正邪之中人也。微先見於色。不知於身。脉不應於身其常。所謂不得其脉。見其色。苟有相生之脉在。自有相生之色在也。何以曰善欠耶。是又病在氣而應於形。素問謂腎爲欠爲嚏。欠嚏皆由腎氣應聲而出。殆陰臟既傷。窮必及腎者歟。但欠則發聲低而收氣沉。嚏則發聲高而散氣遠。大率嚏者欠之餘。欠者噫之變。經曰善噫善欠。名曰風厥。厥者短也。形容風籟之自爲其斷續也。經謂瘧之始發也。伸欠乃作。下文婦人臟燥。又曰數欠伸。中工當求其故於風爲百病之長矣。書其人清涕出。肺液化爲涕。涕而曰清。以肺惡寒故。涕而自出。以腎上連肺故。此又金氣不行之狀態。正肝木逢春之時。則少陽起矣。宜得微弦之脉。胡但曰發熱色和耶。陽勝則熱。中寒家談何容易有發熱之望乎。且色和便是脉和。色者脉之符也。色脉其應在兩尺。尺外以候腎。假令尺脉弦。又屬陰弦之冬脉。何得謂陽脉和乎。

書善嚏。腎氣復如故可知。顧同是嚏也。鼓鼻曰嚏。鼓鼻而靈則通。亦同是欠也。啓口曰欠。啓口而暢則和。鼻者天之門。口者地之戶。報信未病之前在乎欠。中工宜知補不足。虛則用此法者是。報信已病之後在乎嚏。中工宜知損有餘。實則不在用之者是也。

中寒。其人下利。以裏虛也。欲嚏不能。此人肚中寒。

書中寒。闕家字。與陽明中寒同一例也。彼證不能食名中寒。可悟槃飪之邪。從口入者。非熱品卽冷品。現在之寒固冷。過去之熱亦冷。太陽中暍。已與風溼之久傷取冷同論矣。中寒更取冷於飲食之中何待言。仲師謂服食節其冷熱者此也。緣從口入者大都與其人之主氣不相得。乃冷熱品載雜氣而來。是謂客氣。故曰槃飪之邪。明乎寒氣出其中。因多食而生寒者比比皆是也。中寒宿食二而一。傷寒中寒則一而二。傷寒以寒氣爲主病。中寒二字則帶講。金匱以風氣爲主病。中寒二字亦帶講。經謂風爲百病之始。未嘗曰寒爲百病之次也。金匱以風氣二字爲前提可知矣。玩風中於前。寒中於暮二語。風邪寒邪。非顯分兩路乎。暮者遲之謂。遲至則伺人所不備。暮又夜之稱。夜行則乘人不及覺也。特陽明爲十二經脉之長。凡胃氣所到之處。卽客邪所到之處。由於水穀之海。往往有冷邪在。故惟陽明爲直接中寒。下文五臟病不言脾腎中寒者。胃寒甚於脾腎寒。不能藉水穀之海。以養五臟氣。脾死腎死或不盡死於寒。亦間接死於胃家寒也。書其人下利。其人勝寒。則其人不死。特水穀不勝寒。其人未免爲能食所累。要其有穀氣以爲之續。倉廩當無告罄之虞。利必自止。曰以裏虛也。食難用飽。裏有所遺矣。假令穀氣充而倉廩實。卽下利亦日逐更衣之常。其人仍自若也。曰欲嚏不能。上條善嚏。是陽引陰出。反結善欠之陰引陽入也。獨是爲嚏爲欠。非大難之事。彼欲睡而欠者有矣。睡醒而欠者又有矣。其樞紐繫在少陽。少陽屬腎。善欠卽少陽出入腎臟者然也。如其嚏而不欠。正清陽發腠理之時。何不能嚏之有耶。又非所論於無病時之態度也。蓋下利後必地氣欲上不上。續有欲嚏之信也。無如地氣上者屬於腎。腎脾仍爲寒氣所持。其不能嚏也。腎脾未始無中寒一分子也。曰此人肚中寒。俗呼胃爲肚。匪特此人腎脾無恙在。且曰肚中寒不曰肚寒。其中還有多少宿食未可知。曰肚中不曰腹中。便無腹滿腹痛之可言。亦無大腹小腹少腹之分。腹裏凡至陰之類。通於土氣者。脾胃大小腸三焦膀胱合計之。獨胃中只有未盡之寒。所存亦僅矣。此人乎。所謂入腑卽愈者以此。太過之六微病者亦以此也。

夫瘦人。繞臍痛。必有風冷。穀氣不行。而反下之。其氣必衝。不衝者。心下則痞。

書瘦人。望而知其飲食不爲肌膚矣。多夫字。提撕中工勿以有宿食責瘦人也。彼非肌膚盛。得宿食則易。去宿食則難。大承氣湯非此等人能任受也。書繞臍痛。宿食條下又無繞臍痛三字。下文寒疝繞臍痛者一。婦人繞臍寒疝者一。獨大烏頭煎條下立方耳。寒疝非宿食之比也。傷寒陽明篇之繞臍痛。曰此有燥屎。大承氣且置而不用。本證屬何等未病耶。曰必有風冷。從肚中越出。遂迴腸而外行。繞腸不已。因而繞臍。臍乃天樞之位。與地軸相牽引。陽樞陰樞得以受氣者。地氣上則天氣自旋螺而下。少陽少陰纔有轉樞之動機也。若當臍爲風冷所激刺。則氣傷痛矣。陰陽氣爲風冷所糾纏故也。書穀氣不行。風行冷不行。雖乾行而不健。則坤無從轉可知。中央土以何物灌四旁乎。土爰稼穡者也。有穀而棄諸地。風氣亦能害萬物者此也。況腹中痛苦冷者死。腹與臍相去幾何乎。乃不爲保存之。而反下之。寧不知胃氣弱有易動之憂乎。曰其氣必衝。豈同傷寒太陽病。下之後。其氣上衝者可行桂枝哉。不爲其上爲其衝。地氣已無奉上之足言。已而不衝者。直是散亂之氣。易爲陰霾。至心下而止耳。曰心下則痞。又無攻痞之必要也。五瀉心湯皆不中與之。傷寒之痞有惡寒。心下便有寒氣在。本證之痞。無惡風。心下便無風氣在。殆與濡而無物之氣痞異而同。長沙不立方。計惟求救於食而已。中風以能食得名也。從茲果瘦人之腹未爲晚。上條亦不立方。彼雖不能食。大有入腑即愈之餘望也。本證非痛入於腑。孰意出腑而亦愈。中工得與有其功乎。此無方之方。又便宜於中工者也。

病腹滿。發熱十日。脉浮而數。飲食如故。厚朴七物湯主之。

書病腹滿。滿十日。病足十日。故曰病腹滿。不曰腹滿病。趺陽脉微弦矣乎。彼條曰法當腹滿也。不書弦脉。已將按之不移之如張弓弦狀。印入腹滿中矣。無不滿二字。便不肖微弦之脉。設或弦而非微。又腹滿之所忌。下文曰弦則衛氣不行。卽惡寒。是臟寒之腹滿。遑有發熱之便宜乎。書發熱十日。不曰十日已去。則兩候已外。來日方長。初候陽引陰。再候陰出陽。三候則非陽入陰。卽陰乘陽。縱或腹滿如故。度非腹滿不減。減不足言之候。否則脉數弦。下文但曰當下其寒耳。其熱無存在也。不曰發熱十餘日可知矣。前此是不數不弦之脉。遲遲而後且數且弦。非數則爲虛。弦則爲減而何。幸在弦變爲浮。微變爲數。以微弦之春脉。呈露浮爲在外之熱脉。病在外者可治。無如腹滿則仍然半在裏耳。傷寒陽明病發熱七八日。曰雖脉浮而數。可下之。非下其裏乎。既而曰。假令已下。脉數不解。非遺其熱乎。太陽篇則曰脉浮而數。可發汗。宜麻黃湯。又曰脉浮數者。法當汗出而愈

○下之非有汗禁也○陽明篇脉浮虛者發汗宜桂枝○虛字即數字之代詞○脉實者下之與大承氣湯相對待也○曰飲食如故○又無胃中虛冷○不能食○與水則噦之處○承氣湯在所必用○獨是浮數脉無行承氣之例○若下之○並桂枝麻黃不能承其乏○不如合用桂枝承氣之爲得○麻主傷寒○桂主中風○陽明能食名中風也○陽明中風又與麻不與桂○是用麻用桂在本證爲創舉○毋寧避之而不用○另立方名之爲得也○立大小承氣湯之嚴○不關於能食不能食○而關於大有大作用○小有小作用○承氣與麻桂合用尤創舉○毋寧另立一藏過承氣湯○藏過桂枝湯之方○曲盡二湯之緒餘○厚樸七物湯主之句○詳註方後○

厚樸七物湯方

厚樸半斤　甘草　大黃各三兩　大棗十枚　枳實五枚

桂枝二兩　生薑五兩

右七味○以水一斗○煑取四升○溫服八合○日三服○嘔者加半夏五合○下利去大黃○寒多者加生薑至半斤○

本證又可照下脾中風三字矣。彼證曰翕翕發熱。形如醉人。太陰病翻作太陽證。異在呈現醉人之色相。蓋必爲酒肉之氣所烘染。而後鏡出其豐於飲食之形。脾色本爲黃也。太陽帶浮太陰之黃色爲熱色。太陰託浮太陽之熱色如醉色。是發熱二字已爲太陰篇所無。轉爲太陽病所有。翕翕二字故從省。然不得不目之爲中央病者。以五日爲中數。二五合十亦中數。熱狀顯從腹滿中來也。獨是脉浮而數。太陰篇亦有此脉象乎哉。太陰病脉浮則有之。彼條曰可發汗宜桂枝。此外無數脉也。脉浮而緩者亦有之。乃太陽病繫在太陰之脉則然。非太陰病解出太陽之脉也。何以又寫入陽明脉耶。脉浮而數。一見於太陽。一見於陽明也。豈非陽脉若兩岐耶。在陽明爲入腑卽愈。在太陽爲在外可治。正與脾死脉臟浮之大堅相懸殊。入臟卽死非其候。宜乎其飲食如故也。道破其能食名中風者以此。預防其有宿食者亦以此也。卽行桂枝加芍藥。且加大黃。不是過矣。既非腹滿時痛。與乎大實痛。大黃芍藥從減可也。何以去芍不黃耶。彼非脉弱則胃氣强。重以大黃代芍藥。

則減芍猶未減耳。不兼枳樸又何如。大黃不聽命於芍藥。奚止有動胃氣之虞。桂薑反被其掣肘。是忌桂薑之功。坐令大黃以任咎也。必有枳樸在。始盡大黃之長。微和胃氣者胥賴之。其稍遜桂枝者。桂枝之能事不勝書耳。法惟縮小桂枝去芍藥湯。歸并入小承氣湯內。兩方合作一方用。和裏便和外。二湯不必有其功也。一方留作一證用。尤勝任愉快也。易原方之名。免失原方之實。另立爲厚樸七物湯。陽數七。厚集七味藥以行陽。陽長陰消之義也。方下云嘔者加半夏五合。神機欲轉不轉。嘔逆亦其常。半夏能分氣上下爲各半。降者升之機也。下利去大黃。免重其利耳。寒多加生薑半至半斤。明乎本方仍有法外法。方窮法不窮也。

腹中寒氣。雷鳴切痛。胸脇逆滿。嘔吐。附子粳米湯主之。

書腹中寒氣。非此人肚中寒之比矣。腹者肚之郭。肚者胃之名也。腹以寒爲氣。縱非滿腹是寒。亦滿腹客氣矣。夫腹中自有主氣在。地下之濁陰者是。然必陽生陰長。陽殺陰存。陰者於是存精而起亟。主動者陽。被動者陰也。經謂清陽發腠理。濁陰走五臟者。其走也無聲。清陽實四肢。濁陰歸六腑者。其歸也無形。此之謂平人之腹。若客氣之走若雷鳴。主氣反切痛而不走。必主氣與客氣相爭持。主勝則寒氣化爲水。水鳴卽雷鳴。傷寒脇下有水氣。已明言腹中雷鳴矣。主負則陰氣化爲寒。有寒故有痛。下文腹中痛逆冷。亦同是氣傷痛矣。獨是雷鳴二字在傷寒則兩見。何以切痛未經見耶。切訓割。如以刀切物者然。其刀未抽。則痛無已時也。書胸脇逆滿。形容寒氣代行其地氣。氣必上。上則逆。逆天氣之降。寒氣又與天氣相爭持。滿胸滿脇。轉爲中寒所在地。上言法當腹滿。不滿故兩胠疼痛耳。趺陽微弦猶存在也。本證則滿可移而痛不可移。此其所以謂之切實而痛也。是又傷寒邪高痛下。故使嘔也二語。可爲本條之註脚。書嘔吐。嘔而且吐。奚止因邪高痛下使之然。乃嘔逆使之然。嘔出中焦者也。假令上焦無恙在。則但嘔而不吐。尚有納穀之餘地也。上焦主納不主吐。若非宿食在上脘。其不當吐也明甚。治之奈何。中工又無術以應矣。緣雷鳴切痛四字。非若輩所習聞故也。孰意仲聖標而本之。不治其他。但治其嘔。不治其腹中之寒之大者。若治其肚中之寒之小者乎。附子粳米湯主之句。詳註方後。

附子粳米湯方

附子一枚(炮)　半夏　粳米各半升　甘草一兩　大棗十枚

右五味。以水八升。煑。米熟湯成。去滓。溫服一升。日三服。

本方何以不立烏頭粳米湯乎。烏頭守力大於附。對於切痛不適用。附子同是主痛品。尚有走散痛處之能力。特一枚炮附。恐有鞭長不及之憂。焉能出腹而胸而脇。以獨力貫徹之耶。在附子所挾持以報知已者。極其量亦打消腹中寒氣。則能事已畢。至於雷鳴。傷寒生薑瀉心甘草瀉心條下。皆有腹中雷鳴字樣。二方何嘗參加附子於其間耶。既短於治雷鳴。此外更非其勝任矣。且諸藥皆受氣於米。曰米熟湯成。是成立粳米湯。附子始得列爲功首也。可悟本方純爲東新胃氣而設。中工亦知四時五行之脉。無胃曰死乎。不嘔不吐而後胃氣生。有胃而後五臟免於死。臟死而乞靈於附子則無及。下文五臟風寒積聚三方中。非無乾薑在。而附子則寧缺毋濫者。免令附子被無效之謗焉已。本證則附子見長之地。寒氣因之而轉移。淺言之則藉半夏爲降逆。得粳米而水穀之道路以通。深言之則附子亦隨水穀之道路而行。胃氣領之而出腹。用以尾寒氣之後。由胸脇以下膈。令布滿之邪。不能不入腑卽愈者。乃附子粳米窮追餘邪之力也。入腑而不犯胃者。有甘草大棗以助胃氣之和。自化逆邪爲烏有。切痛如故將奈何。寒氣去則地氣上。切痛已迎刃而解。濁陰又悠然歸六腑矣。然則六徵病與五臟最密切耶。仰給於陽者臟陰也。假令臟腑不互爲其消長。從何食入於陰乎。所謂水穀之海。以養五臟氣者此也。五味藥豈爲種種已病立方哉。嘔吐正未病之媒。中工宜取法乎上矣。

痛而閉者。厚樸三物湯主之。

書痛而閉者。不曰閉而痛者。是其閉也。而知其痛在。是閉在胃之上脘。見其痛也。而知其有閉在。則閉在胃之下脘也。上條何以切痛又不閉耶。痛如閉狀故曰切。若以刀封實其傷口者然。是雷鳴之處。反從容而不痛。除閉氣之外皆寒氣故也。本證獨非閉在痛處耶。按之痛者爲實。莫若以一閉字形容之。特閉者不通之謂。可爲痛字之註脚。不能作實字之註脚也。滿狀纔是實狀之端倪。下條曰按之心下滿痛爲實。又下條曰腹滿不減。減不足言。寫實狀於滿狀之中。尤了亮於寫閉狀於痛狀之中也。攻實莫如大承氣。傷寒陽明篇腹滿痛證具。宜大承氣湯者二。本有宿食此其一。汗出不解此其二。少陰篇心下必痛證具。言痛不言滿之大承氣證。又僅有其一。此外未聞執一痛字竟行承氣湯也。就如腹大滿不通之行小承氣。何嘗有痛狀可按乎。可悟上文以痛不痛辨虛實者。畢竟痛爲假相。滿乃真相也。本證何以脫腹滿二字耶。得毋閉實其滿。不閉實其痛耶。假令閉在中脘。其腹滿也何待言。正惟下脘閉而上中脘不閉。則沒收其滿狀於迴腸之內。腸胃不交通。安得不以痛狀爲報信乎。下文有宿食而行大承氣者凡三見。固無痛字。亦無滿字也。不痛不滿究不足以窮承氣。惟對於實狀。則非承氣湯莫屬。與小承氣可乎。又不能以小承氣湯之名義。主痛而閉也。小承氣微和胃氣者也。與其和之而未通。不如通之而後和。不行小承氣仍行三味藥。勿疑仲師換湯不換藥也。不換藥之換藥。一方翻作兩方名。三物另成三物用也。厚樸三物湯主之句。詳註方後。

厚樸三物湯方

厚樸八兩　大黃四兩　枳實五枚

右三味。以水一斗二升。先煑二味。取五升。內大黃。煑取三升。溫服一升。以利爲度。

小承氣湯非三物耶。三物何以非小承氣湯耶。爲大承氣退一步立方者。小承氣湯也。本方爲大承氣湯進一步。三物不啻超過大承氣湯之前。毋寧名曰大承氣去芒硝湯。仍不失爲大用則大效也。安可以小用小效目之乎。如其仍舊用原方。何以除卻大黃四兩不計外。厚樸二兩。竟四倍用八兩。三枚枳實。又仿大承氣湯用五枚乎。且厚樸炙去皮。枳實亦炙其大者。彼方是何作用乎。此其所以謂之小承氣也。縮小大承氣之攻力。大黃去酒洗。四味去芒硝。八兩厚樸減其半。枳實五枚減其二。惟炙法則同是取其走中不走邊。以胃家實證。實邪在胃中故也。煮法則令芒硝行在大黃之先。枳樸尾大黃之後。縮窄一條藥路者。恐藥氣旁落。則傷胃也。小承氣卻三味合煮。爲腹大滿不通而設。以邪氣滿其中。胃氣大其外。所謂微和胃氣者。平在中之邪。以和環周其外之氣也。本方又仿大承氣之煮法。非取大黃之先行。乃納大黃於枳樸湯中。妙在留厚樸之皮不炙。正取其從邊際落。絕不及攻其中堅。二物自聽厚樸爲轉移。而會歸於下脘。吾知開下脘之閉。胃氣猶未及覺也。在陽明曰初服湯。當更衣。不爾者盡飲之。是將息其胃氣之和與未和。本方曰溫服一升。以利爲度。不曰勿令大泄下。亦不曰得下餘勿服。脫離大小承氣湯。卻有大小承氣之精義者存。豎厚樸一味爲轂率。微示其變通立方之嚴。與上厚樸七物湯具天然之對偶。尤爲中工以下所未夢見者也。

按之心下滿痛者。此爲實也。當下之。宜大柴胡湯。

本條可爲傷寒結胸證之陪客。彼證心下滿而鞕痛。陽氣內陷因而鞕。卽小柴胡證邪高痛下之轉甚一層。陽氣被壓爲結胸。陽氣猶足恃。便主小柴胡。分別在無心下因鞕之柴胡證。止有脇下痞鞕。心中痞鞕而已。又曰但滿而不痛者爲痞。痞證亦有鞕。特無高壓之邪。故不痛。柴胡證痞鞕滿痛皆有之。又分別在柴胡條下有喜嘔。有使嘔。有嘔不止。結胸條下無嘔字。痞證有乾嘔乾噫。無所謂之嘔。宜乎柴胡證寫入結胸痞證之夾縫。復引爲痞證之反陪客。曰柴胡不中與之。本證不提出心上之胸。心下之腹。滿痛分明以心下爲界線。曰按之心下滿痛者。以按結胸證之手腕。按其心下膈。卽胃絡上通之處。殆有物爲中梗。故其滿痛也。胸腹胠脇無分子。所謂槃飪之邪從口入。去胃脘之陽。不能以寸也。又可目之爲閉而痛。非痛而閉。閉在胃之上脘者歟。曰此爲實也。彼證上虛下實無從按。此證下虛上實可以按也。曰當下之。宜大柴胡湯。大柴胡非大承氣之比也。大承氣之下法出下竅。大柴胡則下至心下而止。蓋從心下低一級。卽陽明所居之中土也。中土爲萬物所歸。大有容邪之餘地。脫令下之而不得下。餘邪轉爲胃家之祟。將奈何。大柴胡湯非護邪之藥。且少數之邪。不攻而自破。大柴胡不過匡小柴胡之不逮耳。在傷寒太陽病過經十餘日條下。亦曰與大柴胡下之則愈。何嘗有曰以利爲度乎。抑戒曰勿令大泄下乎。可知則愈云者。愈在無形。即入腑即愈之互詞也。下之云者。假水穀之海。爲大柴胡立功之地焉已。方旨詳註於後。

大柴胡湯方

柴胡半斤　黃芩　芍藥各三兩　半夏半升　枳實四枚

大黃二兩　大棗十二枚　生薑五兩

右八味。以水一斗二升。煑取六升。去滓。再煎。溫服一升。日三服。

本方原湯無大黃。在傷寒但七味而已。修園謂一方用大黃二兩。若不加大黃。恐不成大柴胡湯。其意以爲小柴主汗。大柴主下。已盡二方之長。故借本方之大黃。引作彼方之蛇足。不知大柴胡之妙。可以下。可以不下。匪特已下者服之則不復下。就令當下者服之亦未必下。

下不下與大黃無涉。苟執兩見下之二字。認定本方爲下藥。倘遇傷寒嘔吐而下利之大柴胡證。中工能勿畏縮乎。弊在人人因大黃一味。顯屬大柴胡之註脚。無怪脩園輩無所適從矣。夫太陽病過經十餘日。曰柴胡證仍在。條下無實字也。何取乎柴胡方中加大黃。傷寒十三日不解。曰此本柴胡證。條下有實字也。何嘗非柴胡方中加芒硝。硝黃無非爲個實字而設。彼條曰潮熱者實。本證曰此爲實。二句已被長沙一口道破。安有濫與硝黃之理乎。何以柴胡加龍骨牡蠣方中。又有大黃二兩耶。譫語。身盡重。不可轉側。非具實證之端倪乎。彼過經譫語內實之調胃承氣湯證。可例看也。何以加芒硝則後納更煑微沸。大黃獨不後納更煑耶。彼證丸藥實。丸藥難過去者也。芒硝先融化其物質。與大承氣湯作用同。本證膈氣實。當仿小承氣湯合煑法。免令大黃先犯胃氣也。不曰加大黃者。微示其將大黃縮入七味藥中。一如大柴原方。未嘗立異也。何以方下以水一斗二升云云。無更變耶。此其所爲加大黃猶不加也。分別在右七味右八味焉已。且同是取水六升。湯成卻同而異。無大黃則取氣從其厚。有大黃則取氣從其薄。看似二方同一法。其實各方具各法也。

腹滿不減。減不足言。當下之。宜大承氣湯。

書腹滿不減。望而知其趺陽微弦脈無存在矣。弦者減之稱也。不減即不弦之代詞。經謂弦多胃少曰肝病。有胃無弦曰胃病可知。以其無春胃微弦之可診。則診在腹。腹形適肖其脈形。上言法當腹滿者。非徒謂其如張弓弦。按之不移也。謂其如半月之弦。有盈亦有仄也。可悟微弦脈資生於胃。必還入於胃。胃氣脈氣相容與。於是四時之脈以微稱。不獨春脈始然也。又非脈微腹亦微。腹有胃氣爲之充。雖滿亦屬平人之腹。豐滿而已。非實而滿也。微平滿亦平。不必限定微弦脈。四時可以平脈二字括言之。若微而太過。不滿亦過。就令腹滿時減。復如故。亦與不減等。特寒溫不同論耳。曰減不足言。已言減矣。抑未言耶。同是減爲假相。滿是真相。時減則足言。既非時減。覺欲言其減與滿之分寸。無分寸也。得毋有痛不痛之分耶。痛亦無可按。假令腹中痛。則上下四旁必不痛。不痛之處便是減。從無滿腹皆痛之理。其言滿不言痛者。滿莫滿於陽明病之小承氣湯證。明曰腹大滿不通矣。何嘗痛乎。正惟不通之中。自有通於土氣者存。而後有腹減之端倪。究無腹減之實際也。減不減莫可言狀。質言之則腹部之外形有盈虛。腹部之內容無盈虛焉已。本條已載在陽明。彼證注意在實邪。本證注意在宿食。設非槃飪之邪從口入。何至與陽明病大承氣湯證。不易一字乎。曰當下之。宜大承氣湯。從上大柴胡湯證加倍寫。緊跟個滿字。撇離個痛字。起下種種宿食之腹無痛狀。反結上文不痛者爲虛。痛者爲實二語。見得辨承氣證之難也。凡行大承氣湯。當消息其人土氣之通不通爲前提。或痛或不痛猶其後。轉矢氣三字可類推也。舌黃與痿黃成反比例。特其顯然者耳。傷寒所有大承氣湯證之曆節不勝書。詎獨本證留未盡之詞乎。

大承氣湯方（見痙病）　方註從省

心胸中大寒。痛。嘔。不能飲食。腹中滿。上衝皮起。出見有頭足。上下痛而不可觸近者。大建中湯主之。

書心胸中大寒。中字讀平聲。指心之前。胸之後。不前不後之夾縫。謂之中。中間如是其褊小。焉能藏大寒於尺寸之地耶。正惟虛寒欲下上。上寒下亦寒。特在上不復下。在下不復上。分言之則寒而小。合言之則寒而大也。假令上不寒。無所謂壓力大。胡以痛。假令下不寒。無所謂抗力大。胡以嘔。且也不能飲食。則中土亦寒。換言之。則滿腹皆寒。邪氣正氣混爲一。故曰腹中滿。難測在上衝皮起。髣髴滿中猶有加。與腹滿時減。腹滿不減有異同。毋亦地氣上衝耶。抑腎氣上衝耶。下文五臟病且無脾氣腎氣上衝之足言。就如繞臍痛。腹中痛之寒疝。亦未嘗有上衝字樣也。不曰上衝胸。亦不曰上衝心。上衝仍不離乎腹。而於心胸無所忤。是顯有閉氣之邪爲之梗。心胸反藉大寒爲保障。此亦心臟不受邪。非如下文心中寒。其人苦病心之比。宜其心部胸部無痛苦。然則胃氣上衝耶。此人非肚中寒。但腹中滿焉已。曰嘔曰不能飲食。縱與胃氣有關係。然寧犧牲其水穀以避邪。則胃氣退藏於肚中不待言。不復敢與寒邪相接觸也。可想見矣。其亟欲衝寒而上者。惟腹中之宗氣乎。設也左乳下之虛里穴。倘有開放宗氣之門戶。又何患胸中無大氣之積。當然腹不滿而胸滿。大氣與大寒相爭持。安知胸中不復成爲氣海乎。無如衝不到於胸。而反激刺其大腹以上之皮。其皮起也。儼似有形之物。行將出見於皮裏也。分明起氣之上無頭在。乃寒氣爲之頭。起氣之下無足在。乃寒氣爲之足。邪正劃成三截看也。上下痛而中不痛者。頭足皆邪氣逼挾正氣之幻形。近之則愈幻爲有形之痛。惟有忍痛而不遷怒於上下之寒者。緣不可觸近之處。第覺自無而之有故也。大建中湯主之。扶弱卽以抑强。反對上文按之不痛者爲虛。痛者爲實二語。所有攻實之方。極諸行大承氣湯而止。無非作本條之陪客。彼亦抑强卽以扶弱也。方方皆異曲同工者也。方旨詳註於後。

大建中湯方

蜀椒二合(炒去汁)　乾薑四両　人參二両

右三味。以水四升。煮取二升。去滓。內膠飴一升。微火煎。取二升。分溫再服。如一炊頃。可飲粥二升。後更服。當一日食糜粥。溫覆之。

上文一路說腹滿無中字。下文亦無腹中滿三字。寒疝條下。兩見腹中痛而已。本證滿而當中。卻非當中痛也。曰上下痛。明是痛不在中矣。中滿之處不言痛。上下痛處不言滿。畢竟痛多而滿少。中部滿。此外當然非滿矣。上言法當腹滿乍不滿。假相之滿。不同真相之痛也。彼證之痛其狀橫。兩胠痛而下上不痛也。本證之痛其狀豎。上下痛而兩胠不痛也。彼證以不滿露其虛。溫之則滿。本證以中滿藏其虛。建之則不滿。行小建中湯可乎。彼方宜於腹中痛而非滿。非宜於腹中滿而非痛也。然則治滿不治痛又何若。上文厚樸七物湯何嘗非但主腹滿。大承氣湯證之腹滿更不待言。苟置其痛於不顧。則凡具腹滿證可混視矣。毋寧仿行大柴胡湯。條下猶有按之心下滿痛字樣也。彼證又非上衝皮起也。若徒責其滿痛。上文附子粳米湯證。下文大烏頭煎證。曷嘗非且滿且痛乎。是又除卻滿字痛字。不必問其有無餘證矣。何以瘦人繞臍痛。曰其氣必衝。不衝者心下則痞。又不立方耶。豈非上衝皮起。亦可等閒目之耶。彼證誤下致變耳。穀氣不行。與此人肚中寒相若。理中湯可以承其乏。擴充趺陽脈足矣。立方不必嚴而備也。本證宜握中字為題珠。治中滿則上痛下痛皆受治。本理中之法。愈引而愈長。從中焦直貫心胸之中而始止。以大建中湯名方者。功倍於理中者也。妙有人參領宗氣循左乳以上行。得薑椒之辛溫為護送。膠飴不過甘以緩其衝。非緩其痛也。方下云分溫再服如一炊頃。行將犒勞大建中矣。曰可飲粥二升。又曰食糜粥。溫覆之。以宗氣飢寒之後。為鎮日之饋餉。一若不暇慰問其痛苦也者。緣主腹中痛下文自有當歸生薑羊肉湯在。有抵當烏頭桂枝湯在。又本方不能越俎矣。中工毋忘長沙之大德。從腹中滿處下手眼可也。

脇下偏痛。發熱。其脈緊弦。此寒也。以溫藥下之。宜大黃附子湯。

偏痛亦寒耶。上條大建中湯證。則痛在中之上。中之下也。兩胠疼痛條下。則痛在胠而左。胠而右。猶謂當中有寒在。不滿固寒。滿亦寒也。若偏左不過於右。偏右不過於左。左寒右不寒耶。抑右寒左不寒耶。其滿不偏。寒無徵實矣。假令如傷寒不能食而脇下滿痛。縱柴胡湯不中與。未必與上條心下滿痛之大柴胡湯證適相反也。奈何其發熱。闕惡寒二字。陽明病之大承氣湯證。非發潮熱不惡寒。又曰但發熱乎哉。安有發熱證具。可目之爲寒者。曰其脉緊弦。傷寒脉陰陽俱緊。則必惡寒也。或已未發熱焉已。陽明篇發熱脉弦者生。少陽篇脉弦發熱者屬少陽。凡此非亟亟於行溫藥。曰此寒也。此與彼不同論之謂。仲聖至此始露真詮乎。上言痛者爲實。誠非欺我也。特不痛者爲虛。又何說以處腹滿不減。減不足言之大承氣湯證。痛不痛絕無問題耶。夫既滿而不減。則無所用其按。惟腹滿時減。分明按之亦必不痛矣。不觀諸心下痛。按之石鞕者之大陷胸湯證乎。彼正有形之滿痛也。可知除卻滿字不能辨虛實。惟按病者之腹。其滿而無痛也。仍有實。其痛而不滿也。從無實。不痛者之虛。作滿減論。痛者之實。作滿不減論可也。彼胸痹而痛。責其極虛者。非謂其不滿而何。認定大柴胡證爲實者。非因其心下滿痛而何。匪直此也。傷寒所有大承氣證。此有燥屎腹滿痛者一。發汗不解腹滿痛者一。此外未有不滿而痛者。惟自利清水之急下證。曰心下必痛。滿無可滿。以清利故。茍非自利如少陰。其不痛也又必矣。太陰病腹滿曰時腹自痛。痛之時。滿處猶未及覺也。與因而腹滿時痛同句調。就令大實痛。不過行桂枝加大黃。非宜大承氣之比。大抵一處滿。另一處痛。便非滿處實。上文附子粳米湯證。腹中寒氣之切痛。則胸脇逆滿。下文腹滿寒疝則繞臍痛。何嘗痛在滿中乎。獨厚樸三物湯證曰痛而閉。閉字卽滿字之外觀耳。不滿胡以閉乎。況本證有發熱。不能以閉痛爲藉口也。脇下止有偏痛無偏滿。當以寒主收引四字爲註脚。且緊脉壓制其弦脉。欲求微弦之脉而不得。亦可爲本證之註脚。曰以溫藥下之。無滿可下。則下取其痛。不同上條痛無下法。則上取其滿。上條爲中滿立方。卽爲中寒立方。本條爲偏痛立方。卽爲爲偏寒立方也。宜大黃附子湯句。詳註方後。

大黃附子湯方

大黃三兩　附子三兩　細辛二兩

右三味。以水五升。煑取二升。分溫三服。若强人。煑取二升半。分溫三服。服後如人行四五里。進一服。

方內獨大黃長於下。辛附不能强同也。且大黃附子各三兩。其功力悉敵何待言。脫令大黃欲下。而附子挽之。附子不欲下。而大黃推之。二味相持。其居間之細辛。能爲左右袒耶。是必大黃雖寒。附子轉移之爲溫品。附子雖溫。大黃轉移之爲寒品。而後偏信湯內爲溫藥者。方不疑於大黃。偏信湯內爲寒藥者。始無疑於附子也。乃曰以溫藥下之。明是針對個寒字以立方。勢必取附而棄黃。中工能勿爲二藥辨正乎。不知發熱證具。大黃非全用不着也。最難索解者。仲師認熱爲寒耳。上文中寒家。何嘗非發熱色和哉。胡不議及溫下耶。彼證除欠嚏淸涕之外無所苦。無取乎立方之奇。惟脇下偏痛。則宜以偏法補其偏。是之謂偏因偏用。猶乎上條腹中滿之行大建中。亦滿因滿用也。大黃偏於寒者也。從治寒。卽逆治熱。附子偏於熱者也。從治熱。卽逆治寒。以偏寒偏熱之藥。而能以不偏効其靈。正治反治皆無偏也。然二味又不克有其功也。有細辛在。偏右惟細辛能左之。偏左惟細辛能右之。不觀傷寒麻黃附子細辛湯主反發熱乎。彼證少陰之發熱反向後。細辛轉令其熱從後解向前。前心纔是手少陰之正面故也。本方不過欲三味藥領脇下之熱。脫離其寒。左回右轉。從正面下歸於腹。其痛自安耳。緣脇下之下。有穀氣在。下之卽所以溫之。受氣於傳化之府足矣。欲下上亦虛寒之本意也。方末不曰以利爲度者。得下不得下猶其後。橫豎不出中土之範圍。曰强人煑取二升半。則二升有加矣。非限制弱人也。與快下諸藥有分別。毋庸止後服也。曰服後如人行四五里。形容其服後之從容。一若平人之行所無事。曰進一服。奚事退縮乎。其不至釀成腹中痛也。又可於言外見之矣。

寒氣厥逆。赤丸主之。

書寒氣厥逆。寒氣二字何消說耶。不明言寒氣。豈非與熱氣厥逆無別乎。諸四逆厥不可下。本證殆跟上溫下而言。不獨上條無厥逆字樣。

下兩條寒疝證具。一則曰手足厥冷。一則曰寒疝逆冷。亦無溫下明文。厥逆既與下法有關係。已反照下文有宿食。爲三主大承氣湯立禁條。中工又不能置厥逆於不講矣。夫陰陽氣不相順接便爲厥。得毋寒氣卽陰氣之稱耶。非也。寒者熱之對。陰者陽之對。陽退陰進之厥起於脉。先寒後熱之厥因於寒。少陰不至者厥。屬陰陽兩方面。已未發熱者寒。屬寒熱兩方面。主寒熱者氣。合陰陽者脉也。傷寒手足厥寒曰有久寒。脉微欲厥曰脉不出可見也。本證何以不發熱耶。厥者短也。寒氣長足徵熱氣短。不言短氣者。非熱氣寒氣俱短也。太過之六微病。乃寫氣之長。非寫氣之短。故無短氣二字也。假令脉滑而厥。又寒字可作熱字看矣。熱爲寒掩。烏知其裏非熱氣長乎。宜乎其厥逆免於死。下文五臟病。不死於中風之發熱。而死於中寒無發熱。可例看也。何以彼證不厥逆耶。寒死何待乎厥逆。獨脾將死則皮目瞤瞤而短氣。氣短便與厥逆異而同。五臟病亦無下法者此也。然厥逆證具未必死。卽死亦非盡厥逆證具也。惟有陰無陽則主死。寒甚至骨亦主死。素問治六腑句下不言死。治五臟者半生半死。上言入臟類皆卒厥死。傷寒言厥不言死者爲多數。況其寒氣之中。當有熱氣在乎。然則必熱與厥應耶。又非也。厥在寒。非厥在厥。寒熱二而一。二氣所以有往來。不同厥自厥而熱自熱也。治寒不遺其熱可矣。赤丸主之。方旨詳註於後。

赤丸方

烏頭二兩(炮)　茯苓四兩　細辛一兩　半夏四兩

右四味。末之。內真朱爲色。煉蜜爲丸如麻子大。先食。飲酒下三丸。日再夜一服。不知。稍增。以知爲度。

本方從上烏頭赤石脂丸脫出。同是君烏頭。彼方一分取其輕。本方二兩取其重。同是先食。彼方服一丸。日三服。本方飲酒下三丸。日再夜一服。彼方蜜丸如桐子大。本方蜜丸如麻子大。同是注重個赤字。心在色爲赤。活動心陽取其脂。保護心陽取其色。特烏頭長於守。守下不守上。欲其効靈於上也。先食卽提高烏頭以上貢。下文服大烏頭煎。服抵當烏頭桂枝湯。不云先食者。正盡烏頭主治寒疝之長。然丸者緩也。以痳子大之極小丸。服三丸始。遠不及大烏頭煎強人服七合。弱人服五合。抵當烏頭桂枝湯初服五合。復加至五合而後已。若靳與烏頭則末矣。豈非掣肘烏頭耶。仲師非用以敵寒氣也。用以助熱氣。中工亦知厥逆證必二氣相反乎。予人以共見者寒。不予人以共見者熱。熱氣之度短。故寒氣之度長。一旦熱氣與烏頭相得不相失。自能大伸其勢力以遠寒。烏頭不自有其功也。惟有保留心部之餘熱而已。蓋南方赤色。入通於心。心臟其類火。心火本乎在天之熱。心又惡熱者也。倘因惡客熱之故。而惡及烏頭。則忤心陽矣。重用之反無功而有過。非烏頭之太不値乎。眞朱又色熱而性寒。正赤之色。始信其不召寒氣耳。惟隔絕火逆。則非眞朱莫屬也。何以茯苓又從肺部上手耶。肺者心之蓋也。肺亦惡寒者也。茯苓禀天氣之降。令寒從小便去。半夏尤以降逆得名。令逆邪不得逞。二味用至四兩不爲過也。且有勁氣悠長之細辛以治厥。三味皆効力於烏頭。服丸仍以少許勝者。賴有酒氣爲之導。酒爲百藥長也。不知寧稍增者。太過之六微病。畢竟有趺陽微弦之脉在。不患其收效之遲也。

腹滿。脉弦而緊。弦則衛氣不行。卽惡寒。緊則不欲食。邪正相搏卽爲寒疝。寒疝繞臍痛。若發則白津出。手足厥冷。其脉沉緊者。大烏頭湯主之。

本條又跟上寒氣厥逆。說入寒疝矣。疝有七。而條下舉其一。非掛漏乎哉。長沙特剪裁七疝以立證。陰狐疝則發揮在下文。大抵癩疝以陰狐疝爲遠因病。蜘蛛散便治癩疝於未然。鷄矢白散之主轉筋入腹。亦治筋疝於未病。血疝氣疝則附屬於五水門。在欲作水條下。曰本自有寒疝瘕。血分則曰其瘕不瀉。經絡不通。是血疝從其類。氣分又曰大氣一轉。其氣乃散。是氣疝從其類也。疝讀作山。腹中寒結。經久則叠聚如重巒。推之婦人血崩。名曰殺血。又名血山崩者。卽血疝自殺其血之候也。要不離乎腹滿之中有寒疝在。書腹滿。寒則滿自滿而痛自痛。非如上言按之心下滿痛。痛在滿中之比矣。書脉弦而緊。上文其脉緊弦之偏痛。已指實其寒。況脉弦而緊。弦滿緊亦滿乎。書弦則衛氣不行。卽惡寒。二語又與水氣門寸口脉弦而緊句下。不易一字也

○彼條寫水脉以例本條○寒疝可作水疝看矣○曰緊則欲食○形容外寒與內寒相牽引○侵入腸胃○不欲食亦與中寒之不能食等○曰邪正相搏○正不受邪○而久寒受邪○曰卽爲寒疝○何一簣之速成耶○譬如爲山○旦夕可以增高繼長也○史記論列爲湧疝○令人不得前後溲○凡疝氣之苦狀類如斯○曰繞臍痛○下文婦人經水斷絕後○亦有繞臍寒疝字樣○可悟女子瘕聚○亦與男子之寒疝同論○曰若發則白津出○大腸主津者也○不爲變化之出○而爲白津出○俗名疝氣爲小腸氣者○亦小腸裏急之傳變○在水氣曰水走腸間○殆與迫出白津同消息○宜乎瘕聚之假血液而時下汁沫者○都由水疝所釀成也○曰手足厥冷○結上寒氣之厥狀○或逆或冷○皆手足爲被動○與陰陽氣不相順接有異同也○曰其脉沉緊者○補點其脉之沉○是亦寫水字入寒字○水病非曰緊則爲痛○沈則爲水乎○高水一寸卽是山○寒水幾與山齊也○特親上者寒○而親下者水○寒疝水疝亦微有分寸爾○大烏頭煎主之○方旨詳註於後○

大烏頭煎

烏頭大者五枚(去皮不必㕮咀)

右以水三升。煑取一升。去滓。內蜜二升。煎令水氣盡。取二升。強人服七合。弱人服五合。不差。明日更服。不可一日更服。

大烏頭每枚重量約一分。卽今之二錢半。四分爲一兩。五枚卽今之一兩二錢半矣。曰去皮。烏頭質最堅。當如炮附子法。塗裹以炮之。炮坼矣。浸水則縫合如故。去皮不必㕮咀者。取枚不取片也。烏頭生於巓。其喙趨於麓。烏喙卽其別名也。得毋烏頭宜於病在上耶。本證則取之下。方下無先食二字。便非取之上矣。卽下文所謂當下其寒。末句云陽中有陰。可下之之旨。寒疝得之。勢如烏鴉落平陽。落則伏。伏則守。守下之力莫大於烏頭。獨是以水三升。煑取一升。烏頭入水愈堅也。似與水不相投。與蜜則相得。上文烏頭湯先蜜煎烏頭。而後更煎之。烏頭赤石脂丸赤丸。又煉蜜爲之。皆經蜜不經水也。去滓內蜜二升。曰煎令水氣盡。可見烏頭之惡水矣。然則二升純是蜜。烏頭亦犧牲令盡耶。水又能堅物者也。水氣不能盡烏頭。烏頭不能盡水氣。覺一升水便雙方固結而不解。下文以桂枝湯五合解蜜煎者。職此之由。水氣盡云者。匪特留藥氣於未盡也。寒疝病無非水爲虐。水疝無非五水之變相。欲打消寒疝。當然打消水疝。始有與藥之餘地也。假令再煎而藥氣與之俱盡。何至叮嚀於强人服七合。弱人服五合乎。且更服俟諸明日。申言之曰。不可一日更服。其珍重二升蜜爲何若。石蜜與稼穡之甘味異而同。非徒甘以緩其痛。且緩其急也。方書謂三陽急爲瘕。三陰急爲疝。證急脉亦急。脉弦而緊。緊者急也。明日則不急矣。活現趺陽微脉弦。則衛氣行矣。蓋蜜有流質。兼有留質。乃天然之物產也。本草稱其有安五臟除衆病之長。不差者幸差矣。奚止爲寒疝聖藥乎。

寒疝。腹中痛。及脇痛。裏急者。當歸生薑羊肉湯主之。

本條又特爲心疝立證矣。經謂心脉急爲心疝。乃黃帝岐伯問答之病名。看似七疝合心疝共成八疝矣。扁鵲倉公傳復有牡疝之名。又多一名矣。何病形之不可捉摸乎。心爲牡臟。大都心疝已賅牡疝而言。亦賅血疝而言。諸血皆屬諸心也。何以曰寒疝不曰心疝耶。心者五臟中之最尊也。下文纔說到五臟病。在本節當避心字而不言。可於言外見之者。羊爲心畜。因主方有羊肉在。見羊卽見心矣。羊又羣者也。治心疝如於方寸之下驅羣羊。取其循脉道而行。不爲岐路所惑也。血疝亦作如是觀矣。心疝血疝旣未分明。不如舉寒疝以爲例也。寒者陰之稱。卽下文陽中有陰之互詞。書腹中痛。腹者陰之部。同是痛。不繞臍。則繞腹。此腑臟相連之影響痛。非痛在寒疝之中也。曰及脇痛。腹痛及於脇。非脇下偏痛之比。曰裏急者。裏亦陰之稱。三陰急爲疝。急亦非寒疝所在地也。殆髣髴山鳴谷應者歟。所謂心疝病少腹當有形者此也。不形上而形下。心疝簣出沒於無形。史記謂牡疝在鬲下上連肺。病得之内者。亦從内而高舉之形。是亦牡疝之中有氣疝在。要不離乎狀如重山壅蔽。無谿徑可尋者近是也。當歸生薑羊肉湯主之。引寒疝之歸路。其在斯乎。方旨詳註於後。

當歸生薑羊肉湯方

當歸三兩　生薑五兩　羊肉一斤

右三味。以水一斗八升。煑取三升。溫服七合。日三服。若寒多加生薑成一斤。痛多而嘔者。加橘皮二兩。白朮一兩。加生薑者亦加水五升。煑取三升二合。服之。

本方重見婦人產後。腹中疞痛條下矣。彼方曰併治腹中寒疝。虛勞不足。玩併字。已將男子寒疝。歸併入婦人腹中。宜乎血寒積結之婦人。有曰繞臍寒疝矣。推之腹中有瘀血着臍下。亦與血疝異而同。緣疝瘕皆任衝一分子。任主瘕聚。衝主裏急也。衝任爲經絡之海。經絡不通又患血兼患水。其瘕不瀉。名曰血分者此也。後漢律歷志白露晷長六尺二寸八分。未當至而至。多病水。腹閉疝瘕者亦此也。七瘕當以水疝爲居首。血疝居其二。寒傷血。故水傷心。水寒尅火熱。無殊水以心爲山也。羊火畜也。性最善。曲禮寒食尙之。以安心性。本方以薑歸佐之。服後覺心境中有從善如流之興味。則寒疝不惡矣。三味可作男女寒疝之通方。腹痛脇痛。不過寫其證。裏急不過寫其情。獨病形則除却陰狐疝㿗疝二證。疝疝不可以言喻。可言者一疝字而已。羊宜用羝。羝羊卽牡羊。取其効忠於心也。孫真人謂羊肉止痛利產婦者。產婦與血虛有關係。真人認定本方爲補氣生血而設。故不讓美於當歸耳。方下云寒多加生薑成一斤。一斤卽今之十兩。加倍生薑也。加橘皮二兩。白朮一兩者。恐產後氣傷痛而嘔。加味又可以消息其氣疝也。雖謂本方併治血疝氣疝不過是也。曰加生薑者亦加水五升。僅取三升二合。胡不令水氣盡耶。寧加水如是其多。不顧慮其水疝續在耶。水入於經。而血乃成。化水氣爲經氣。水疝又打消於無形矣。註家謂此方爲攻補兼施。曾亦知其製方之妙。乃水火並用乎。

寒疝。腹中痛。逆冷。手足不仁。若身疼痛。灸刺諸藥不能治。抵當烏頭桂枝湯主之。

寒疝亦與太陽有關係耶。桂枝湯是傷寒太陽病之首方。解外非解內也。寒疝則三陰受之。三陰急爲疝也。陰氣主內非主外。不同瘕聚則內焉者半。外焉者亦半。三陽急爲瘕。猶有太陽一分子也。書腹中痛。與上條同。腹爲陰。故痛狀形諸腹。書逆冷。繞臍痛纔厥冷耳。腹痛而逆冷。甚於厥冷多矣。顯非從衞氣不行卽惡寒所致。乃太陽脈厥所致也。假令太陽無恙在。雖脈沉緊不得爲少陰。乃邪正相搏使之然。太陽柴胡湯證何嘗非手足冷。脈沉緊乎。彼條可以例上條矣。若由冷而逆。少陰逆冷則主死。無厥冷死也。上文且行大烏頭煎。況本證不曰寒氣厥逆。分明寒疝厥逆乎。亟宜問其手足。曰手足不仁。手足爲諸陽之本。不仁則三陽被其牽掣何待言。曰若身疼痛。若字一眼看定太陽之身。無走一身之表之太陽在。太陽已脫離其自身。與急當救裏救表之疼痛將毋同。夫非駸駸乎有入臟卽死之勢哉。恐人處在陽入之陰者靜。故無裏急二字。中工徒斤斤於行灸刺。治之仍太陽不之應。如灸刺不能代諸藥。諸藥不能代灸刺何。然迹其腹中痛而苦冷。亦不能以細故目之也。如之何其太過之六微病。竟與五臟相去不能以寸乎。挈不能治三字。不啻鈎起下文五臟諸未病。切近中上之前。令其暇時而熟視之。庶幾對於六微諸已病。尚有抵當之餘地也。行當歸生薑羊肉湯可乎。彼方引之入。入臟何堪設想。行大烏頭煎又何若。彼方止而不行。不入裏亦無出表之望也。抵當烏頭桂枝湯主之。中工又聞命矣。方旨詳註於後。

烏頭桂枝湯方

烏頭五枚

右一味。以蜜二升。煎減半。去滓。以桂枝湯五合。解之。令得一升。後初服五合。不知。卽服三合。又不知。復加至五合。其知者如醉狀。得吐者爲中病。

本方乃長沙得意之作。胡省卻抵當二字耶。條末既聲明抵當矣。方旨不患不明瞭。茍命方亦如之。與頭上安頭無以異。非方例也。猶乎大黃䗪蟲丸。何嘗不曰緩中補虛乎。而方首亦從省也。且如上文大烏頭煎。非爲抵當寒疝而設。欲壓低寒疝焉已。未明言其若何作用也。誰信仲師有進退烏頭之妙法乎。桂枝湯匪特無抵當之能力。恐牽率烏頭以出毫毛。置寒疝於不顧。則抵當云者。直徒託空言耳。烏頭既非大者五枚。無去皮不必咀字樣。而二升蜜煎減其半。僅得一升而止。復以五合桂枝湯解之。解之爲言化也。兩合化爲一。非若煎減半之謂。無再煎二字可見也。曰令得一升。令五合湯與五合蜜。兩不相失也。獨是桂枝湯本三升也。除五合則賸二升半矣。蜜煎亦本一升餘五合。胡愛惜餘藥若是。是又一升化爲四。留其半於未盡。初服五合者。將以俟其知也。不知則解之用前法。曰卽服三合。又湯蜜各半矣。服至再三。仍解之用合半湯合半蜜乎。無如無論强人弱人。頻頻以不知二字白諸人也。曰復加至五合。則三合湯。解二合蜜矣。蜜罄矣。蜜煎則取不可餘藥之義。桂枝湯則不必盡劑。共服一升蜜之義。廉於取湯而厚於取蜜者。不離乎令水氣盡之意也。曰其知者如醉狀。胡爲以似知不知之狀駭人耶。此正其效大著之候。太陽將復回原狀矣。中工亦知本證入脾則死。入胃則吐乎。腹中乃脾胃之範圍。厚集其湯藥於中央土者蜜爲之。五合二字凡三見。五居中也。烏頭桂枝蜜煎三者爲合作。合之仍是分也。甘以入脾者蜜。烏頭卽抵當寒疝之後盾。蜜既入脾又入胃。輭化寒疝於水穀之海之中。其云不知者。曰蜜方且爲寒疝謀出路。亦徐徐以俟地氣之上也。陰者存精而起亟。陽者自衛外而爲固。桂枝湯乃太陰太陽之通用藥。得之則陽從陰中出。有不以醉狀報信乎。曰得吐者爲中病。非服桂枝湯而反吐也。胃中有蜜在。久之必水穀之海不受邪。則吐矣。爲中病三字何消說耶。寒疝證固不主汗主下。亦無當吐之條。不曰以得吐爲度者此也。醉狀得吐。彼非酒家病也。惑中工者也。解釋之曰爲中病。始恍然於藏過抵當之力於無形也。

其脉數而緊。乃弦。狀如弓弦。按之不移。脉數弦者。當下其寒。脉緊大而遲者。必心下堅。脉大而緊者。陽中有陰。可下之。

本條看似暗指水疝而言。節內有必心下堅四字。下文五水病心下堅大如盤曰水飲所作。四飲病心下續堅滿曰留飲。心下痞堅曰支飲。寒能堅物。水飲益堅可知。況水病明曰本自有寒疝瘕耶。乃曰當下其寒。未嘗曰當下其水也。下文又曰熱在中焦者則爲堅。堅字顯有寒熱一分子。豈非下其寒而不下其熱哉。不得於證。當求諸脉。書其脉數而緊。緊則爲寒。數則爲熱。不曰緊而數。多而字是數中之緊。緊脉幾爲數脉所掩矣。曰乃弦。形容微弦脉又從數緊中生出。由微之顯。曰狀如弓弦。按之不移。非徒寫弦脉也。寫太過之微脉。髣髴見弦不見緊也。假令脉弦而緊。則繞臍痛之寒疝已著。甚且其脉沉緊矣。否或脉緊弦。則偏痛證成立。此寒也三字何待言。以溫藥下之何待言。書脉數弦者。不曰脉弦數者。畢竟弦微數不微。其寒二字愈求而愈晦。是脉而可作純然之陰寒脉看哉。多其字。下其寒於其熱之中。庶幾非濫予寒下之品也。書脉緊大而遲者。殆的確見寒遲之脉矣乎。似也。種種脉象。皆傷寒陽明篇所悉具。寫足趺陽脉微弦。一眼看定其心下。曰必心下堅。堅字寫寒非寫疝也。寒疝有遁形。從無着實心下之理。上文弦而緊脉之寒疝。止有沉字無遲字者此也。且手足厥冷。邉有如陽明之脉大乎。書脉大而緊者。忽然又掩卻其脉數。其熱安在耶。陽明無脉數則已。兩言脉數不解有明文。無脉緊則已。脉緊則愈更有明文。謂爲入腑即愈之脉。故大而緊可也。其不即愈者。以陽中有陰爲之梗。宜其熱中有寒氣在。數中有遲脉在。勿認爲陰乘陽位也。乃陰在陽中寂然而不動。合熱則二氣團結而成堅。正如脉遲之陽明病。屬可攻裏之時。曰可下之。不曰以溫藥下之。上文大黃附子湯固主下。寒多熱少便可行。大柴胡湯均主下。熱多寒少亦可行也。

附方

外臺烏頭湯。治寒疝腹中絞痛。賊風入攻。五臟拘急。不得轉側。發作有時。令人陰縮。手足厥逆。

本證附在轉筋入腹條後。猶備一說。附入寒疝則添蛇足矣。毋寧曰治節疝之爲得也。曰腹中絞痛。絞訓繞。與繞臍痛無甚別。刪之可矣。最暗與道合者。曰賊風入攻四字。筋非能轉入也。賊風轉之令其入。風轉卽筋轉。風入卽筋入。風傷筋。是以知病之在筋。病筋病風二而一。筋氣寄託於風氣故也。五臟拘急四字亦宜刪。七疝未至如入臟卽死之危。比較下文五臟死證有微甚。急搶五臟二字則穿下矣。拘急亦非轉筋之形。彼證曰其人臂脚直。屈而不能伸者病在筋。伸而不能屈者病在骨。無如骨與筋相失。筋則屈之無可屈者。骨亦伸之無可伸。

其曲在筋。故其直在骨。筋轉骨不轉。當觀其直而知其曲也。骨直脉亦直。脉上下行。微弦。無非不轉之脉。從骨不從筋也。彼證已形容畢肖者也。不得轉側句。不過以淺形深耳。曰發作有時。是筋疝成立矣。有山風蠱之古矣。易蠱卦巽下艮上。巽者入之義。艮者止之義。巽風入腹。當有腹蟲。穀化之蟲亦爲蠱。蠱之爲言惑也。與蝕於喉之蜮。蝕於陰之狐。異名而同類。故轉筋病與陰狐疝又同類。既有狐疝之名。匪特筋疝與蠱蟲互爲其消長。總覺七疝之踪跡類於蟲。不然。胡柔害而幽隱若是。曰令人陰縮。陰筋卽宗筋也。轉入與縮入相因。無怪其手足厥逆。與蚘厥同論也。外臺主用烏頭湯。吾疑其未當也。姑錄存參。方註從省。

外臺柴胡桂枝湯。治心腹卒中痛者。

本條及下條。外臺又說出題外矣。孫奇無處可附。而附錄於此。不過跟上賊風入攻一語。攤波助瀾耳。究與上文不項不接也。方方外臺必從經驗而來。則且申言其方旨。度亦當時爲瘴氣而設。瘴瘧亦八瘧中之一也。穴居野處之時代不具論。他如人跡罕到之處。往往有賊風爲瘴氣之導線。醫者第知風爲虐。方且乞靈於柴桂之不暇。遑暇顧及有瘴氣加之厲耶。豈知主柴而桂枝證不了了。主桂而柴胡證不了了。柴桂互掩。難核實者心腹之痛如直竿。曰心腹卒中痛者。是句乃外臺之創論。不特爲桂枝證所無。柴胡證亦未言及。卒字洵爲有眼。宜其從柴桂方中。拈出柴胡桂枝湯證以爲例。借心下支結個支字。豎看其心腹。幾幾乎一口道破其山嵐。其餘發熱微惡寒。支節疼痛。微嘔四證。悉具不悉具猶其後。惟外證未去。外臺則久已懸諸心目。篤信柴桂二湯。均有解外之長。有不中與之柴胡。亦有不中與之桂枝。未聞柴桂命方而不中與也。況王氏心理。本視賊風如讎乎。經謂痎瘧皆生於風。又曰風之與瘧也。相似同類。而風獨常在。王氏意謂無論何等客氣。總以賊風爲魁首也。問其心腹卒中痛屬何病。彼或欲吐仍茹未可知也。且瘧脉自弦。當有種種弦脉在。王燾置之於不論。則疏也。然亦有裨於瘴瘧之徵者。節取之當卒病補遺之一則。外臺之功固足錄。

且愈以見柴胡桂枝湯之泛應不窮也。

柴胡桂枝湯方

柴胡四両　黃芩　人參　芍藥　桂枝各一両半

生薑一両半　甘草一両　半夏合半　大棗十二枚

（方註詳見傷寒太陽篇。茲從省。）

外臺走馬湯。治中惡。心痛腹脹。大便不通。

本條有中惡二字。瘴毒果善良乎哉。本証寫瘴氣之甚者。足徵上條寫瘴氣之微者。縱有賸義。亦可推類求之矣。誠以惡毒惑人。茫無頭緒。不如舉瘴毒以爲例。令人人覺悟其得病之由。而後可以一得之長公諸世也。書心痛腹脹。心痛而前不及於胸。後不及於背。是與胸痹影響。既殃及於腹。亦不影響於臍。且言脹不言滿。不能滿使不能實。脹字不特胸痹條下所無。腹滿寒疝亦無所謂脹。仲師謂之小邪中裏者非歟。可悟本證不能從上文連類而及者。破綻在個脹字。外臺不過不忘心腹卒中痛一語。又將中惡證印入其眼孔。一若知之而不能言。而瘴毒二字已流露於不言中。惜其未嘗向土氣上討消息也。瘴氣從土氣泄出者也。一入腹則脾爲之約。腹氣遂散亂而不收。曰大便不通。不通非腹滿之害。乃腹脹之害。除脹與除滿。大有分寸也。經謂谷氣通於脾。谷氣只有下法無攻法。三承氣湯不中與。上文大黃附子湯。雖以溫藥下之。猶嫌其峻也。外臺走馬湯。恰合爲谷氣委曲以求全。在王氏或不自知其製方之妙也。吾欲擊節矣。方內巴豆一枚。去皮心。去皮不傷腹。去心不傷脾。另以乾米汗煎熬之。以緩其峻。杏仁二枚。薄取天氣以降之。復以綿纏搥令碎。碎在綿之裏。取其下膈而不散也。熱湯二合。捻取白汁。滴滴與谷氣相潛通。曰飲之當下。熱湯下之也。不期下而得下。乃恰可至當之下法。曰老小量之。量之而與飲。其愛人以德爲何若。乃突然曰通治飛尸鬼擊病。嚇煞醫界矣。鬼疰亦八疰中之一。瘴疰鬼疰往往相廹而來。因風伺人者鬼也。風居八疰之首。無怪乎病風病瘴病鬼。髣髴病異而夢同也。本草經以鬾寐名之。大都鬼擊屬游魂之自賊。飛尸則魄爲之倀。以彼前已物故。其尸必腐。乃引之飛近身前。一若相對如往昔。豈真重見若人哉。魄藏往故也。見鬼仍與八瘧同論者。頻頻作劇便是瘧。亦衝氣離集使之然。此皆陰氣逆極。而不復出之陽。瘴瘧亦從其類也。非有極熱大毒之巴豆。不能打消其魔障。通治云者。瘧論所謂真氣得安。邪氣乃亡。下殼即陰邪之去路。故曰當下。王氏見慣而不以爲怪。宜其言之鑿鑿也。

走馬湯方

巴豆一枚（去皮心熬）　杏仁（二枚）

右二味。以綿纏。搥令碎。熱湯二合。捻取白汁。飲之。當下。老小量之。通治飛尸鬼擊病。

（方旨已詳。註從省。）

問曰。人病有宿食。何以別之。師曰。寸口脉浮而大。按之反濇。尺中亦微而濇。故知有宿食。大承氣湯主之。

問病人。不問病人。病在槃飪之邪從口入。明乎若人臟無他病。除卻得一太過之六微病。純然一個稟氣於胃之平人也。曰病有宿食。陽明篇六七日不大便條下。曰腹滿痛者。非本有宿食乎哉。彼證曰此有燥屎也。燥屎由宿食所釀成。非關實邪所煅煉。故舉宿食爲實邪之倍客也。急下證亦曰腹滿痛。陽明少陽合病之有宿食。曷嘗有外見證乎。明言有燥屎之腹滿痛亦一見。此外無滿痛之大承氣證也。況未成立有燥屎之宿食乎。若認定腹滿痛爲有宿食。毅然與大承氣湯則誤也。然則執何證以定宿食耶。下利不欲食者一。頭痛風寒者一。其餘無有宿食之明徵矣。何以有宿食而不刺激其腹耶。假令腹中痛。上文有當歸生薑羊肉湯證在。有柢當烏頭桂枝湯證在。大柴胡湯證則下滿痛而不及腹。大承氣湯證則腹滿不減而不痛。欲承其氣而氣傷痛者。恐其人非任受大承氣湯之比也。然則有宿食之實際。屬懸忖耶。此其所以有何以別之之問也。師曰無證可別。則別在脉。然則無胃氣耶。有宿食之處無胃氣。有胃氣之處無宿食。陽明者胃脉也。長十二經脉者也。果趺陽無恙在。其人必活動如平人。曰寸口脉浮而大。趺陽之脉連氣口。獨取寸口可以定趺陽。苟非趺陽脉上至手太陰。寸口邉有如是之氣勢乎。曰按之反濇。與趺陽相得反相失。陽明篇有曰弦者生。濇者死。濇而不弦。非頓失趺陽之弦脉哉。曰尺中亦微而濇。何以尺微寸不微耶。微脉不在多也。假令寸微。又寸與尺反矣。惟微在尺中。雖濇亦生。陽明病微者主大承氣。何嘗遷就濇脉乎。脉不微。恐不能任受大承氣。脉不濇。又不敢竟行大承氣也。陽明病脉何以濇。彼證不大便十餘日。大便濇之也。本證何以脉反濇。非關不大便。乃宿食反濇之也。同是脉微。脉有胃氣謂之微。微謂之平。故趺傷脉微弦爲足恃也。在陽明則胃氣與燥屎離爲二。無論寸微尺微。大承氣皆中與。本證則胃氣宿食合爲一。如其尺微寸亦微。大承氣未可與。恐食傷脾胃。胃氣不能環周於陽明外主之範圍。寸微及是不及之微。尺微纔是太過之微。尺長於寸故也。欲求有宿食之故而不得。不必求諸水穀之海也。求諸形上形下之脉氣。便知胃氣有餘於宿食之外。微脉其明徵。宿食亦有餘於胃氣之中。濇脉其明徵也。大承氣湯主之。奚止毋犯胃氣已乎。必藥氣與胃氣相斷續。不觸亦不背。故曰承氣也。設也尺不微而關微。是胃氣宿食相混淆。大承氣又戕害趺陽矣。否則尺微而不濇。是宿食壓低其胃氣。大承氣不更擢陷趺陽乎。惟微而濇。將濇脉隨宿食以去。趺陽纔有胃氣爲之繫。微弦脉斯從下直出也。答詞固爲宿食示端倪。尤爲有宿食之大承氣湯證示端倪也。

脉數而滑者。實也。此有宿食。下之愈。宜大承氣湯。

本條又陽明少陽合病作陪客。彼條曰脉滑而數者有宿食也。脉同證亦同矣。素問謂滑則從。濇則逆。滑則生。濇則死。滑與濇相反若天淵。與其逆而死。遠不及順而生。上條濇而曰反。滑乃正式可知。胡不曰趺陽脉滑耶。趺陽不能反滑也。微弦纔是趺陽正式脉。脉數而滑又何如。脉法則認定滑爲實。數爲胃脉不如經。愆在胃脉。顯見趺陽有遁情。欲求微弦之脉而不得。然仲師又嘗言數則爲熱。滑則爲氣也。穀氣則凝滯於熱脉之中。胃氣則流露於滑脉之外。覺數自數而滑自滑。可悟診脉當具幾層眼孔。陽明篇曰雖脉浮數者可下之。况數而不浮乎。是數脉當然與承氣湯無牴觸。又謂假令已下。脉數不解。合熱則消穀善飢。可想見其多食則遺之弊。在所難免。宿食誠有之。無如其脉數而滑。陽明病脉滑而疾者。且有裏虛之虞。曰爲難治。不可更與承氣湯。彼滑脉反變爲微濇脉。故濇虛滑亦虛。况兼數則爲虛乎。是又當比較陽明有宿食之脉滑而數。何以可行大承氣湯也。彼證形容陽明少陽爲熱邪所操縱。熱甚而强食。勢必熱邪爲宿食所包藏。數脉幾爲滑脉所掩。故曰滑而數。本條形容微弦脉爲胃氣所操縱。經謂其氣來實而强。此謂太過。病在外。陽明胃脉輕棄其中十。帶病而出走於外。致令倉廩之官。一若愈饕餮而愈無顧忌也者。安得不有宿食乎。曰實也。非徒胃家實。陽明外主之肌肉亦實。當曉然於滑脉不爲虛。數脉亦不爲虛。就令浮數亦有可下之條者此也。曰此有宿食。陽明脉滑而數則如彼。本條脉數而滑又如此也。然則上條按之反濇。豈非虛脉難掩耶。虛者實之對。非濇者滑之對也。滑者濇之積。非濇者滑之反也。濇狀之實若散沙。滑狀之實如片石。至此始點明個實字者。欲人舉一以反三者歟。曰卜之愈。宜大承氣湯。何嘗限定具上條之脉象乎。

下利。不欲食者。此有宿食。當下之。宜大承氣湯。

書下利。胡舉下利以寫宿食耶。有宿食既可行大承氣。胡獨指出絕無僅有之下利證耶。陽明病大下後本有宿食者一。彼則六七日不大便成燥屎。無下利也。必下利而有宿食者一。亦陽明少陽合病纔下利。非宿食下利也。下文連舉下利而宜大承氣湯者四。未嘗曰有宿食也。宿食與下利夫何涉。毋寧曰大承氣湯證亦下利。還有四人同病也。若謂下利由於有宿食使之然。竟置其脉於不講。則中工有詞矣。下文下利今自愈者三。何嘗計較其有宿食。抑無宿食耶。上文胸中寒實。而利不止者死。同是實。能確定其孰爲寒實。孰爲熱實耶。又焉知其寒實下利無宿食。必熱實下利而後有宿食耶。曰不欲食。未始非形容其前此多食之遺。特所有下利證無不欲食三字。從何得一不欲食者爲有宿食之證據耶。上文腹滿寒疝。則不欲食矣。敢謂其人有宿食。舍大烏頭煎不與。寧以大承氣湯代之耶。傷寒厥陰篇首曰飢而不欲食。無如其下之利不止也。承氣湯可以嘗試耶。反是則厥陰欲得食。曰其病爲愈。陽明欲食。曰脉緊則愈。是有宿食無宿食皆愈矣。何庸預備大承氣湯爲後盾耶。其餘能食不能食數字。在傷寒則見之熟。無一是承氣證也。小柴胡條下一再曰不欲飲食。更飲食俱廢矣。何以有宿食三字未之見耶。凡此亦中工敢言之問。豈知仲師非謂下利自能去宿食。不欲食亦無裨於利。就令能食亦爲宿食所厭惡。是食氣不欲食。非不能食也。乃能食不欲食。其口味悉因宿食爲轉移。故與欲食而不能食之中寒家反比例。誠以下利已虛其倉廩。乃不取償於食以實其虛。謂非有宿物以制止其引食。何至忘餐若此。曰此有宿食。不啻剖其腹以示中工矣。且數滑之脉當存在。脉法謂脉滑而數者必屎膿。屎膿何甘食之有。此亦仲聖以淺形深之語意。果認定下利不欲食爲他病所無。便知其中之所有。叮嚀之曰。當下之。則不下利也可。欲食也可。既對於有宿食之實際無遁形。曰宜大承氣湯。宜字乃長沙口訣。中工逞恐有未嘗乎。

宿食在上脘。當吐之。宜瓜蒂散。

書宿食。闕有字。宿食猶未坐實。得毋信之則有。不信則無耶。果爾。則若人不可與言有宿食矣。但舉宿食之顯而見者告之可矣。宿食安在耶。曰在上脘。明日或化宿食爲烏有未可知。醫者邉恨不能窺見宿食之有無乎。有可掩而在不可掩。其在也。一若宿食自爲其報信。明示其與胃脘之陽不相入。欲食不欲食猶其後。而先此食入之數。已爲胃氣所不容。與傷寒食不下之太陰病同其狀。彼非腹滿而吐哉。無如宿食不爾也。凡有宿食無滿亦無痛。本有宿食而後有燥屎。纔腹滿痛耳。況宿食甫入胃之上口乎。假令按之心下滿痛又何若。上三條明明有宿食在心下之下矣。且無滿痛。況上脘屬中之上乎。在大柴胡證之所以實。乃邪高痛下交迫使之然。滿狀痛狀合爲一。故曰痛者爲實耳。非所論於不滿而痛也。既非腹滿。不痛亦其常。還算便宜其有宿食。獨惜其往往錯過應與大承氣湯而不知。轉令硝黃之屬。妄入寒疝之腹。則咎在按之不痛爲虛。痛者爲實一語誤之也。寒疝以痛狀惑人故也。

本條特勒住大承氣。另立上取法。曰當吐之。吐之其道近。下之其道遠。脫令誤下。必傾陷胃脘之陽。無胃曰死。而宿食如故也。是又醫者誤會上三條。明指宿食皆曰有。以爲有字可想像而得。且宿食旣餘溢於中脘之上。看似能食過之所應爾。無怪乎議下者曰當下。議吐者曰當吐。處方之疑似。其閒不能以寸也。曰宜瓜蒂散。非用以匡大承氣之不逮也。提高中工之手眼。恐其爲下法所囿也。當下不具論。吐則除卻瓜蒂散外無別方。傷寒太陽厥陰皆宜之。惟方下云云則同而異。原方曰二味各別擣篩爲散。已。合治之。取其從其高處落。以布散胸中之邪也。本方但曰杵爲散。則掩過胸中落心下矣。彼條以香豉一合。用熱湯七合。煑作稀糜。隱以引地氣之上。本條但煑取汁。和散一錢匕。溫服之而非溫頓服之。令上脘徐徐以受氣也。同是不吐者少加之。曰以快吐爲度而止。卽得快吐乃止之互詞。彼條曰諸亡血虛家不可與瓜蒂散。恐亡血家胸無宿物。則緩中補虛之不暇。言外謂獨不適用於亡血虛家也。本方末句已就刪。方下加註亦從省。

瓜蒂散方

瓜蒂一分(熬黃)　赤小豆三分

右二味。杵爲散。以香豉煑七合。煑取汁。和散一錢匕。溫服之。不吐者。少加之。以快吐爲度而止。

原方　瓜蒂(一分熬黃乾米汁煎爲熬宜用乾米汁)　赤小豆一分

右二味。各別搗篩爲散。已。合治之。取一錢匕。以香豉一合。用熱湯七合。煑作稀糜。去滓。取汁。和散溫頓服之。不吐者。少少加。得快吐乃止。諸亡血虛家。不可與。

脉緊如轉索。無常者。宿食也。

宿食亦脉緊耶。上言緊則不欲食。是緊在寒疝。胡本條又緊在宿食耶。以其緊而不弦。師謂脉弦者虛也。胃氣無餘。朝食暮吐。吐則當然無宿食。脉緊又無吐食明文。反爲宿食所利用。大抵緊脉兼收槃飪之邪。妙能殺穀氣之富。陽明病欲食條下。曰脉緊則愈者。看似緊脉能調和水穀也。若且緊且弦。弦則爲減。必緊則有加。遂釀成其脉緊弦之大黃附子湯證。脇下偏痛矣。脉弦而緊之大烏頭煎證。寒疝繞臍痛矣。此緊脉之本色。其脉案已散見於傷寒。顧同是緊脉也。在寒疝則不欲食。在本條則食而且貪矣。要其緊脉無非邪脉。上文血痹曰緊去則愈者。因有微風在。下條頭痛風寒者。正揭明緊脉所由來。異在本證則弦脉轉爲緊脉所操縱。見緊不見弦者。弓弦已變作繩索矣。夫緊爲陰脉。宿食何以陰用事耶。經謂濁氣歸心。淫精於脉者。乃食氣入胃之養料爲之。苟非食傷脾胃。能食亦胃氣之常。賴有資生真脉之穀氣在。斯搏成動而不休之趺陽。所謂食入於陰。長氣於陽者此也。於是四時之脉。首以微弦爲可貴。弦多胃少弦之過。弦少胃多又胃之過也。乃不獨弦緊不相得。轉以緊脉代弦脉。仲師以如轉索二字形容之。覺直而不移者其弦。一變爲轉而不圓之索。是直者屈之曲。猶乎張其弓而弛之。止有愈索愈緊而已。夫豈徒經脉失其常哉。乃食氣失常。縱脉行如故。而脉度不如故。不象平人之常氣。故曰無常。曰宿食也。又闕有字。不同下條多不化二字。非化宿食爲烏有。乃新舊食氣相混滑。悉隨營氣以入脉。乃脉道中之宿食。將稽留於經絡而不去。師謂極熱傷絡。極寒傷經者殆如斯。欲俟其脉氣之更新。必緊脉反去。復活其微弦之趺陽脉。則無常而有常矣。

脉緊。頭痛。風寒。腹中有宿食不化也。

上條脉緊。則宿食有遁情。固不在上脘。亦不在腹中也。本條脉緊。則宿食如見矣。書頭痛。宿食亦激刺其頭耶。本頭痛而後得宿食。則頭痛轉習爲故常。本宿食而後得頭痛。則宿食共信爲未去。宿食與頭痛原無涉。卻爲風寒所應爾。特風中於前。寒中於暮。二語則仲師嘗與宿食相並提。彼因風寒未罷而傷食者。所在多有。則脉緊頭痛。非但指一方面而言。仲師亦非舉風寒以例宿食也。補點風寒二字。反應上三條有宿食之行大承氣。恐中工明於察宿食。而昧於察風寒。反陷承氣湯於不義也。太陽病證不罷者不可下。乃仲聖之明訓也。然則置宿食於不顧耶。豈非明明有宿食。偏靳與大承氣耶。當下之三字愈說愈等閒。無怪乎畏用大承氣湯者又有詞矣。乃復叮嚀之曰。腹中有宿食不化也。多不化二字又何說。不化可以令其化。不同不下必須令其下。大承氣湯所爲有適宜不適宜也。風寒未去。縱下之而不化。風寒已去。卽不下之而自化矣。然則腹中兼有風寒耶。風寒在腹上。高於腹而及於頭。尙非與宿食相容與。則燥屎不成立。故無腹滿痛三字。雖緊爲陰脉。仍未病傷太陰之腹。太陰主腹者也。中央土尙大可爲。胃脘之陽不能化之者。太陰脾能化之。化食物而爲汗。乃脾陰之磨力有其功。五味於是乎出。陰爲味者此也。遑敢以大承氣湯重傷其陰乎。收回承氣湯。進中工以言勿藥。其不了了之風寒。期諸六日七日愈可也。

岭南中医药文库·典籍系列

读过金匮卷十九（下）

陈伯坛　撰

广东省出版集团
广东科技出版社
·广州·

图书在版编目（CIP）数据

读过金匮卷十九 / 陈伯坛撰. —影印本. —广州：广东科技出版社，2009.6
（岭南中医药文库. 典籍系列）
ISBN 978-7-5359-5073-4

Ⅰ. 读…　Ⅱ. 陈…　Ⅲ. 金匮要略方论—研究　Ⅳ. R222.39

中国版本图书馆 CIP 数据核字（2009）第 050015 号

责任编辑：苏北建
封面设计：丁青云　李　宏
责任校对：吴丽霞
责任印制：严建伟
出版发行：广东科技出版社
（广州市环市东路水荫路 11 号　邮码：510075）
E - mail：gdkjzbb@21cn.com
http：//www.gdstp.com.cn
经　　销：广东新华发行集团股份有限公司
印　　刷：佛山市浩文彩色印刷有限公司
（南海区狮山科技工业园 A 区　邮码：528225）
规　　格：889mm×1 194mm　1/32　印张 20. 125　字数 400 千
版　　次：2009 年 6 月第 1 版
2009 年 6 月第 1 次印刷
定　　价：128.00 元（上、下）

陈伯坛 撰

读过金匮卷十九

（卷三至卷五）

据广州中医药大学图书馆藏民国二十九年（一九四〇年）铅印本影印

讀過金匱卷十九

伯壇中醫專校

講義卷三

漢張仲景卒病論卷三

讀過金匱卷十九

新會陳伯壇英畦著

五臟風寒積聚病脉證并治第十一

肺中風者。口燥而喘。身運而重。冒而腫脹。

書肺中風者。中字者字宜删矣。胡不但曰肺風耶。素問肺風之狀。多汗惡風。色皏然白。診在眉上也。得毋本條纔是中風者耶。者字不過對人之稱耳。何以肺中寒又無者字耶。風爲陽。寒爲陰。肺爲陽中之太陰。故可望而知其爲中風者。不可望而知其爲中寒者。下文肝中風中寒有者字。心中風中寒有者字。肝爲陽中之少陽。通於春氣。心爲陽中之太陽。通於夏氣。多者字特以醒其陽。脾中風無者字。且並中寒而不見。脾爲陰中之太陰。通於土氣。中寒則寒與溼相得。宜其沒收寒氣於溼土之中。腎部則中風中寒尤茫昧。至死始微露其端倪。腎爲陰中之少陰。通於冬氣故也。註家斤斤於補其闕。不越素問風論所云云。孰意仲聖則謂五臟皆有死。卻非沉寂死。乃浮虛死。五臟將寂。則臟眞先浮。懸絕二字卽臟浮之註腳。眞臟脉獨見者是。病勝臟。故眞臟見也。五臟卽臟眞之門戶。爲風寒所必到之處。風爲百病之始。而寒亦與焉。經謂欲知其始。先建其母。五行卽五臟之母也。化生精而氣生形者。卽其處也。乃曰口燥而喘。肺臟非本原於燥金哉。若燥形諸口。脾開竅於口也。氣不歸精而舍氣於其母。勢必子奪母氣而喘。曰身運而重。五臟者身之强也。肺爲臟之長。屬天氣。天氣不能健運其一身。身重卽臟重之外形。曰冒而腫脹。華蓋變爲冒。其何以覆幬諸臟乎。生氣之源已窒。則淸肅不下行。其腫脹也。殆呼吸不靈所致。此則素問肺風條下所未言及。彼曰時欬短氣。晝差暮甚焉已。風論說已病。中工對之可以無瞻顧。本條說未死。宜乎中工對之有難色。死而反生者有之。生而反死者有之。望診必先具觀人之眼光者此也。

肺中寒。吐濁涕。

書肺中寒。風論止有肺風無肺寒。或爲寒中則有之。非指實肺中寒也

○彼中寒家○肺臟亦有被寒一分子○上言其人清涕出者是○猶乎肺痿條下之肺中冷○冷亦寒之稱○寒則當然有惡寒○肺惡寒者也○乃忘卻寒邪而不惡○一若肺臟不知有寒氣在○寒氣亦不知有肺臟在○是名曰肺中寒○實則肺無寒狀也○亦無燥狀○且無喘狀重狀冒狀○顯與中風有異同○故淺言之則曰肺中風者○深言之不曰肺中寒者○闕者字○仲師有意義於其間也○易其詞曰肺之臟真中寒○則肺家不得爲中寒者矣○何謂臟真○其令秋○其政金○其化燥○其竅鼻○所謂臟真高於肺者○以其在息道之中○息息與鼻竅相通也○曰吐濁涕○不曰出清涕○熱氣生清○寒氣生濁○如其發熱色和○雖有寒而清涕出○無熱則止有濁涕而已○且不出於鼻而吐於口○太陰終者不得息也○息與鼻有關係○其掩人處奚止吐濁涕已哉○藏中寒於中風之內○一人宜作兩人看○未死者中風○將死則中寒○畢竟風爲首而寒爲從○兩病仍作一病看○以彼中風有報信○中寒無報信○生死便無真消息故也○雖然○必先知經脈○然後知病脈○風寒亦可死可不死也○脈死病未死○咎在中工不識

脉。縱曰與病人相聚首。無當也。

肺死。臟浮之虛。按之弱如葱葉。下無根者死。

書肺死。金死肺乃死也。肺有形者也。寄託於無形之燥金。金生而後肺生也。肺質與金質。非二而一也。其類金爲已。肺亦稱爲金者。因其通於秋氣。秋金即肺臟生氣之源。然必金生辛而後辛生肺。味生形也。所謂西方白色。入通於肺者。非直接能通之。有穀神以通脉。斯有脉神以通肺。故曰秋以胃氣爲本。脉來厭厭聶聶。如落榆莢曰肺平。不上不下。如循雞羽曰肺病。如物之浮。如風吹毛曰肺死。此但毛無胃所以死。非必死於風寒也。曰臟浮之虛。彼非風令脉浮哉。卻非寒令脉急。則寒必沉。但浮便是真臟浮。浮而不急。臟虛不勝寒可知。假令其氣來輕虛以浮。來急去散者。是又萬物收成之脉象。爲秋脉所應爾也。無如其臟氣不來。浮之而始見。不曰虛浮。曰浮之虛。是浮以取之。纔揭出其虛也。夫陽氣漸去。陰氣漸來者。秋高之候也。肺則執行秋令。故以陽中之太陰得名。若去不見陽。來不見陰。是斷絕腑脈之陰陽如斷葱。傷寒少陰篇白通湯。取白不取青者。以葱白之下有根在。用以交通要方之金神。接受下焦之陽光耳。乃按之弱如葱葉。葱葉已截離其下橛。陰陽無以出其端。其類似無根之葱何待言。曰下無根者死。根字有二義。燥者肺之根也。燥氣不知其何往。首條口燥僅一見。燥勝風而不敵其寒。勢必以寒代燥。是西方生燥之根死。腎又連肺者也。肺爲腎母。而其本在腎。其末在肺。是肺之根本又屬諸腎矣。腎臟者。萬物之所以合藏也。苟秋盡而冬脈不至。北方生寒之根亦死矣。

肝中風者。頭目瞤。兩脇痛。行常傴。令人嗜甘。

書肝中風者。殆卽傷寒厥陰中風者乎。非也。厥陰爲三陰之一。還有中見之少陽在。肝爲五臟之一。肝臟卽爲陽中之少陽。作少陽中風論可也。卻與傷寒少陽中風有異同。少陽爲三陽之一。彼條中風禁吐下。吐之則悸少陽。下之則驚少陽。本證則無所用其吐下也。一若風邪止許其以足厥陰之本臟受邪。不許其以少陽之春氣受邪。誠以中人多死之風。正欲肝臟借邪風以自殺。苟非仲聖一口道破其爲肝中風者。中工必無暇過問矣。書頭目瞤。彼非春氣在頭哉。肝又在竅爲目也。目瞤頭亦瞤。筋惕故肉瞤也。是之謂首風證具。目風證亦具。書兩脇痛。布脇肋者肝脉也。風傷筋。筋痛連脇肋。亦肝脉不通使之然。曰行常傴。肝木一曲而不能直。則常傴甚於常僂。此拘攣之狀態。是以知病之在筋者非歟。曰令人嗜甘。邪傷肝則其甘蟲。蟲卽病人之代表也。惟蟲嗜甘。令人亦嗜甘。特甘食適以養蚘蟲。則未來之臟厥可預見。吾獨疑肝木不爲風邪所利用。不同風論肝風條下所云云。覺本證尤較便宜也。以彼多汗惡風。風氣何其厲。且善悲。酸風以善悲備嘗之。與邪哭何異乎。又色微蒼而嗌乾。嚥乾面塵脫色爲肝病。三證有其二矣。更善怒。肝在志爲怒。時而悲勝怒。故善怒與善悲若相迫而來。最難測者時憎女子。風於卦爲巽。巽爲長女。憎女子卽憎邪風之用情也。凡此皆風肆之害。極則罷。未極則未罷。中工亦知肝者罷極之本乎。風論已極言之。其辭畢矣。本條尙有未盡之辭。未必爲中工所逆料也。

肝中寒者。兩臂不舉。舌本燥。善太息。胸中痛。不得轉側。食則吐而汗出也。

書肝中寒者。果寒中於暮乎。中寒者不離乎中風者。兩者字可於望診得之。肝以陽中之少陽受邪。故外形難掩也。曰兩臂不舉。轉筋則臂直。傷筋則臂不舉。舉臂可以例脚。况其行常傴。兩脚獨無恙乎。曰舌本燥。足太陰脾脉連舌本。與肝脉何涉耶。肝病傳脾者也。脾喜燥故引燥以自衞。燥勝寒故也。曰善太息。膽逆則長太息。膽藏於肝。不耐肝寒。宜其太息。曰胸中痛。手厥陰心包脉起胸中。肝移寒於心。則心包先被其影響。胸中當有寒分。有寒故痛也。假令胸中不痛。則心中痛矣。曰不得轉側。上條兩脇痛未嘗云不得轉側也。得轉側是因於風。不得轉側是因於寒。風則動。寒則凝也。曰食則吐。中風猶嗜甘也。不吐也。吐則無食之可嗜矣。且吐而汗出。汗生於穀也。汗罄穀亦罄。尙有何物以續汗乎。雖然。傷寒厥陰篇明曰此爲臟寒矣。

何以與本條不相符合耶。肝中寒非臟寒乎哉。胡蚘厥二字獨闕如耶。彼則得食而嘔。本條曰食則吐而汗出。無蚘可吐曰吐食。汗出蚘不出。無食臭安得有蚘蟲耶。蟲由風化者也。風者木之神。若木葉落而春不歸。是木行冬令。歲寒後彫者僅矣。夫積雪之中。萎萎非舊。則蟄蟲不生者其常。可悟肝中寒也者。木中寒者也。寒邪中入肝之臟眞。將軍之官猶未覺。所具各證。一若虐待其木者寒。而優待其肝者冬。一旦未置肝魂於死地者。乃邪祟之工於惑人。亦中工所熟視而無覩者也。

肝死。臟浮之弱。按之如索。不來。或曲如蛇行者死。

書肝死。未知肝之生。焉知肝之死耶。陽始生則肝生矣。少陽起時。斯東方青色。入通於肝也。於是乎歲歲有春脉。非其時而春脉常在者。春氣已融入脉氣之中。經曰濁氣歸心。淫精於脉。又曰散精於肝。淫精於筋。每食必以筋脉爲重者。心存血脉之氣。肝存筋膜之氣。四時皆仰給於胃故也。心死則點醒在下文。度亦不離乎春夏以胃氣爲本。得毋肝死可以但弦無胃四字括之耶。無胃則五臟皆有死。其死同。

本證爲中風中寒死。其死獨。曰臟浮之弱。微弦當然弱。經曰其來軟弱而滑。師謂滑則爲氣。是有胃氣之軟弱脉。又曰端直而長。直者木之稱。端長而不曲。是受氣於春日之陽。則其動也直。故曰弦。弦者生。何至於死乎。乃曰按之如索。不曰按之如弦。索者弦之反。弦先去矣。曰不來。經謂招招如揭長竿末梢者。極言來氣之未盡耳。不來則除卻索脉無餘脉。奚止短則氣病乎。短而且曲。曰或曲如蛇行者死。不曰勁如新張弓弦者死。弦固死。死於風。風氣博之。則張如弦。不弦亦死。死於寒。寒氣搏之。則縮而不弦也。不浮以取之果何若。則但弦無胃斯已耳。苟不細辨其但弦抑微弦。必爲弦脉所紿。醫者方以得弦脉爲可喜。素問諄諄於平脉示人者。非爲淺之乎平脉者告也。看似師言與內經有出入。豈知其針對端直而長一語。從反面寫出。惜千百世後人人皆不可得而聞。可想見當時有親炙上工之資格者。亦云幸矣。

肝着。其人常欲蹈其胸上。先未苦時。但欲飲熱。旋覆花湯主之。

本條又說入真臟脉不見矣。殆不死矣乎。夫使不見真臟脉便未告終。

則人人可以坐待其生矣。經謂與衆臟相失者死。相減者死。非指不與衆同之臟哉。書肝着。下文又曰腎着。曰脾約。曰肺痿。五者皆廢五行而不用。將終其身於桎梏之中。倘不及細察。或卒然膺非常之變。中工將以何說解嘲乎。他臟不具論。迹其着粘之處。已茫無端倪矣。肝着者何。非如註家所述。肝乘肺。名曰橫也。肝位膈下者也。其脉氣所以能貫膈而上者。非徒經血之流動爲之。自有疎泄之枝葉爲之。所謂臟真散於肝。散之爲言布也。令全體之筋膜。得以受氣。斯由三焦而及於腠理。息息有通會元真之路也。不啻少陽爲之使。故以少陽之稱稱肝木。經謂其通於春氣者此也。又何着滯不行之有。若一旦收束肝葉如豆甲。則筋膜亦板而不靈。其着也。中梗於膈上膈下之間。正上蕉所治之部署。氣之所終始者繫乎此安能聽其一息不運乎。曰其人常欲蹈其胸上。借足力爲踐跡。取其印入胸中。希冀回轉一隊之宗氣。領肝脉以復還其本位也。其人亦無聊矣哉。此苦時之狀態則然。曰先未苦時。但欲飲熱。又求救於釜上氣矣。縱熱飲與冷飲有冬夏之殊。究於肝着無裨補也。不如借助心肺之爲得。心肺居膈上。肺者臟之蓋。其形覆。心者臟之系。其脈通。以旋覆花湯直接之。但求肝與心不相失。遑暇計其金與木不相得乎。方旨詳註於後。

旋覆花湯方

旋覆花三兩　葱十四莖　新絳少許

右三味。以水三升。煑取一升。頓服。

本方主革脉也。下文婦人雜病條下亦主之。看似與本證有異同。肝着是否有革脉。革脉是否成肝着。伸師未明言也。所明言者。革脉凡三見。條句亦從同。虛勞條下但曰脉弦而大。寸口二字則從省。末句多失精二字。是虛勞證所必具。吐血條下多寸口字。無失精字。則注重其亡血。雜病又省男子亡血失精等字。是縮重在婦人。惜本方未嘗餉饋於吐血虛勞。而先効靈於肝着。無怪乎註家疑本方對於半產漏下有錯簡。以爲寒虛相搏之婦人。非止此三味藥能勝任。於是置革脉於不問。虛勞吐血。更不暇顧矣。夫既未明其方旨。當然視肝着與半產漏下等證。絕對不同。有能比例而得者。其人必曉然於生人伊始在少陽。經曰少陽屬腎。又曰少火生氣。革脈云者。指脈中無少火。乃一股清冷之氣。充成其脈。而脈之皮膚。則衰弱反爲壯盛。禮運所謂膚革充盈。即膚內厚皮之稱。可以喻革脈無非老皮膚。其無稺陽貫徹不待言。虛勞吐血漏胎三種病。其脈氣都屬有秋冬而無春夏氣者爲多數。試舉以例肝着。肝脈未必革。而肝膜則退化若板皮。革字可爲着字之註脚也。最可憫者腎之視肝如秦越。則水不生木。亦陰不涵陽。不能如子母相依者。亦不能合化爲坎中之一陽。苟非有旋覆花一味爲覆幬。安能令肝木向榮乎。猶防其未通於春氣也。必夏氣通而後以太陽通少陽。十四莖葱則合九五之數。盲通心陽者以此。子母相生如初者亦以此矣。新絳少許者。欲其更新血脈耳。非專爲除着立方也。爲續絕傷立方。三味藥具有通會真臟脈之靈。特告非其人。雖言而不著。惟能舉一反三者。可引與中工同日語乎。

心中風者。翕翕發熱。不能起。心中飢。食即嘔吐。

書心中風者。下兩條一則曰心中寒者。一則曰心傷者。三者字其人如繪矣。以其陽氣不能掩。故中寒句下曰其人苦病心。心傷句下曰其人勞倦。猶乎肝着句下曰其人常欲蹈其胸上。寫其人。無殊寫者字。脾腎則非其匹矣。看似心死較難事也。心爲陽中之太陽。乃老陽之稱。傷寒太陽篇死字僅三見。結胸證下之死。結胸證悉具。煩燥者亦死。脇下素有痞條下。曰名臟結死。此外無死字也。篇首第六條有促命期三字。篇末收句有必難治三字。太陽如是其足恃。豈非爲君主所託命哉。況太陽中風翕翕發熱則如彼。本證翕翕發熱又如此。是有兩重太陽以禦敵矣。何以不惡寒耶。心惡熱者也。雖有寒而不惡。此其所以爲心中風。何以不露多汗惡風耶。素問顯繪心風之狀。乃不甘受邪。焦絕。善怒赫。其明徵。本證僅有太陽之影子。其熱一落。曰不能起。太陽篇臥起不安者有之。起臥不安者有之。起則頭眩亦有之。未聞非掖之不能起也。是顯無衛外之陽。提起其一身。止賴心部之陽以自衛。無如風邪方盛。春氣未去。則夏氣不來。所謂陽中之太陽時已夕

○非一望而見其心部於表也○無殊縮小其心於方寸之地○而有絕糧之慘○曰心中飢○皆風邪害穀使之然○與厥陰病之飢而不欲食同一轍○曰食卽嘔吐○欲求救於食而不得○夫非能食名中風耶○彼非胃脘之陽缺於供也○風邪高壓於胃絡之上○覺食氣帶邪而入者○邪氣卽帶食而出○故使嘔○且使吐也○脫令始終不能起○神明何自出乎○否則嘔吐如故○又以何者爲血脉之充乎○末三句幾與死爲隣○加以中寒○追堪設想○此亦試驗中工以決死生之期○勿徒知坐視爲明哲也○

心中寒者○其人苦病心○如噉蒜狀○劇者心痛徹背○背痛徹心○譬如蠱注○其脉浮者○自吐乃愈○

書心中寒者○得毋中風者不中寒○中寒者不中風耶○非也○風中於前○寒或未至○寒中於暮○風猶未去也○曰其人苦病心○同是其人○固不惡寒○亦不惡風○分明心臟堅固○邪弗能客○心病猶不病也○胡繪出個苦狀耶○曰如噉蒜狀○不曰如噉鹽狀○寒味鹹者也○噉蒜又出自其人之自供也○辣而利穀莫如蒜○噉蒜有何痛苦耶○吾用是知邪祟之

狡也。不客於心部之表。繞折而入於心部之中。遂洞開心竅如冰谷。經謂臟真通於心者。卽其處也。南方赤色。入通於心者亦其處。心臟所爲通於夏氣也。寒者北方水也。其令冬。與心火大牴觸。則劇矣。曰劇者心痛徹背。背痛徹心。夫非有寒故痛者歟。誠如是其打通前心與後心也。彼豈心坎中有蜂窠在哉。何物代其縱橫鑽穴乎。曰譬如蟲注。殆甚於蒜矣。夫以蟲注物。其物且毁。況洋穿心孔乎。此不過形容寒邪之尖削。爲臟真悲末路耳。非寫蟲惡也。書其脈浮者。多其字。亦非風令脈浮之比。乃其人之臟真脈先有浮意。寒邪遂不爲已甚。而自尋去路者然。曰自吐乃愈。邪從吐出。寒邪詎厚待其人哉。蓋不肯爲其人身後任過也。何以中風條下不曰嘔吐乃愈耶。寒去則風邪更未休矣。有中人多死之風肆其閒。足制其人之生命而有餘。況脈浮又關於邪風之勢力乎。

心傷者。其人勞倦。卽頭面赤而下重。心中痛而自煩。發熱。當臍跳。其脈弦。此爲心臟傷所致也。

書心傷者。跟上中寒而言。寒卽水也。上文歷節條下汗出入水中。仲師已明言如水傷心矣。素問謂喜傷心。心惡熱而喜寒。故任令心傷而不之顧。况自吐乃愈後。寒氣已謝絕乎。揭明之曰心傷者。其人仍如昨也。曰其人勞倦。心者南方火也。萬物之所以盛長也。何居乎不能勞事。而以疲倦告退乎。經謂逆之則心傷。是之謂寒勝熱。卽陰乘陽。腎之心爲死陰。春夏所以爲從。秋冬所以爲逆也。乃既云勞倦矣。正逆施之道也。其人亦自知其心坎中臟有生陽氣否乎。肝之心爲生。卽頭面赤而下重。色黑爲勞。色赤爲風。仲師又明言也。若勞色則自有而之無。風色則自無而之有。此殆重因疲勞。加被微風者非歟。頭面純是假相。而陽中之少陽。則衰落已久。其不爲上輕而爲下重也。魄門卽少陽之末路。陽中之太陽亦孤矣哉。曰心中痛而自煩。果蟲注之怪現象未過去乎。痛而非劇。夏氣不通亦痛也。何爲自煩耶。寒水焉能濟君火。乃其人莫可如何而自煩。覺與心煩若離合。書發熱。還有如太陽病之陽浮者熱自發哉。度亦與少陰病之反發熱無以異。由其心脉來氣不盛。去反盛。發熱亦脉神垂盡之反面觀。曰當臍跳。是又腎氣動之端倪。言跳不言築者。形容臟真脉將從下焦一躍而出也。書其脉弦。弦者生也。豈非佳脉耶。夏脉不至。就令春弦亦非相生之脉。作胸痹心痛之陰弦脉論可矣。曰此爲心臟傷所致。宜其弦則爲滅也。何以肝死又非肝傷所致耶。肝者罷極之本。罷則死。肝着防其罷也。要不離五臟同死於廢而不用也。

心死。臟浮之實如麻豆。按之益躁疾者死。

書心死。火死心使死矣。火無質者也。心亦虛器也。君火得虛器爲附麗。令全個質地。氣有餘便是火矣。緣心主之中賴有真心在。斯合而言之謂之心。朱子稱心部曰虛靈。實則虛靈在氣非在質也。經謂臟真通於心者。無非假定血脉之氣爲保障。真心則退藏於密。長此於實地中表示其虛無焉已。乃曰臟浮之實。火滅則悉化爲烏有。胡實耶。有死灰在。既死則在禮之脉百遺燼。其臟真則歸原於太虛寥郭之中。是脉實無非極虛之盡頭。以其本有最寶貴之血脉。其生也。累累如連珠。

如循琅玕者也。乃一變如麻豆之堆積。與色赤黑之薏苡子同論。謂非臟火之自焚不得也。何以肺死又浮之虛耶。肺有二十四空。已虛如蜂窠矣。特吸之則滿。入氣其狀實。呼之則虛。出氣其狀虛。死則有出氣無入氣。更空而薄矣。彼與葱葉相若。安有內實之葱葉乎。葱葉麻豆。皆賤稱之詞。其不能爲珠玉之代價。則一也。是又脈質之實不實猶其後。惟脈氣之實當研究。視在乎按之者能體會入微否耳。經謂虛實皆從其物類始。肺臟空懸始於虛。故死於虛。心臟堅固始於實。故死於實。特實而滑則生。實而逆則死。滑則爲氣也。不滑便是逆。五臟滑利。可以長久者此也。然則心死脈虛。或免於死耶。又非也。精氣脫則虛。心者火之精也。寧令其以虛脫乎。且脈不實堅者皆難治。假令心中無實力。以何物其充在血脈乎。來盛去衰者爲鉤脈。不過於盛曰鉤平。前曲後居。如操帶鉤者曰心死。此則內經教人從顯淺處診心脈。未嘗指點出臟真脈之大變也。夫所謂陰者真臟也。從無顯露於陽者也。脈實則陰並於陽矣。死陰焉能假託生陽乎。曰按之益躁疾者死。靜則神存。躁則消亡者陰氣也。益躁而且疾。縱亟亟爲心陽忙無當也。從可知心陽之生生於陽。其生爲陽中之太陽者。以陽道實故。臟陰之死死於陰。其死爲陰中之少陰者。以陰道實故也。

邪哭。使魂魄不安者。血氣少也。血氣少者屬於心。心氣虛者。其人則畏合目。欲眠。夢遠行。而精神離散。魂魄妄行。陰氣衰者爲顚。陽氣衰者爲狂。

書邪哭。肺在聲爲哭也。看似肺哭邪。實則邪哭肺也。肺又在志爲憂。憂傷肺。邪祟一若閒祝其憂傷也者。加以哭聲揶揄之。不哭令其哭。邪祟毋亦呵呵大笑乎。曰使魂魄不安。肺存魄耳。肝存魂也。肺哭與肝魂何涉耶。肝在志爲怒。在聲爲呼也。無如其病發驚駭。則敢怒而不敢呼可想矣。況悲勝怒。更無所用其呼乎。但哭則使魂疑於魄。使魄疑於魂。魂魄交惡。則肝不能安其魂。肺不能安其魄也必矣。曰血氣少也。血氣與魂魄。有如是之關係耶。諸血皆屬於心。心者生之本。神之變也。用以充血脉。血氣虛卽脉氣虛。脉氣虛卽心氣虛。心

神無定舍。則血神無正軌。曰其人則畏合目。目合乃人臥之時。臥時
而血不歸於肝。何以追挽肝魂乎。就令欲眠。維時尙未入臥也。曰夢
遠行。神已離舍矣。於是神有神一路。精有精一路。散而不聚矣。曰
魂魄妄行。隨神往來之魂。並精而出入之魄。亦妄行於離散之中。凡
夢中所遇之人。髣髴相與於無相與者此也。夫腎者藏之本。精之處也
。精神魂魄無非以臟氣爲傀儡。皆其造像之夢形。愚弄四臟者也。何
以脾獨無恙耶。經謂思慮而心虛。故邪從之。二語已道破邪祟入寇之
門矣。脾在志爲思。思傷脾。則邪從中土入。脾虛心自虛。所謂二陽
之病發心脾。有不得隱曲者。皆思慮之窮以召之。無論傷神傷意。傷
魂傷魄。傷志傷精。一入夢儼然必克自履其中土者。行將與死爲鄰。
。仲師立言之旨。殆在乎斯。曰陰氣衰者爲癲。陽氣衰者爲狂。舉癲
狂以括五臟。腎脾者陰也。心肝肺者陽也。陰氣衰卽內經重陰者癲之
互文。陽氣衰卽內經重陽者狂之互文。不過癲狂聊勝於一死。有時寧
死尤勝於癲狂。跟上心傷二字。補明五臟總以不傷爲樂觀。視在乎中

工有大過人之手眼。能與藥有安五臟之靈足矣。勿徒留其人於未死爲已功也。

脾中風。翕翕發熱。形如醉人。腹中煩重。皮目瞤瞤而短氣。

書脾中風。不曰脾中風者。以其無外衞之陽爲守護。風邪如入無人之境也。脾爲陰中之至陰。通於土氣。邪風奚止入中中土。直沒收其身形於至陰之中。故闕者字。宜其至死無真相。若俟諸真臟脈見時。始追認其孰爲陽者死。孰爲陰者死。必當其未死之前。知陽知陰未之講也。書翕翕發熱。何以心脾兩中風。酷似太陽之翕翕發熱耶。彼證不能起。太陽已衰落。本證形如醉人。醉形非熱色也。然髣髴太陽病仍在者。手少陰心與太陽同其稱。足太陰脾與太陽皆爲開故也。畢竟太陰主腹。曰腹中煩重。中央土爲風邪所壓則煩重。是發熱無非煩狀所迫而形。醉形亦與風色相掩映。蓋色赤爲風。風色與醉色渾相若也。曰皮目瞤瞤而短氣。肝中風則頭目瞤。肝脈連目系。上出額。與督脈會於巔。宜其因風動而瞤。本證頭目不瞤而皮目有異樣。上下眼胞屬脾胃也。何以多一瞤字耶。皮瞤與目瞤相牽引。師謂知肝傳脾者非歟。且短氣。皮目不能受氣於脾。脾又不能受氣於肺。地氣短於上。當然天氣短於下也。何以無多汗惡風耶。愈見風邪非徒與倉廩之官爲難。乃與倉廩之官之父母爲難。經謂溼生土。土生甘。甘生脾。中央土即變化脾臟之父母也。其或身體怠惰。四支不欲動者。在所不計矣。煩重二字可以括之。何以溼土又煩耶。風溼相搏宜其煩。煩重又風勝溼。況短氣尤爲風氣所蔑視乎。

脾死。臟浮之大堅。按之如覆盃。潔潔狀如搖者死。

本證胡卒死乃爾。註家疑條下有闕文。謂未經中寒而脾死。未免太不値也。假令脾中寒。死遲或有之。苟延在寒溼相得故也。顧等死也。中風死尤速。所謂風爲百病之長。苟中央土無憑乎大氣以舉之。勢必任令風輪以主持大地。脾土遂爲肝木所兼併。則死於其不勝也。亦固其所。若加中寒。寒者風之後勁也。風與寒相得。斯寒與脾相失。又死於其所勝而不知。臟真當然堅。特浮之小堅爲死於寒。得寒則縮故小也。乃曰臟浮之大堅。是脉氣皆風邪所鼓鑄。至死還有寒分乎。獨是寒能堅物也。脉大則風爲之。脉堅非寒爲之耶。內經平脾脉曰和柔相離。如雞踐地。和柔者軟弱不堅之稱也。所謂臟真濡於脾。脾存肌肉之氣。濡之云者。自有膏腴在也。大都肌肉豐盈爲多數。何至於堅乎。獨脾死脉來。銳堅如鳥之喙。如鳥之距。此正尖削之形。堅而且瘠。亦瘠而欲殭矣。夫非咎在風消而不在寒凝乎。曰按之如覆盃。直是土氣之虛如空谷。以小器形之曰覆盃。覆盃之中無一物。猶云空谷之中盡是風也。曰潔潔狀如搖者死。潔莫潔於巖穴無纖塵。則高而潔。石田無沃壤。則低而潔。胡爲乎以萬物資生之坤元。而可以一望如洗哉。乃曰狀如搖。搖者因風動而氣立孤危之候也。孰意聞聲則動者脾。有風必脾爲之應。異在生時之動動而變。則坤之轉也亦尋常。死時之動動而傾。若地之震也屬奇險。比較經謂如屋之漏。如水之流二語。當看甚一層。屋漏庸有乾之處。水流或有潮之回。本證則純然一塊死土之呈露也。何以不曰土死耶。脾死二字。內經所已言也。點臟浮之三字。不曰脾浮之。此立言之大有分寸者也。

趺陽脉浮而濇。浮則胃氣強。濇則小便數。浮濇相搏。大便則堅。其脾爲約。麻仁丸主之。

書趺陽脉。又喚醒中工矣。兩關脉非趺陽乎哉。特恐止知趺陽之脉名。未識趺陽之脉象。將誤認臟浮之脉作趺陽。曰浮而濇。非臟浮之濇也。趺陽浮則臟眞不浮。趺陽濇而臟眞非不濇也。乃濇爲浮掩。便知臟眞無動搖。傷寒太陰篇曰胃氣弱故易動耳。坐實之曰浮則胃氣強。胃強何動脾之有。獨是陽明篇有曰脉弦者生。濇者死。趺陽究以濇脉爲悲觀。遠不及太陰之陽微陰濇而長。旣非陰濇。脉又不長。安知胃强非僅露脾死之半相乎。假如曰濇則脾氣堅。經謂脉濇堅者皆難治。又曰眞臟雖不見猶死也。否則曰濇則脾弱。脾胃皆倉廩之官也。豈可令脾與胃反乎。脾弱必並濇脉而不見。卽濇亦必數更衣而反少。止有趨勢在下利而已。小便無明徵也。曰濇則小便數。脾則爲胃行其津液。胃則以得小便而始快。小便一若聽命於胃。而不聽命於脾。故數耳

○非小便不利之比也○曰浮濇相搏○相搏則勢均○浮不勝濇○濇何多讓乎○不過浮則勢力大○濇則勢力長○曰大便則堅○假令因脾氣之堅使之然○又有難治之慮矣○曰其脾爲約○大便則堅而非不約○其脾則約而不堅○顯非濇脉之所忌矣○亦非受胃强之鉗束也○其脾豈有所爲而爲哉○陽長則陰自消○乃天然之反比例○脾氣之不怯如故也○不過脾氣雖强而無所用○宜其太陰當開而不開○陽明篇首稱太陽陽明曰脾約○脾不約無以見陽明之脉大○且愈以見太陰陽明之剛柔相依爲可久也○約字非窮乏之代詞○約訓束○約束如腰纏○約訓淖○淖約若處子○形容中土互相爲倚重○助胃者脾○養脾者胃也○仲師反前案以立證恐中工對大小便而生疑○忘卻趺陽脉爲可恃○或誤置陽明太陰於死地○則提撕者之疎也○麻仁丸主之○又爲中工宣示德意矣○方旨詳註於後○

麻仁丸方

麻仁一升　芍藥半斤　大黃一斤（去皮）　枳實半斤　厚樸一尺（去皮）

杏仁一升（去皮尖熬別作脂）

右六味。末之。煉蜜和丸桐子大。飲服十丸。日三服。漸加。以知爲度。本丸從傷寒陽明篇脫出。等分同。飲服同。立證仍易一字。彼條曰大便則難。本條曰大便則堅。難字從胃家看出。堅字從脾家看出。應小便數三字。乃趺陽脉搏使之然。非臟浮之大堅使之然。堅字止可作難字讀。勿認作臟堅因而便堅也。方下云飲服十丸。漸加。以知爲度。知者轉移大小便之謂也。彼臟真脉邉望其由不知轉爲知哉。脾約乃脾死之佳陪客。長沙特拈出以示中工。以和胃養脾爲先務。方内厚集其藥以入脾。令諸藥受氣於脾。而不動脾。不減芍藥大黃而重用之。取其還入小承氣湯中。以曲盡二藥之長。若俟胃氣弱時而恝置之。則不値也。二味不能缺其一者。芍藥從治脾之約。大黃逆治胃之强。便假脾氣以和胃。卽借胃氣以養脾。良由仲師以操縱小承氣湯爲手腕。故佐芍藥以柔其氣。固不鋤强。亦堪處約。然尤防枳樸之不能轉運於無形也。利用杏仁領諸藥而上歸於肺。令天氣與地氣相涵接。斯煉蜜久之而丹成。飲服亦上池甘露也。何以君麻仁耶。胃氣强則倉廩之官無恙在。百穀亦其所兼收。況麻仁五穀之長。其仁尤不可勝用乎。觀其着土便生。根苗蓬勃。其細小可愛處。大有脾氣散精之妙用。故麻曰神麻。亦名巨勝。言其實雖小而勝巨。卽今之黑芝麻者是。亦以麻仁命方者。取其代行稼穡也。在陽明得之自化餘邪爲烏有。本證則獲不飢以延年。苟非化湯爲丸。則微嫌泄下矣。然則施諸脾死亦有效耶。上工所爲治未病。且四時以胃氣爲本。水穀卽脾家之護符。師謂服食節其冷熱。不令邪風干忤經絡二語。早爲五臟元眞謀壽命矣。

腎着之病。其人身體重。腰中冷。如坐水中。形如水狀。反不渴。小便自利。飲食如故。病屬下焦。身勞汗出。衣裏冷溼。久久得之。腰以下冷痛。腹痛如帶五千錢。甘薑苓朮湯主之。

書腎着之病。下一字宜刪矣。肝着何嘗贅多兩字乎。肝着是一處着。本證又似無處不着。着無定處也。苟非腎着二字聞之熟。又失病源矣。曰其人身體重。何物重墜其人之軀殼乎。曰腰中冷。不曰腰中寒。冷字當從溼字看出。是溼痹之候。其痹着。師言欲得被覆向火。非溼冷而何。又曰傷取冷所致。水冷無非溼冷矣。曰如坐水中。形容其水溼之靜。坐水坐溼無以別也。曰形如水狀。下文黃癉條下。一曰腹如水狀。一曰其腹脹如水狀。皆指女勞癉而言。彼條曰非水病也云云。蓋坐實其從溼皆得之之病因。師言濕傷於下者非歟。曰反不渴。濕家仍有渴欲得水之時。亦有不渴之時。反字又說明其不止因濕爲之。乃兼有寒分爲之。故令當渴反不渴也。曰小便自利。不渴而小便自利者。風濕條下有明文。主去桂枝加白朮湯者是。曰飲食如故。亦即自能飲食。腹中和之互詞。曰病屬下焦。濕家一身盡疼痛也。屬下焦則與上二焦無涉。經謂下焦溢爲水。宜其如以水中爲坐蓐也。曰身勞汗出。與上文血痹之重因疲勞。汗出二字同句調。汗出當風所不免。則加被微風可概見。況衣裏冷濕。非冷由自取哉。曰久久得之。久傷取冷固如此。多久字。又備嘗風冷寒冷濕冷若等閒。合三氣而着痹囿於一處。腎死又何待另得中風中寒乎。臟真下於腎也。曰腰以下冷痛。已侵到腎臟元真矣。下言益下入尺中者死。非先於本證露端倪乎。曰腹重如帶五千錢。如許之錢何自來哉。絡腎脈者帶脈也。起於季脇。圍身二周如束帶者然。二陰三陽。十二經脈。與奇經八脈。皆賴其約束。上部中部下部於是乎整齊。苟寒冷墜之令其下。是謂帶下。腎脈無統系。則陰樞無轉機。腹氣遂散亂而不收。一變爲假腰圍。頓失其帶脈之輕。故以五千錢之重量權之。權中五之氣也。着不在帶而在腎。桎梏腎間動氣則如斯。非桎梏帶脈也。腎未死而先得是證者十之七。甘薑苓朮湯主之。則大有造於腎矣。方旨詳註於後。

甘草乾薑茯苓白朮湯方（一名腎着湯）

甘草　白朮各二両　乾薑　茯苓各四両

右四味。以水五升。煑取三升。分溫三服。腰中卽溫。

本方一名腎着湯。猶乎炙甘草湯一名復脈湯。彼湯不復脈之復脈。本方不除着之除着也。以其脫離腎着病以立證。故命方有分寸也。首句提明腎着之病。則見證知病在言外。何以不主八味腎氣丸耶。腎氣既着矣。縱助腎間動氣亦無效。與藥宜繞出腎氣丸之前。勿令本方落在腎氣丸之後。始克盡四味藥之長也。然則可以有方無藥耶。治病無非去其太甚耳。本草經稱白朮主風寒濕痹死肌。乾薑逐風濕痹。有溫中二字。其兼逐寒痹何待言。除痹便是除着。特三氣非純然集矢於腎。不過於腰中冷。腰以下冷痛二語露端倪。當然以薑朮爲中輿。餘證似宜以不了了之。何以君甘草耶。甘草能輕身也。由其倍氣力。故舉重而若輕。甘生脾。脾生肉。濕又傷肉。甘草長肌肉而堅筋骨。是對於肉痹筋痹骨痹無所遺。理中湯甘薑朮相輔行者。有中五立極之精義存焉也。獨是真武方下小便利者有去苓之例。胡小便自利又取苓耶。無苓不去水。爲水冷而設。恐腎關聚水而生病。毋寧從治其水道通調之爲得也。況其飲食如故。乃不卒死之腎病乎。冷水已過去果何若。腎者作强之官也。陰樞一轉。全體自從容以受氣。則死期遠矣。彼流連腎着之病而若將終身者。皆生而未受本方之賜者也。

腎死。臟浮之堅。按之亂如轉丸。益下入尺中者死。

書腎死。未經中風中寒胡以死。就令中風中寒亦藏而不露。大率如無衣無褐者。冷死於隆冬之中而已。問其卒死之由。是以知病之在骨而連於谿。中工又焉能看入骨髓乎。上言久久得之。釀成腎着者。所在多有。特非求諸能治未病之上工。則容易錯過耳。曰臟浮之堅。經謂腎脉來。喘喘累累如鈎。按之而堅曰腎平。脉堅又何腎死之有。又腎脉來如引葛。按之益堅曰腎病。病與死之相去。奚啻霄壤。且腎死脉無堅字。發如奪索。辟辟如彈石。便徵明其但石無胃矣。毋寧謂其臟浮之石。猶不爲堅脉所紿也。中工亦知真臟脉。必浮之始見乎。同是堅也。浮手固不堅。沉手亦不堅。獨以不浮不沉之手。迎其欲浮而浮之。即應手而堅者。方屬不能持久之堅脉。上文肺死曰浮之虛。肝死曰浮之弱。心死曰浮之實。脾死曰浮之大堅。皆作泡影之浮狀論可也。曰按之亂如轉丸。奪索與轉丸僅差一線。素問形容血脫曰奪索。亦寒傷血使之然。仲師形容脉脫曰轉丸。乃少陰厥使之然。看似丸勝於索也。無如其亂轉也。無脉統血。故曰臟浮。不曰脉浮。血亦不成血。經血立變爲水珠。大珠小珠不連貫謂之丸。去而不來謂之轉。曰益下入尺中者死。水無有不下也。愈下而愈冷。愈入而愈陰。依然病屬下焦之腎着病。尺外以候腎。腰冷不待言。尺裏以候腹。腹重不待言。非必臟無他病也。特甘薑苓朮不早行。則腎死不無遺憾也。

問曰。三焦竭部。上焦竭善噫。何謂也。師曰。上焦受中焦氣未和。不能消穀。故能噫耳。下焦竭。卽遺溺失便。其氣不和。不能自禁制。不須治。久則愈。

本條又另起矣。跟上有宿食而言。起下腹中有橫積。經謂病在中。結而橫有積者是。宿食則豎而非橫。法當下。食積則豎而橫。卻橫而豎。橫豎無下法。此在腑與在臟之殊。素問謂有積氣在中。時害於食。食入於陰者也。與五臟氣有關係。下文師曰積者臟病也。終不移。可知其不爲下藥所動矣。問詞何以先說入三焦耶。凡至陰之類。三焦有分子。難經謂三焦者水穀之道路。氣之所終始。故上二焦與胃氣尤相得。何云竭部耶。未竭則合三焦爲一部。既竭則上部中部下部。必均有積氣縱橫於其間。則節節當如部部看。所謂胃不利則精氣竭。括盡存精之部分無充足矣。何難斷絕稼穡之道路乎。曰上焦竭善噫。經謂上走心爲噫。至陰上走於陽明。陽明胃絡通於心。善噫皆從倉廩之空隙所廹而形。設言其間曰何謂者。彼方喜其宿昔之食氣未成積也。師曰上焦受中焦氣未和。和則無害於食。食味未和。從何受氣。患在不能消穀。徒留此未熟腐之飧餘。何裨於水穀之海乎。曰故能噫。僅能爲宿物之報信。不能吐棄一切不移之食積也。下焦竭又脫離上二部矣。下焦主出者也。無如遺溺在下部之前。失便在下部之後。便溺均非出於自然。中工方且多方以籌治法矣。如欲其小便自調。不若調其大便之爲快也。曰其氣不和。二便總以胃利爲樂觀。不能視其前後。認定何部不利以爲衡。計惟和胃則前部後部受其賜。曰不能自禁制。將奈何。曰不須治。與上種種宿食證不同論。凡犯胃氣及上二焦之氣皆無取。勒住承氣湯。止以水穀之精爲後盾。曰久則愈。三字儼若寄語後來之中工也。在欲自禁制者。抑聞之可以慰矣。

師曰。熱在上焦者。因欬爲肺痿。熱在中焦者。則爲堅。熱在下焦者。

則尿血。亦令淋閟不通。大腸有寒者。多鶩溏。有熱者。便腸垢。小腸有寒者。其人下重便血。有熱者。必痔。

本條又不須治乎哉。匪惟久不愈也。且曾多熱字寒字。曰熱在者三。曰有寒者二。曰有熱者二。其具熱證也久。其具寒證也亦久。何時始愈耶。胡本條置治不治於不講。愈不愈不重提耶。毋亦如素問熱論所云。皆病已衰。而熱所有存。因其穀氣相薄。兩熱相合。故有所遺。是因食生積者有之。又如風論所云。或爲熱中。或爲寒中。風氣與陽明入胃。使人怢慄不能食。因積廢食者亦有之。宜其變生他病。無常方然。師不立方。中工能勿顧此失彼耶。夫熱在上焦者。因欬爲肺痿。上文早已言之。不易一字矣。肺痿猶有方治也。乃曰熱在中焦者。則爲堅。不曰則爲實。下文消渴曰消穀而大堅。又曰消穀引飲。大便必堅。產婦鬱冒曰大便反堅。又曰大便堅。非與胃實示區別乎。曰熱在下焦者則尿血。胞移熱於膀胱癃溺血。尿血縱非癃。經謂膀胱不利爲癃。不約爲遺溺。無論溺血尿血。亦令淋閟不通。其爲小便如粟狀。痛引臍中不待言。異在大腸有寒者。其寒何以自無而之有耶。胃熱則腸寒。乃天然之反觀也。然有寒不離乎有熱。風論謂之或爲寒熱者是。曰鶩溏。不曰便溏。鶩爲家鴨。從無鞕便。水糞雜下。在鶩溏則人所見慣。在人則作溏泄論矣。雖與陽明病攻之則溏有分別。其爲愼不可攻則一也。曰有熱者便腸垢。物不淨謂之垢。大腸垢是變化之餘滓。無非穀氣相薄之遺。與圊便自調反比例。曰小腸有寒者。寒橫大腹矣。經謂腹中有橫積者非歟。曰其人下重便血。小腸乃手太陽之本腑也。化物從此出。無如大小腸爲泄。其人泄則先不利於太陽。太陽一落。經血遂隨之而下脫。寒傷血故也。何以多其人二字耶。其人犧牲其血而不顧。第覺陽氣重墜於魄門而已。並不自知其何部有寒分也。曰有熱者必痔。痔血又不離乎寒。痔亦成積之見端也。經謂腸胃汁沫。迫聚不得散。日以成積者此也。然脾胃大小腸三焦膀胱。其名曰器者。皆有傳化物之能。苟或存而不瀉。是中土之下無透竅。從何通於谷氣乎。夫寒暑六入者。萬物生化之橐籥也。特熱入則出路易。寒入則出路難。故雖部部與積氣若離合。畢竟積之始生也。得寒乃生。厥乃成積。仲師先舉寒熱種種。爲臨時之陪客。如以不了了之。能占勿藥者亦十之七也。上條勿治之久則愈二語。尾聲猶未過去也。

問曰。病有積。有聚。有穀氣。何謂也。師曰。積者臟病也。終不移。聚者腑病也。發作有時。展轉痛移。爲可治。穀氣者。脇下痛。按之則愈。復發爲穀氣。

本條問答。非止說明積聚穀氣分三路也。乃合寫諸邪於食傷脾胃之中。師謂清邪居上。濁邪居下。凡馨飪之邪。與居上之邪相得。積氣因而清。其積虛。與居下之邪相得。積氣因而濁。其積實。此過去之宿食。無非以腐穢之堆積。代行其胃氣。積穀已積病矣。病穀豈能養五臟氣乎。曰積者臟病也。積氣傷臟氣者也。曰終不移。卽積重難返之稱。極言其入主五臟者。積爲之也。宜乎素問心痹肺痹肝痹厥疝腎痹皆言積。五痹又言聚。痹聚於肺。痹聚於心。聚腎聚肝聚脾。聚而不散便是積。聚者積之漸。積亦聚之合也。分言之曰聚者爲腑病。非謂其全與臟病無涉。謂其雖爲患於臟。仍託庇於腑也。曰發作有時。明乎其與衛氣未相失。衛氣應乃作也。曰展轉痛移。惟陽明胃脉能移之。痛移云者。以有傷血之寒在。故到處皆痛也。曰爲可治。治痹足矣。無治聚之必要也。曰穀氣者。馨飪之邪猶存在。特散精於肝之時。又干忤其筋膜。而脇下痛。幸在痛可移。曰按之則愈。若飲食有進時。則穀氣無已時。曰復發爲穀氣。了卻穀氣猶復發。與前此之穀氣異而同。非散而復聚也。積氣更無卒愈之望矣。吾謂積氣非開始便不移。所謂不移者。言其終耳。經謂其積往來上下。又曰往來移行。曰故時加痛。可悟痛移非止腑病爲然。如欲徵明其臟病。仍從食穀上討消息。觀諸一飢一飽無遁情。素問曰飽食則痛。飢則安。是實寫其積之着於緩筋也。曰飽食則安。飢則痛。是虛寫其積之着於膂筋也。舉痛字安字以爲例。其餘積氣之橫不止此。惟參以虛實。尙有端倪。最宜子細與藥者。攻實則虛虛。補虛則實實。非上工未易曉損有餘而補不足也。誠以三部之氣。所傷異類。經謂邪氣淫泆。不可勝論。奚止中工對之有難色。長沙亦不能立一統治之方也。

諸積大法。脉來細而附骨者。乃積也。寸口。積在胸中。微出寸口。積在喉中。關上。積在臍旁。上關上。積在心下。微下關。積在少腹。尺中。積在氣衝。脉出左。積在左。脉出右。積在右。脉兩出。積在中央。各以其部處之。

立諸積大法。網盡諸積矣乎。局方五積散。似乎周密也。方內有芎歸參芍苓朮在。有陳夏厚桂甘桔在。其餘橘芷枳樸。乾生二薑葱白等。到對於諸積無所遺。然而濫矣。大含細入爲大法。曰脉來細而附骨者。脫離分肉之閒。而伏行於骨。與上真臟脉見得其反。彼證形脫肉脫。脉齊脫。故臟浮之而始見。本證形肉掩蔽其臟真。經謂形肉是不脫。真臟雖不見猶死者。乃積壓爲居多也。書寸口。上附上之部。右外以候肺。內以候胸中。胸中有積在。則右內尤附骨也。曰微出寸口。即上竟上之部。經謂胸喉中事。胸痹喉痹可例看。若比右內之附骨猶過之。是積在喉。甫出寸口微取之。便得矣。書關上。脇下連臍旁者也。與關爲近。尺內兩旁卽季脇。關上則畧高出於季脇之旁。是積在臍旁。當於關上求之。書上關上。非指中附上也。附尺而上爲關中。亦是關上之範圍。若超過關上而畧上之。已入寸下畔界矣。固非左寸外以候心。亦非左關內以候膈。積在心下。卽其部也。書微下關。經謂下竟下者。少腹腰股膝脛中事。但指積在少腹而言。故曰微下關。乃初級下關之詞。書尺中。卽尺裏以候腹。若介在尺外尺裏之中卽大腹少腹之旁。是謂氣街。陽明支脉循腹裏至氣街。三焦之腑又在氣街。卽三焦竭部之盡頭。曰脉出左。積在左。出乎左外之外。左外之邊者也。是積在左之外。心部肝部腎部皆積也。脉出右亦作右外之外觀。右外三部有積在。是之謂半在左。半在右。脉兩出者。非左部右部無積氣也。脉餘於兩手外之外。是積在中央。而橫肆於左候右候之餘。幾及外之邊也。曰各以其部處之。不曰視其何部。隨證治之。殆各有各積。其部卽其實際處。必知之明而後處之當也。藉非然者。毋寧守不須治之法之爲得也。

痰飲欬嗽病脉證並治第十二

問曰。夫飲有四。何謂也。師曰。有痰飲。有懸飲。有溢飲。有支飲。

問飲有四。不問水飲有四。多夫字。首以飲爲問題。非以水爲問題。下文言飲亦言水。或言水不言飲。或言飲不言水。看似水與飲二而一。又似飲與水一而二。明以問飲。實暗以問水也。夫飲入於胃。游溢精氣。穀精水精先合爲一。而後上輸於脾。脾氣復散精而上歸於肺。肺受兩精之所奉。遂輸穀精於皮毛。水精則調水道而下輸於膀胱。一水一穀歷幾回之變化。則飲入食入。皆過去之事。何至穀不在而水仍在。水不留而飲獨留乎。可悟水爲飲氣之報信。飲乃水氣之停流。痰飲亦水停之變相。飲家當以痰飲爲盡頭。蓋無孔不入者水。水飲領而入之深。游行之火。又從而逐之。成痰之飲因於寒。封痰之水因於熱。痰飲之發。所以有寒熱也。答詞曰有痰飲。停水停火故停痰。曰有懸飲。脇下之水如懸瀑。水流飲不流。臢有乾流之飲在脇下。則飲懸於水也。曰有溢飲。水領其飲而流溢於四肢。止有順流無逆流。四飲與飲家若離合。特旋發而旋溢。故不但以飲家目之。曰有支飲。飲不自支。而水氣逆上。遂支起其飲如直竿。如支大厦之木者然。凡此皆飲爲主病。帶講個水字。故曰四飲。不同水氣爲主病。渴欲飲水僅一見。水飲所作亦一見。苦水條下。則斥醫者以爲留飲而大下之。遂發生咽躁欲飲。食飲過度之新病。四飲五水之所以有異同也。

問曰。四飲何以爲異。師曰。其人素盛。今瘦。水走腸間。瀝瀝有聲。謂之痰飲。飲後水流在脇下。欬唾引痛。謂之懸飲。飲水流行。歸於四肢。當汗出而不汗出。身體疼重。謂之溢飲。欬逆。倚息不得臥。其形如腫。謂之支飲。

四飲五水同源而異流。異中之同。同在水。同中之異。亦異在水也。問詞欲知其何者爲四飲之水。何者爲五水之水。先於未病時。立異治之法。而後有異治之方也。師曰其人素盛。今瘦。瘦時消水耶。抑盛時消水耶。非水氣掩沒其人。乃其人沒收其水。一瘦字便分清眉目。五水條下其足反瘦僅一見。足以上無瘦字也。即反盛亦面目腫大之假相。可一望而知其人大異於五水之人矣。形腫亦不能掩其瘦也。本條有其形如腫四字。五水太陽病條下有一句曰其狀如腫。此外所有腫狀無如字。故五水之腫不勝書。下文水去嘔止曰其人形腫。水去而後腫。又顯與水腫若逕庭。曰水走腸間。不曰飲走腸間。分明飲未成而水先遁。以瀝瀝乃水聲。　非飲聲也。　何以飲不走而水走耶。大腸主津。小腸主液。水不與飲並。而並於津液。水激津液而成聲。瀝瀝云者。髣髴點滴之雨聲然也。何以不留飲耶。四飲正利用七釁之迴腸爲變化。飲成則水氣自帶之出腸外。並引津液爲護送。津液竭則水亦竭。宿飲遂膠爲痼疾。謂之痰飲。曰飲後水流在脇下。脇下非川流之所也。水無去路。則飲無去路。水蓄於下。則飲停於上。曰欬唾引痛。欬唾更逆其水。引水不上。則引脇下痛。謂之高懸其飲於脇上。懸而不落。似瀑非瀑者然也。曰飲水留行。歸於四肢。走手不及足。走足不及手。劃分其水爲上下游。上下皆積水。便爲積飲之媒。徵諸汗出。若手當汗而足不之應。足當汗而手不之應。安得出濈然之汗乎。是水與汗共並。轉藉汗液以釀成其飲。宜其身體爲飲積所墜而疼重。是又飲與汗共並。當汗不汗之時。汗不得溢。則反搏其飲。謂之溢飲。宿飲仍未傾盡也。飲滿復如故。又溢矣。曰欬逆。其上氣可想。非倚息不能停頓其氣。無如不得臥。則呼吸失其常。氣不足以息矣。肺在變動爲欬。必吸之則滿。呼之則虛。雖欬多亦無所謂腫也。若其形如腫。是欬氣腫。與水腫不同論。曰謂之支飲。支者其動直之形也。飲果支乎哉。此亦心下有水氣之關係。水行木令。如以木支撑其飲者然。大抵瘦人有水在膈間。不爲其曲爲其直。下文支飲二字不勝書。可味仲聖立言之旨矣。

水在心。心下堅築。短氣。惡水不欲飲。水在肺。吐涎沫。欲飲水。水在脾。少氣。身重。水在肝。脇下支滿。嚏而痛。水在腎。心下悸。

書水在心。又以水字爲前提。看似水字卽飲字之代詞也。不書心水。明乎心非病水。指無定在之水在言外也。書心下堅築。明乎非心下有水氣。乃心下有土氣。堅築其土於心下。水不勝土。遑敢尅火乎。轉瞬則水無存在矣。書短氣。心氣當然短。脾氣未嘗短也。脾者心之子。以子護母。則心火仍足恃也。曰惡水不欲飲。明乎心知飲中之水能勝火。遂謝絕其飲。比較心水條下種種證悉爲水氣所轉移。致令其陰腫。大有徵甚之分矣。書水在肺。亦不能以肺水二字爲註脚。彼證其身腫。是水腫之真相。本證吐涎沫。卽下文瘦人臍下有悸之吐涎沫。與五苓散證異而同。曰欲飲水。此以子救母之義。况五苓方下。無多飲煖水之禁乎。宜其欲引水以去水也。書水在脾。地氣不能上。則少氣。不曰但苦少氣者。中土仍有反動力也。曰身重。不曰四肢苦重。則水未橫流。反便宜其腹。彼證其腹大。與肝水腎水同。又曰津液不生。脾水焉能行津液。非所論於本證也。書水在肝。木得水而愈肆。脇下支滿。形容肝木之縱橫曰支滿。書嚏而痛。假令發熱色和。善嚏尤勝於欲嚏不能也。較諸不能自轉側。脇下腹痛之肝水病又何如。書水在腎。水歸水臟亦其常。不同腎水者見水不見腎。駭人處在其腹大。則腎失閉藏之職也。况復臍腫腰痛。以至其足逆冷而反瘦。何難腎水陵心乎。本證則心下悸焉已。傷寒真武湯證何嘗非心下悸。其消息亦繫乎腎。非有如水傷心之劇也。大率五水以五臟爲旋渦。水之有定在者也。亦爲四飲之水所必經者。血脉交注之地。四飲未必繞道而不行。惟注水之處。如腸間如脇下。膈間心下胸中。及肢體各部分。方是四飲從出之原。仲師彙舉五臟之水爲陪客。特寫出四飲病源之外。本條仍是四飲之陪客也。

夫心下有留飲。其人背寒冷如掌大。留飲者。脇下痛引缺盆。欬嗽則撤已。胸中有留飲。其人短氣而渴。四肢歷節痛。脉沉者。有留飲。

本條說入留飲者四。撤開上條五個水在字。第一個留飲作痰飲讀。第二個留飲作懸飲讀。第三個留飲作溢飲讀。第四個留飲作支飲讀。四飲皆從留飲始也。何以甫說心下。旋說背裏耶。心下內膈連於背。以心下之飲。進入一層。則抵背矣。留飲猶帶水氣也。痰飲成則水氣亦盡。下文目之爲微飲者。謂其入於深微而不出。乃膠痰之自封然也。曰背寒冷如掌大。得毋寒痰在背裏。冷逼背後耶。非也。其人之背。

非窠飲之所。其所以與背部有關係者。背者胸之府。背脈爲痰飲所開膈。便不能受氣於胸。形容胸氣之大如仰掌。特借背面以形之。背有背之寒。斷梗太陽挾脊抵腰之路。烏得背不寒。其胸反不冷可見也。掌大二字。寫背兼寫胸也。中工可以跟蹤痰路矣。書留飲者。省有字。似懸飲當自有而之無。無如脇下痛引缺盆。一若有引繩以爲之繫。懸掛留飲於碧落之中。而脇下之水。則與懸崖之石磴相若。不啻倒卷其飲而翻之上也。曰欬嗽則撤已。撤之爲言除也。下流斷則上流撤。懸飲畧覺其紓徐。撤已云者。隨撤隨已。已而復懸。極言其水去而後飲去。水不能去者。惟有降飲以去水也。下文有十棗湯在。懸飲內痛條下可互看也。書胸中有留飲。曷嘗本有寒分在胸際耶。曰其人短氣而渴。更非冷矣。冷則患飲多。不冷則患飲少。夫非欲借助於水。以洋溢其氣耶。可見其留飲之來路爲獨遠。由四肢而身體而後出於胸。四肢歷節痛其明徵也。胸中乃假定之部分。實則四肢有留飲。而舍其半於胸者也。乘其有流溢於胸之飲而越之。必因勢利導何待言。下文亦有大小青龍在。曰當發其汗。溢飲乃當汗不汗所釀成。非汗出則溢飲未易去也。書脉沈者有留飲。下文膈間有支飲。曰其脉沈緊。似乎支飲脉不宜於沈。豈知支飲至膈間而止。或至心下而止。最高亦不能高出於胸部之上。胸滿焉已。胸中痛焉已。畢竟水無有不下。水之重濁者爲飲。當然飲在底而水在面。飲沈於水也。支飲則水沈於飲。是飲應沈而不沈。故所有支飲條下無脉浮。即不沈亦其脉平云爾。曰有留飲。下文支飲不絕書。先從有留飲上觀察。可與言治未病矣。

膈上病痰。滿喘欬吐。發則寒熱。背痛。腰疼。目泣自出。其人振振身瞤劇。必有伏飲。

書膈上病痰。不曰心下病痰。痰從膈出也。不曰膈下病痰。豈非除卻膈上無痰飲哉。是始則水走腸間。繼則痰走膈上矣。何難立傾其痰乎。曰滿喘欬吐。滿而後喘。未滿則不喘可知。欬而後吐。不欬亦不吐可知。度亦痰飲借徑而行。故曰膈上病痰。不曰痰病膈上也。何部爲製造痰飲之所乎。曰發則寒熱。是不發便無寒熱。安有時時發寒發熱之痰飲證哉。發字顯有遁情。未發更人所易忽。亦非見病發飲乃發故也。就令一喘一欬一吐皆有痰。痰可見。痰滿非予人以共見也。且爲寒熱所掩。安知膈上病非從客感中來乎。曰背痛腰疼。背部腰部。乃足太陽脉所必經也。曰目泣自出。陽氣出於目。兩目亦爲注水之氣。痰水未罄。則目內之陽如帶露。泣自出者亦其常。曰其人振振身瞤劇。醫者或疑其寒熱相摶使之然。置宿飲之來源於不計。痰飲家又若將終身矣。警告之曰。必有伏飲。發自發而伏自伏。其發現在膈上也。已然之病形固如此。其潛伏於膈下也。未然之病形不外如此矣。其人不能有伏而無發者。緣痰飲乃水火交迫所釀成。凡水氣所到之處。必爲火氣所到之處。水火烹煉其飲則成痰。痰成遂以片面之寒熱爲報信。孰意其伏寒伏熱。纔是伏飲之鄉乎。故其遲遲未發也。匪特痰飲尙稽留而未盡。寒熱亦非一發無餘者也。

夫病人飲水多。必暴喘滿。凡食少飲多。水停心下。甚者則悸。微者短氣。脉雙弦者。寒也。皆大下後喜虛。脉偏弦者。飲也。

書病人。冠夫字。太息懸飲病容易誤會也。曰飲水多。傷寒明曰飲水多必喘。以水灌之亦喘。喘與水如是其不相投。豈病人所及料。必喘而且暴。暴而且滿。始自知其病進耳。曰凡食少飲多。奚止以飲代食。直是因飲廢食矣。叮嚀之曰。水停心下。暫借心下爲旋渦。非注實心下也。曰甚者則悸。傷寒又曰飲水多必心下悸。曰微者短氣。心氣固短。膈氣亦短。惟水氣則愈引而愈長。與膈上病痰有分別。將水流脇下在意中。曰脉雙弦者寒也。下文謂脉弦數有寒飲。是合寫寒字飲字。故以弦數二脉括言之。雙弦脉又何取義耶。兩手皆弦。是兩脇如掛雙弓矣。亦不象半弦之月。乃兩水分流之狀。曰寒也。沈寒而旁落者也。若誤認流散之水爲懸飲。遽行十棗以重其寒。則刃病人如反掌。何以下文脉沈而弦。又病懸飲耶。得毋沈脉非寒脉耶。上文明曰脉沈有留飲矣。曷嘗曰有寒飲乎。飲而曰沈。其飲重濁。故飲浮脉不浮。沈字是留飲之註脚。非盡屬寒字之註脚也。何以欬家脉弦爲有水。則主十棗。支飲家至一百日或一歲。亦宜十棗耶。此又爲懸飲之正陪客

○中工宜着眼個懸字也○曰皆大下後喜虛○補明個虛字○因虛生寒不待言○紿在大下後○則膈氣脇氣○幾成一落千丈之勢○飲且不留○更無懸飲之餘地矣○曰脉偏弦者○又補明懸掛得住之理由○側重在一脇○放輕其一脇○恰象半月之弦如掛鉤○是謂偏弦○曰飲也○非寒也○懸飲固作如是觀○彼按之不移之欬家支飲家○其留飲獨聚一處者○從此類推也○

肺飲不弦○但苦喘○短氣○

書肺飲○與肺水何異耶○肺水其身腫○本證不爾也○得毋水在肺耶○水在肺則欲飲水矣○肺有飲在○何至欲飲水耶○宜乎本證無渴字○纔坐實其飲在肺也○獨是四飲不言肺○肺居上焦而司呼吸○爲五臟之華蓋○焉有四飲證具○反與肺家無涉之理○然則諸飲皆屬於肺耶○又非也○積水則肺有分子○留飲又肺無分子也○不留飲而有飲○大抵肺在變動爲欬○上文病痰曰滿喘欬矣○下文支飲之欬不勝書○懸飲溢飲條下無欬字○看似四飲中獨痰飲支飲與肺有關係○不知懸飲主十棗○而

十棗湯證又有欬家二字。支飲主小青龍。而小青龍湯證又有欬逆二字。欬字分明飲字之註脚。胡不曰肺欬耶。肺欬不同肺飲之創見。究指何飲專屬諸肺耶。曰但苦喘。不曰但苦欬。又不能讀飲作欬也。下條曰支飲亦喘。喘字尤非本證所獨具。則肺飲二字無異一個悶葫蘆。曰肺飲不弦。下文欬家曰其脉弦爲有水。不弦則無水矣。又宜本證無欬字。無水安得有飲耶。既非肺中有留飲。毋寧曰胸中有留飲。與肺家猶近也。如謂肺飲仍足以惑人。則且師長沙之意。讀肺字作溢字。易其詞曰溢飲不弦。則會通言外之旨矣。師若曰。弦與不弦之分。視在乎可移不可移。例如痰飲支飲之在心下。懸飲之在脇下。皆不移之部分也。當以弦字形容之。惟溢飲則如鼎釜之沸騰耳。何不移之有乎。曰短氣。卽上言其人短氣而渴。渴字引起個飲字。維時飲未上溢也。迨由四肢而歷節。而後上出於胸而溢於肺。則肺無從渴。止短氣如故焉已。胸中還有留飲耶。胸飲卽爲肺飲之續。覺去而不留者肺之飲。留而未去者胸之飲也。溢飲都從漸積而來。雖謂胸中爲肺飲之傳舍可也。

支飲亦喘。而不能臥。加短氣。其脉平也。

點支飲二字。從溢飲上看出。故以喘字爲前提。異中之同者喘。同中之異者亦喘也。溢飲但苦喘。支飲非但喘也。下文膈間支飲曰其人喘滿。滿而不溢。其滿不移。支飲所以無浮脉。溢而不滿。其溢可移。溢飲所以無弦脉。其尤異者。溢飲不形下。由四肢而及於肺。支飲不陵上。由心下而及於膈。而主治則異而同。卻同而異。主溢飲曰當發其汗。大小青龍湯可竟行。主支飲曰應納麻黃故不納。行小青龍湯方中之方同。法外之法異。其餘立法立方又何限。獨非所論於溢飲之能任受汗劑也。曰不能臥。既不苦喘。何至不能臥耶。顯非喘爲之梗。乃氣爲之梗。曰加短氣。上條苦喘曷嘗非短氣。何以不曰不能臥耶。彼則短氣無所加。或因臥而喘氣畧舒長者庸有之。本證不臥則已。臥焉而短氣則有加。縱得臥亦無能臥之足言。比較倚息不得臥畧有不同。上言形如腫。能臥限於不得臥者其形。本證氣不長。得臥限於不能臥者其氣。其爲形不歸氣。形不足以臥。氣不歸精。氣不足以臥則一也。假令能臥。不曰脉沈。則曰脉沈緊矣。正惟不能臥便不能沈。雖起亦不能浮。不浮不沈。反便宜於其人之脉。名之曰平而已。平者板也。起時無所用其伸。臥時無所用其屈之謂也。脉平豈支飲所應爾哉。不得臥者其偶。不能臥者亦偶。形腫短氣又其偶也。不移之中仍有可移者在。支飲條下所以無弦脉。亦無不弦脉者此也。

病痰飲者。當以藥和之。心下有痰飲。胸脇支滿。目眩。苓桂朮甘湯主之。

書病痰飲者。不曰治痰飲者。彼非急於求治。則不須治矣。曰當以藥和之。不曰當以藥治之。傷寒有曰津液和。曰營衛和。脉和胃和陰陽和。和藥有何標準。病利便是藥和之代價矣。後世動曰見痰休治痰。氣行則痰滅之說。殆本乎此也。彼以行氣藥。爲行痰之舟楫。亦知痰飲之所以深入難出者。由於氣行之速率。無從曲引其痰乎。舉凡順氣化痰之市藥。不能放諸皆準者此也。仲師非謂氣利味利便是藥。能和方是無藥之神通。不利則有藥而無當也。和者陽和四布之稱也。有春氣在謂之和。無春而有夏。無秋而有冬則不和。下文病懸飲且曰冬夏難治矣。況痰飲乎。中言之曰心下有痰飲。心下不過痰飲之門戶。膈內纔是頑痰生長之鄉。上言膈上病痰。乃痰滿爲病。非膈上本有痰在也。宿痰方託庇於後之背腰。而前連於胸脇。彼條曰背痛腰疼。本條曰胸脇支滿。其明徵也。彼條發則爲寒熱。本條不發故無發寒發熱之端倪。痰飲實寄生於寒。而終老於熱。故痰成而游行之少火。不知其何往。痰老火亦老也。一則目泣證具。一則目眩證具。可謂繪盡痰飲家之老境矣。苓桂朮甘湯主之。洞開宿痰之癥結。更新其生化之宇。非刻期告肅淸也。必令火氣之游行無閡膈。帶領痰飲從黑暗中徐徐而出。不治之治。妙於治也。非有窮神達化之聖學。能立此大舍細入之方乎。方旨詳註於後。

苓桂朮甘湯方

茯苓四両　桂枝三両　白朮二両　甘草二両(炙)

右四味。以水六升。煑取三升。分溫三服。小便則利。

本方在傷寒爲兩大法。苓朮開手足太陰。桂甘開手足太陽。太陰陽降而陰升。故重用茯苓以降手太陰。太陽陽升而陰降。故重用桂枝以升手太陽。彼證爲一逆字立方。針對氣上衝胸。起則頭眩二語是真詮。本證中握一和字立方。針對胸脇支滿目眩二語是真詮。蓋納桂甘於苓朮之。即納幸甘化陽之藥物於天地之中。太陽得之爲覆載。痰飲藉之爲歲時。比諸市上吐下發汗之雜亂無章藥。絕對不同也。獨是上文膈上病痰。明曰其人振振身瞤劇。顯與傷寒身爲振振搖句話異而同。何以本方不施諸彼而施諸此耶。上條正爲本條立案。苓桂朮甘湯在所必行。特以不妄行發汗之最利劑。而與寒熱宣戰。是棄文治而尚武功。匪特未盡四味藥之長。抑且有乖其方旨。毋寧留以潛移伏飲之爲得也。何以下條短氣有微飲。本方又複見耶。此其對於痰飲若離合。可徵明膈上病痰。非本方莫屬矣。一方翻作三方用。下條腎氣丸亦合兩方如一方也。然則痰飲皆當從小便去耶。非也。痰病當從膈上去。滿喘欬吐。痰飲早已分路而行。久之痰也變化復爲飲。飲也變化復爲水。將與支飲同其流。或從下焦別迴腸而出。前陰消水亦其常。或如下文病者脉伏。其人欲自利亦其常。二便同条去路也。何以方下云小便則利耶。利小便是本湯之德政。補點一句者。見得與吐下發汗藥不同論耳。苟讀如小便利則去。痰飲有如是之速效乎。

夫短氣有微飲。當從小便去之。苓桂朮甘湯主之。腎氣丸亦主之。

書短氣。多夫字。上文短氣二字凡五見。得毋以本條之短氣爲特別耶。上文短氣還短氣。本條氣與痰相斷絕。氣不能牽引其痰以外出者。痰亦無從牽合其氣以內入也。就令氣不短亦作短氣論。飲不微亦作微飲論。況有氣而不達到於深微之處。非短氣而何。有飲而不流露於顯淺之處。非微飲而何。如之何其持氣行則痰滅之說。爲見痰休治痰之秘本乎。夫微飲二字即痰飲之註脚。伏飲亦微飲之註脚。其痰之伏也深。故其飲之伏也微。不曰痰微曰飲微者。飲在痰之底。飲爲痰所掩。覺痰微飲更微也。微字從半面寫曰膈上病痰。膹有半面之微而不見曰伏飲。微飲不過替換伏飲之詞。短氣有微飲五字。儘可縮入上條說也。何必另立本條耶。特上兩條曰膈上病痰。曰心下有痰飲。短氣二字未言及。彼膈上心下。非天氣地氣之所以上下乎。乃一則滿喘欬吐。一則胸脇支滿。寧非痰飲與短氣相持乎。得苓朮直按天地之氣。桂甘則從天地之交。入與痰飲相直接。四出其融和之藥味爲饋餉。豈愛惜微飲所應爾哉。愛惜其氣縱非短。亦無長氣之足言。無行洗伐之餘地也。何以云小便則利耶。豈非飲從小便去。不期然而然耶。又非也。本證不能直接短氣以立方。苓桂朮甘湯僅得半功耳。主肺不主腎無當也。肺部爲生氣之原。腎閒爲動氣之始。肺腎皆積水。氣行水自行。曰當從小便去之。除卻小便。則藥氣無舟楫。是又氣行則痰滅之說。非盡無挾持也。腎上連肺者也。令肺氣行於腎。苓桂朮甘湯法當爲之前。令腎氣行於肺。腎氣丸法當爲之後。惟仲聖能曲盡二方之長。豈粗工之行氣藥可同日而語。飲去而二方不自有其功者。良由仲師兩主之。若功成而弗居也。

苓桂朮甘湯方　同上

腎氣丸方　見上虛勞八味腎氣丸　　方註從省

病者脈伏。其人欲自利。利反快。雖利。心下續堅滿。此爲留飲欲去故也。甘遂半夏湯主之。

書病者脈伏。有伏飲矣乎。上言伏飲無伏脈。脈伏爲其人所獨具。上下文未之見也。若五水病則一再曰趺陽脈當伏。又曰寒水相搏。趺陽脈伏。無怪乎病水始有沉伏相搏脈。除卻趺陽脈無所謂伏者。形容其水掩中土也。且曰病者苦水。其病進。本條匪特不苦水。一若以得水爲樂。痰病退爲飲。飲病退爲水。是彼亦一病者。此亦一病者矣。曰其人欲自利。痰不在利也。飲欲自利耶。抑水欲自利耶。上言伏飲。分明無欲自利三字。問諸其人。方且振振身瞤劇。遑暇自利乎。曰利反快。同是病者。其人已前後若兩人。曰雖利。亦止有利於其人。而不盡利於其病。以彼未嘗得利下藥爲嘗試。胡爲乎欲利便得利。病者有如是之便宜耶。曰心下續堅滿。顯見其未利之前有堅滿。是欲自利之原因。得利之後無堅滿。是利反快之原因。無如最難堪在個續字。續而復續或有之。又難測是個伏字。伏上加伏又有之。堅字明是反對心臟堅固而言。而堅滿與堅槃若天淵。堅槃是形容中工之高昂。崇土制水則如彼。水在心條下所以無脉伏。堅滿是形容寒水之暴漲。如水傷心又如此。水在心下所以有脉伏也。曰此爲留飲欲去。不曰伏飲欲去。亦不曰留水欲去。其故又何耶。上文心下有留飲條下。言留飲者四。止有久留無去志。有堅滿之旋渦在。飲更留矣。邊肯去而不留耶。飲在水上。則飲欲去而水留之。水在飲上。則飲欲留而水去之。水無有不下也。瀉水者飲。遂飲者亦水也。不觀上文水走腸間之瀝瀝有聲乎。痰飲之來源始於是。痰飲之去路。有不還入爲腸間之水乎。有伏而不行之飲。痰成則水別。無伏而不行之水。水勝則痰別飲亦別故也。甘遂半夏湯主之。殆從大便去者歟。如欲從小便去。上條自有苓桂朮甘腎氣丸在。本方不能越俎也。方旨詳註於後。

甘遂半夏湯方

甘遂　大者三枚　　半夏　十二枚（以水一升煑取半升。去渣）

芍藥　五枚　　甘草　如指大一枚（炙）

右四味。以水二升。煑取半升。去滓。以蜜半升。和藥汁煎。取八合。頓服之。

甘遂名陵澤。澤在陵上。稱其本原於上池之水也。以受氣於水之藥物。能令水出高原而歸於下隰者。首推甘遂一味爲先河。下文十棗湯內甘遂任其一。有寒飲者主之。爲有水者亦主之。可見其去飲兼去水矣。大者三枚果何取。由心下而上部中部下部。有三層波折也。何以用十二枚半夏耶。十二經必有水氣在。水入於經。而血乃成。脉伏則經血反爲水氣所利用矣。半夏悉索其十二經中之水而盡之。以其通於夏氣。其性惡水。仲師凡對於嘔者加半夏。卽此旨也。觀以水一升煑。取半升去渣。特留之以隨諸藥之後。可以知長沙之範圍半夏。曲成甘遂矣。五枚芍藥尤創見也。無大者二字。仍是短縮芍藥之長。僅超過三枚甘遂而已。如指大炙草亦一枚。更無足輕重矣。四物皆以不及量之數爲支配。明乎無等分之足言者歟。蓋欲諸藥流散於水走之中。與胃氣若離合。然猶恐其水不勝穀也。避積穀之壅滯。復以蜜半升。和藥汁煎。蜜有流質。令水氣受之。則去而不留。蜜又有留質。令穀氣受之。則留而不去。取八合曰頓服之。服已如水之就下者然。是飲藥非飲水也。飲蜜而已。亦非飲隨水去也。水隨蜜去而已。水蜜一變爲傳化物而不存。此豈截留前陰之水。從穀道出哉。後部非滌痰滌飲之器也。必其人先受苓桂朮甘腎氣丸之賜。痰飲已無存在。其人纔有自利之思也。奚止痰飲不成爲化物。水氣亦爲石蜜所潛移。苟誤會痰飲當從大便去。遽以本方爭先恐後而行。則病者殆矣。

脉浮而細滑。傷飲。脉弦數。有寒飲。冬夏難治。脉沉而弦者。懸飲內痛。病懸飲者。十棗湯主之。

條首二句。看似爲四飲立案也。傷飲二字何消說耶。藉曰脉浮而細滑。爲傷飲之明徵。何以上下文並浮脉細脉滑脉不再見耶。五水病還有或浮或滑脉。其細脉闕不書者。爲其身體腫大耳。本條胡不曰傷水耶。脉浮分明有水在。脉細則細流在脇下。其爲狹隘之水不待言。脉滑是形容細流之水似不滑。細流之飲則滑而不流。是亦留飲之一。特欸唾引痛。脇下必爲小水所激刺。故曰傷飲。是之謂柴胡證罷。與少陽壞病將毋同。痛傷少陽之神機。不能圓轉於脇下也。胡不曰飲傷耶。飲傷與食傷相類。不能飲食者也。本證不犯飲而犯傷。因飲致傷也。書脈弦數。非即上言脈數弦者。當下其寒哉。弦數脈又弦多於數。無下其寒之必要也。與脈雙弦同例。飲字宜作寒字看。兩旁皆留飲所在地。凝堅之飲故曰寒。曰冬夏難治。冬則寒水已冰。土令不行。夏則溫和亦過。春令不行。故曰難治。曰脈沈而弦者。兩手皆沈。是脫離浮脈爲沈脈。其懸掛於不浮不沈之間者。謂之偏弦。蓋必引痛處則應指而弦。不引痛處則脈不應指而弦。僅得一手之弦脈。正如半月之弦若掛鉤。邊饒邊減者是也。不傷其饒傷其減。宜其偏痛亦偏傷也。曰懸飲內痛。有懸飲之內面則痛。無懸飲之內面則不痛。四飲中獨十棗湯證有痛字者此也。提撕之曰病懸飲者。當以痛處爲報信。傷飲二字句中有眼也。十棗湯主之。則飲從大便去矣。方旨詳註於後。

十棗湯方

芫花（熬）　甘遂　大戟　各等分

右三味。擣篩。以水一升五合。先煮肥大棗十枚。取八合。去滓。內藥末。强人服一錢匕。羸人服半錢匕。平旦溫服之。不下者。明日更加半錢匕。得快利後。糜粥自養。

本條方下與傷寒方僅易數字。總以得快下利爲主旨。快利非下水乎哉。下文欵家其脉弦爲有水。亦主十棗。補點個水字。見得本方止有下水無下穀也。芫花散水。大戟逐水。甘遂行水。横豎無非令脇下之水旋螺而下。藥末自與胃氣無牴觸。下後仍急進水穀。曰糜粥自養。其加惠於倉廩之官爲何若。上條甘遂半夏湯。有如是之周密乎。彼證明曰其人欲自利。利反快矣。得十棗湯正如願相償。何必多立前方。止以三枚大甘遂塞責耶。彼方又無得快利三字。其行所無事之大便。則諱之而不言。蓋必腸間之水。得一更衣則從容而去。膾有少許之飲。或留而未盡。可勿計也。夫半脉則目之爲病者。辨證則等之曰其人。無論其爲强人羸人不過間。且八合頓服之。不酌用於錢匕半錢匕之開。類似敷衍病人之等閒藥。豈能與十棗湯同日而語耶。假令對於懸飲用前方。以爲得甘遂一味爲已足。奚止陷半夏芍甘於不義。就如半升蜜與十枚棗之比較。則一功一過若天淵。白蜜用以融和藥汁。代行其稼穡。假道中土以入迴腸。大棗用以操縱藥末。旁落在募原。繞道闌門而出宗眼。一方均有毫釐千里之差也。誠以水飲病止有下水之條。無下穀之例。而五水之溼滑尤嚴明。其斥誤下曰醫反下之。又曰醫以爲留飲而大下之。四飲五水之禁下無二致也。本方曰快利不曰快下者。利字下字有分寸也。下文已椒藶黃丸無下字。厚樸大黃湯。苓甘五味薑辛夏杏大黃湯無下字。木防已去石加苓硝僅有微利字。無微下字。宜乎甘遂半夏湯不言下。彼亦無所謂之利。或得大便亦其常。水從大便去而不覺。不快利之快利也。本方亦與腸胃種種之利滑不同論。水氣別由捷徑而出。故曰快利也。

病溢飲者。當發其汗。大青龍湯主之。小青龍湯亦主之。

書病溢飲者。病所以溢飲爲最多也。始而四肢。因而身體。繼而胸中及肺部。除卻心下無留飲。無處無飲。除卻胸中有留飲。無處可留。師謂肺飲不弦者。指其遷流之捷也。獨非旋渦在心下。此其所以多流溢而少停留。本異於傷寒小青龍湯證之心下有水氣也。更與大青龍湯證無涉矣。惟當汗出而不汗出一語。分明水與汗共幷。可謂先點大青龍之睛矣。小青龍亦從大青龍看出。下文主欬逆倚息不得臥之支飲證。則以小青龍爲功首。本條續得小青龍以主溢飲之餘波。乃仲師神於操縱大小青龍之手眼。不必泥看其心下也。吾細繹當發其汗四字。竊以爲傷寒小青龍湯第一條曰表不解。第二條曰寒去欲解。兩解字非得汗乎哉。發汗藥何多讓於大青龍乎。且大青龍方下如彼其兢兢。彼爲虛形與虛邪相得立方也。因不汗出而煩燥之故。外證變爲表。虛證反爲實也。宜乎仲師以不可服三字勒住羣醫之手矣。胡爲對於溢飲。絕不瞻顧其脈微弱。汗出惡風耶。彼證不汗出仍防其汗出。邪不久留則汗出矣。本證反對當汗出而後不汗出。乃無知之水用事。不同邪祟之叵測也。留汗者水。則留飲者汗。欲去其水。勿留其汗。即師言諸有水者。腰以上腫。當發汗乃愈之義。況肢體胸肺。布滿是飲。舍汗藥無從收拾乎。大青龍湯主之。得毋腰以下宜小青龍以利小便耶。似也。小青龍細入無間者也。以之治遺。可爲大青龍之後盾也。何以五水不行大小青龍耶。水病發其汗。自有麻黃附子湯在。若渴而下利小便數者。且有汗禁也。本證其人短氣而渴。殆指溢飲而言。惟大小便如故。則不在汗禁之例耳。下文行小青龍加減條下。亦有應納麻黃而不納者。可悟長沙方之活潑矣。方旨詳註於後。

大青龍湯方

麻黃六兩（去節）　桂枝　甘草各二兩　生薑三兩

杏仁五十個　大棗十二枚　石膏（如鷄子大）一枚

右七味。以水九升。先煑麻黃。減二升。去上沫。內諸藥。煑取三升。去滓。溫服一升。取微似汗。汗多者溫粉撲之。

小青龍湯方

麻黃（去節）　芍藥　乾薑　甘草（炙）　細辛　桂枝各三兩

五味子　半夏各半升

右八味。以水一斗。先煑麻黃。減二升。去上沫。內諸藥。煑取三升。去滓。溫服一升。

大小青龍兩而化。亦一而神也。同是汗劑。其大無外故曰大。其小無內故曰小耳。大青龍趨勢在發。乃不收之收。見首不必問其尾也。小青龍趨勢在收。又不發之發。見尾更草名其首也。惟大青龍渺不知其何往。小青龍忽不知其何來。乃如環無端之神物。故曰亦主之也。假令以大青龍尾小青龍之後。則覆矣。獨是上言但苦喘者。寫溢飲也。無欬字。故曰肺飲不弦。惟支飲則爲欬亦爲喘。上下文所謂欬逆倚息不得臥者是。亦首主小青龍也。從傷寒兩小青龍證脫胎而來。彼證有欬有喘。有或喘字。無但喘字。溢飲何以但喘而不欬耶。肺在變動爲欬。假令肺欬。又不能作肺飲論矣。痰飲懸飲支飲皆有欬。惟溢飲不言欬者。未嘗留飲在肺故也。謂爲肺飲者。僅得溢飲一分子。倘有可移可移是肺飲不弦之註脚也。不弦而誤與大青龍。則傷肺立見矣。何以無害於喘耶。喘亦飲水流行之患。傷寒發汗後飲水多則喘。以水灌之亦喘。可例看也。彼則因喘使無汗。此則雖喘亦不汗。彼證身體不疼重。無汗則表虛。無所用其發汗。本證身體已疼重。不汗則表實。不容已於發汗也。可知溢飲病一身皆雲水之鄉。飲在皮之裏。水與汗則在飲之裏。溢飲而水與汗猶自封也。大青龍透入兩層以取微似汗。得水津者半。得汗液者亦半也。曰汗多者溫粉撲之。小青龍可以備而不用。留爲支飲用可也。更服一二升。大青龍有不勝任愉快乎。

膈間支飲。其人喘滿。心下痞堅。面色黧黑。其脈沈緊。得之數十日。醫吐下之。不愈。木防已湯主之。虛者即愈。實者三日復發。復與不愈者。宜木防已湯去石膏。加茯苓芒硝湯主之。

書膈間支飲。闕有字。非謂其或有或無也。膈間乃網膜所組成。凡透發之處即間隙也。如或支飲聚於一處。則曰有支飲矣。若布滿是飲。何必指明其是處有支飲乎。上文膈上病痰則滿喘。未嘗明言其有痰飲也。然滿而後喘。滿下喘亦下也。若其人有其人之喘。是以喘自供其滿矣。曰心下痞堅。比諸心下續堅滿更無閒斷。且滿在膈間。而痞堅在心下。心膈之相去不能以寸也。顯見支飲之形勢其動直。支字即勁直之稱。如以木支物者然也。水則豎而飲則平。上言支飲其脈平者此也。曰面色黧黑。其華在面者心之色也。黧黑是不華之水色。心浮水面。面色即心色之影照也。曰其脈沈緊。上言脈沈者有留飲。非指支飲之沈乎。沈緊亦寒水之倒影。特心下非堅築。亦不能徵明其水在心也。亦與傷心之水不同論。脈沈必飲欲沈。又可知心臟堅固。尙有推拒飲邪之勢力。故脈當浮而反沈。毋非飲未傾而先覆者歟。何以得之數十日不愈耶。師謂雖脈沈緊不得爲少陰。支飲脈仍屬病在陽。不曰醫反吐下之者。明乎其治不爲逆也。無如其不愈。豈關於裏虛乎哉。假令裏虛則氣弱難支矣。還有支飲之印象乎。大抵留飲與留藥兩相因。飲留而藥不留。則藥自藥而飲自飲。若留藥以助飲。是加多藥何殊加多飲乎。惟行逆取法。有木防已湯在。環繞中土。包舉地氣以上行。得參桂爲中堅。防已遂載辟靂之石膏而上於膈。當然無堅不破矣。

特患堅與堅不相投。石膏不能洞開其隙也。曰虛者卽愈。網膜中如有虛隙之可乘。正石膏見長之地。卽愈云者。膈間一開。淸肅之氣自下行。何不愈之有。曰實者三日復發。必閒隙爲濁飲所膠固。將一開而復合。是木防已證罷。非窮木防已也。窮石膏焉已。宜去石膏加茯苓芒硝湯主之。此豈一方有二法哉。乃兩方同一法也。何以不預定其虛實耶。此又虛實同法而異方。非虛實大相逕庭也。方旨詳註於後。

木防已湯

木防已三兩　桂枝二兩　人參四兩　石膏(如鷄子大)二枚一本十二枚非

右四味。以水六升。煑取二升。分溫再服。

木防已去石膏加茯苓芒硝湯方

木防已三兩　桂枝二兩　茯苓四兩　人參四兩　芒硝三合

右五味。以水六升。煑取二升。去滓。內芒硝。再微煎。分溫再服。微利則愈。

防已以防固中土得名。稱之爲木者。以其木本而親上。有甲已化土之義。屬於地支爲己土。屬於天干爲甲木。可知其有通天之能矣。要其力量在邊不在中。紋如車輻。亦邊如旋盤。環繞中土。提舉地氣以奉上者。防己有焉。何以不從中堅下手耶。支飲方依附中氣爲直竿。如華枝之傍於籬。正籍桂參爭回胃脘之陽。令與心陽相直接。斯大造於其人者周且蜜也。其心下痞堅如故者。惟有讓功於石膏而已。石膏紋如肌理。凡堅而有虛隙者能破之。傷寒謂其表不解者不可與白虎。太息石膏無用武之地耳。曰虛者即愈。有虛隙乃可以攻其痞。霹靂一聲。清肅之氣。自從膈間之透竅以下行。支飲遂立化爲霖雨。故即愈之應如桴鼓。反是則支飲幾如障礙物。宜去石膏之堅。易以輭化之芒硝。譬猶以鹽洗鹽之法。可合同而化者是。此等實象。豈同陽明病實邪釀成燥屎哉。如曰與胃家實等。又何取乎多此護邪之藥。掣肘芒硝乎。經謂病在中者旁取之。多加字。加味令其聽命於防己。芒硝尤後納先行。支飲得被芒硝之輭化。而後各盡四味藥之長。賚以茯苓者。代行石膏以降天氣也。且微煎取微利。可無茯苓以分利小便乎。

心下有支飲。其人苦冒眩。澤瀉湯主之。

書心下有支飲。指實一處有。其餘膈間無透竅之處。殆無支飲矣乎。非也。膈間之隙如漏舟。飲入則舟爲之滿。名之曰有者。言其穿漏之少耳。上條膈間支飲曰其脉沈緊。非膈上爲積飲所壓乎。然得之數十日。而積飲不加多者。支飲所以無橫流也。本證支飲似乎少。而上至心下似乎多。緣心下高於膈間一層故也。何以止有此數之飲。亦留而不去耶。彼非水停心下也。無心悸短氣可見矣。何以心下不痞堅。其人亦不喘滿耶。曰其人苦冒眩。其冒在頭。其眩在目。是頭目如陷於雲水之鄉。豈非支飲反高出於心下幾層耶。亦非也。支飲之水則如故。支水之水不如故。緣支飲之下猶有水。截斷其水之下半橛。一翻騰而幻爲滅頂之形。其人不自知其苦水也。病者苦水。則面目身體四肢皆腫矣。冒弦與水氣何涉耶。其人縱非以水爲覆幬。其中土無制水之能力。已被長沙一眼看破矣。支飲從脉沈處看出。以其豎起在心下。非豎起在頭上也。冒眩從脉不沈處看出。以其心下有心下之豎起。其頭目則儼有無形之水氣。豎起於不能豎起之中也。此支飲與冒眩若兩人。下言支飲法當冒。其支也。見飲不見水。其冒也。見水不見飲。下言冒者必嘔。嘔者復納半夏以去其水。可知冒眩是水爲之。非飲爲之矣。下文五苓散證則瘦人而顛眩。非同是水逆耶。彼非支飲者。五苓不中與也。與真武湯可乎。匪特四飲五水無行真武之例。支飲家尤與真武有牴觸。法惟澤瀉湯主之。水平土自平。收回其蕩漾之水。而載之以白朮。則其人如在浪靜之舟矣。方旨詳註於後。

澤瀉湯方

澤瀉五兩　白朮二兩

右二味。以水二升。煑取一升。分溫再服。

本方二味。從五苓散中抽出耳。何必割裂五苓耶。彼方爲打消水逆而設。另多飲煖水以取汗。皆由其水流非曲亦非直。無派之水不成支。故逆中土之氣而行。反不如支飲者不流之水猶有序也。然則澤瀉獨非支水耶。有茯苓豬苓在。已成支水之渠。桂枝白朮則引水而下輸。

惟澤瀉高出於水面。而動盪其水底。其形圓。有圓轉水勢之潛力。以澤瀉得名者。喜其無水停之患。得白朮載之以行。其水波不興爲何若。心下卽爲去水之路矣。何以不嘔耶。正惟無喜嘔之足言。故苦在冒而且眩。不曰但頭眩者。其心下之下之水。未嘗過顙。不過上注於頭之精陽氣。被水氣打擊。故其應在頭而及於目耳。非淹沒其頭也。醫家混視頭眩顚眩冒眩爲一類。意謂傷寒真武湯在所必行。豈知頭眩則其人之頭。髣髴非其所自有。顚眩不過不能保守其顚頂耳。冒眩則頭目無恙在也。髣髴加之以虛懸無薄之障礙物。亟欲撤開之而始快者然。在傷寒則曰冒家汗出自愈。在產婦又曰冒家欲解。必大汗出。彼汗出不解之真武湯證。豈可同日而語乎。真武湯但適用於傷寒。而不適用於金匱。緣四飲五水。從飲水得之。真武證之水。從水臓得之故也。假令本證行真武。是聚諸水而歸於身之後。腎水因之而暴漲。不至心下悸不止。上言水在腎。心下悸者此也。真武證一旦自無而之有。醫者不更有藉口乎。宜乎對於五水病。老主意行真武者愈衆矣。脫令卒然其腹大。臍腹腰痛。不得溺。陰下溼如牛鼻上汗。其足逆冷而反瘦者。正腎水之候。彼猶以爲咎不在真武也。太息其病進而已。安得終歲常有澤瀉湯證。爲其人之現身法。令若輩知所變計乎。

支飲胸滿者。厚樸大黃湯主之。

書支飲胸滿。不曰胸中有留飲。不止胸中有飲也。不曰有支飲在胸中。不止支飲在胸也。不曰胸滿支飲。非滿胸是飲。具支飲於胸滿之中。覺支飲證具。胸滿證亦具也。下文胸滿曰欬滿。有苓甘五味薑辛湯在。治欬滿。非治飲滿也。上文心下有痰飲。曰胸脇支滿。則與支飲相類。卻非支飲也。膈閒支飲曰其人喘滿。無胸滿字。喘而胸滿不可下。仲師之明訓也。胸滿與喘滿之滿。欬滿之滿不同論。本證乃不欬不喘之支飲。胸滿又從而實偪之。下焉實而不能滿者。上焉則滿而不能實。在傷寒則爲水結在胸脇。成大陷胸湯證。否則被水卻爲寒實結胸。成小陷胸湯證矣。其所以不結胸者。飲有飲之滿。胸有胸之滿。其滿不結故耳。何以不暴喘滿耶。支飲爲胸滿所包圍。飲滿其形豎。

胸滿其勢橫。滿與滿兩相左。其飲無從喘出其胸者。其胸無從喘出其飲也。果有何物以滿其胸耶。胸者宗氣所在地。上輸喉嚨以司呼吸者也。呼之則虛。吸之則滿。實者氣入繫乎吸。虛者氣出繫乎呼。若止有實氣入而無虛氣出。肺氣之出入固不自由。胸氣之呼吸更不自由。宜其胸滿特甚也。矧有支飲以爲之塞乎。畢竟支飲是無形之滿。胸次爲有形之滿。法惟不治其飲治其胸。有形之滿除。斯無形之滿去。與木防已湯加苓硝可乎。彼方爲輭堅而設。故以微利爲有效。本證無取微利也。獨是逆取心下且微利。順取胸上反不微利耶。甘遂半夏湯曷嘗非順取。胡爲與十棗湯若逕庭乎。厚樸大黃湯主之。亦順取法也。吾用是知長沙固善於用硝黃。尤神於操縱小承氣湯也。方旨詳註於後。

厚樸大黃湯方

厚樸一尺　大黃六兩　枳實四枚

右三味。以水五升。煑取二升。分溫再服。

本方非卽厚樸三物湯乎哉。彼方以利爲度也。何以本方不提利字耶。

傷寒小承氣初服湯曰當更衣。盡飲曰若更衣。未必利。未必不利也。不過勿令大泄下耳。得毋本證微利亦有禁耶。煑法與小承氣湯同。製法與小承氣湯異。製法與厚樸三物同。煑法與厚樸三物異。而等分則一方有一方之不同。故藥味同而方名各異。夫小承氣湯爲腹大滿不通而設。宜其製法與大承氣湯異而同。同是厚樸去皮炙。而二兩與半觔異。枳實同是炙。而三枚大者與五枚異。大黃則有酒洗不洗之分。取其三味同行。故製法大同而小異。惟煑法則絕不同。均屬承氣湯且如此。況其他乎。厚樸三物湯條下無滿字。爲痛而閉者立方。三物僅到胃之上脘而止。後納大黃者。取其先發以開閉。樸枳爲後盾。則痛者通矣。能令其不落中脘。已屬匪夷所思。本方更敢人所不敢。六兩大黃而不後納。非亦三味同行哉。然縱不犯及中土。能保其與胃脘之陽無牴觸耶。毋寧減輕三味。較爲穩當也。中工亦知神聖之手眼。以打消胸滿爲限制。胡爲自胸以下。絕無顧慮乎。握一支字爲標準。假令其人胃氣薄弱。則支飲衝上。其胸先落矣。還有胸滿之餘地乎。蓋必其胃氣能支持其胸氣。而後胸滿不爲餒。覺支飲之勢反孤也。可悟滿除之後。地氣上則支飲受天氣之化變。易爲地氣之雨矣。奚止厚樸三物不能代行厚樸大黃。小承氣湯尤與本方大相反也。

支飲不得息。葶藶大棗瀉肺湯主之。

葶藶大棗瀉肺湯方(見肺癰)　方註從省

本證又支飲肺滿矣。與上條同而異。同是吸而不出。上條宗氣難在呼。本條肺氣艱於出。司喉嚨之呼吸者宗氣也。主諸氣之出入者肺部也。呼吸出入之時間爲一定息。腭之上竅爲息道。頏顙分氣於口鼻者是。息者分氣之餘韻也。乃舌本內橫骨之狀聲。爲西方金神所在地。主定息以調呼吸。經謂神氣所使。主發舌者。音聲之機在舌。發收之音繫乎息也。所謂臟真高於肺。以行營衛陰陽者。呼吸必準諸定息。爲脉度之符也。一有支飲以爲之梗。氣管已窒塞而不通。還有定息乎。曰不得息。得臥則得息矣。支飲亦倚息不得臥。寧欬逆以順其息。肺癰亦喘不得臥。寧喘以掩其息。是喘亦無得息之安。不得息亦從無得臥之安。不明言不得臥者。還算有得臥之便宜。究非有得息之便宜也。僅免於喘焉已。夫使喘鳴肩息而脈實大。又緩則生。急則死矣。喘息齊高故死也。獨是既得臥而息無音。脫令少氣不能報息。將奈何。此又脈數實者爲肺癰。脈沈緊者爲支飲。不得於證。當求諸脈。不得於脈。求諸呼吸。師謂呼吸動搖。振振者不治。是假呼吸。經謂出入廢則神機化滅。升降息則氣立孤危。是真無息。毋寧恕焉。勿治之。不致速其死也。非卽師言虛者不治之謂乎。談何庸易而以葶藶大棗瀉肺湯爲嘗試哉。二物爲肺家實立方者也。瀉肺則葶藶一味爲已足。妙以大棗十二枚仿行十棗湯。納葶藶餡棗湯中。烹調久之。葶藶已受稼穡之味爲涵濡矣。且熬令黃色。取土生金之義。頓服之以逆取肺上。如彈丸脫手。名曰瀉肺。實寓補於攻也。與五瀉心湯同手眼。葶藶並未侵落肺下也。勒住葶藶。正顧全中土也。

嘔家本渴。渴者爲欲解。今反不渴。心下有支飲故也。小半夏湯主之。

四飲何以欄入嘔家耶。下文謂支飲者法當冒。冒者必嘔。嘔家大率關於支飲之冒氣所釀成。何以上言其人苦冒眩無嘔字。下言必苦冒之飲家。亦無嘔字耶。嘔家非由支飲所致。乃由渴飲所致。傷寒謂本渴而飲水若嘔者。柴胡湯不中與之。彼證言其水與渴不相投。不涉柴胡證之渴自渴而嘔自嘔也。本證非隨渴隨嘔。嘔罷而渴亦其常。無如其嘔與渴若互爲其休作。反爲支飲家所無。曰嘔家本渴。能消水當然支飲不成立矣。中言之曰。渴者爲欲解。即下文所謂嘔吐而病膈上。後思水者解。同一消息也。曰急與之。就令思水不已。有豬苓散爲後盾。亦可以杜絕其治屬飲家也。曰今反不渴。果有何物制止其渴乎。下文服苓甘味薑辛湯當遂渴。而渴反止者爲支飲。仍渴也。渴不久耳。渴水卒而止水。因水動飲。宜其嘔飲不嘔水。故復納半夏以去其水。非留飲未去也。飲隨嘔物去矣。本證應嘔不復嘔。分明應渴反不渴。不渴非反欲解乎哉。嘔家無此習慣也。何以下言冒者必嘔。又不曰嘔者必渴耶。此支飲與嘔家若離合。彼非本嘔不嘔也。因支飲之嘔。少於嘔家者也。亦非本渴不渴也。因支飲之渴。更少於嘔家者也。反不渴三字。一若專爲支飲寫照也。胡爲支飲與嘔家相反耶。得毋咽喉有支飲耶。曰心下有支飲。心在竅爲舌。舌本已爲支飲所浸淫。當然舌上不乾燥。烏乎渴。然則食穀者噦耶。咽喉者水穀之道也。支飲從心系上至於咽。則視水穀若等閒。非飲食如故者意中事。故嘔罷渴罷食亦罷。無再進水穀之餘地。看似反不嘔。實則嘔之無可嘔也。此與下文諸嘔吐。穀不得下者將毋同。彼條有小半夏湯爲張本。以止嘔之法下其穀。本證宜以下穀之法下其水矣。不治嘔家治支飲。支飲無非嘔家之變相。半夏亦有水去嘔止之成效。就以小半夏湯爲先導可矣。方旨詳註於後。

小半夏湯方

半夏一升(一本五錢非)　　生薑半斤(一本四錢非)

右二味。以水七升。煑取一升半。分溫再服。

本證得毋以嘔家易爲支飲家矣乎。下言不卒死。至一百。或一歲。纔有支飲家之稱耳。宜行十棗。彼非與嘔家爲鄰也。就令久欬數歲。其人本有支飲在胸中。仲師何嘗以支飲家目之乎。但曰治屬飲家焉已。況其人本屬嘔家。前此之嘔則見之熟。支飲之有無。又從何實現乎。上言膈閒支飲曰心下痞堅。堅字可爲支字註脚。在五水則心下堅如旋盤者。在本證則心下堅如直竿矣。蓋水性雖柔。其質最堅故也。殆小之乎成立支飲者歟。又非成立飲家也。先渴卻嘔者屬飲家。不渴亦不嘔者屬支飲。分別亦在下文。大抵其脈弦者爲有水。皆不移之象。四飲中獨肺飲不弦。形容溢飲尙有可移也。宜乎先渴卻嘔者。但屬可移之飲家矣。假令本證不離乎嘔。下文自有小半夏加茯苓湯在。本方豈能專美乎。獨是半夏能去支飲之水也。得毋飲水有禁耶。非也。嘔而思水。則急與水。下文豬苓散證是。吐而渴水。則多與煖水。傷寒五苓散證是。凡嘔吐正利用在水。其他本渴而飲水若嘔者。惟不中與之柴胡湯證始然耳。彼條曰食穀者噦。下文曰諸嘔吐。穀不得下。是嘔家最防害者穀。於水無所害也。本方亦見於下文。爲下穀而設。玩今反不渴四字。非引飲之時。乃求食之時。不急在水而急在穀。長沙殆欲中工求其故於嘔家之得穀與不得穀也。曰心下有支飲。支飲亦何常之有。上文澤瀉湯非通治支飲乎哉。何以不曰其人苦冒眩耶。彼證穀下水不下。其故在支飲瀁瀁其水。本證水下穀不下。其故在支飲阻礙其穀也。小半夏湯主之。下文去水宜半夏。本證納穀宜半夏。則其故已明。異在半夏最長於治嘔。非長於治渴。不見長沙方嘔者多數加半夏乎。乃嘔時不見用。轉俟渴後而小用之。不亦晚耶。本證旣反不渴矣。下文又曰渴反止矣。於半夏何牴牾乎。曷爲乎小視本方耶。一方翻作兩方用。進退水穀分其半。故曰小。不同主治胃反嘔吐之成效大著也。

腹滿。口舌乾燥。此腸閒有水氣。己椒藶黄丸主之。

本條何以無支飲二字耶。得毋迴腸十六曲。水從曲處走。無支飲之餘地耶。又不聞其瀝瀝有聲也。是腸閒之水有遁形。斷非成立痰飲矣。無如其腹滿。上下文無腹滿二字。兩見胸滿。一則脇下支滿。一則胸脇支滿焉已。可見水無有不滿。滿則支。無非續堅滿之變相。流而不斷。將支飲勢成矣。毋亦渴飲所致耶。非也。飲家無所用其渴。心下脇下。膈上膈間。與乎胸中。皆留飲伏飲所在地。與飲入不相投。其或傷飲者。前日專耳。上言嘔家本渴者其偶。又曰反不渴可知。下言服熱藥遂渴亦其偶。又曰渴反止可知。何以五水又有渴有不渴耶。水氣無定在。故飲水無定時。五水弦脉之緊則一見。其餘多浮脉。四飲浮脉之緊亦一見。其餘多弦脉。二證有可移不可移之分者此也。彼水病咽燥欲飲水。何嘗非渴乎。本證口舌乾燥不言渴。可想見其有水不復容水矣。曰此腸間有水氣。腸外無水氣在言外也。何以混入五水耶。五水之病形在身體。水走腸間止一條。水走皮膚亦一條。然走而不停。何水氣之於有。胡不曰腸間有支飲耶。腸間有曲亦有直。直腸之飲支而直。其腸短。迴腸廣腸之飲支而曲。其腸長。其且直且曲也。非予人以共見者也。故以有水氣三字。替代無形之支飲。轉覺本證爲五水所無。腸間之水。反爲本證所獨具。然則腹中無水氣耶。此正長沙教中工從腹滿上討消息。勿從心下討消息。腹滿無水氣。纔徵明腸間自有藏而不露之水氣。不過滿狀不能掩耳。且口舌乾燥。有津液等於無津液。大腸主津。小腸主液者也。無如爲支飲所混淆。津液亦歸於無用。其水未去。又豈半夏能承其乏。當以攻堅之藥攻水也。已椒藶黃丸主之。方旨詳註於後。

已椒藶黃丸方

防已　椒目　葶藶　大黃各一両

右四味。末之。蜜丸如梧子大。先食。飲服一丸。日三服。稍增。口中有津液。渴者加芒硝半兩。

本方獨大黃能蕩滌腸胃。推陳致新耳。餘藥非其匹也。何以不首推大黃耶。蜜丸如梧子大。已欲綏大黃之力。加以先食以實其胃。胃實則腸虛。令藥力避實以擊虛。丸隨飲落。有穀氣以尾其後。大黃不啻純爲留飲立奇功。本草經稱大黃主留飲宿食故也。但服一丸。則餘證無事兼顧矣。製法服法已極和平。且四味各一兩無軒輊。不曰以利爲度者。水氣與糟粕不同論。大可化支飲爲烏有也。日三服曰稍增。增丸與中氣無加損可知。曰口中有津液。觀其口。顯見水氣逼浮其津液。

有字句中有眼矣。行攻藥當視津液之存不存爲進退。假令無津液而渴。非攻法所宜。師謂欲攻之。當隨其所得而攻之。渴者與猪苓湯。曰餘皆倣此。硝黃在所必禁矣。乃曰加芒硝半兩。胡獨便宜其渴乎。正惟引水以行其津液。下輸膀胱緊乎渴。津液固難得。渴飲尤難得也。以彼口舌乾燥本無渴。得水而後津液存。氣化之能出。可立待也。其飲當從小便去者意中事。豈非水上加水耶。有芒硝在。將水與水融成一片矣。何以君防己耶。車轉支飲者防己也。由直腸復環周於曲腸。水氣不走亦走矣。然尤恐溺孔之中。猶帶寒意。妙以椒目化點滴爲溫泉。導硝黃以達下竅也。葶藶作何用。水出高原者也。肺又與大腸相表裏。舍葶藶以何物令淸肅下行乎。合硝黃以殺其水勢。繞折支飲於無形。夫以破除積聚之猛藥。不假借枳樸以同行。輭化腸間爲何若。脫令化丸爲湯。則激矣。

卒嘔吐。心下痞。膈間有水。眩悸者。小半夏加茯苓湯主之。

書卒嘔吐。明乎四飲不常嘔。更無吐狀之足言也。下言冒者必嘔。仍非因冒致嘔也。上言其人苦冒眩。下言必苦冒。又曰時復冒。何嘗必嘔乎。大都水逆而後吐。且嘔且吐者。言其與支飲無涉耳。下文明明水去嘔止。止嘔者其常。嘔吐者其變。此其所以謂之卒也。何以心下尙痞耶。痞而不堅。是腸閒支飲未成立。水氣不如心臟之堅也。曰腸閒有水。不明言有支飲可知矣。何以與上條腸閒有水氣有異同耶。氣字正水穀不別之明徵。蓋水穀之別。別在水有水之精。穀有穀之精。合兩精爲精氣者。乃水穀二氣相游溢使之然。於是腸閒又別之爲糟粕。脫化精氣者是。若穀氣混入水氣之中。是混精氣於糟粕之中。有水氣云者。穀氣雖有而若無。閒腸不分其涇渭。非攻之不去者。水氣與堅冰無異。穀氣又從而實之耳。有水云者。有穀在胃中。與腸閒之水。相失不相得之謂也。已椒藶黃丸不中與。以其重傷水穀之海故也。書眩悸。得毋嘔吐時之現狀耶。不盡然也。上言心下有支飲曰其人苦冒眩。無嘔吐也。水停心下曰甚者則悸。無嘔吐也。下條臍下有悸且顚眩證具。曷嘗嘔且吐乎。嘔吐悶卒。眩悸亦卒。不曰卒眩悸者。因嘔吐引起眩悸。因眩悸留住嘔吐焉已。治之奈何。下言諸嘔吐曰穀不得下。主小半夏湯。下水兼下穀。上文嘔家已受其賜矣。行小半夏可乎。半夏非長於治眩悸也。下言支飲者法當冒。則復納半夏以去其水。卻於冒狀無所遺。冒者非髣髴眩悸乎哉。茯苓甘草五味薑辛半夏湯。可行矣乎。本條又非爲欬滿即止後立證。薑味辛無取也。法惟加茯苓以匡半夏之不逮。截留未嘔未吐之水。下取高原之爲得也。小半夏湯主之句。方旨詳註於後。

小半夏加茯苓湯方

半夏一升　生薑半斤　茯苓四兩

右三味。以水七升。煑取一升五合。分溫再服。

本方非支飲之通方。乃飲家之通方也。下文以本方尾篇末。特書曰先渴後嘔。爲水停心下。曰此屬飲家矣。久欬數歲條下。其人本有支飲在胸中。曰治屬飲家。不屬支飲。又在言外矣。嘔吐門先渴卻嘔者曰此屬飲家。條下引支飲爲陪客。與上言嘔家本渴數語同其辭。可見飲家與支飲若離合。惟與水病之水飲所作有異同。彼病者苦水。醫以爲留飲而大下之。是水字飲字未分曉。師已明斥其非矣。然則四飲皆作飲家論耶。又非也。飲家二字不能括四飲。四飲未有止屬飲家之便宜。凡四飲未成立。終其身爲飲家者。所在多有。若誤認支飲家爲壽者相。至一百日或至一歲。不卒死者亦云幸矣。苟非欬煩證具。能任受十棗湯之人。果有如是之久持乎。何以飲家亦曰其人本有支飲在胸中耶。胸中支飲。容易推翻。本有云者。非現在之詞也。上言胸中有留飲。乃指溢飲而言。即肺飲不弦者是。本證心下痞由嘔吐所致。安知膈閒之水。不溢過胸中乎。視在乎支飲之弦不弦。嘔吐眩悸。是轉移支飲爲肺飲。其脉當然不弦亦不平。究非苦喘短氣之比。不離乎與飲家爲鄰。此仲師探源之論。撇開支飲以立證。上工所爲治未病。覺四飲總以飲家爲樂觀。本方當先入飲家之門。爲四飲打破其後壁。若留爲最後之補救。則老而無及矣。外臺茯苓飲頗合時趨。抑亦立方之逐末者歟。

假令瘦人。臍下有悸。吐涎沫。而顛眩。此水也。五苓散主之。

本條看似瘦人可免痰飲之患也。不知以瘦人得痰飲。比諸素盛今瘦之人。其痰更難出路也。同是見端在水走腸間。瀝乾大腸之津。小腸之液。同是津液隨水勢爲升沈。在盛者則津液上泛而爲痰。在瘦者則津液下墜而成水而已。有聲無聲之分。分在腸間或肥或瘠之異同也。然則盛人大有容水之餘地耶。非也。盛人之水走窄路去。容易錯過處。其水愈走而愈深。不必經飲家之階級。卒然令瘦其明徵。瘦人之水走濶路去。容易錯過處。水愈走而愈散。必經飲家之階級。非卒然令瘦其明徵也。夫非便宜於瘦人耶。不盡然也。假令瘦人。又當別論。膈上病痰諸證不必具。心下有痰飲證亦不具。但曰臍下有悸。有字便自無而之有矣。非真臍下悸也。位居臍下之裏面一層。有膀胱在。膀胱之內部。存津液而出氣化者也。氣化不能保留大小腸之津液。反與水勢相爭持。則悸矣。連帶臍下。亦無悸變爲有悸矣。書吐涎沫。津液化爲沫。沫乃水華之浮面一層。冲散脾液之涎。致液隨沫涌。覺涎多沫少。故曰吐涎沫。涎沫脫離其氣化。則太陽不可問矣。形容太陽之傾倒曰顛眩。非涎沫傾倒之也。涎沫不過迷離太陽於烟水之中。無悸則不眩。有悸則不特眩而顛眩。顯屬仆偃太陽者悸爲之。此豈瘦人所習慣哉。定其案曰。此水也。與膀胱腑中天一之水不同論。乃腸間之水。別走州都之地使之然。爲水上加水。又與盛人之水不同論。盛人之水患其多。瘦人之水患其少。非徒以去水爲快也。長沙卻先發以制其末病。從水道以劃分其溝瀆。汗溺別之爲兩路。則化無用之水爲有用矣。五苓散主之。方旨詳註於後。

五苓散方

澤瀉一兩六銖　猪苓　茯苓　白朮各十八銖　桂枝半兩

右五味。爲末。白飲服方寸匕。日三服。多服煖水。汗出愈。

五水門何以闕本方耶。本方條下曰渴欲飲水。又曰小便不利。二語固散見於傷寒。亦散見於五水也。方下曰汗出愈。本方更以取汗見長。在五水則云汗出乃愈。汗出卽愈。發汗則愈。又曰當發其汗。汗出者自當愈。當發汗乃愈云云。句句是本方所優爲也。詎對於五水獨不能承其乏。得毋因多服煖水嫌其濫。禁水故禁藥耶。固也。獨是五水非止有渴字。且有消渴二字。假令其人消渴。便消水矣。何必靳與之水乎。不多服煖水又何若。五苓非徒運行中央土以灌四旁也。飲入於胃。必經五層波折。一路交代而下輸膀胱。斯水精始成焉。苟飲水而非受五苓之賜。則水不精矣。五苓各有專司。如奉令然。由胃而脾而肺。經水道而止於膀胱。五者不得相失。謂之五苓。以水精四布爲後效。五水各分名目。如界水然。風水皮水正水。及石水而甚至黃汗。五者並不相得。謂之五水。以一大氣一轉爲樂觀。故五水可以窮五苓。五苓不能治五水。五苓方旨。可爲反襯五水門之註脚。五水病形。亦如反襯五苓散之註脚也。何以五水亦有飲。四水亦有水耶。飲之水。與水之飲不同論。治飲中之水。不止有五苓散在。治水中之飲。惟賴有枳朮湯在。覺五水不能一律認爲飲。四飲一若可以一律讀爲水也。何以不曰四水耶。四飲無遁形。四飲之水有遁形。下文欬家其脉弦爲有水。懸飲尚未解脫。而脇下之水已脫離。溢飲條下。又夾襍支飲之水矣。就如傷寒太陽小青龍湯證何嘗非心下有水氣乎。十棗湯證何嘗非引動脇下之水乎。此皆仲師推類而言。本方用以治四飲之未病。亦其例耳。對於痰飲爲最當者。瘦人二字。已爲痰飲寫照。寫水狀入臍下。有悸二字。如聞其聲矣。寫汗字作水字。得快下利之十棗湯。不能越俎矣。十棗五苓。乃長沙訓練成對者也。

附方

外臺茯苓飲。治心胸中有停痰宿水。自吐出水後。心胸間虛。氣滿不能食。消痰氣。令能食。

茯苓　人參　白朮各三兩　枳實二兩　橘皮二兩半　生薑四兩

右六味。以水六升。煮取一升八合。分溫三服。如人行八九里。進之。　方註從省

王燾立證。與上文有出入。其曰心胸中有停痰宿水。師言心下有痰飲耳。心下有留飲耳。若胸中有留飲。當是溢飲。非溢水也。既有宿水

。宜在膈間。下言膈間有水者是。彼明明卒嘔吐矣。非坐實嘔水吐水也。下言水去嘔止。不曰嘔止水去。顯非嘔去其水矣。夫見水入而後見水出者。水入則吐之五苓散證則然。上條曰吐涎沫不曰吐水。正與水逆有異同也。乃曰自吐出水後。後字豈非如嘔吐門所云嘔吐而病在膈上。後思水者解之謂乎。彼證有猪苓散在。與停痰宿水何涉乎。就如先渴卻嘔者爲水停心下。亦屬嘔吐門之飲家耳。王氏何所據與四飲一例看耶。末數句更屬飲家套話。此等題外之文。未免畫蛇添足。在囫圇吞棗者。公認左列六味藥爲痰飲善後最穩當之方。類皆脩園者流。爲茯苓飲二字所誘耳。不欲從就删之列者。方內以橘枳生薑湯爲張本。參以苓參朮各三兩。以降天氣而升地氣。遇胸中氣塞之人。不無裨補。用以主飲家之已病。亦爲社會所歡迎。王氏短於治四飲。徒以搔癢不着之藥爲敷衍。其求售之心亦切矣。如附諸下文治屬飲家之下。未始不可爲久欬數歲之註脚。若跟上五苓。起下十棗。則兩失之矣。

欬家。其脉弦。爲有水。十棗湯主之。

書欬家。四飲非欬家乎哉。未也。不卒死纔寄生命於欬家耳。卒死又何以家爲乎。下條曰有支飲家。有字何其罕也。其次曰治屬飲家。篇末曰此屬飲家。三家誠老於是鄉哉。要皆從四飲之末路而來。其無生人之樂則一也。書其脈弦爲有水。不死於水而生於水。不生於證而生於脈。殆脈弦者生矣乎。仲師又復申前說矣。胡多一其字耶。上文未有曰其脈雙弦者寒。其脈偏弦者飲也。病懸飲之十棗湯證。則脈沈而弦。脈字上無其字也。彼條有證具。本條懸飲證不具。無水證而有水脈。其脈卽其證。又似也。語氣蓋謂其脈以外無餘證。使無水證之足然。止有其脈之水之足言。是水在脈中。宜乎不但脈弦而且沈。假令欬家其脈沈。其人已不支矣。十棗湯可嘗試乎。正惟其血與水則相得。其脈與血則相失。其血雖沈。爲其脈之弦所掩。故不曰弦而沈。更無所謂沈而弦矣。何以水可以代血耶。經謂水入於經。而血乃成。血亦本原於水也。然則其脈能卻水耶。脈者血之府。其血搏其脈。無殊其脈搏其水。脈勝而水負。水弦脈更弦。一若不見水而見脈。故其脉得以弦見也。何以不欬逆上氣耶。水無有不下。血爲水所持。水與血混爲一家。轉與欬家若離合。欬出宿飲則有之。若吐水吐血。非其比也。肺無恙耶。肺在變動爲欬。久欬當以肺家爲病主。其脉無恙在。則營衞陰陽之行無恙在。百脉皆受氣於肺。而流散之水亦與焉。爲有水三字。恰被長沙一眼看破之詞。十棗湯主之。喝起中工矣。夫環繞兩脇如旋螺。令水到自爾渠成者。妙有湯中之散在。對於本證。卻從肺蓋上旋螺而下。淸肅之令行。又化水氣爲霖雨。非借用十棗也。加倍寫十棗也。中工奚事色變乎。

湯同上　　方註從省

夫有支飲家。欬煩。胸中痛者。不卒死。至一百日。或一歲。宜以十棗湯。

本條首何爲前路所未言及。有支飲三字則見之熟。皆四飲中之一分子焉已。乃曰夫有支飲家。有分門別戶之支飲乎。毋寧以飲家二字括言之之爲近也。如屬飲家。則易主矣。前此之支飲作過去論矣。下條久欬數歲。其人本有支飲在胸中者非歟。誠以支飲之時期短。不如飲家之歲月長。支飲之形如直木。木直纔久持耳。水直能久持乎哉。書欬煩。不曰煩欬。因欬遂帶出其煩。煩在欬之後。非煩在欬之先也。不曰欬逆。非如前狀之逆。不曰亦喘。非如前狀之喘。且不能臥也不如故。加短氣。必苦冒也不如故。而支飲則如故。此其所爲囿於一家病。無轉徙也。然則欬家卽其附屬耶。非也。上條欬家無煩字。無曰久之煩。當然無曰久之欬。欬止又其煩安在耶。肺有肺之欬。心有心之煩。心非有惡於肺也。特金水之氣盛。致心火無從通於夏。故鬱而增煩。其煩也。在支飲家亦無以自明也。何以胸中痛耶。得毋支飲直貫至胸耶。既非心下有支飲。亦非膈閒有支飲。胸中不致被其打擊也。就令胸中本有支飲在。未幾亦自有而之無矣。上文所有支飲之處無痛字。獨痰飲曰背痛。懸飲曰引痛內痛而已。可悟本證支飲不在胸中。而在胸之兩旁。高出其懸飲之上。其支也。如木之有丫者然。分支之支者也。宜其胸之兩旁不痛。而當中則痛。縮窄諸陽下膈之路。胸中不從容。則引痛矣。亦與懸飲之痛同消息。曰不卒死。非徒喜其前此之生也。喜其後此可以延長其歲月也。曰至一百日。或一歲。乃未來之休養。宜以十棗湯相饋餉。治未死無殊治未病。長沙非特爲十棗湯求知己也。猛峻之品。未易入支飲家之門。脫令區區藥末。卒爲社會所吐棄。奚止支飲家之憾。抑亦十棗湯之憾也。　湯同上　方註從省

久欬數歲。其脉弱者可治。實大數者死。其脉虛者必苦冒。其人本有支飲在胸中故也。治屬飲家。

豎久欬數歲四字。殆欬家矣乎。非也。欬家之飲有遁情。本證則欬無已時。飲亦無已時。惜未受小青龍湯之賜耳。下文小青龍有證外之證在。有方外之方在。未審與本條同消息否也。曰其脉弱者可治。中工能勿負責乎。何謂其脉。脉合陰陽。其陰其陽。即其脉之稱。非欬脉之稱也。何以但見其脉弱而陰。不見其脉浮而陽耶。新病陽用事。法當得浮脉。上文行人小青龍主溢飲。爲當汗出而不汗出立方。故曰當發其汗。久病陰用事。無取汗之必要。故下文行小青龍湯不言汗。且應內痲黃而不內。戒曰發其陽。禁汗在言外也。中工能認定其脉弱者

可治。則成竹在胸矣。反言之曰。實大數者死。闕其脈二字。其脈先死矣。無來無去。不浮亦不沈。直以實氣代脈氣。烏得不大且數乎。師謂大則爲虛。又謂數則爲虛矣。大者實之變。數者大之變。無非實者虛之變也。乃曰其脈虛者。虛狀非大脈數脈之本色乎哉。可治耶。抑不可治耶。中工宜亟師仲聖如何以診其脈。其脈虛。是一線之陽虛。其脈弱。是一線之陰弱。其陰陽果未脫離其人之身。於是其人自有其人之知覺。曰必苦冒。苦在頭。頭者精明之府。諸陽會於是。其陽被壓。其陰何以不起亟耶。弱陰正所以維繫其虛陽。絲連藕斷無傷也。假令其陰反弱而爲强。則陰盛難制矣。亦死矣。何以見證形上不形下耶。曰其人本有支飲在胸中。上文心下有支飲且曰其人苦冒眩。況胸中尤親上哉。下文曰支飲者法當冒。無非形容支飲之盡頭。要以其脈平爲樂觀者。支飲可以無形中打消故也。久欬猶有支飲之餘波耶。支飲不如痰飲之幽深。亦未有如懸飲之狹隘。惟與溢飲互爲其盈虛。留溢飲於未盡者支飲也。留支飲於未盡者溢飲也。二證可以同時入飲家者也。曰治屬飲家。治法則在下文。卻與溢飲支飲。髣髴而迢遙也。二證以不了了之可矣。

欬逆。倚息不得臥。小青龍湯主之。

本條複衍上文矣。欬逆云云。非支飲之病形哉。與小青龍湯證何涉耶。小青龍非主病溢飲哉。胡又牽入支飲病中耶。立方未免騎牆矣。特非身體疼重。不得謂之溢飲。亦非其形如腫。不得謂之支飲也。何以不明言其飲屬何類耶。初得病時。四飲皆從水字寫出。有水以流露其飲。宜乎溢飲則體疼重。支飲則形如腫耳。久之溢飲支飲已依稀難辨。以其水去而飲留。賸有溢飲支飲之影子焉已。何以下文欬滿止後。曰復內半夏以去其水。爲支飲二字。又從何來耶。彼後來之支飲。因渴所致。支飲成而渴反止。作要時之支飲論可也。然則本證亦宜汗解耶。下條明曰青龍湯下已。不曰汗已。取其達下。非取其達表可知。以彼非當汗出而不汗出。無水與汗共并之端倪。同是主青龍。有水無水宜看破矣。假令長此水多而飲少。又涉五水之問題。正惟其內有乾流之飲。宿飲遂去之而不盡。上條謂爲治屬飲家者非歟。何以不渴耶。欬止庸或渴。欬逆烏乎渴。卽渴亦徒多一飲入之水耳。焉能以飲滌飲乎。何以一如支飲之狀態。不能臥病耶。同是欬逆。彼證一臥而支飲爲之梗。非倚息則呼氣無由入也。本證一臥而宿飲爲之凝。非倚息則吸氣無復出也。法惟乞靈於細入無閒之小青龍。辛以潤其飲。則飲而水也。與五苓異曲而同工。五苓散水而爲精。留以益汗源。青龍化飲而爲水。留以供便溺。汗溺總由湯液所更新。長沙方所爲愈出而愈奇。苟未明自此以下諸方。爲飲家而設。先視本方爲等閒。動以加味真武湯承其乏。令飲家終其身而不愈。何爲不善師仲聖乎。

青龍湯下已。多唾。口燥。寸脉沈。尺脉微。手足厥逆。氣從小腹上衝胸咽。手足痹。其面翕熱如醉狀。因復下流陰股。小便難。時復冒者。與茯苓桂枝五味甘草湯。治其氣衝。

本條看似服小青龍之誤。長沙欲引以自咎也。曰青龍湯下已。既下不能之唾上。一任青龍之若何變化斯已耳。書多唾。魚口向上。如以脣戲水者謂之喝。書口燥。類似意欲飲水反不渴者謂之燥。分明湯下則欬下。欬下飲亦下。飲化水而去。宜其寫喝字狀燥字。得毋中工尙有疑問耶。吾亟爲之辯曰。青龍固神於治欬。尤神於治倚息不得臥。而疏於治逆。了卻倜欬字。倚息字。不得臥字。獨對於逆狀。若以不了了之者然。長沙方非盡能見諒於中工者此也。中工亦曉然於何者欬而不逆。何者欬而目逆否乎。逆字卽衝字之話頭。衝字卽衝氣之話頭。素問謂衝爲病。逆氣裏急者是也。緣衝脉起於氣街。並少陰之經。挾臍上行。故容易逆。凡病不逆則已。逆則當然憑藉衝氣爲動機。假令欬而上氣。是憑藉腎氣爲動機矣。地氣上者屬於腎也。假令但言上氣。不欬不喘。是腎閒氣脫之危候。若欬逆上氣。是憑藉衝氣者半。憑藉腎氣者亦半也。五水條下曰腎氣上衝。又腎氣憑藉衝氣者也。假令上氣其脉浮大。又不治矣。幸在寸脉沈。不欬則寸沈。幸在尺脉微。得臥則尺微。惑人處在手足厥逆四字。夫厥可矣。乃厥而至於逆。無怪乎人人欲執一字以貶青龍。誠以滲諸陽。貫諸陰者衝脉也。斷陰陽。無殊斷手足。陰陽氣不相順接便爲厥。厥在衝氣不動使之然。經謂不動則厥。厥則寒。飲復爲水固生寒。血復有水亦生寒也。無何而小腹動矣。曰氣從小腹上衝胸咽。亦衝胸可矣。於咽何與耶。衝任二脉會於咽。是又衝脉憑藉任脉爲動機。愈以見衝脉至胸而不即散也。毋亦厥逆不止矣乎。曰手足痹。厥逆轉爲痹。又不能作四逆論矣。營血隨衝脉爲升沈而已。曰其面翕熱如醉狀。形容血色之掩映曰翕熱狀。下文則曰面熱如醉。明乎血熱與胃熱有異同也。非醉何以如醉耶。此與形如醉人之脾中風證相髣髴。彼證以風動脾。故如醉者其形。本證如水傷心。故如醉者其面。諸血皆屬於心。心部其華在面故也。曰因復下流陰股。循陰股內廉入膕中者。非衝氣乎哉。胡轉以下流二字形容之耶。飲入經絡之海變爲水。衝氣逆流而上者。因順流而下。流字儼有曲水爲導線也。曰小便難。陰股非小便所從出。宜乎其便難。況青龍湯之藥力已過去乎。曰時復冒者。復冋支飲之原狀。前方非功敗垂成哉。此殆青龍湯無反動力以打破其後壁。藥力所不能兼顧者。長沙已顧慮及之矣。曰與茯苓桂枝五味甘草湯。治其氣衝。非取其匡青龍湯之不逮也。有青龍湯爲之前。立方纔有法以尾其後也。

苓桂五味甘草湯方

桂枝　茯苓各四両　五味半升　甘草三両（炙）

右四味。以水八升。煑取三升。去滓。分溫三服。

本方非小青龍湯加減法之頭一方也。註家誤會五方皆從小青龍生出。何以不以小青龍湯爲底本。命曰去麻夏薑辛芍。加茯苓乎。下文用桂苓五味甘草湯。則曰去桂枝加乾薑細辛。曷嘗明言主苓甘五味薑辛湯乎。加減有加減之名稱。主方有主方之名稱。可比例而觀也。且青龍原方。小便不利少腹滿則去麻加苓。喘者去麻加杏。本方不曰加苓者。方內已有苓在也。下文且有加大黃之例。與青龍湯又何涉乎。行小青龍曰主之。本湯易一與字。顯係另與之詞。下條五味藥不曰與則曰用。六味藥曰內半夏。七味曰加杏仁。八味曰加大黃。逐層披剝。另立法門。毋寧謂以下五方。悉以本方爲底本。猶合文義也。玩末句治其氣衝一語。自成章法。可悟長沙方大都隨手拈來。卻與青龍湯若離合。尤與苓桂朮甘湯若離合。僅易白朮一味。彼方降天氣而升地氣。開放痰飲者也。本方降天氣而不升地氣。收回氣衝者也。小青龍方內。何嘗無桂甘味耶。三味藥受氣於麻黃辛。針對個欬字。五味又與夏芍不相失。保障個臥字。此外無餘事矣。然猶未足盡五味子之長也。五味酸溫入肝者也。衝任肝所主。直接治肝。無殊間接治衝任。肝主疏泄。大爲衝任之助力故也。冠以苓桂者。苓以行治節。桂以壯心陽。有心肺之藥加其上。特專五味予之功也。甘草爲之使者。甘以緩其衝耳。何以不曰兼治任脉耶。小腹乃任脉所在地。起於中極行腹裏。當然衝勢以任脉爲最力，舉氣衝以爲例者。衝脉主衝。提挈個人之謂。任脉主任。擔負個人之謂也。治衝非不治任。治任無非治衝也。然則本方可以代小青龍。五方同一例矣乎。又非也。方方不出青龍湯之範圍。假令非治屬飲家而屬傷寒。則兩小青龍爲已足。以其一方可翻作兩方用也。正惟飲家有飲家之遷流。又非一方所能盡。於是長沙之妙義。層出不窮耳。豈不得已而愈改易方針乎。衝氣低。而反更欬。胸滿者用桂苓五味甘草湯。去桂加乾薑細辛。以治其欬滿。

本條看似欬與逆相反也。上條主小青龍湯明明不欬矣。而逆也如故。與苓桂味甘湯明明不逆矣。而欬更如故。顧此則失彼。非二者交譏乎哉。曰衝氣卽低。又明明其應如響矣。乃曰而反更欬。桂苓味甘何至重其欬。四味藥不能任咎也。肺在變動爲欬。安知非關於肺飲之不了了乎。書胸滿者。上文欬而胸滿已一見。蓋指桔梗湯證之肺癰而言。如欲徵明其胸之何以滿。當詳求其所以反更欬之原因。患在何物使之然。彼非如胸痹病之胸滿。留氣結在胸也。胸部爲肺部所迫而形。肺滿則胸滿。肺虛則胸虛焉已。經謂吸之則滿。呼之則虛者。乃呼吸虛之滿之也。假令一呼一吸而有息息之潛通。則或虛或滿亦其常。欬止則亦已矣。何反更欬之有乎。皆由衝氣卽低而不復高。致少陰脉亦止有下行而不復上。是衝氣之低陷猶其後。若腎間動氣又寂然。則肺家轉被其影響。腎上連肺者也。不同衝氣僅至胸而止也。舉衝氣以例腎氣。覺衝氣高則肺危。衝氣低而肺更孤矣。中工亦知少陰直脉何以從腎上貫肝膈入肺中乎。苟或肺腎不連屬。則呼吸斷矣。不欬亦欬矣。肺惡寒者也。一吸則下通。肺得以寒氣還諸腎。不寒從何欬。腎惡燥者也。一呼則上通。腎得以燥氣還諸肺。不燥又從何欬乎。子母合同爲一氣。則寒溫以適也。若吸而不出。下焦之陽不升何待言。吸入者陰也。呼出者陽也。陰勝則寒。因寒生滿。所謂臟寒生滿病者此也。夫豈治法有未當哉。飲家卒然變態者類如斯。進病固卒。退病亦卒。特不能限以一方應其變耳。重用桂枝果何若。長沙不取也。桂苓味甘是順取法。桂枝留守心陽者也。本證行逆取法。乃肺腎不相涵。止相涵者寒氣而已。曰去桂加乾薑細辛以治其欬滿。側重薑辛。治腎即治肺矣。亦病在上者取之下也。方旨詳註於後。

苓甘五味薑辛湯

茯苓四两　甘草　乾薑各三两　細辛三两　五味子半升

右五味。以水八升。煮取三升。去滓。分溫半升。日三。

本條立方明是苓甘五味薑辛湯矣。而製方則剪裁上四味。曰去桂加薑辛云云。證反湯亦反。彼亦苓桂味甘湯下已也。更欬則反出尋常意料之外。仲師故反前說以立方也。何以去桂耶。桂非與欬反。亦非與滿反。傷寒小青龍湯證曷嘗無欬字滿字。桂枝已與有其功矣。上文欬逆不去桂。厥逆不去桂。用桂固非反。即不用桂亦似非從反面下手也。桂枝與薑辛本相得。就令有薑辛在。亦無去桂之必要也。假如加薑不加辛又何若。仿行理中湯去參朮加桂苓。是不啻爲霍亂病臍上築腎氣動而設。則味味皆用不着。桂枝尤反與方旨不符。長沙方安有如是之曲爲遷就哉。在傷寒柴胡方下。則留桂枝未用。惟欬者加薑味無加辛。彼方對於欬字滿字無所遺也。得毋細辛亦無足輕重耶。柴胡證病所在胸脇。細辛又嫌其落低矣。本方仲師卻全副精神在細辛。細辛生於溫泉。其莖直上。爲天水同出一原之肺腎藥。其繞折背脊而上通於天者。復直貫胸膈而下歸於泉。循環往復。始克盡細辛之長。經謂辛以潤之者。蓋指直上下行之細辛。自有挹注金水之潛力在也。何以小青龍湯內。又非首重細辛耶。彼方細辛爲之使。青龍之尾欲悠長。縱有細辛而不顯。本證從尾閭而上。從容游泳於雲水之中。亦可作青龍之反動力觀也。苓甘味又爲之使。細辛能反前方以行諸藥故也。乾薑則本草經稱其主胸滿。且與氣味辛溫無毒之細辛異而同。何以桂枝又反生阻力耶。桂枝親上者也。却與細辛同而異。細辛自下而上。自上而下之圓機。桂枝不能越俎也。在青龍湯內。則桂辛皆就範者。在本方則微嫌桂與辛反也。

欬滿即止。而更復渴。衝氣復發者。以細辛乾薑爲熱藥也。服之當遂渴。而渴反止者。爲支飲也。支飲者法當冒。冒者必嘔。嘔者。復內半夏以去其水。

書欬滿即止。何奏效之神速乎。乃曰而更復渴。彼非前此本渴反不渴。今更復渴乎哉。是必前此必嘔。今反不嘔矣。如其先嘔却渴。就令反不渴。仍屬心下支飲猶存在。下文仲師明言此屬支飲矣。如其先渴卻嘔。爲水停心下。師又明言此屬飲家矣。先渴先嘔既有飲家支飲之殊。苟非細問其或本不如是而更如是。抑本已如是而復如是。本相若未明瞭。則辨證無頭緒。幾何不令支飲家誤服飲家藥。飲家誤服支飲藥乎。玩更復渴二字。未嘗言更復嘔也。飲家本不嘔。卽有支飲家之嘔家亦無復嘔之虞。時起時止之嘔。及時起時止之渴。究屬飲家卒然變態之或然或不然。渴字嘔字宜活看也。曰衝氣復發者。又不離一個逆字。衝字卽逆字之註脚。上條治氣衝。是爲飲家立方。非爲支飲立方也。復發云者。支飲未干休。故衝氣未干休。上言三日復發者支飲也。況飲家本有支飲在胸中乎。何以不欬逆耶。欬止矣。則逆不在欬而在渴。衝氣胡以渴。亦卽小青龍湯服已。寒去欲解之渴。嘔家又曰渴者爲欲解。宜其渴以止嘔矣。孰意衝氣之復活由於渴。以細辛乾薑爲熱藥。衝氣之所惡也。曰服之當遂渴。反爲衝氣所利用。水漲而後衝氣復高也。曰渴而反止者。又豈衝氣惡水不欲飲乎。以水續飲。飲入又無停水之餘地。曰爲支飲也。飲爲支飲之頭。水爲支飲之脚。兩檕支飲者也。不曰有支飲者。明乎其非成立已久之詞。曰支飲者法當冒。冒字正支飲之端倪。現在之支飲不獨冒而且眩。上言其人苦冒眩之澤瀉湯證是也。過去之飲仍冒。飲家之必苦冒。氣衝之時復冒者是也。曰冒者必嘔。冒家曷嘗嘔。何以必其嘔耶。婦人產後鬱冒曰嘔不能食。彼證嘔食耳。非嘔飲也。胡不曰渴反止者嘔耶。上文今反不渴嘔家且不嘔。况本非嘔家乎。吾得而斷之曰。支飲爲衝氣所不容則嘔矣。得苓甘五味薑辛湯。轉助行衝氣之反動力故也。曰嘔者。嘔則便宜於飲家矣。噴翻支飲折其半。其飲則去。其水則留。因渴所以成支飲。因嘔又不得爲支飲矣。仍作飲家論可矣。曰復內半夏以去其水。水者飲之源也。不積水當然不積飲。矧其水乃渴飲之羨餘。不關飲家半時之聚水生病乎。方旨詳註於後。

苓甘五味薑辛半夏湯方

茯苓四両　甘草二両　細辛二両　乾薑二両　半夏半升　五味半升

右六味。以水八升。煑取三升。去滓。溫服半升。日三服。

半夏非去水也。長於止嘔耳。下條曰水去嘔止。不曰嘔止水去。是去水還去水。止嘔還止嘔。非止嘔自能去水也。半夏不能專美矣。果內半夏而有去水之奇。轉令苓甘五味薑辛湯。不得與有其功。長沙方亦太不値矣。胡不行苓桂朮甘湯。從小便去水耶。彼方去飮非去水。支飮之水。烏能混視微飮之水乎。行傷寒茯苓甘草湯又何如。在太陽用以尾五苓之後。旣渴又不渴。似與本證異而同。在厥陰則曰宜先治水。不尤愈於苓甘五味薑辛等藥。無制水之餘力乎。是說可爲茯苓甘草湯之知己。非苓甘五味薑辛湯之知己也。方名去桂加乾薑細辛者。取其先受氣於腎。繞背後而上。復從胸前而下。自北之南。領肺家之寒以入腎也。欬止滿止已而渴。非寒去欲解而何。寒去非水去而何。就令半夏可以承其乏。諸藥又何多讓半夏乎。不知上焦之寒。與下焦之水。有分寸也。去寒則細辛爲先導。從腎部繞道而入於肺。用以逐下其寒。且藉細辛之反動力。能提挈衝氣以上散也。去水則半夏爲先導。從肺部順道而及於腎。用以逐下其水。且藉半夏之原動力。能潛移衝氣以下行也。操縱在辛夏二味。有辛無夏。則諸藥先行於身之後。有辛有夏。則諸藥先行於身之前。前陰消水也。水去則半夏之後效已完。細辛之前功亦竟。曰復內半夏以去其水。不曰復用半夏以去其水。苓甘五味薑辛半夏湯皆去水也。豈專責半夏乎。寧不慮其復以熱藥遂渴耶。渴者去半夏猶未晚。毋庸先舍半夏以避渴。傷寒小青龍小柴胡條下是也。亦從無但用半夏致渴者。下條水去嘔止。又何嘗復渴乎。

水去嘔止。其人形腫者。加杏仁主之。其證應內麻黃。以其人遂痹。故不內之。若逆而內之者。必厥。所以然者。以其血虛。麻黃發其陽故也。

書水去嘔止。了卻個水字嘔字。支飲之病已了了。支飲之形未了了又何耶。得毋上文一路說支飲。其人長此有異樣耶。非也。開始其形如腫。如字已似有似無矣。厥後沒收其形以入裏。或在心下。或在膈間。或在胸中。不啻藏其人之形於支飲之中。其人度亦如舊相識焉已。卒然曰其人形腫。果未失卻本來面目乎。舊病一翻爲新病。行小青龍湯還待計決乎。曰加杏仁主之。青龍湯喘者纔去麻加杏耳。本證非喘也。多主之二字。不必泥看其喘不喘。亦不必泥看前此之青龍湯未有云加杏也。曰其證應內麻黃。不曰應與麻黃。內字卽上條內半夏三字之互詞。顯與青龍湯示區別。因有麻黃之青龍湯證。形腫證不具。其病雖同。其證獨異故也。曰以其遂痹。形腫胡以痹。水去形腫。斷非水腫在言外。然則氣腫耶。又非也。形不歸氣。則虛有其形。故氣不腫而形腫。其始或形如腫者。倘有支飲以實其內。不至於痹也。預知其痹故不內麻黃。特留麻黃於未用。與桂枝同手眼。曰若逆而內之者必厥。傷寒太陽病反以桂枝湯以攻其表。亦得之便厥也。不善用之。則麻桂皆有禁。特禁桂有禁桂之所以然。禁麻有禁麻之所以然。彼證陽虛不能攻其表。本證血虛不能發其陽。然則血虛氣不虛耶。亦非也。飲家脉實大數者死。其爲血弱氣盡何待言。舉血以例氣。卽傷寒師謂陽氣不足。血少故也何可以括之。獨是悉索其飲於血虛之中。毋寧悉索其飲於氣虛之中。肺主氣之出入。且形寒飲冷傷肺故也。此內麻則傷血。加杏不傷氣之所以然。血虛不足以行陽。愛惜其陽。當保全其血。氣少儘可以生形。愛惜其形。當潛移其氣。此又令飲家不從無形處解。特從有形處解之所以然。腫而且痹將奈何。形上則汗。從毛竅解。形下則利。從前竅解。氣行則腫消。血行則痹除。是亦消腫自爾除痹之所以然也。方旨詳註於後。

苓甘五味薑辛半夏杏仁湯方

茯苓四兩　甘草　乾薑　細辛各三兩　五味　半夏　杏仁各半升

右七味。以水一斗。煑取三升。去滓。溫服半升。日三服。

本方又從中之上入手矣。非止經過膈上也。從肺部之二十四空。繞入肺喉。正杏仁之熟路者也。諸藥又從何出路耶。有細辛在。領藥力以出背後。有半夏在。領藥力以出胸前。諸藥大可以分路也。蓋背者胸之府。背爲後之陽。胸爲前之陽。諸藥總以陽受氣。覺細辛一若以後方爲熟路。半夏一若以前方爲熟路也。師言麻黃發其陽者。假令陽道實。又何顧忌於麻黃乎。無如其陽道虛。直是虛人與麻黃相接觸。則逆其陽。必厥其人矣。麻黃開肺葉者也。豈所論於杏仁之開肺喉乎。

內囘桂枝作何若。仲師已明言其證應內痲黃矣。無取桂枝之必要也。得桂縱不厥。其人亦未必痹。特恐辛夏爲桂枝所束約。反不能盡辛夏之長。毋寧姑舍桂枝之爲得。提前施治其形如腫又何若。支飲方成。其水未去。水勢以平爲樂觀。故支飲之脉取其平。若以本方爲嘗試。是亟起其水也。與頭上安頭無以異。遑有倚息之餘地乎。本方亦不能代行小青龍耶。倚息欲定其呼吸也。非上氣肩息之比。其阻力由於肺在變動爲欬耳。肺部卽青龍出海之門戶。從容而細入於尾閭。得諸藥逐水而下。而後肺氣之出入如故也。苟厚集其藥於肺中。是反閉肺家之門。欬逆又從而侮之。苓桂味甘湯不能爲後盾也。然則置形腫於不顧耶。其人有其人之形。象其人之證。師謂肺水其身腫。無水而有飲。其形得半面。其證亦半面也。六味藥不治形之治形。亦不治證之治證者也。可悟長沙力中工惟有守其法。上工而後可以師其意。若俟服湯已而觀後效。皆於未病之前無一得者也。

若面熱如醉。此爲胃熱上衝。熏其面。加大黃以利之。

本條非複衍上文其面翕熱如醉狀也。揭胃熱二字。長沙又隱爲飲家長太息矣。飲家不能取償於食品。而求救於食又難免。往往水穀不合化爲精氣。於是劃分寒飲熱食若兩途。上言脉雙弦者寒。脉偏弦者飲。脉弦數又曰有寒。以數脉之飲尚且寒。從無熱飲可知。我觀甘遂半夏湯證無熱字。其下如十棗。如木防已去石膏加苓硝。如厚樸大黃葶藶大棗。已椒藶黃之屬不言熱。分明藏個熱字於無字之中。此皆半面之文。讀者宜會通言外之旨矣。熟意其熱自熱而寒自寒。仍不得以熱飲二字名之者。以其藏遺熱於水穀之海之中。轉與寒飲若離合。凡四飲家而能任受攻劑者。無非穀氣相薄使之然。去水當去穀。乃水中有穀氣在。非飲中有穀氣在。水與穀相得。其水益堅。上文仲師一路多方以去其水者。皆水去淨盡。而後得其真相故也。書若面熱如醉。何至此始露熱色乎。其面色爲寒飲所掩久矣。何以有其形而無其證耶。自得八味小青龍湯始。至上條七味藥止。已了卻飲家種種證矣。何以不問其脉耶。其脉弱者可治。仲師已明言矣。其脉虛否乎。其脉虛者必言冒。冒則本有支飲若迷離。非純然飲家色相也。且虛家有禁下之條。裏虛則胃氣與下藥有牴觸。本條當然脉不虛。可想見其血不虛。故血痹證不具。可想見其陽不虛。故厥逆證不具。首提若字作轉語。已撇清上文矣。形腫一變爲面熱。亦無氣衝之可言。中言之曰。此爲胃熱上衝。明乎與衝氣無涉也。設或脉虛。安知非胃氣生熱。其陽則絕乎。曰薰其面。不曰灼其面。薰則熱不着。灼則熱不去。有分寸也。曰加大黃以利之。胡仍加大黃以入熱藥耶。飲家以胃熱爲習慣。得熱食以佐其飲。雖熱甚而飲家猶自若也。毋寧移胃家於飲家之中。兩家猶作一家治。聊勝於單行治胃熱也。方旨詳註於後。

苓甘五味薑辛夏杏大黃湯方

茯苓四兩　甘草三兩　乾薑　細辛各三兩　五味　半夏

杏仁各半升　大黃三兩

右八味。以水一斗。煑取三升。去滓。溫服一升。日三服。

上文諸方中兩見有大黃。一爲厚樸大黃湯。一爲已椒藶黃丸。大黃有穀色。必去陳腐之舊穀。而後可以受新穀。長沙已預爲飲家謀升斗矣

○假令不加大黃加芒硝又何若。硝與鹽相類。入胃如以鹽着水。反爲水氣之續。當然硝不及黃。他如已䕪甘遂芫戟之屬。皆以去水見長。無水可去。則二升藥。復回一斗水而已。無裨於穀也。中工亦知大黃有推陳致新之功乎。本草經稱其兼主留飲宿食。留飲未去。患在宿食未去。患在留飲。飲氣樂得有食氣之熱。食氣樂得有飲氣之寒。不相投之相投。飲家腹裏無冰炭也。大黃亦非左宿食而右留飲也。本草經又稱其通水穀。爲寒飲熱食打通其消息。令留飲隨宿食而去。則利在後部。令宿食隨留飲而在。則利去前部。師言加大黃以利之。曰利不曰下者。前部後部皆當利。正如師言利之則愈也。何以不曰胃熱上熏。而曰上衝耶。是又衝脉代行其胃氣。以其脉弱則胃氣弱而易動。以非適用於大黃。特衝氣爲五臟六腑之海。與水穀之海同其源。凡臟腑之氣動。必衝氣爲之應。上言衝氣即低。俄而復發者。非必因渴飲始然也。本證與衝氣復發有異同。亦非如氣從小腹上衝之衝。不過胃熱而與衝氣有關係。則治衝即治胃。毋庸專責諸大黃。法惟變通前方七味藥。就加大黃參其間。寧令大黃不自有其功。命方仍曰苓甘五味薑辛夏杏大黃湯。則飲家受諸藥之賜而不覺。匪惟結束青龍湯也。並結束以前種種湯方也。

先渴後嘔。爲水停心下。此屬飲家。小半夏加茯苓湯主之。

本條題珠。蓋指飲家嘔飲不嘔水云爾。上言欬滿卽止。而更復渴。又曰冒者必嘔。非先渴後嘔乎哉。彼條則曰爲支飲矣。何以不曰此屬飲家耶。飲家不當冒。惟支飲者法當冒。久欬數歲曰其人本有支飲在胸中。故必苦冒。其必嘔也何待言。未嘗徵實飲家苦冒也。宜乎中工僉曰先渴後嘔爲支飲。明明出自師言也。嘔家本渴條下。渴止不言嘔。則曰心下有支飲。卻與下文嘔吐門條下不易一字也。彼條末句且曰此屬支飲。對寫此屬飲家四字。與本條字又從同。飲家旣與支飲不分明。中工惟有舉水停心下一語。爲支飲家之公共話頭斯已耳。上言食少飲多。爲水停心下。水多明是飲之積。四飲又水之積。見飲不見水者。水在飲之底故也。久之飲滿變爲水。水停卽飲停。所謂病人飲水多。必暴喘滿者。滿則容易嘔也。凡此皆四飲不成立。伏飲留飲非其候。水停卽其候也。蓋伏者有出路。留者有去路。無所謂之停。停則中工又誤解個支字作停字。以爲按之不移之弦脈所應爾。如其屬支飲之飲家。則渴者之水停。將以半夏湯爲後盾。如其屬飲家之支飲。則嘔者之水停。將以苓甘五味薑辛半夏湯爲後盾。未始不可以敷衍先嘔卻渴。先渴卻嘔也。不知水胡以停。其飲不支故曰停。飲胡以支。其水不停故曰支。爲支爲停適相反。上言復內半夏以去其水者。去水之停。非去飲之支也。以其渴止則飲滿。亦既嘔飲矣。所未盡嘔者。緣飲中之水猶存在。非支飲猶存在也。必水去而後嘔止者。此飲家所爲出入於嘔家之門。卻與四飲若離合。上文主卒嘔吐已有小半夏加茯苓湯在。治四飲之未病則然。本條又治飲家之已病。未病亦作如是觀。誠以飲家之後患孔長。恒與四飲相終始。匪特支飲家觸目皆是也。雖然。四飲家未易一望而見其真相也。非有視無形之學識。焉能推類以盡其餘乎。可悟長沙方之精密。同是小半夏加茯苓湯。用以補前此所未備者一。用以補後此所不繼者又一。勿泥看其附諸篇末也。如爲飲家計。卽提前附諸篇首。亦同一義例也。湯同上。方註從省。

消渴小便不利淋病脉證幷治第十三

厥陰之爲病。消渴。氣上衝心。心中疼熱。飢而不欲食。食則吐。下之利不止。

書厥陰之爲病。傷寒篇首亦云然。畧有異同者。傷寒曰撞心。曰吐蚘而已。要其立言之旨。則同是傷無陽也。寫少陽入厥陰病中者。厥陰以風爲本。風主消。渴字從風消上看出。宜乎消渴二字不多見也。渴字是厥陰之愈兆。篇內因渴而愈者有其三。若消渴便是風爲虐。乃少陽生死之關頭。假令少陽存在。無所謂之消渴。卽渴亦關於少陽之復活。少陽往往死於下利而生於渴。本條亦以消渴二字爲前提者。紀少陽被風之始。與風消無兩立也。無如厥陰之爲病方始萌。而少陽之退化立見。註家誤認消渴爲火逆。以爲失此不治則燎原。豈知傷寒種種火逆無渴字。上文火逆上氣無渴字。與水逆之消渴若逕庭。五苓散證是也。蓋氣有餘卽是火。若因有餘之內氣。而轉求救於渴。尙有火氣游行之餘地乎。夫壯火食氣也。非飲氣之謂。必少火無生氣。斯壯火無制止。於是乎渴。不正之火變爲渴。無火之火也。虛勞門有主渴二字者。以有龍雷之火肆行於其間故也。何以氣上衝心耶。心下膈與心包絡有連帶之關係。風邪欲消滅其上焦。可衝則衝矣。遑愛惜心宮乎。書心中疼熱。經謂包絡病則心中痛。又曰心中熱。包絡代君行令。故疼熱印入心中無膈閡也。曰飢而不欲食。風消之渴爲虛渴。當然風消之飢亦虛飢。其不欲食也。壯火之氣餒。少火之氣尤餒也。曰食則吐。有蚘固吐。無蚘亦吐。吐已吃虧。況下之乎。曰下之利不止。可知其飲入之水。徒漬入胃。而不上輸於脾。便必甘。甘便反從大便出。小便之多少猶其後。殆迴腸不別使之然。即非下之。亦有作利之虞。矧其前陰後陰無涇渭。風邪轉利用其渴以害穀。則穀如水也。漏巵處在後不在前。此其所以謂之消渴也。難堪在飢渴之害無底止故也。上工方溫升下焦之陽之不暇。遑暇抽薪乎。

寸口脉浮而遲。浮即爲虛。遲即爲勞。虛則衞氣不足。勞則營氣竭。趺陽脉浮而數。浮即爲氣。數即消穀而大堅。氣盛則溲數。溲數則堅。堅數相搏。卽爲消渴。

本條仲師一口道破其虛勞。爲消渴立案。惟虛勞而後主渴。主渴二字。卽本條之註脚。虛胡以渴。在天之熱。與在地之火無存在。是虛有其脉。徒以龍雷之火。代行其脉氣。是虛有其火。虛故引水自救。又宜乎其渴。苟渴而不勞。未始不減輕其渴。亦減輕其火。無如其行使龍雷之火以任勞。於是在體之脉。覺虛火二字不足以盡之。勞火二字差可以形容之。書寸口脉浮而遲。取寸口爲脉案者。脉之大會在寸口也。曰浮則爲虛。虛勞脉浮爲裏虛。曰遲則爲勞。虛勞脉遲先淸穀。故曰虛則衞氣不足。勞則營氣竭。營衞者精氣也。此不精之脉。營衞直以水爲之。非穀爲之。馴至精氣淸冷者。皆水入於經。留而不去使之然。是亦無形之消渴。水亦化爲虛也。書趺陽脉浮而數。虛勞條下止有浮脉無數脉。得毋消渴與虛勞無涉耶。非也。虛勞藏過消渴於極虛之中。反不以消渴爲主病。特非浮數脉。曰而數脉。多一而字。便足以惑人。以其氣盛形不盛。其形與虛勞異而同。其氣卻與虛勞同而異。曰浮則爲氣。氣餘於形則覺其浮。中工非不以氣盛之人目之也。曾亦顧及其浮則爲風否乎。風氣發揚其地氣。於是乎脉浮。脉浮固假脉。氣浮亦假氣矣。曰數卽消穀而大堅。未消其水。先消其穀。以風害穀。致中央土不灌於四旁。留此大而無當之下壞。堅若石田。師謂知肝傳脾者非歟。與四季脾王不受邪則相反。與上條厥陰之爲病。則均受其殃矣。曰氣盛則溲數。溲時之氣並不弱。一若盡移其氣於溺管之中。溲未數則氣未收者然。是又氣假溲亦假。曰溲數則堅。舉前部以例後部。覺堅狀直貫於魄門。曰堅數相搏。卽爲消渴。同是下消。上條消渴消在後。本證消渴消在前。中工欲决其生死之期。大率與虛勞相終始。則治肝補脾之要妙。不能置諸不講也。

男子消渴。小便反多。以飲一斗。小便亦一斗。腎氣丸主之。

本條又脾傳腎矣。土尅水矣。勿作脾氣實論也。師謂肝虛則用此法。實則不在用之。肝傳脾則先實脾。脾傳腎則先實腎。卽其法也。例如男子消渴。男子陽用事。舉男以例女。最貴是男子之陽。消渴則陰用事。宜蟄封者男子之陰。腎開竅於二陰。乃北方黑色。入通於腎所構成。其小便得以受氣者。賴有藏精之腎臟爲主持。欲窮其小便從出之原爲何若。當問其小便日幾行。如其小便不加多。即師言脾能傷腎。腎氣微弱。則水不行。亦謂之土尅水。爲坎水留無盡之藏。四季脾王所應爾。若以至虛之脾。壓低其腎。不尅制無源之水。徒尅制有源之水。是兩敗俱傷之尅。脾敗腎亦敗。曰小便反多。即非飲水一斗。其小便已不爲少矣。無如一斗小便始如其數以相償。幾自忘其小便自一斗水來者。覺禁飲尤難於禁溺也。腎臟其性慳也。約小便者也。必變化於元牝之門。而後小便從此出。若多飲以速行其小便。則日勞坎腎而不自知矣。蓋一斗之小便。猶人所共見。若奪腎氣而爲溺。又誰能斗量其出氣之多少乎。腎氣丸主之。坎腎一天然之太極。水火互動在其間。八味藥丸而轉之。以活動其神機。腎開動可以制羣動。所謂渾然一氣者。兩腎之陰精陽精二而一也。又何以止水耶。腎氣上則地氣上。高原亦注水之處也。夫有土便無水。高水一寸能瀉水。此祟土制水之說則然。究非持源之論也。惟有腎氣爲後盾。則坎泉之翕聚深於淵。就令盈天地閒皆是水。亦無氾濫之虞。况飲入而上歸於肺者。有散精之脾爲過付。通調水道而下輸膀胱者。有輸精之肺爲過付。小便必經幾層波折乎。經謂肺腎皆積水。不去水何貴乎積水。又曰腎上連肺。腎動而肺爲之應。何患無決瀆之餘地乎。長此飲一斗將奈何。液生於腎者也。津液行則渴自止矣。寸口趺陽少陰脉皆動而不休。安有氣化充分之人。反藉斗水爲生活哉。

脉浮。小便不利。微熱。消渴。宜利小便。發汗。五苓散主之。

本條亦男子消渴矣乎。彼證小便反多。當非脉浮。脉氣始於腎閒動氣。腎氣已銷沉矣。安得脉浮乎。書脉浮。不曰陽脉浮。亦不曰寸口趺陽浮。顯見陽不浮而陰浮。本證在傷寒爲足太陽病發汗後大汗出。病旣不除矣。連帶胃中乾而欲得飲水。因飲無效。而後爲易位之手足太陽出其方也。小便不利四字。傷寒則見之熟。特得水與得小便若兩岐。是亦一斗小便之反陪客。可悟消渴證前部之利不利無問題。倘因渴而靳與之飲。更屬不情之强制。中工亦知非引水不能拯救太陽乎。手太陽沈於下。足太陽浮於上。雖有氣化而無所用。膀胱乃太陽氣化之府也。欲浮手太陽。當洋溢其氣化。經謂氣化則出焉者。出字有兩義存焉也。太陽禀氣化以出毫毛。必有微汗爲護送。小便禀氣化以出膀胱。必有水精爲護送。無如其顚倒太陽於水道之中。致手太陽微於下。陽微故熱微。曰微熱不曰微寒者。足太陽脫離本腑。便與寒水相失。正欲得寒水以直接其膀胱。何至驚寒。胡又多飲煖水以避寒耶。此又爲手太陽償其欲。寒水非手太陽所習慣。必得煖水而後可以達毫毛。惜無四布其水精之藥爲先導。則多飲不知其消歸於何地耳。同是小便。小便直從腎家出。則腎氣丸證具。小便不從膀胱出。則五苓散證具。其爲大傷氣化則一也。爲膀胱起化者腎氣也。爲腎臟布化者膀胱也。

渴欲飲水。水入則吐者。名曰水逆。五苓散主之。

本證是消渴耶。抑不消渴耶。不消渴則渴反止矣。胡吐水也如故。渴飲亦如故耶。假令水不入口。是誠非渴。然水入矣。有裏證宜其引水入。入焉又反拒。有表證宜其吐之出。出焉仍能納。傷寒本證條下曰有表證者此也。水有水之裏證。不能變爲表。水有水之表證。不能變爲裏。裏證在水底。表證在水面故也。表證裏證翻動其水。名曰水逆。實則水底水面皆被動也。以水逆水。非以水逆渴也。一若止許其渴。不許其飲者然。是愈吐而愈渴。不以水消渴。乾其水以乾渴。是亦風消之消也。何庸以小便之利不利消渴乎。設也不吐水而小便不利。則水無去路。非盡便宜於其渴也。水證亦曰其人消渴。病水腹大。小便不利者。有水可下之。又非五苓可以承其乏矣。水氣以腫大爲前提。非膀胱之氣化能收拾。五水門無行五苓之例者此也。五苓證之消渴無腫形。不離乎男子消渴者近是。不觀其中風發熱六七日。不解而煩乎。正强有力之男子也。上條曰微熱。手太陽猶存在也。比較小便反多之男子。特老陽之稱耳。遑得以少壯之青年目之乎。雖然。一飲水之微。卻與男子有關係。苟非受腎氣丸之賜。未易收五苓之效。非受五苓之賜。未易收腎氣丸之效也。腎氣丸打入一層作用。五苓散打出一層作用故也。五苓獨非表裏兩解耶。兩解乃其餘事。截去下文不解而煩。有表裏證二語。可見五苓長於治水逆。表裏證爲水逆所稽留。氣化自能解其繫。五苓純在氣化上立功者也。奚止大有造於州都之官乎。湯同上。方註從省。

渴欲飲水。不止者。文蛤散主之。

本條看似文蛤獨長於止渴也。上兩條五苓散證同是渴。無止渴字樣。下文白虎加人參湯證豬苓湯證。曷嘗非渴欲飲水乎。亦無止渴字樣。然則有文蛤散在。舉凡治渴之方爲多事矣。何必俟其渴不止而後改易方鍼乎。不知在傷寒則意欲飲水。反不渴。纔服文蛤散。明明取其適用於不渴也。若不差者以五苓爲後盾。又愈形文蛤之短矣。彼茯苓甘草湯非爲不渴立方哉。乃舍之而不用。此仲聖處方之微旨。固非中工所共曉。而文蛤散已爲群醫所吐棄矣。本條一若以文蛤爲獨一無二之品。夫誰信其有止渴之奇乎。仲師又曷嘗曰止渴者文蛤散主之乎。假令一味藥尤勝於數斗水。胡不用以替代腎氣丸乎。其餘對於渴證。更效如桴鼓矣。中工亦知其何以渴。何以無術以止渴乎。皆由其水臟水腑。若封鎖而不能開。髣髴有介質之生物爲之梗。如蛤蜊殼之合而堅者然。彼非不存精於腎也。無如飲水而腎臟不能通。亦非不存津液於膀胱也。無如飲水而膀胱不能達。徵諸前部。小便之利不利無信息。惟貪飲之情如盛夏。心惡熱者也。心爲陽中之太陽。通於夏氣。苟與腎相失。不得於冬。則求救於水。經謂心移熱於肺。傳爲膈消者非歟。肺又惡寒也。飲冷則心移寒於肺。不成肺消不止矣。妙哉文蛤。浸淫水中。能合能開。用五兩以厚集其味。沸湯和服一錢匕。則合轉爲開。不納水又納水矣。不止渴之止渴。無殊以渴止渴。文蛤不自有其功也。湯見傷寒。方註從省。

淋之爲病。小便如粟狀。小腹弦急。痛引臍中。

書淋之爲病。說入下焦有熱矣。師言熱在下焦則尿血。亦令淋閟不通。尿血卽血淋之見端。淋閟卽五淋之見端也。五淋有石淋沙淋氣淋血淋膏淋之別。淋訓離。淋離廓落四字。可以取譬其尿道矣。殆亦尿不成行之稱。卽素問所謂胞移熱於膀胱。則癃溺血。舉溺血以爲例。不過爲小便寫照。非必見血而後謂之淋也。師謂小便不利爲無血。小便自利血證諦。二語又指後部之瘀血而言。不能執以律前部之血。血淋往往介於有血無血之間。時而有尿血則小便不利。時而無尿血亦小便自利。大都五淋不盡是溺血。小便亦非顯分爲五淋。特尿如粟狀。便含有五淋之質點。從可知五淋亦宿食之變相。其在精管則如粟。其在尿脬則爲淋。粟狀爲小便所逼取。是州都之地無氣化。焉能行使津液以護送小便乎。何以小腹又被其影響耶。結於命門者太陽也。由小腹之後。過於小腹之前。稟承氣化者也。奈何其弦急。弦則不移。急則不能出。桎梏太陽爲何若。曰痛引臍中。臍者天樞之位也。其斗柄所指。用以紀歲時之步也。必太陽升。下焦之陽與之俱升。於是七曜緯虛。五行麗地。悉以天樞爲端的也。若陽氣怫鬱。反搏臍中。則引痛矣。豈因莖中痛牽及於臍乎。治之奈何。粟狀卽五淋之未病也。法惟先服文蛤散。不差則尾以五苓。以打消粟狀爲度。就令五淋成立。可以飲食消息之。能延五淋之壽命者。所在多有也。無已。則權用四烏鰂骨一藘茹丸。及百合滑石代赭湯。如法守服二方。施諸石淋沙淋。十者命中其六七。氣淋血淋膏淋。乃五淋之輕者。當以不了了之。非敢越俎也。爲避謗起見。長沙其或許我也。雀卵宜參用鵪鶉卵。惜市上多僞造。不如凡鳥雀之卵取用之。

趺陽脉數。胃中有熱。卽消穀引飲。大便必堅。小便則數。

本條又補明胃中有熱矣。上文同是趺陽脉數。而熱字闕不書。彼條非胃中有熱何待言。同是消穀。彼曰大堅。與大便必堅相去幾何。同是便數。溲與小便相去幾何。本證曰引飲。彼證旣消穀。又消渴。是兩消之道也。豈非彼證之熱尤甚乎。在傷寒有曰合熱則消穀善飢矣。未有曰合熱則消渴善飲也。白虎加人參湯證明明熱結在裏。表裏俱熱。亦大渴欲飲水數升焉已。何得謂消渴乎。獨五苓散證則微熱消渴。彼又小便不利也。何嘗曰小便則數乎。五苓證已複見在上文。仲師引爲溲數之反陪客。特恐中工誤解氣盛二字。爲胃熱之通稱。認定本證爲彼證之註脚。爭以竹葉石膏之屬。冰死消渴證如反掌。大匠恆爲拙工所累者此也。師言氣盛則溲數耳。非謂氣盛則飲食如故也。氣則盛而溲則衰。何取乎多此殊無値價之盛氣乎。且浮脉在數脉之上。數則爲虛也。就令浮卽爲氣。安能爲虛數之脉所利用乎。况虛勞脉又在趺陽之上。已無氣盛之足言。宜行理中四逆之不暇。遑避薑附之熱乎。吾謂首條消渴其形上。宜主白通湯。更新坎中之陽。烏梅丸留作下文蚘厥用可也。本證又以何方爲後盾耶。消穀引飲。與五淋若離合。五淋證具。治五淋卽所以治胃熱。胃熱證具。治胃熱卽所以治五淋。師謂熱在中焦則爲堅。非所論於宜行大承氣湯之燥屎鞕便也。如產婦鬱冒小柴胡證之大便反堅焉已。大抵消穀之堅。堅在後部。消渴之堅。堅在前部。堅狀可後亦可前。五淋亦消穀之變相。非必堅如沙石也。爲氣爲血爲膏。皆含有堅質於其間也。觀其以粟狀爲報信可知矣。

淋家。不可發汗。發汗則便血。

本條在傷寒早有汗禁矣。仲師重視麻桂。覺市上不麻不桂之汗劑。皆有流弊。彙舉不可發汗共五條。復申言重發汗復發汗之誤。蓋爲痲桂二方示彀率也。本證非徒謂淋家與汗藥有牴觸。謂汗藥與淋家之精氣有牴觸也。汗乃血之液。氣化而爲汗。非變血爲汗也。汗生於穀而穀生於精。精食氣。故食穀化爲精。氣生形。故形精化爲氣。氣與化相終始。無氣便無化。雖有精而無用矣。苟氣化存在。則無所謂之淋。精管有精管之氣化。溺管有溺管之氣化。兩不相混。何至有血。無如淋家之氣化非前狀。遂移胞中之血入膀胱。致尿脬精囊無涇渭。血其精者半。精與尿相連。血其尿者亦半。尿與精相若。經謂胞移熱於膀胱。則癃溺血者此也。是之謂奪血。奪血無汗者也。汗藥悉索其血液而不得。於是乎奪汗。奪汗又無血也。便血卽奪血之遺。不發生氣淋者寡矣。血與氣異名而同類者也。曰小腹弦急。痛引臍中。非血弱氣盡而何。彼已氣不歸精矣。又何由精歸化乎。五淋中以膏淋爲最無底止。石淋沙淋不過自無而之有。膏淋不能自有而之無故也。不發汗將何若。五淋所以無發汗之餘地者。因穀氣不充耳。設非消穀引飲。使無營氣不足。血少之虛。淋家可以安之若素也。假令脉浮病在表。可行麻黃湯乎。否則浮爲在外。可行桂枝湯乎。抑置表證外證於不問。坐待麻桂證罷乎。夫桂枝取汗於衛。麻黃取汗於營。非强責營衛以血供。不以汗供也。卻邪以汗不以血。生汗在精不在形也。趺陽脉數將奈何。仲師提出胃中有熱四字。已爲淋家長太息矣。陽明脉數不解。始則曰合熱。繼則曰陷熱。五淋可以例看也。雖然。陽明之便膿血。本證之便血。無非熱氣有餘使之然。聽其血盡可也。素問不云乎熱雖甚不死乎。

小便不利者。有水氣。其人若渴。括樓瞿麥丸主之。

本條看似五苓散證也。上言微熱消渴者一。水入則吐者一。何以有水氣三字概從省耶。水氣形上不形下。一則脉浮。一則水逆。水氣似難以捉摸。獨瘦人臍下有悸條下。則水無遁形。師曰此水也。究未實指其有也。胡爲同是小便不利。則曰有水氣。顯因有水氣之故。加重其水氣也。曰此法當病水。何以不隸入五水門耶。病水腹大。仲師最嚴之定論也。有水氣而腹無恙在。止可與四飲也瘦人同例看。上文五苓散證已明言也。書其人若渴。得毋其人目下無臥蠶耶。謂非水氣一洗其腫形。安有小便不利之人。猶自若耶。其人存。其陽不可問矣。膀胱者太陽之本腑也。氣化則能出。出太陽以衞外者也。小便且無出路。太陽還有出路哉。蓋必淹沒其陽於水氣之中。不肯提升太陽者水氣也。不能通利水氣者小便也。是脫離水氣僅有其人在。卽渴亦無裨於太陽。若不渴又未免慹置其太陽。覺不應渴而渴之原因。其人亦無以自明也。渴而不飲又何若。其人方且引水自救之不暇。一若自信爲渴者爲欲解。今反不渴。則計無復之也。蓋不渴必因水勢之憑陵。若渴尙有納水之餘地也。不觀其飲水不吐水乎。其人之喉舌。非與水氣格格不相入也。長沙特以若渴二字慰其人。反言之曰若不渴。恐其人無最後之餘望者然。獨惜其飲水亦無反動力。欲逆取小便而不得。在其人則無如水氣何。孰意仲師反以飲水爲有用。括樓瞿麥丸主之。行以水制水法。明乎有源之水。遠勝於無源之水。則知長沙方之神妙莫測矣。方旨詳註於後。

括樓瞿麥丸方

薯蕷　茯苓各三兩　括樓根二兩　附子一枚(炮)　瞿麥一兩

右五味。末之。煉蜜丸如梧子大。飲服二丸。日三服。不知。增至七八九。以小便利。腹中溫爲知。

本方與腎氣丸異曲同工也。長沙取用腎氣丸者四。皆以小便利爲後效。一治虛勞小便不利。一治短氣有微飲曰當從小便去。一治婦人轉胞不得溺。曰但利小便愈。一治男子消渴。曰小便反多。加多則過猶不及。彼方仍以利小便見長也。本證同是利小便。腎氣丸反不勝任耶。因有水氣之處生阻力。腎氣雖動而不休無當也。何以不君地黃君括樓耶。地黃從背後落以入陰。括樓從胸前落而向陽。二藥有南轅北轍之分也。薯蕷茯苓何以不可缺一耶。薯蕷最富於津液。用以補益有源之水也。茯苓幾及於醴泉。用以肅清無源之水也。附子不并桂枝又何取。一枚炮附。恰肖坎中之一陽。腎氣未動則宜桂。腎氣已動則宜附。有桂枝不可無茱萸。無桂枝則不用茱萸之酸收矣。獨是以瞿麥易丹澤。則匪夷所思。丹澤不過令兩腎與太衝之地。劃分其畔界耳。非取其排泄水氣也。瞿麥生於水。其仁最細小可愛。色黑而氣清。着水便浮。以水陰之質。獨具提陽之力。從下竅翻騰而上。自爾通調水道。令膀胱受之無不覺者。前其有嘉穀之善性存焉也。此變通腎氣丸而推廣之。八味丸翻作氣化用。膀胱不治。則求治於腎。治水氣當以本方爲特異。妙在任令其人之渴。飲水不爲過。無反得與有其功故也。何以胡爲以得小便爲未足。務求腹中溫爲知耶。毋亦恐附子之力有未逮耶。似也。水不落則陽不出。無如陽氣沈溺已久。遲遲而不能活現於腹中者意中事。詎必限至七八丸乎。

小便不利。蒲灰散主之。滑石白魚散。茯苓戎鹽湯並主之。

本條何以除卻小便不利四字無餘證耶。究指何證之小便不利耶。傷寒金匱小便不利不勝書。有證立當然有方立。未有舍餘證不治。而但治小便不利者。傷寒陽明病。蜜煎導大便者有矣。土瓜根及大猪膽汁皆可爲導矣。導小便法尙有所遺也。何其對於前部。獨漠不關心耶。夫陽明中風不尿。腹滿加噦者不治。就令以法令其尿。仍不治也。溼家下之。額上汗出。小便利者死。凡病豈盡以利小便爲快乎。誠以導後部未必立傾其大便。導前部容易立罄其小便。不卒死亦有速其死之理存。粗工勿笑前聖人之拙也。醫者亦知何爲小便不利。何者是不利小便乎。如其難堪止在於小便。是除卻小便無病形。如其難堪不僅在小便。是除卻不利小便無病形。種種不利小便之見證在上下文。立方當然非專爲利小便而設。亦無從禁制其小便之理。本條則着眼在臟無他病之小便。不利惟有利之愈而已。何以上下文又無不利小便字樣耶。閒接以窒塞其小便。苟人人認定小便有小便之範圍。自能考慮其所以小便不利之原因。若求其故而不得。則無字句處。必露其端倪。特患求諸小便範圍之外。不得其要領。是以有小便始。以無小便終。利之無可利。以湯利之固死。以法利之亦死也。不然。蒲灰散三方。何等直捷。幾爲醫界口頭禪。還有用不着之小便不利哉。不知者謂本證爲見之熟。孰意人所共見之小便有異同。不能援本條以爲例也。由其小便不利非被動使之然。乃小便自動使之然故也。曰蒲灰散主之。證同而治不同。又曰滑石白魚散。茯苓戎鹽湯並主之。多出其方以治一證如未足。醫者又何所適從耶。不曰亦主之。並主二字。幾可以三方同試也。方旨詳註於後。

蒲灰散方

蒲灰半分　滑石三分

右二味。杵爲散。飲服方寸匕。日三服。

滑石白魚散方

滑石　亂髮(燒)　白魚各二分

右三味。杵爲散。飲服方寸匕。日三服。

茯苓戎鹽湯方

茯苓半斤　白朮二兩　戎鹽(彈丸大)一枚

右三味。先將茯苓白朮煎成。入戎鹽再煎。分溫三服。

本條小便宜作三概看。不能徒以不利二字了之也。不利在小便之頭耶。則遲遲而若不能開者溺孔也。不利在小便之末耶。不能源源而來。狀如閉拒者尿脬也。不利在小便之中耶。出其半而遺其半。溺管若斷爲兩端也。何以不曰小便短耶。短則小便已畢。而一發無餘之謂。是短在從出之原耳。不能執責小便也。若便猶未畢。無從續得小便者。始有測度之餘地也。例如小便久不出。法當開陰頭。葛蒲似非長沙所物色。本草經稱其止小便利。豈非與小便不利相反哉。孰意仲師以止小便之藥利小便。是反用葛蒲。無非操縱葛蒲。葛蒲以節勝。一寸九節者强。本草經又稱其開心孔。利九竅。其一節有一節之變化何待言。特非粉碎而細末之。令與灰飛相若。焉能融入小便之中。自尋溺孔以出乎。得毋燒灰纔走下竅耶。非也。燒之則不能効靈矣。蒲灰字脚無燒字可知也。且有滑石載之而下趨。其所以能逆取小便者。由其有收放之力。退入一節。而後進出一節。較爲得機得勢也。滑石白魚散又作何用耶。魚者蟲之隱者也。蠹魚即白魚。木中蛀蟲者是。積穀亦蠹。叢書亦蠹。利小便當以蛀米之蠹爲良。以其奇生於穀。而遠離者水。用以別水穀。則先淸小便之源矣。亂髮亦與無孔不入之白魚從其類。若燒而灰之。又從截流上着手。恐有瘀熱爲之梗。則小便不利必發黃。避免發黃當然小便利。亂髮固長於治諸黃。亦能令病從小便去也。亂髮非爲功於小便。實爲功於白魚。蓋有亂髮在。則白魚尤活動故也。仍以滑石爲舟楫者。沈而利滑之品。孰有神於滑石者乎。何以茯苓戎鹽湯。又不參加白魚耶。停小便於溺管之中。小便必凝滯而不行。苟無一物以解化之。則不利如故矣。妙哉戎鹽。鹹飴合雜。謂之飴鹽。生於西戎之鄙。卽今陝甘之鹽者是。凡鹽着水便化水。匪特戎鹽始然。究以飴鹽爲甘美也。何以不用散耶。湯之爲言蕩也。假令三物杵爲散。則味味如彈丸。又聚而不散矣。與滑石合作果何如。戎鹽必留中久之而始效。滑石走精銳者也。同行則相左。不觀其納戎鹽於煎成之中。再煎之乎。曰煎不曰煑。緩行苓朮可知。白朮取其輕。茯苓取其重。徐以俟其淸肅之下行又可知。三方皆非亟亟於利小便也。有小便在。不患無小便。傷寒赤石脂禹餘糧湯證。曰復利不止者。當利其小便。溼痹其人小便不利。大便反快。曰但當利其小便。正與本證同消息。太陽病中風。以火刼發汗條下。曰小便利者其人可治。彼豈始終無小便哉。能於小便不利時。預決其小便利者。亦不患無利小便法也。三方其例焉者也。

渴欲飲水。口乾燥者。白虎加人蔘湯主之。

傷寒金匱本方凡七見。白虎證不渴。加人蔘則爲其渴。本證亦跟上渴字連類而及耳。得毋小便之利不利可勿計耶。所有白虎湯證白虎加人參湯證無小便不利四字。然則小便必利耶。非也。渴飲證具。非熱則煩。是裏證成立。仲師亦明言無表證矣。與熱不在裏。仍在表不同論。從無小便必利之理。何以不曰小便不利耶。小便即津液之符。與氣化互爲其盈虛。假令白虎尙未嘗試。而津液先竭。以何物布水精於毫毛乎。白虎下行清肅者也。必令服之者如被甘霖。諸藥遂洞開其腠理而不覺。苟因小便不利之故。津液自封其熱邪。是州都之地如陷阱。虎威一衰。則震動坎泉。將有滅頂之凶矣。師謂傷寒脉浮發熱。無汗。其表不解者不可與白虎湯。汗溺皆與膀胱之氣化有關係。未有水道通調。而汗源壅塞者。太陽中熱曰其人汗出。得汗且如此。况小便乎。不然。陽明篇亦有白虎豬苓二證在也。小便不利主猪苓。何嘗以白虎越俎乎。在陽明曰口乾舌燥。本證曰口乾燥。乾燥形上不形下。便與下竅無涉。宜乎無小便不利之端倪。仲師特舉多數白虎證。與上文渴欲飲水不止之文蛤散證異而同。造次與文蛤散禍猶小。造次行白虎加人參。則禍實大也。又不能以數少律小便也。例如本小便日三四行。今日再行。毫無窒礙者。小便雖少亦爲利。非必小便數多纔算利也。不利二字。當從小便難上看出也。湯見上。方註從省。

脉浮。發熱。渴欲飲水。小便不利者。猪苓湯主之。

本條在傷寒既見於陽明。再見於少陰。上文師又言渴者與猪苓湯矣。其爲泛應不窮可知。胡不留爲下文水氣用耶。師謂諸有水者。腰以下腫。當利小便。本方非利小便乎哉。陽明汗出多而渴。本方有復利其小便之嫌。是猪苓湯最長於利小便矣。何以反爲水氣病之禁劑耶。匪特禁猪苓也。自痰飲欬嗽苓桂朮甘湯以下。共二十七方。皆置而不用。獨蒲灰散則厥而皮水者得與有其功。其餘一路諸方。則與水氣無涉也。仲師爲前此去水諸藥作大結束。進中工與言治五水之難。見得猪苓湯不能濫予。亦與愛惜陽明之津液同一例。白虎更宜譚之色變矣。書脉浮發熱。陽明篇則指燥氣落胃中。陽明有陽明之浮。脫離本氣。浮出太陽之分際。發熱亦移過於太陽之分際。熱邪遂鼓動胃中之水。反撲陽明。令與燥氣相失。於是乎小便不利。猪苓靈於分水之犀也。津液得下者。猪苓下之也。津液所以以聯絡陽明本氣之燥。與中氣之溼。而後燥溼亦不相失也。彼條避豬苓復利其小便者。以汗多之故。恐津液未還入胃中耳。本證與陽明病異而同。大都津液浮於水道之上。隔絕陽明太陰之中見。覺小便不利乃津液不行使之然。渴亦津液不行使之然。卻與五苓散證若離合也。豬苓湯主之。白虎窮則以豬苓爲後盾。就令小便利而渴如故。豬苓湯非不可以承其乏也。不觀傷寒少陰病下利六七日。豬苓湯何嘗爲小便不利立方乎。特患水氣彌漫之時。恐五味藥不能繞折而入通於腎。反以聚水獲咎。故爲長沙所不取爾。方旨詳註於後。

豬苓湯方

豬苓(去皮)　茯苓　阿膠　滑石　澤瀉各一兩

右五味。以水四升。先煑四味。取二升。去滓。內膠烊消。溫服七合。日三服。

金匱首以豬苓湯爲前提。曰如渴者與豬苓湯。餘皆倣此。何以至本條纔僅一見耶。上下文渴字不勝書。豈長沙有意奚落豬苓耶。仲師教人開始勿錯過豬苓證。而後可擔任行攻法。非教人逢渴者便以豬苓湯敷衍之也。夫諸病在臟曰欲攻之。治以寒涼固是攻。治以溫熱亦爲攻。治五臟者半生半死也。談何容易而能隨其所得而攻之哉。例如脾病治脾。肝木乘之。止有尅而無生。於脾無所得。是謂伐脾。不可攻也。同是治脾。而心火生之。先有制而後化。於脾有所得。即或損脾。仍可攻也。其所以可攻之原因。以有津液爲之續。不渴其明徵。其所以不可攻之原因。以無津液爲之續。渴者其明徵也。爲津液効靈者猪苓湯也。渴者是未受豬苓湯之賜。攻之而後補行豬苓則已晚。不渴又豬苓證不具。毋庸濫予豬苓。無豬苓證當以曾服豬苓湯爲張本。則不渴者自表示其津液見於未行攻法之前。豬苓湯遂有備而不用之價値。故曰餘皆倣此。五味藥不足以例其餘。方旨則足以例其餘也。獨非所論於下文五水病。一若撇開豬苓湯以立證。恐其行水適以生水也。下文明明曰諸病此者渴。又曰此亡津液。故令渴。舉凡見渴反與豬苓無涉者又何耶。病水則津液之有無不暇顧。仲師又教中工體認太陽病。太陽本在天之寒。水病當以太陽爲正鵠。必太陽之氣化無恙在。而後脉出者死一語。毋庸爲太陽悲末路也。反是則諸藥雖爲功於治水。究不足以生太陽。又不必介猪苓湯以無濟獲咎也。

水氣病脉證幷治第十四

師曰。病有風水。有皮水。有正水。有石水。有黃汗。

本條看似五水之提綱。與四飲首條同書法。要其提撕中工之微旨。當會心於言外也。不觀下文第五條忽插入太陽病哉。太陽中風耶。抑太陽傷寒耶。水亦寒也。傷水與傷寒若離合。此莫之致而致之傷寒。是亦一種太陽病。然仲師立言不止此也。蓋視太陽乃五水病生死之關頭。下文師謂水病脉出者死。豈指水勢暴漲而言哉。太息太陽漂流而越出於經外。不克自有其一身。雖多出其方爲後盾。太陽已不知其何往也。可悟水病以太陽爲最危。危在推倒太陽於五水之中。氣化落水自浮沈。太陽直以一身當五面。遂立變爲腫太陽。非不表裏證具也。表腫裏亦腫。裏沈表亦沈。時而太陽浮於水。風水皮水使之浮。時而太陽沈於水。正水石水黃汗令其沈。沈爲在裏。裏水則與五臟之水同其源。可望而知之其腹大。浮爲在表。表水雖與五臟之水異其流。可合而言之其身腫。宜乎仲師剪裁麻桂二湯以立方。五苓真武之屬不與焉。五苓真武條下無腫字。不能作太陽之保障故也。況五苓散水地之南。治南則背其北。真武鎭水天之北。治北則遺其南。水氣之流散爲何若。不如自上而下。劃分其涇渭。如師所云。腰以下腫。當利小便。腫以上腫。當發汗乃愈。於無可收拾之中。以汗溺兩途收拾之。庶幾氣化行。則太陽猶有更新之餘地也。不然。經謂目窠上微腫。如蠶新臥起之狀。其頸脉動。又曰以手按其腹。隨手而起。如裹水之狀。其形容水氣之流露。何等肖妙。若本是說以付諸凡醫之手。彼傾倒水氣之市藥。不可以斗量也。入腹則與太陽長辭矣。下文十二方具在。卻以越婢加朮湯爲方首。此外凡不經見之藥物。必爲長沙所吐棄。就如長沙方或用之而無當。則寧缺毋濫也。

風水。其脉自浮。外證骨節疼痛。惡風。皮水。其脉亦浮。外證胕腫。按之沒指。不惡風。其腫如鼓。不渴。當發其汗。正水。其脉沈遲。外證自喘。石水。其脉自沈。外證腹滿。不喘。黃汗。其脉沈遲。身發熱。胸滿。四肢頭面腫。久不愈。必致癰膿。

書風水。水之風耶。抑風之水耶。如其水中有風在。則浴水卽浴風。上言汗出入水中。曰如水傷心。歷節痛。黃汗出者是。如其風中有水在。則受風兼受水。雖在汗出在水中。無殊以水浴汗。下言汗出乃愈。又言汗出卽愈者是。夫入水而後被微風。不入水便無風矣。止可謂之水風。風從地水中生也。若以無形之風。沒收入有形之水。是太陽長在風水之中。又何時始有汗出乎。書其脉自浮。浮卽爲風也。風浮則水自浮矣。非風水之脉乎哉。無如風水不浮其脉浮。脉合陰陽者也。陰陽不可見。見浮脉便見其陽。浮爲陽脉故也。寫太陽入浮脉之中。旣曰其脉。又曰自浮。太陽方自顧其身浮之不暇。奚暇遷怒於風水。不自爲其浮。偏以其一身之陽爲傀儡哉。書外證骨節疼痛。師嘗曰浮爲在外也。太陽中風。宜其外證仍在。特難堪在骨節疼痛。彼非續得下利清穀。何至身疼痛耶。毋亦風溼相摶使之然耶。彼證骨節煩疼。本證又無煩字也。此殆與諸肢節疼痛之歷節證異而同。歷節則風血相摶。疼痛如掣矣。本證非風水相摶乎哉。書惡風。歷節痛不特無惡風二字。且汗出當風也。是又與風溼相搏之惡風將毋同。其次爲皮水。皮裏卽分肉之間。太陽伏行之處也。所謂水入於經。而血乃成者。水化血則血而經。血化水則經而水。下文師言血不利則爲水。名曰血分者。卽水血混淆之稱。於是立經水前斷後斷之條。與發汗乃愈又無涉。蓋皮水一如經血之皮。經水遂爲皮水之血故也。書其脉亦浮。是太陽亦浮於經外。外焉皮水有經水一分子。內焉經血有皮水一分子。血與水交通。太陽不浮亦浮矣。書外證胕腫。足胕爲皮水所裏。足經反載皮水以行。兩足乃太陽所從出。太陽根起於至陰也。陽浮胕腫。太陽還有立足之所哉。曰按之沒指。皮陷指亦陷。血散水亦散。皮裏雖因一指爲轉移。恐太陽從茲斷矣。曰不惡風。明明有風而不惡。皮水亦風水之進入一層也。不惡風便失太陽之知覺。遑問其他哉。書其腹如鼓。腹皮與鼓皮相若。非如下言其腹大之謂也。胕皮與腹皮同消息。異在按腹非沒指焉已。書不渴。是津液未亡。皮毛還有一絲之汗孔。下文行越婢加朮以治渴。行越婢湯以治不渴。在傷寒則爲不可發汗而設也。乃曰當發其汗。不發太陽汗。當發太陰汗。其汗卽取汗於其肺之稱。皮者肺之合。且天氣下爲雨也。一面發其汗。一面收回其太陽。越婢加朮。是不發汗之發汗者也。下文越婢湯方下。亦云風水加朮四兩者此也。若血分病則營衛相干。經絡不通矣。尙有取汗之餘地乎。下條風水亦曰汗出乃愈。是脉浮還算風水皮水佔便宜。其次爲正水。正者邪之對也。當其位則正。非其位則邪。水病還有正水之足言哉。仲師殆指肺水而言。乃天一所生之水。本無所謂之邪。就令飲入而上歸於肺。肺家受之而不覺其多者。得諸天者還諸天。故曰正水。與聚水生病之腎臟不同論。腎生病爲胕腫。又與皮水相類。下文另有肺水者在。有腎水者在。乃仲師曲繪其內證則然。非但寫外證也。假令內證亦具。又不得爲正水矣。謂爲肺脹又何如。肺脹非盡關於水也。關於氣爲居多。上言上氣喘而燥者爲肺脹。又曰欲作風水。發汗則愈。彼條已寫風水入肺中矣。故立越婢加半夏湯。小青龍加石膏湯以治欬而上氣。下文亦有肺脹二字。師曰其狀如腫。又曰發汗則愈。此肺脹肺水之異同。宜乎本證不發汗。以其脈沈遲。太陽已不浮矣。沒收其陽於正水之中。水氣從非與太陽爲難。太陽亦無反動力。汗藥無裨於太陽。正水卽秋水之稱耳。應無氾濫之虞。下言沈則爲水。遲則爲寒。極其量亦寒水相摶而已。然則何者爲邪水耶。下言小便自利。及汗出者爲正水。反是則邪。書外證自喘。卽傷寒飲水多之喘。喘而不欬。故曰自喘。設或欬而喘。則水中有邪在。正水所以與肺脹有異同也。本證殆不可發汗矣乎。師立汗禁。不過爲渴而不利。小便數者而設。本證不爾也。師又曰諸有水者。非暗指正水以爲例哉。彼條則以利小便發汗爲正治。他如裏水條下之越婢加朮湯。甘草麻黃湯。亦能勝任也。以正藥發其汗庸何傷。不尤愈於以水發其汗乎。其次爲石水。非謂其水腫甚則按之如石鞕也。冬水平如石。故冬脈以微石爲當令。腎水亦以石水得名。萬物合藏之候。北方水可作石水觀。宜乎脈沈。特止有沈脈無遲脈。並水氣之流動而不見。不疾不徐。不能以遲脈目之者。沈脈亦非獨脈象之變見爲之。沈者自沈而已。連帶水脈亦沈者。皆由太陽自身之沉無底止。又不得目之爲脉沉所應爾。乃其脉自沉。顯見太陽爲石水所掩。一若無從問諸水濱者然。太陽之失蹤可憫也。書外證腹滿。腹者太陰之本部也。內證所流露。有諸內者形諸外。胡爲有諸外者移之入內耶。毋亦如傷寒本太陽病誤下之故。因與太陰有關係。屬太陰之腹滿者歟。不然。安得復有外證。悉入腹中耶。在太陰則半外半裏矣。本太陽病者半。屬太陰病者亦半故也。同是腹滿。不能裏解兼解外也。宜但解太陽以出外。非必桂枝湯始能承其乏也。下文有麻黃附子湯在。以解裏水之法解外證。太陽便有出路矣。書不喘。明乎石水在外不在裏。不干動其肺則不喘。比較正水之外證自喘。有動靜之殊。愈以見石水不沉太陽沉。正水雖沉。勝於石水之沉多矣。正水之沉沉在上。石水之沉沉在下。沉無可挽。將有一落千丈之憂也。何以認定其爲石水耶。師言脉得諸沉。當責有水。認有水易。認石水則難。且非腹滿因腫。何得爲此法當病水耶。以有形之腹滿。加以無形之石水。滿而不腫。水氣顯有遁情。且其腹不大。腹滿仍有遁情也。下文所有脉沉無腹滿。腹滿無脉沉。則不必從脉沉上着想。當從腹滿上着想。滿而無物。非氣化之滿而何。身外則太陽之氣化無存在。腹滿非太陽之變相而何。可悟其脉自沉一語。直從腹滿中顯繪而出。非爲石水寫照也。特沉則爲水。浮則爲陽。不浮而沉。在太陽則爲反觀。在石水則爲正觀。石水旣沉便不浮。太陽旣沉可以復浮。浮爲在外。外證仍在腹滿中。衝開石水較爲易也。視無形於有形之處。惟石水中之太陽。可以想像得之也。其次爲黃汗。與歷節之黃汗異而同。師謂黃汗出。脛冷。假令發熱。便爲歷節。下文說入黃汗之病亦云然。黃汗發生歷節耶。抑歷節發生黃汗耶。黃汗主病。兼具歷節者有之。歷節主病。兼具黃汗者有之。不過黃汗則水多於風。歷節則風多於水。其爲風水變相則一也。書其脉沉遲。沉遲脉又歷節條下所無。彼證趺陽脉浮而滑。少陰脉浮而弱。見證則枯泄相搏。名曰斷泄而已。本條分明沉則爲水。遲則爲寒。寒水與太陽最切。太陽可安之若素也。無如寒水釀成爲黃汗。太陽自汗之本色已非矣。以何物保障太陽乎。書身發熱。多身字。明乎太陽無能力以發熱者。乃沉遲之脉使之然。獨太陽之身發熱者。黃汗之鬱遏使之然。宜乎師言假令發熱屬歷節。太陽發熱以脉浮故。太陽不發熱以脉沉故也。書胸滿。與上文腹滿有分寸。腹滿是太陽屬太陰之滿。胸滿是太陽依附陽明少陽之滿。三者不相失。外證仍在何待言。書四肢頭面腫。匪特腫太陽之身也。黃汗布滿三陽之部分矣。又與歷節痛之身體羸瘦。獨足腫大同而異。曰久不愈。黃汗不了了。則腫狀未了了。如之何其不久便愈乎。曰必致癰膿。下文師謂久久其身必甲錯。已有癰膿之影子。又謂發熱不止者。必生惡瘡。或癰膿之在要害處未可知。此亦說黃汗之盡頭。仍與諸肢節疼痛之身體尪羸同消息。所異者無太陽以衛外。外不固則吃虧在癰膿。有太陽以衛外。外倘固則吃虧在疼痛焉已。

脉浮而洪。浮則爲風。洪則爲氣。風氣相搏。風強則爲癮疹。身體爲癢。癢者爲泄風。久爲痂癩。氣強則爲水。難以俛仰。風氣相擊。身體洪腫。汗出乃愈。惡風則虛。此爲風水。不惡風者。小便通利。上焦有寒

○其口多涎。此爲黃汗。

書脉浮而洪。不曰洪而浮。明乎非水風。乃風水也。曰浮則爲風。無消說矣。曰洪則爲氣。胡不曰洪則爲水耶。仲師明明以洪字狀水字。偏指水氣而言。不見水之洪。但見水之氣。風浮其氣。此其所以謂之風水也。曰風氣相搏。假如曰風水相搏。無以顯出風之强。曰風强則爲癮疹。風不强則癮疹又有遁情矣。師謂邪氣中經。則身癢而癮疹。指中風之淺者而言。本證則風乘水而已。何以癮疹又從水中出耶。癮疹卽近世痲痘之變相。痲痘出於水而因於風。以其爲先天之毒。藏於坎腎。必藉少陽爲引子。經謂肝爲陽中之少陽。通於春氣者。初氣之風爲感召也。曰身體爲癢。留痲痘之餘熱。復爲水氣所合藏。則癢無已時矣。曰癢者爲泄風。痲痘以避風爲要着。癮疹亦因不避風使之然。風氣發泄其舊痕。未始不減輕其身癢。但周身泄風非泄水。仍未盡泄也。曰久爲痂癩者。又癮疹半乾溼之變相。無非風氣破壞其水氣。見證已在風水未成立以前。曰氣强則爲水。補水字易氣字。始則見氣不見水。故曰洪則爲氣。再則見水不見氣。但覺氣强。何以在脉又第覺脉氣洪。不覺水氣强耶。水沉者也。非洪水之比。其氣則洪。且因風浮而湧現之。於是風則浮而强。水則洪而强。曰難以俛仰。强在腰脊。則繫在腰脊。寫水字從北方說起。是水强之所以然。曰風氣相繫。風水有合而無離。愈以見風强水强混爲一。强風所到之處。卽强水所到之處。曰身體洪腫。腫而曰洪。幾與洪水相若。曰汗出乃愈。是亦泄風之便宜。曰惡風則虛。必表虛而後汗出。不能怨恨風力之强。假令不惡風又何若。皮水纔不可惡風耳。風水反以有風爲可喜哉。萬一汗出而太陽與之俱出。是之謂自汗出。則脉出而死。亦意中事。奚止表虛乎。曰此爲風水。與皮水尙隔一層者此也。曰不惡風者。言外謂其汗孔尙閉而未開也。曰小便通利。不爲其汗爲其溺。非水從小便去也。孰意其寒溼相得。又不利於太陰乎。曰上焦有寒。寒水顯非從下去矣。曰其口多涎。脾開竅於口。脾液化爲涎。脾涎本非寒也。祇可謂之下焦虛有寒。中焦實有溼。師言兩脛自冷者。寒水已在下不在上矣。無如地氣上則水氣亦上。多溼云者。寒水加多之也。曰此爲黃汗。久之沒收寒水於溼土之中。師謂身常暮盜汗出者。卽黃汗之端倪。從或黃色淺淡。而舊污難掩。彼遍身黑色。癢同疥癬者。所在多有。不離乎仲師狀如風水一語。所謂汗出入水中浴。水從汗孔得之者。流弊較著也。

寸口脉沈滑者。中有水氣。面目腫大。有熱。名曰風水。視人之目窠上微腫。如蠶新臥起狀。其頸脉動。時時欬。按其手足上。陷而不起者。風水。

書寸口脉沈滑者。不曰脉浮而滑。在歷節則以穀氣實三字釋滑脉。爲黃汗伏案。大都水不勝穀則汗黃。在傷寒太陽脉浮滑。則表有熱。裏有寒。厥陰脉滑而厥爲裏有熱。宜乎本條之有熱。從脉滑上看出。乃不浮而沈。從何得汗。除卻風從地水中生。乍沈未有乍浮也。曰中有水氣。師已說明其寸口之所以沈。曰沈滑不曰浮滑。師又一眼看破其水中有熱矣。曰而目腫大。是暗指其浮。腫而且大。面目便有大風在

○蓋必水因風而浮○歷節則獨足腫大○黃汗出○本證未言汗出乃愈者○熱不發則風不泄也○書有熱○愈有熱而風愈强○風强水亦强○寫熱字入風中○而後寫風字入水中○水風一翻爲風水○名曰風水○實則與水風無以異○所謂風從地水中生者○聚水卽聚風○有風便有熱○師謂風則生微熱者此也○下文首立越婢加朮湯○方內不去石膏者○職此之由○曰視人之目窠上微腫○彼明明視人以目也○而目窠上微腫○看似其目不能大開者然○曰如蠶新臥起狀○腫狀如新臥起之蠶○形容其腫微○未極言其腫大也○書其頸脈動○寸口動連帶人迎亦動○動者浮之稱也○何嘗始終寸口脈沈乎○曰時時欬○肺在變動爲欬○右爲寸口屬肺○時時動故時時欬○曰按其手足上○手足屬四肢○脾所主○地水所從出○由肌肉而皮膚而汗孔○故與按之沒指之皮水相類○特彼證是胕腫○猶未及於手足也○陷而不起者曰風水○與皮水之腫處有間也○

太陽病○脉浮而緊○法當骨節疼痛○反不疼○身體反重而痠○其人不渴○汗出卽愈○此爲風水○惡寒者○此爲極虛○發汗得之○渴而不惡寒者

。此爲皮水。身腫而冷。狀如周痺。胸中窒。不能食。反聚痛。暮躁不得眠。此爲黃汗。痛在骨節。欬而喘。不渴者。此爲肺脹。其狀如腫。發汗則愈。然諸病此者。渴而下利。小便數者。皆不可發汗。

書太陽病。中風耶。傷寒耶。抑非傷寒可作傷寒觀耶。書脉浮而緊。太陽浮緊脉則見之熟。若浮而緊。苟因誤下。則緊反入裏。脫離其浮矣。與浮緊脉有異同也。曰法當骨節疼痛。明乎其非但浮緊脉。又非其脉自浮。不能以外證目之。以脉法律緊脉。當舍外證而不言。但曰骨節疼痛可矣。乃曰反不疼。痛甚於疼也。反不二字連痛字讀。與脉浮而緊反。與太陽病未嘗反也。浮脉猶存在。緊脉未反去。浮則爲風。是中風脉具。緊則爲寒。是傷寒脉具。有其脉而無其證者又何耶。曰身體反重而痠。痠亦疼也。屬體上之感覺。則覺痠不覺疼。痠沈於疼者也。假如曰反沉重而痠。則屬少陰矣。闕沉字。卽傷寒身不疼但重。無少陰證者歟。夫沉爲水脉。得無其人裏無水耶。曰其人不渴。不渴便是水證諦。何待脉沉乎。可悟太陽中風亦中水之風。太陽傷寒亦傷水之寒。質言之則其人除卻病水無他病。不啻自殺其太陽。曰汗出卽愈。其人得汗耶。抑其陽得汗耶。不能因其人無汗之故。遂置太陽病於不問。竟行汗劑也。師謂無陽不可發汗。在傷寒且不以誤發太陽汗爲樂觀。況以流濁之水。逼出流濁之汗乎。曰此爲風水。喚醒中工關心太陽如已溺。勿視風水若等閒也。曰惡寒者。不曰惡風者。卽上言不惡風之互詞。水本寒也。祇知惡水。不知有風在。水强於風多矣。曰此爲極虛。師已言惡風則虛。矧汗出惡寒。是汗孔無非水爲汗。極虛太陽之藩籬以納水。其無太陽衞外之餘地也必矣。曰發汗得之。給在醫者而不在其人。中工若曉然於無陽不可發汗之奧旨。不發汗何至於此極乎。雖然。不强發汗則脉不出。便宜太陽在不卒死。若領太陽以出生天。則未也。曰渴而不惡寒者。勿喜其風水無存在也。風水乘太陽。則其人不渴。外證未去則惡風。皮水不惡風者。沒收風水在皮裏耳。曰此爲皮水。風固不惡。寒亦習以爲常。雖掩在身腫而冷。寒氣一收爲冷水。冷亦不惡耶。曰狀如周痺。行周於一身者風痺也。

謂之諸痺類風狀。風强甚於水强。覺周痺難堪於腫冷也。書胸中窒。胸中乃宗氣之本部。積穀在胃。斯積氣在胸。是謂大氣。從無窒塞不通之理。奈何不能食。穀生於精也。精不食氣。烏乎能食。汗又生於穀也。有汗出可以徵明其氣歸精。故魄汗以精氣得名。而後人人見之謂之汗者。上工見之謂之穀。若不精之汗。則水而已。曰反聚痛。無水何以云聚乎。但聚水何至痛乎。必穀氣實而後痛。不能以穀氣餒目之也。曰暮躁不得眠。彼非朝氣還在哉。何以不曰飽則微煩耶。欲作穀癉未可知也。乃朝不覺其煩。暮則覺其躁。殆卽下言身常暮盜汗出者歟。不得眠當然無盜汗。在傷寒厥陰下利。厥逆。躁不得臥者死也。本證縱非下利。亦幾與死爲鄰矣。曰此爲黃汗。黃汗由暮夜醞釀而成。宜乎師言黃汗之病。久久必身瞤瞤。卽胸中痛。又曰劇者不能食。身疼重煩躁。可知不得眠云者。已藏煩字入躁字之中。反聚痛三字。不過就未劇者言之耳。書痛在骨節。非風水之外證然哉。曰欬而喘。正水病亦外證自喘也。肺在變動爲欬。觀此足徵正水卽暗指肺水而言

○下文肺水則曰其身腫○似與正水有異同也○曰不渴者○風水亦其人不渴○何風水之多耶○曰此爲肺脹○師嘗言肺脹欲作風水○本證則風水欲作肺脹者歟○風爲百病之始者此也○肺脹欬而上氣○不上氣還算便宜其喘○本證與彼證有分寸故也○曰其狀如腫○又幸在無上氣○假令上氣面浮腫○則主不治者意中事○自發汗則愈○何收效之捷乎○由其與風水若離合○風水二字固從省○正水二字亦從省○易其詞曰肺脹者○諸水病當避汗字而不言○不能以可發汗三字了之也○石水之見證當何如○本條更有闕文○不止闕在石水二字○連水字腫字亦諱言之也○曰然諸病此者○病彼即病此○病此則在在堪虞○即下言屬少陰之謂○玩諸字○凡水病當以石水爲盡頭○設言之曰○渴而下利○小便數者○石水愈趨而愈下○注水之陰竅如智井○非必臍上築而後腎氣動也○遑敢強發少陰汗乎○曰皆不可發汗○五水病宜設想到不可發汗之時○則師言發汗則愈一語○非中工以下皆可以執行○惟堅持不可發汗之主見○裁制汗藥○以行法外之法○則保障少陰○無殊保障太陽○吾知非

親受仲師之提撕不得也。

裏水者。一身面目黃腫。其脉沉。小便不利。故令病水。假令小便自利。此亡津液。故令渴。越婢加朮湯主之。

書裏水者。又提撕中工着眼病人之面目矣。正水石水何以無者字。肺腎皆積水也。肺以陽中之太陰受水。腎以陰中之少陰受水。脾則以陰中之至陰受水。往往正水石水多而裏水少者。以中央土尙有制水之能力。故裏水不入五水之條也。然則正水石水裏水者其名。肺水腎水脾水乃其實耶。非也。實際上不符。無別之中仍有別也。下言肺水腎水脾水。是以臟真受水。混亂五行者也。若但有肺部腎部脾部在。而陽中之太陰。陰中之少陰。陰中之至陰無存在。則正水石水裏水無主名。祇可目之爲諸水而已。本證仍以裏水目之者。明乎中央土尙有一線之陰。宜其還有一線之脉。不同五臟水無五臟脉之足言也。然則脉出與五臟無涉耶。真臟脉見。非脉出而何。心水肝水同一例看矣。五臟死尤速於太陽。不過人所易忽者太陽脉出耳。太陽死則陽明少陽無兩全之地。三者不得相失故也。餘證不具論。曰一身面目黃腫。顯見裏水釀成於至陰。脾色爲黃也。故寫面目之黃。以影襯其土色。並影襯子然一身之太陽。因不勝水氣。徒留此身而腫而黃。書其脈沉。沉爲在裏。其陽爲裏水所持。其脈遂爲太陰所持。不曰其脈自沉者。太息太陽太陰一若同生死也。太陽一旦脫離其本腑。則氣化之枝葉已陵夷。無從鼓行其小便。小便因之而不利。曰故令病水。焉有氣化寂然不動。而能通調水道之理。同是病水。若反觀之。殆如下言小便自利。及汗出者自當愈矣乎。曰假令小便自利。豈徒不能發黃已哉。在傷寒脈浮而緩。惟繫在太陰則然。本證則陰陽俱沉也。沉而不緊。脾虛不能爲胃行其津液。已可概見。致小便不約而自利。其爲土不制水何待言。曰此亡津液。與彼證有異同。彼不能發黃條下。正賴尙有津液在。小便還得以受氣。縱非黃從小便去。亦不能直接太陽以發黃。欲徵其津液之未亡。太陰條下無渴字。此因亡津液之故。令其渴。勿泥看有水則其人不渴也。當三復上條渴而下利。小便數者二語。叮嚀之曰皆不可發汗。其愛惜津液之微意。溢於言外也。越婢加朮湯主之。爲下文愼用汗藥立法門。變通不行發汗之越婢。而聽其自然以得汗。非神明莫測之仲聖。能有此無方之方乎。方旨詳註於後。

越婢加朮湯方

麻黃六兩　石膏半斤　生薑三兩　甘草二兩　白朮四兩
大棗十二枚

右六味。以水六升。先煑麻黃一二沸。去上沫。內諸藥。煑取三升。分三服。惡風加附子一枚炮。

本方非治渴也。傷寒金匱越婢湯凡四見。肺脹越婢加半夏湯又其一。中風附千金越婢加朮湯又其一。所有越婢湯證無渴字。本證不渴令其渴。與不渴等。下文風水惡風。主越婢。明明脉浮不渴矣。且云風水加白朮四兩。是有朮在則渴不渴無問題。惟爲裏水立方。取其崇高溼土以制水。就以加朮二字露真詮。白朮乃脾家正藥。健運中央。令水由地中行。澤國自成爲樂土。不患裏水無去路也。患在太陽太陰祇有合而無離。太陰主裏也。太陽主表也。三陰三陽。本對待而往來者也。若表裏交換其寒溼。則裏不成裏。以水爲裏。表更不成表。以溼爲表矣。蓋沒收太陽之寒氣入太陰。則水證具。裏水云者。乃表水爲之。代行太陰者也。辟易太陰之溼氣出太陽。則腫證具。黃腫云者。乃裏溼爲之。代行太陽者也。於是黃腫之處。祇有一身無太陽。裏水之中。祇有脉沉無太陰。匪直此也。脉合陰陽也。太陰太陽沈浸於雲水之鄉。不復自知其故步。則不止水脉沈。其脉尤沉。不止陽脉自沉。陰脉亦沉。殆急當救裏矣乎。越婢湯又神於救表也。孰意加一味藥。仲師又有操縱越婢之奇乎。在傷寒則利用越婢引太陽以衞外。愈見其有固汗之長。在本證則利用越婢收溼土以居中。愈見其有發汗之望。越者踰也。婢者卑也。婢而外越。雖越不過於亢也。何至發汗。地亦卑也。地而上越。一越則及於尊也。何至發汗乎。誤發太陽汗則不可。庸或發太陰汗。則兩不相傷也。以有白朮在其中。一以升地氣以上行。一以解太陽以外出。恰如上言無汗則愈者。亦意中事。彼少陰病二三日無裏證。行麻黃附子甘草湯。尙假太陰之部分微發汗。矧太陰病水乎。下交麻黃附子湯。非與麻黃附子甘草湯異名而同類乎。本方且與下文諸方異而同也。卽謂方方具有本方之餘義可也。

趺陽脉當伏。今反緊。本自有寒疝瘕。腹中痛。醫反下之。卽胸滿。短氣。趺陽脉當伏。今反數。本自有熱消穀。小便數。今反不利。此欲作水。

書趺陽脉當伏。又曰趺陽脉當伏。胡以伏脉爲樂觀耶。下言沉伏相搏。名曰水。又水病人則脉伏。然則裏水不屬太陰。當屬趺陽耶。豈非已土不能制水。當以戊土爲壑耶。果爾。是水穀之海。不擇細流。當伏云云者。毋亦沉思胃底若深淵矣乎。獨是不曰趺陽脉當沉。顯見伏字撇開沈字說。下文水病人非脉伏乎哉。再則曰其脉沉絕。始徵明其有水耳。未嘗曰有水脉當伏也。當伏二字必另有意義。與沉伏之脉不同論。經謂右外以候胃。內以候脾。已土居中而主升。其升也。所以開太陰。戊土居外而主降。其降也。所以闔陽明。同是趺陽脉。內候之脾不當伏。外候之胃則當伏也。伏之爲言限也。俗呼門限爲地伏。

推類言之。地伏即地軸之稱也。脾之於胃。猶地之有軸也。當伏不當沉者。戊土己土同在氣交之中。胃關之下爲少陰。師謂少陰負趺陽爲順者此也。趺陽自有少陰腎爲關鎖。大小腸膀胱之位居下焦。能傳化物而自若者。腎開竅於二陰故也。曰今反緊。緊脈便爲寒氣之引子。曰本自有寒疝瘕。疝瘕亦寒水病之一種。漢書律歷志謂白露晷長多病水。腹閉疝瘕者是。曰腹中痛。是疝瘕所應爾。曰醫反下之。其瘕不瀉無下法。勢必誤下致變。胃氣宗氣並趨於一途。曰即胸滿。胸以下無餘氣矣。曰短氣。短趺陽之氣。則當伏而不伏。裏水將相逼而來。與湧疝無異。令人不得前後溲者意中事。未爲裏水所持者。不過暫時倖免耳。不伏將沉。可於言外見之也。師又舉趺陽脈以爲例。曰今反數。數亦與伏反。不同下條浮而數脈。熱止相搏。又名曰伏也。彼條有彼條之註脚。非徒脉伏之比。曰本自有熱消穀。熱字固不作浮熱看。亦不作伏熱看。有熱徒爲消穀之用。則灰燼無非食穀之遺。燼不盡則熱不止也。惟有引水救穀而已。曰小便數。知餘熱未過去。謂之膀胱有熱。則小水不寧者近是。曰今反不利。又寒水勝熱火。熱不止亦止矣。趺陽何以有熱耶。陽明燥本在大腸。必胃氣伏而後可以制其燥。燥亦可以承其溼。若燥溼兩離。則溼從寒化。燥從熱化。變爲胃寒腸熱者有之。於是乎胃不消穀而腸消穀。曰此欲作水。水漬入胃可知。有水而不浮。殆亦趺陽不伏之原因。沈脉將立見何待言。明乎太陰開所以接天氣。陽明闔所以衛地氣。則知裏水當從何道去矣。

寸口脉浮而遲。浮脉則熱。遲脉則潛。熱潛相搏。名曰沈。趺陽脉浮而數。浮脉卽熱。數脉卽止。熱止相搏。名曰伏。沈伏相搏。名曰水。沈則絡脉虛。伏則小便難。虛難相搏。水走皮膚。卽爲水矣。

上文提出裏水者三字。爲越婢加朮湯立證。跟上不可發汗而言也。越婢加朮卻重在開太陰以開太陽。於不可發汗之中。仍可以微發汗。與越婢原方。反正相生者也。再則立趺陽脉當伏。一語而兩見。當伏不伏。是陽明不能闔。令太陰太陽不能開。足以窮越婢。是又與前方反正相生也。本條又從太陽說起矣。書寸口脉浮而遲。胡不曰其脉自浮耶。太陽避風如避賊。無力以自浮。但見風脈之浮而已。浮而行遲。太陽退縮可知。曰浮脈則熱。風入脈中。吹浮脈氣之熱。故謂之風則生微熱。曰遲脈則潛。脈無所謂之潛也。因遲行之太陽印入脈。則變見爲潛耳。熱潛相搏。名曰沉。跟潛字落沉字。非沉於水。乃沉於脈也。假令脈氣流經。脈中自有充分之營血在。太陽何至若履冰乎。寫太陽之末路。取譬於如水之沉。而浮熱如故也。書趺陽脈浮而數。疾風所之。連累趺陽。胡爲在寸則遲。在關則數耶。曰浮脈即熱。不特風傷皮毛。一變而爲熱傷血脈。亦即寸口脈之相移者也。寒熱無非風爲之。素問謂風之傷人也。或爲寒熱者是。曰數脈即止。止對遲而言。即遲脈至此止。數變遲則脈未止。遲變數則脈即止。數則爲虛。熱傷氣所以虛。氣虛則止而不行。縮短脈度。故隨數隨止也。曰熱止相搏。名曰伏。伏字又從潛字生出。彼非潛伏於水也。一若變爲脈道之魚。其無在水之活動可想。是亦太陽之末路使之然。曰沈伏相搏。經血無力。焉能相搏耶。血神不足以搏之者。沈伏之太陽。未必無反動力。其相搏也。既非血分。亦名曰水分焉已。實際上未爲水也。申言之曰。沉則絡脉虛。微師言。則血脉盡化爲水而不知矣。經謂水入於經。而血乃成。孰意血傷於熱。血又成水乎。蓋熱者風之變。寒又熱之變。經謂寒傷血。與師言熱傷血脉異而同。寒熱無非傷經傷絡之虛稱。總以風令脉浮爲禍首。本條故對於風水之原始又重提。曰伏則小便難。太陽非不伏行於分內之間也。無如爲熱水所持。則行而且止。致熱流膀胱者意中事。是小便之難。難在熱邪不能隨水道以出也。曰虛難相搏。無血更無小便自利之足言。曰水走皮膚。病根起於水氣欲出毫毛而不得。太陽不開。則無從作汗。是亦可以窮越婢。然見端往往皮膚不能掩者。以熱無沈故。始絡不離個浮字。因浮生腫。曰卽爲水矣。制死太陽在言外。涓涓不塞。恐太陽之陷阱。不在毫毛在皮膚也。

寸口脉弦而緊。弦則衛氣不行。卽惡寒。水不沾流。走於腸間。少陰脉緊而沉。緊則爲痛。沉則爲水。小便卽難。

本條又太少並舉矣。水病亦有太陽屬少陰耶。病水實難核其從何道而來。從何道而去。無非風氣爲導線。八方皆有風。則八方皆是水也。假令脉弦。是謂寒飲。師言脉雙弦者寒。脉偏弦者飲。寒飲亦五水之陪客。篇末枳朮湯證。曰水飲所作。卽其例也。若弦而緊。則寸口愈寒。與太陽傷寒無甚異。曰弦則衛氣不行。卽惡寒。二語可作脉雙弦之註脚矣。衛氣行陽者也。一旦太陽與衛氣相失。豈非轉借寒飲爲衣被哉。安得不惡寒乎。獨是脉弦而緊三句。又見上腹滿寒疝條下也。彼條寫入太陰之腹。故見證無遁形。本證形容寸口之陽。似未易測度其遷流之極也。差幸尙有按之不移之弦脉在。水飲可移。而太陽不可移。不言其脉自浮。亦不言其脉自沉可見矣。且惡寒亦關於太陰肺之用情。肺惡寒者也。肺飲又不弦也。能通調水道。下輸膀胱者肺爲之之官以去水乎。乃曰水不沾流。不患其水之不去也。特非循水道而行。水去未始不便宜於太陽。無如衛不行則三焦無所御。焉能行使決瀆。繞折而還入於胃。水流溼。非流乾也。不沾流云者。涸流之處不成流。溼流與乾流不相入。沾之爲言貼也。水走而流不能走。宜其舍涸流而他顧。曰走於腸間。由胃過腸其道近。亦似遠隔其太陽。特是腎者胃之關也。何以不由胃入腎耶。書少陰脈緊而沈。分明寒飲已壓少陰之境矣。腎開竅於二陰也。後陰不消水。儘可以前部消之。從無便已陰疼之理。何至於痛耶。曰緊則爲痛。痛者寒氣多也。有寒故痛也。顯見寒氣甫入。腎水遂冰而不流。如湧疝之不得前後溲。則且緊且痛矣。經謂土潤水泉減者。非卽涸流之紀之謂乎。曰沈則爲水。沈緊已是少陰脈。若緊而沈。是多添個沈字。明乎飲水着於少陰之部而未去。愈顯出其沈。曰小便卽難。前陰又無消路。此則石水未成立。腎水亦未成立。祇可名之爲無名之水而已。

脈得諸沈。當責有水。身體腫重。水病脈出者死。

書脈得諸沈。旣沈不復浮。勿誤認脈出作脈浮也。假令或浮或沈。是脈氣猶活動。則陽氣猶活動。於水何尤乎。曰當責有水。非歸咎其沈如沈溺之沈。當歸咎其浮如浮尸之浮。與覆舟之水無異也。曰身體腫重。身尸尙在沈溺中。未嘗浮也。因沈致重。因水致腫。附體之身則腫。兆身之體則重。是全軀曳之而不起。輕清之陽安在乎。走一身之表者太陽也。與陽明少陽若離合。三者不得相失。有兩死。無兩生也。三陰三陽。乃在體之氣化。變見於在體之脉。故曰脉合陰陽。其餘五體五臟。則與陰陽相終始。體質之所與合者是陰陽。若氣化脫離其身體。則經中無脉。而經外反有脉。越軌之脉故曰出。是太陽先死。三陰三陽無兩生矣。五臟亦有臟真在。心爲陽中之太陽。肝爲陽中之少陽。肺爲陽中之太陰。腎爲陰中之少陰。脾爲至陰之類。屬五行之氣化。經謂真臟脉見者。剝盡其陰陽。則呈露其臟真。非脉出而何。亦與三陰三陽分兩死。非必病水始然也。曰水病脉出者死。得毋死於脉耶。水爲政則冬爲令。設或死於脉。則但石無胃曰死矣。與脉出何涉乎。何以不曰脉入者死耶。水病與浸淫瘡何以異。師謂從四肢流入口者不可治。推之百病皆然。况有浸淫之水哉。且脉已沉矣。沈無底止。所謂脉脫入臟者非歟。身和汗自出又何若。上言汗出乃愈。又曰汗出則愈。安有脉沈如故。而有得汗之望耶。如之何能確定其爲脉暴出。抑微續者生耶。彼非如傷寒少陰下利無脉。經服白通加猪膽汁湯之比也。夫出爲陽。入爲陰。陰病得陽脉者生。同是陽氣出於陰也。不觀傷寒厥陰病暴熱一來。出而復去乎。有出無入。而沈脉乘之。有去無回。而沈脉斷之。此其所以謂之水病脉。當從沈脉上看出也。矧其爲腫重之身體乎。

夫水病人。目下有臥蠶。面目鮮澤。脉伏。其人消渴。病水腹大。小便不利。其脉沈絕者。有水。可下之。

本條頻頻點水字。何叮嚀至是耶。首句又特提個夫字。一若恐中工或熟視無睹也者。爲有水病人而反令中工難辨認哉。曰目下有臥蠶。已非如風水病之目窠上微腫。如蠶新臥起矣。居然目下有臥蠶矣。曰面目鮮澤。正如師言色鮮明者有留飲。水病尚有遁情哉。書脉伏。不曰趺陽脉當伏。顯與當字有異同。大率與下文寒水相搏。趺陽脉伏二語相互發。則脉伏大可以徵明其水病。中工未必對之若茫然。曰其人消渴。上文有其人不渴四字。其餘渴字不渴字。見於上下文者寥寥。未見有水病而消渴者。中工亦知消渴二字在何處生出否乎。上言趺陽脉當伏反不伏。曰有熱消穀。本證不當伏而伏。則有水不消穀。無穀反消水。卽下言趺陽脉伏。穀水不化之互詞。無穀以何物化水耶。不精之水。匪特不能救飢也。亦不能救渴。其人惟有隨渴隨消而已。曰病水腹大。言外謂其穀荒無從果其腹。而濫以水充穀也。烏得不腹大乎。曰小便不利。決瀆之令不行。豈徒前陰不消水已哉。三焦者水穀之道路。氣之所終始也。絕穀卽絕水。飲水固病水。飲水更病穀。有兩失而無一得。是水氣穀氣不能終而始。焉能令小便不利令反利乎。曰其脉沈絕者。沈絕脉又爲上下文所無。惟其人之脉特異。人絕水穀者死。脉無胃氣者亦死。曰有水。悲無穀也。水病人而可以託命於水哉。曰可下之。仲師凡立可下之證無渴字。凡立下之之方無渴字。中工從何下手乎。四飲門病者脉伏條下。有其人欲自利。利反快字樣。又有留飲欲去字樣。可爲本證之陪客。師主甘遂半夏湯。妙能去水不去穀。乃無形之下劑也。中工有能可以語上者乎。試仿行甘遂半夏湯。守其法。不易其方也可。師其意。而易其方也亦可矣。

問曰。病下利後。渴飲水。小便不利。腹滿因腫者。何也。答曰。此法當病水。若小便自利。及汗出者。自當愈。

本條又設爲問答耶。得毋又舉奥義以難中工耶。蓋恐中工易視本條。爭先與藥。一則以五苓散爲中與。一則以豬苓湯爲中與。無效則轉令二方無建白。長沙未免爲二方惜也。夫利小便發汗。固五苓所優爲。若主渴欲飲水。小便不利者。豬苓亦何多讓。且豬苓爲少陰下利六七日立方。差勝於五苓爲太陽發汗後立方也。然此不過偏袒之詞。惟滿腫證則二方條下未之見也。問詞亟欲打消其滿腫。非止欲打消其渴飲也。問曰病下利後云云。是說明其所以由滿至腫之原因。非病水而何。答詞乃曰此法當病水。水病亦有法在乎哉。進中工以言法眼。着眼在小便耶。抑着眼在汗出耶。不曰小便利。曰自利。不曰汗出愈。曰自當愈。句中有眼在兩個自字。眼中有法在腹滿因腫四字。太陰主腹也。卽上言裏水之部位。腹裏有脾色之黃。故裏水曰黃腫。本條除腹滿以外不言腫者。非必形諸一身面目也。下文裏水條下尤簡畧。可例看也。何以本條但立法。不立方耶。諸水腫與五苓猪苓無涉。若徒取其以利小便見長。彼以在消渴門卓著成效矣。仲師遑牽之入旋渦乎。就如下文主厥而皮水之蒲灰散。且避小便不利而不言。可知利五水之小便非容易。至發汗之難。仲師則曰。諸病此者。皆不可發汗。前言發汗則愈者。非徒託空言哉。本條又不能以空言了之也。兩個自字。已露真詮矣。假令一方不立。未有能轉移其汗溺者。度非利小便發汗不爲功。得毋仲師尙秘而不宣耶。上文裏水病有越婢加朮湯在。彼條主小便不利。亦主小便自利也。特未明言其發汗。下文裏水病又有越婢加朮湯在。兩主小便不待言。主腫主渴更不待言。且有甘草麻黃湯在。方下則明言重覆汗出。不汗再服也。設二方合用。則對於本證無所遺。大可繞前而早用之。此其所以謂之法也。讀仲景書。必互文見義乃爲得也。

心水者。其身重而少氣。不得臥。煩而躁。其人陰腫。肝水者。其腹大。不能自轉側。脇下腹痛。時時津液微生。小便續通。肺水者。其身腫。小便難。時時鴨溏。脾水者。其腹大。四肢苦重。津液不生。但苦少氣。小便難。腎水者。其腹大。臍腫。腰痛。不得溺。陰下溼如牛鼻上汗。其足逆冷。面反瘦。

書心水者。胡不曰水在心耶。彼證水與心若離合。有水在。還有心在也。本證則心臟易爲水。心其類火也。乃不類火而類水。有心等於無心。有水亦等於無水也。祇可名曰心水而已。心水仍非予人以共見。不得不虛稱之曰心水者。庶幾適肖其人也。其人便是心水之病主。其次肝水肺水脾水腎水亦加多一者字以從其類。見得五水中另有五水之同病爲陪客。不能以等閒目之也。中工或第知其軀殼以內。一臟有一臟之部分。仲師則繪出其一部僅得一部之虛形。身外亦一虛形之所組也。身形卽心形之照影。曰其身重而少氣。當易其詞曰。其心重而少氣。蓋輕清者火也。重濁者水也。以水易火。縱非石水。亦與石水無甚異。烏得不反輕重乎。火不勝水則少氣。冬氣多於夏。夏氣少卽少火之稱。氣有餘郎是火。心又通於夏氣者也。何以連及其身耶。心部於表。身表無非心表之外郭耳。所謂心爲陽中之太陽者。由身外看入一層。與走一身之表之太陽相照應也。本證當然翻出兩個水太陽。覺身心幾自有而之無。轉若自無而之有。是亦有兩死。無兩生也。曰不得臥。必心陽歸宿於坎腎纔得臥。旣無陰陽和得。而能其臥立至者。心水病無此便宜。經謂諸水病者不得臥。臥則驚。以水引水。如水澆腎。則驚寒必矣。如之何其得臥乎。曰煩而躁。水火不能互爲其根。則煩躁證具。幸非不煩而躁。乃煩而躁。煩不過爲陰獨之報信。躁則爲無陽之報信。宜其躁劇於煩也。曰其人陰腫。重陰必陽。腫爲陽。屬於火。一線之火亦腫耶。正惟腫不在身以上之陽。而在身以下之陰。陰不濔陽。則陽無所附。故發生孤陽之浮腫。經謂形傷腫者是。祇有一處傷。故祇一處腫。與面目身體四肢之水腫不同論也。何以水在心又不言腫耶。彼證心火無恙在。於水不能容。觀其惡水不欲飲可見也。本證並有水而不自知。所爲與彼證若逕庭也。肝水者何。水者肝木之母也。木亦死於其所生耶。當其時則生。春雨如膏亦水也。溫和之令未過去。春木得之。蔚爲陽中之少陽。縱曰受灌溉猶自若也。若飽受霧露凄滄之後。如以冬令臨之。幾見無芽之木尙萎萎乎。書其腹大。肝病傳脾矣。其腹乃太陰脾爲主體。本無所謂大。脾畏風。亦畏酸也。溼傷肉。由於風勝溼。甘亦傷肉。由於酸勝甘。宜乎腹氣有收而無放也。無如肝傳於其所勝。又挾母氣以乘其所不勝。腹部無容枝葉之餘地。則大矣。經謂害則敗亂。生化大病者非歟。曰不能自轉側。肝非不能自轉側也。經稱其氣端。其性隨。其用曲直。行動且克自由也。況轉側乎。若轉側亦限於不能。其爲氣傷痛可想。曰脇下腹痛。尺內兩旁則季脇。兩脇之下秒連於腹。肝居脇內。明乎肝水下趨。則激刺其腹故痛也。何以不曰腹中痛耶。中央土尙微有抵抗力。曰時時津液微生。津液生則地氣上。未嘗不畧殺其水。曰小便續通。決瀆之令亦徵行矣。究非水道通調之比。由不通而續通。去水之數能有幾何乎。何以本證不曰脇下支滿。噓而痛耶。彼證支滿處有水在。而肝自肝也。本證則以水爲肝。肝以外無水也。噓而後痛。卽引痛之詞。本證則寫肝水之乘脾。與名曰縱等也。何以尙有津液耶。水非眞能勝土也。觀諸腹大。可知其不肯棄地讓水矣。畢竟肝陽無力。亦無如中土何也。肺水者何。非正水也歟哉。正水之大原出於天。天一所生之水爲正水。自肺金代行其天氣。其生生不已之水。則肺金爲之母。篇首另立正水之名者。謂其尙未脫離母氣。母正水亦正也。殆卽秋水之代名詞。緣肺爲陽中之太陰。通於秋氣。彼條仲師窮正水之變。曰其脈沈遲。外證自喘。苟肺金無恙在。能因勢而利導之。正水自尋正路去。若以水爲肺。則生水者亦水。是無母也。無母之水。名已不正矣。尙得爲正水乎。明乎最不正之水爲肺水。悲其有肺等於無肺也。書其身腫。以水代肺。無殊以水代皮毛。布滿一身是水皮毛。宜乎其腫。其身遂不克爲太陽所自有矣。夫使春夏劇而秋冬差。萬物收成之候。匪特其水與肺金無涉。且秋令行則其氣歛。諸水亦爲治節所潛移。所謂小便利者其人可治。曰小便難。肺水無行治節之能力。幾與腎水病之不得溺異而同。此亦最不正之小便。乃清肅之氣。變爲濁水。故難溺也。曰時時鴨溏。大便亦不得其正。前陰不消水。後陰不消穀。而清穀則便溏。鴨溏云者。水鳥之不能高飛者爲鴨。形容其溏糞。滴滴由肺水滲下者然。肺與大腸相表裏故也。何以不吐涎沫耶。脾涎已融入肺水之中。水且不吐。遑吐涎乎。何以不欲飲水耶。肺又惡寒者也。惡寒卽惡水。不明言惡水不欲飲者。彼已燥易爲寒矣。固不覺燥。亦不自知其有寒。飲水一若與伊無加損。此所以與水在肺證有異同也。脾水者何。脾太陰土也。勝水者也。乃不勝其所勝。而水反侮脾。是四季無王土。匪特脾不成脾也。且與四臟有關係也。曰其腹大。脾主腹也。腹大二字正脾水之註脚。肝水腎水亦曰其腹大者。縱非指脾敗而言。而其腹則被其影響。假令四季脾王。又何腹大之有乎。彼裏水何嘗中土無分子。特與本證一而二。觀兩言裏水條下無其腹大三字。可悟裏水究非脾水之總名詞矣。心水肺水不寫入其腹者。心肺位居腹上。故陰腫身腫而不及於腹耳。非與腹部相去如霄壤也。曰四肢苦重。是亦四肢無所御。脾不用事。以水代行其四肢。安得不以重墜爲苦乎。夫水在脾。少氣身重不言苦。心水病分明其身重而少氣。句下亦無苦字。苦不苦則微甚有間矣。況重在四肢。其腹無容水之餘地何待言。曰津液不生。爲胃行其津液者脾也。必脾液行。而後胃津生。津液可分亦可合。胃中遂富有其津液者。脾胃爲倉廩之官。交相爲用者也。若脾水浸淫入胃。則水穀之海又滿矣。曰但苦少氣。非謂除少氣以外無所苦也。謂脾氣少則胃氣不得獨爲多。連帶仰給於胃之五臟氣。亦無以爲養。苦在臟臟皆告匱之時。故曰但也。夫使氣少而脈不多。尙無真臟脈見之虞。素問謂弱多胃少曰脾病。但代無胃曰死。以水代脾。卽以水代胃。無殊以水代脈也。又曰真臟脈見勝死。水勝則脾敗。真臟雖不見猶死也。曰小便難。水泉又告罄矣。肺水亦同是小便難。彼證不過天氣之不降。本證則地氣無從上。地氣上者屬於腎也。少氣又從何得腎氣之動而不休乎。故心水亦同是少氣也。夏氣復則冬氣自藏。本證例如長夏五六月時。天大寒不解。爲至而不去。逞望夏氣之復至乎。大抵臟水以脾水爲最劇。經謂形盛脉細。少氣不足以息者危。腹大非形盛乎哉。誠以少氣爲脾家所不免。而苦樂則懸殊。寫苦字入小便難三字。長沙不立方。未知其尙能乞靈於越婢加朮湯否也。腎水者何。泛言之則與石水同稱也。石水乃冬水之病名。非腎水之病名也。非不能以腎病名之者。無腎以任水。便是無腎以任病。其始亦由水在腎所致也。特浸淫久之。腎臟遂變爲臭腐物。水氣尤生活於腎。於是腎臟水爲政。不通於冬而行冬令。則少陰不至也必矣。其脉不具論。難掩人處在其腹大。髣髴與肝水之腹大。脾水之腹大異而同。緣少陰之前。名曰厥陰。太陰之後。名曰少陰。此三陰之離合。同居腹裏者也。書臍腫。又與心水之陰腫異而同。臍者天樞之位也。兩腎之對體。天樞在前。陰樞在後。兩相印應者也。臍腫則腎脹在言外。足徵其陰樞之不行。曰腰痛。腰則氣傷痛。臍則形傷腫。腫痛無非失强之腎使之然。曰不得溺。甚於肺水脾水之小便難。便溺當責諸腎。腎開竅於二陰也。曰陰下溼如牛鼻上汗。經謂臟眞下於腎。腎存骨髓之氣。陰下乃腎真所在地。骨髓之氣亦會焉。何以不爲其乾爲其溼耶。且溼如牛鼻上汗。牛鼻汗與牛鼻涕同流故也。形容其水溼之溼無乾時。與腎水之下滲無以異。可知骨髓之氣亦水爲之。點滴皆銷沈於藏真之下矣。曰其足逆冷。何以其手無恙耶。明乎足少陰脉不至者厥。逆冷卽其候也。曰面反瘦。不瘦其身瘦其面。縱瘦亦爲腹大臍腫所掩。面對心而言。心水則陰腫。腎水則面瘦。陰腫面瘦相陪襯。非必心先死而後腎死也。五藏皆有死。惟真藏脉爲久持。經謂治五藏者半生半死。能决死生於未死之前。已不失爲中工師矣。

師曰。諸有水者。腰以下腫。當利小便。腰以上腫。當發汗乃愈。

本條又宜活看矣。非活看其腰以下腰以上也。當活看其下腫及上腫也。上下有界線。腫上腫下無界線。上言四肢頭面腫者有矣。面目腫大。手足上陷而不起者又有矣。一身面目黃腫。又有身體腫重。腹滿因腫者。何嘗限在腰間乎。陰腫則低過於腰也。臍腫則適當其腰也。下言面目身體四肢皆腫。又一則曰面目手足浮腫。一則曰一身悉腫。獨黃汗病曰腰以上汗出。下無汗。汗分上下耳。非腫分上下也。黃汗之爲病。身體腫故也。傷寒大病差後。從腰以下有水氣。庸或下腫上不腫。若謂五水證或腫下不腫上。甚且上腫下不腫。則前後路未之見也。準如師言。師又言其所未言矣。得不諦聽其面命乎。特書師曰。諸有水者。總括上下文有水而言。曰腰以下腫。不曰腰以下腫者。顯非單舉一人以爲例矣。腰以上腫句下亦無者字。是下腫上腫無彼此。分明一人分作兩人看。蓋爲腰以下腰以上兩立其治法。同是腫。殆謂治下勿遺其上。治上勿遺其下也。曰當利小便。不曰利小便則愈。話猶未畢也。不過下部與小便相近。則以小便利爲先務耳。曰腰以上腫。又從上着手。曰當發汗乃愈。亦取汗近上之意。多乃愈二字。利小便未愈汗乃愈。假令但發汗亦非易愈也。師若曰。必盡二法之長乃有效也。五苓散則利小便發汗兼長。無如消渴條下無腫字。五苓能越俎乎。上言腹滿因腫條下。師言此法當病水。曰若小便自利。及汗出自當愈。可悟二法不能缺一矣。下文裏水則有越婢加朮甘草麻黃二方在。舍越婢加朮湯無利小便明文。含甘草麻黃湯無發汗一分子。特引而不發者。教師之訣也。仲師循循善誘處。盡在不言中。惟善學者得之。粗工則毫無所得而已。

師曰。寸口脈沈而遲。沈則爲水。遲則爲寒。寒水相搏。趺陽脈伏。水穀不化。脾氣衰則鶩溏。身腫。少陽脈卑。少陰脈細。男子則小便不利。婦人則經水不通。經爲血。血不利則爲水。名曰血分。

本條何以說入血分耶。得毋爲黃汗寫照。故與氣分水分並提耶。黃汗誠與血分氣分水分相錯雜。卻與歷節相去無幾也。且身體腫。其始則四肢頭面腫。是外證亦具也。五水以外證爲前提。裏水則在皮水之裏。臟水之外。此其所以異於正水石水也。正水石水仍有外證故也。又復另提臟水者。明乎其內臟無血分氣分水分之足言。蓋五臟氣絕於內。則全體官骸如虛器。幾與尸身無別。下言水分易治於血分者。第指經水而言。臟水比之適得其反。前路未明言血分氣分者。氣血流散於水分之中。致十二經脈若浮沈。亦不能執着氣血以强分其涇渭也。本條則寫入經水之範圍矣。尙有爲水分報信者。除風水皮水之外。黃汗裏水亦露其端倪。正水石水則有遁情矣。夫水入於經。而血乃成。經水亦五水之要津也。血行水便行。六經爲川者此也。經行脈亦行。脈氣流經者亦此也。獨是十二經中皆有動脈。焉知其水氣能動脈氣耶。師曰。寸口脈沈而遲。脈者血之府。未有血變而脈不變之理。中言之曰。沈則爲水。遲則爲寒。診脈無殊於診水。寒水相搏。脈搏無非寒水代之搏。舉寸口可以例趺陽少陰也。曰趺陽脈伏。無所謂趺陽當伏反不伏矣。乃寒水搏之令其伏。亦無所謂沈伏相搏。始名曰水矣。曰水穀不化。可徵明其胃脈中有寒水在。令水穀之海。無裨於氣血之大原。宜其胃氣餒則脾氣衰。統血者脾也。灌四旁者也。能令胃家熟腐水穀。生榮血而別糟粕者。皆脾氣爲胃行其津液使之然。反是則穀不腐而自出。於是乎鶩溏。四旁無血養則身腫。水氣又還出太陽經矣。曰少陽脈卑。兩尺尙有少陽之位置耶。少陽屬腎。坎中即少陽之虛位。附於右尺者。右尺亦君火之虛位也。與命火同稱者。陽秘之義也。故兩尺皆名少陰脈。有兩腎在。而君火相火括在其中。何以虧在少陽耶。起於坎中者少陽也。因趺陽脈伏。勢必壓卑少陽。少陰腎則左外之脈。亦少陽之偶也。寸口又何以脈細耶。因脈沈。則縮細少陰。無非上中下三部脈皆水爲政。而退化之血爲之使也。曰男子則小便不利。師謂小便不利爲無血。詎獨男子爲然。曰婦人則經水不通。與師言經水不利下異而同。明示之曰。經爲血。非見血不見水也。有血則水亦爲經。無如血不利則經血授權於水。是咎不在水而在血。名曰血分。實則藏水分於血分之中也。

師曰。寸口脈沈而數。數則爲出。沈則爲入。出則爲陽實。入則爲陰結。趺陽脈微而弦。微則無胃氣。弦則不得息。少陰脈沈而滑。沈則爲在裏。滑則爲實。沈滑相搏。血結胞門。其瘕不瀉。經絡不通。名曰血分。

同是說經水。同是斷經水爲兩概。上條水在下而血在上。有血等於無血。小便不利其明徵。本條血在下而水在上。有水等於無水。其瘕不瀉其明徵。上條經水不通偶水字。指明其水多於血也。本條經絡不通個絡字。指明其血多於水也。上條脾衰血亦衰。所以血化爲水之原因。由於水穀失其常。本條陰結血亦結。所以血結胞門之原因。由於其瘕爲之梗。故同具寸口趺陽少陰脈。而脈象有異同。上條寫寒水二字入寸口。一變而趺陽。再變而少陽少陰。曰沈曰遲。曰伏曰卑曰細。無非形容水氣之下流。有血之脈不如此。有水之脈始如此也。寫水脈以影襯其血者也。本條則寸口脈沈而數。特書出入二字。形容脈氣流動於經氣之中。申言之曰。出則爲陽實。非指脈出者死也。死脈有出而無入。且陽實脈出。與陽虛脈出不同論也。曰入則爲陰結。太息其陰陽分兩橛。陽實則水聚於陽。陰結則血凝於陰。觀於寸口而知水與血不相聯屬矣。曰趺陽脈微而弦。陽實而微。是陽微結之微。血結水亦結可知。弦則爲減。血減水亦減又可知。曰微則無胃氣。下言微則爲氣者是。無胃氣安得有脈氣乎。曰弦則不得息。沒收其息於按之不移之弦脈。勢必呼焉而不得入。吸焉而不得出。一呼減其半。一吸減其半。成何定息乎。曰少陰脈沈而滑。沈爲在裏。不得謂之沉則爲水也。陰結在裏之脉亦爲沉。不得謂之滑則爲氣也。乃滑則爲實。猶乎沉則爲實。兩脉其間不能以寸也。沉滑相搏。無殊實與實搏。曰血結胞門。必爲水道之阻力。如轉胞證之不得溺者意中事。彼則胞系了戾。比較本證之其瘕不瀉。同一吃虧也。是以患不在水而在血。曰經絡不通。不通而經絡皆有分。明乎非關於經水不通使然也。名曰血分。血分同。上條之血其形上。本條之血其形下也。

問曰。病有血分水分。何也。師曰。經水前斷。後病水。名曰血分。此病難治。先病水。後經水斷。名曰水分。此病易治。何以故。去水其經自下。

本節又另提。看似便宜於婦女也。男子無斷經之例。問詞何以不問婦人。答詞亦不曰婦人經水前斷耶。得毋單承上條婦人經水不通一語置男子小便不利於不計耶。抑血不利則爲水。水不利則爲血。經爲血三字。男婦同一例看耶。果爾。則婦人經水不利下。作有形之斷經看。男子經水不利下。可作無形之斷經看矣。緣男婦皆有經水一分子。血分水分。當然是公共之病名。烏在其問婦不問男耶。孰意其問詞若曰。婦病不具論。男子亦有血分水分病。問立何法。宜於婦。亦宜於男也。師仍舉婦科以爲例。曰經水前斷。後病水。勿徒責其後病也。當問其經水之前斷與未斷。斷矣。方定其名曰血分。若誤認爲水分。則非其治矣。曰此病難治。婦且如此。男更可知。假如先病水。後經水斷。仍當責其先病也。經斷乃其標病。名曰水分。則知治本爲先矣。知標知本。而後行治法。則此病易治。問詞又若曰。何以故。曰去水其經自下。易治之故已說明矣。問者尙能負責也。反觀之則難治之故未說明。豈非令問者知難而退哉。吾竊取仲師言外之旨。血分病大都與黃汗爲鄰。下文自有芪芍桂酒湯爲後盾。不能因難治而袖手也。然則彼方男婦通用耶。固也。不觀男子之下血乎。下血而行所無事者多矣。特非月信以時下之比。故發無期候耳。要其爲經絡不通則一也。

問曰。病者苦水。面目身體四肢皆腫。小便不利。脉之。不言水。反言胸中痛。氣上衝咽。狀如炙肉。當微欬喘。審如師言。其脉何類。師曰。寸口脉沉而緊。沉爲水。緊爲寒。沉緊相搏。結在關元。始時尙微。

年盛不覺。陽衰之後。營衛相干。陽損陰盛。結寒微動。腎氣上冲。咽喉塞噎。脇下急痛。醫以爲留飲而大下之。氣繫不去。其病不除。復重吐之。胃家虛煩。咽燥。欲飲水。小便不利。水穀不化。面目手足浮腫。又與葶藶丸下水。當時如小差。食飲過度。腫復如前。胸脇苦痛。象若奔豚。其水揚溢則欬。喘逆。當先攻擊衝氣。令止。乃治欬。欬止。其喘自差。先治新病。病當在後。

本條又血分氣分水分合寫矣。上文諸有水者不言苦。本證獨言苦。匪特痛苦在水可知。條下僅有胸脇苦痛四字。不止苦在胸脇又可知。末二句云先治新病。病當在後。分明新病苦於舊病也。新舊病都爲仲師所料及。問詞殆謂病者有不堪言狀之苦況。欲仲師說明所以成立水分病之原因也。曰面目身體四肢皆腫。腫處倘有完膚哉。曰小便不利。條下又複言之。爲無血二字寫照者在此。曰脉之不言水。言水則有掛漏。師言已在不言中矣。曰反言胸中痛。未言脇下急痛也。胸中乃大氣之所積。令逆氣無從上。曰氣上衝咽。咽高於胸也。衝咽則大氣不能抵禦矣。曰狀如炙肉。形容衝氣不復下。則結如炙肉。炙字與少陰脉有關係。手少陰脉從心系上挾咽故也。下言腎氣上冲。咽喉塞噎亦如見矣。腎氣衝氣相並行也。曰當微欬喘。預決條下有欬字。喘逆二字。不言者亦盡言之矣。審如師言。冬屬未病。曰其脉何類。未病之脉何類。已病之脉又何類耶。師曰。有舊病所以生新病。前脉可以括從脉也。獨取寸口足矣。寸口脉沉而緊。坐實沉爲水脉。緊爲寒脉。非寒水脉先具乎。曰沉緊相搏。結在關元。師謂冷結膀胱關元者。正寒水積於是也。曰始時尙微。水分因微。血分氣分尤微。由於年盛不覺。便宜其氣血。故陰陽無恙在。曰陽衰之後。則陰氣日長。陰陽之上下既相左。斯營衛之順逆必相干。氣血遂分道而行。水氣將變爲左右袒。陽氣則愈行而愈損。陰氣則愈行而愈盛。一旦結寒微動。則暴動其腎。曰腎氣上冲。衝氣更無下時。蓋藏過任脉於腎氣之中。曰咽喉塞噎。任脉從關元而上。會衝脉於咽喉者也。始則結於關元者。今則移寒於咽矣。衝任並上。則塞其咽。且足少陰腎脉循喉嚨。則噎其喉。曰脇下急痛。衝爲病又主逆氣裏急也。衝不通於脇。而急痛通於脇。急痛卽不通之謂也。不觀條下又曰胸脇苦痛乎。先有胸脇爲之梗。其氣不會於膻中。血不會於膈俞也。殆由於此。血分氣分將流散而無窮。本與胸脇之留飲無涉。乃醫以爲留飲而大下之。四飲門得快利之藥莫如十棗。十棗湯條下無留飲二字。留飲欲去。庶亦以甘遂半夏湯爲敷衍焉已。彼方不獨無大下。且非下也。大下又豈醫者所及料耶。此五水與四飲所爲大有別。曰氣繫不去。四字已一口道破五水病無下法矣。四飲中不過支飲形如腫。腫無所繫則無論下藥不下藥。其飲可去。若水氣繫在腫。下藥焉能去繫乎。曰其病不除。匪特下藥無效也。就如甘遂半夏湯。與氣繫不相投者。與水穀之海反相投。宜其以大下應之也。無下法便無吐法。復重吐之。徒令胃家無辜受伐而已。曰胃家虛煩。大下則致虛。重吐則增煩。曰咽燥。咽有炙肉在。宜乎其燥。曰欲飲水。乃胃家之用情。氣繫仍未去也。曰小便不利。無血如故。可徵明其血分猶爲水分所持也。曰水穀不化。胃氣不如故。其氣分爲水分所持又可想。曰面目手足浮腫。縱非身體皆腫。腫而且浮。明是誤下誤吐所致。醫者又與葶藶丸下水。葶藶功在瀉肺而止。支飲用之無下水字樣。肺癰用之亦無下水字樣也。本證能下水者。不過偶然水在肺。則欲飲水。下新得之水庸有之。曰當時如小差。腫而不浮。浮差腫不差。繫腫非繫浮故也。曰食飲過度。水穀又不化矣。曰腫復如前。前此之腫。是皆腫非浮腫。皆腫劇於浮腫也。曰胸脇苦痛。舒胸氣者脇。連脇氣者胸。苦痛又劇於前。曰象若奔豚。吐下後水勢溢氾。是又腎氣爲導線。曰其水揚溢。不曰腎水憑陵。揚其波者腎氣也。溢其水者腎臟也。非欲作奔豚。奔豚仍是假相。故曰象若奔豚。視在審問者之子細明辨也。不然。當微欬喘四字。非仲師所已言哉。必俟其水揚溢時。始惹起其欬。曰則欬。則字宜緩讀。曰喘逆。喘逆二字宜輕帶矣。畢竟衝氣階之厲。曰當先攻擊衝氣。四飲則與茯苓桂枝五味甘草湯治氣衝。飲有飲之氣衝。水有水之氣衝。不能混視也。彼方令衝氣低。本證令衝氣止。氣分平當然衝氣止。桂甘薑棗麻辛附子湯可以承其乏。曰乃治欬。五水病未嘗立治欬之方也。長沙早已將欬字喘字納入肺脹中矣。上言此爲肺脹。曰其狀如腫。則與風水皮水黃汗同論。肺脹條下又曰欲作風水。可知欬喘爲肺脹所應爾。當仿行越婢加半夏湯以治水欬。曰欬止其喘自差。明乎欬喘證具屬肺脹。越婢加半夏有兼治欬喘之長。曰先治新病。病當在後。卽答明所以不言水之原因。自胸中痛。氣上衝咽以下皆新病。言外謂有水爲舊病。何以不曰後治舊病耶。在後云者。乃另行議治之詞。不離乎隨證施治之旨也。

風水。脉浮。身重。汗出。惡風者。防已黃耆湯主之。腹痛者加芍藥。

篇首至末。風水二字凡九見。皮水則五見而已。何風水之多耶。仲師誠恐醫者辨別風水皮水未明瞭。與藥非失諸造次。則失諸因循也。風水者何。非與皮水分兩層看也。附皮者毛。毛在皮竅中。故風水在毛竅中。生毛者皮。皮在毛竅外。故皮水在毛竅外。屬肺金之所組。經謂肺臟其華在毛。其充在皮。皮毛分則水氣亦分也。特毫毛之水得諸風。故曰風水。皮膚之水受諸皮。故曰皮水。書風水。與風溼異而同。書脉浮。浮爲在外。風浮水亦浮。太陽亦浮在言外。書身重。足徵輕清之陽。已浮出身外矣。書汗出。陽浮陰必弱。陰弱者汗自出。陰不維陽。焉能維汗。書惡風者。風氣激動其水。更逼出其汗。有風顯非太陽所樂受。緣魄汗乃太陽之保障。汗與脉異名而同類者也。假令汗出脉亦出。太陽還有生還之望哉。況脉浮卽脉出之漸乎。防已黃耆湯主之。本方在風溼條下已建殊勳矣。獨是本方服後仍有汗。卻非行所無事也。曰如蟲行皮中。腰以下如冰。後坐被上。又以被纏腰。始令微汗差也。得毋本證亦發汗乃愈耶。腰以上之汗不必發。取腰以下之汗足矣。在風溼則宜汗出而濡。蓋陽受風氣。陰受溼氣。上焉者風之陽。下焉者溼之陰。不得不取微汗者。恐風去而溼仍留也。本證於陰汗何取耶。陰不得有汗。師言腰以上腫始宜汗耳。何庸以被纏腰耶。以彼陽浮無發熱。是太陽中氣之熱。尙爲風水所持。開放太陽以縶縶微似有汗者佳也。假令不汗將如何。無汗當然得小便。腰以下必爲藥力所潛移。緣防已妙能轉運中土。盤旋而上。得甘朮以提升地上。黃耆遂領天氣以出皮毛。天氣當從兩路落。則水出高原者意中事。自能會合毫毛之水。以下輸膀胱。是以汗藥而收利小便之效也。末句云腹痛者加芍藥。其餘加味不重提。可悟長沙以啟起太陰爲主旨。宣示其維繫太陽之德意。是又一方翻作兩方用矣。

防已黃耆湯方(見上風溼方註從省)

風水。惡風。一身悉腫。脉浮。不渴。續自汗出。無大熱。越婢湯主之。

書風水。又書惡風。匪特複述上條也。方下又云惡風加附子一枚。風水加朮四兩。胡風水字惡風字層見疊出耶。吾非疑加附加朮二語爲多添。吾覺風水惡風四字爲太贅也。何以同是惡風。上條又不加附耶。惡風既同而異。可知風水亦同而異矣。上條風水趨向外。徹開太陽者也。一身之重其明徵。本條風水趨向內。封閉太陽者也。一身悉腫其明徵。書脉浮。上條風水一齊浮。本證則水有水之浮。髣髴浮爲病在表。風有風之浮。髣髴浮爲病在外。是成立表證者水。成立外證者風也。書不渴。顯與裏水不同論。由其病水非因脉沈小便不利所致。其不渴亦與小便自利亡津液無涉。非越婢加朮湯證之比。似可毋勞越婢參其間矣。曰續自汗出。顯見始焉汗不出。無從討太陽之消息在無汗。其斷而復續者。卻有續自汗出爲路線。可見太陽續在之處。猶隱現於汗孔之中也。夫非報信太陽之出以衞外。不在太陽。而在太陽之自汗也歟哉。不盡然也。水與汗共幷。先此之無汗出者。汗被水壓使之然。續得自汗出者。風與汗不相得。風信實由反撲其汗而來。書無大熱。太陽非外亦非表。熱矣。惜無發熱之能力。風氣必小視其太陽。行防已黃耆湯可乎。彼方收回太陽之浮。以釋放一身之重也。本證宜輔助太陽之浮。以打消一身之腫也。然則妄行越婢。必誤治致變矣乎。越婢分明爲裏水而設。治風水乃其所未逮。就如傷寒因無陽之故。權宜用之以追回太陽。比較防已黃耆湯。則有異曲同工之妙。若反用之以擴充太陽之開力。中工寧持越婢湯以俟上工矣。方內重量仍其舊。煑法服法亦如之。風勝則加附以禦風。水勝則加朮以行水。中工恐未明其製作之精也。加倍其藥力。無非亟亟以開太陽。長沙方所爲泛應而曲當爾。

越婢湯方

麻黃六兩　石膏半斤　生薑三兩　甘草二兩　大棗十二枚

右五味。以水六升。先煑麻黃。去上沫。內諸藥。煑取三升。分溫三服。惡風加附子一枚。風水加朮四兩。(湯見上方註從省)

皮水爲病。四肢腫。水氣在皮膚中。四肢聶聶動者。防已茯苓湯主之。

書皮水爲病。上條風水。下條裏水。無爲病二字。風水裏水獨非病耶。肺之合皮也。明乎皮水與肺家無涉。皮有皮之爲病也。假令認皮水作肺水。則四肢腫與其身腫。可混視矣。然猶謂肺水有肺水之見證。小便難。時時鴨溏。爲皮水所無也。特患以正水釋皮水。則中工不無强解矣。蓋本原於天一所生之水爲正水。肺爲天氣。正水殆由肺金積水而來。觀上言外證自喘。可知正水乃肺水之別名。非皮水之別名。故以爲病二字示分寸也。然則下言水之爲病。又說入何部之水病耶。

風水皮水裏水無分子。師明言屬少陰。是石水在其中。又曰爲氣水。是正水在其中。其後又曰黃汗之爲病。五水逐層結束。應上病當在後一語。所謂脉之不言水者。一一言之在後矣。皮水與風水之比較。有異同耶。風水實毫毛者也。則皮膚爲之縮。皮水實皮膚者也。則毫毛爲之歛。風水腫壅一身之氣門。令太陽無從收拾。皮水腫壅四肢之膚革。令太陰無從收拾。故同是汗孔也。風水之汗孔則反出。所以有汗而惡風。風水無發汗字樣者以此。皮水之汗孔則反入。所以無汗不惡寒。皮水所以有發汗字樣者亦以此也。獨是一身腫未必四肢無分子。四肢腫未必一身無分子。總之氣繫不到之處其腫微。氣繫不去之處其腫甚。舉一身可以例四肢。舉四肢可以例一身。猶乎舉腰以下腫例上腫。舉腰以上腫例下腫耳。師言風氣相繫。身體浮腫二語。可爲腫狀之註脚矣。詎獨風水皮水始然乎。曰水在皮膚中。認定皮水所在地。毋庸爲四肢所囿也。腫有腫之趨勢不同也。曰四肢聶聶動者。聶聶乃木葉作動之形。動而不浮。匪特皮膚猶爲水氣所持。足徵皮裏更爲裏水所持也。上言外證胕腫。按之沒指爲皮水。按其手足上。陷而不起爲風水。非舉二證之同也。皆撇開裏水而言也。防已黃耆湯可仿行否乎。上條取陰升陽降之義。假足太陰之升力降手太陽。則以朮爲地卑之助力。本條當取陽降陰升之義。假手太陰之降力升足太陰。當以苓爲天高之助力也。防已茯苓湯主之句。方旨詳註於後。

防已茯苓湯方

防已　　黃耆　　桂枝各三兩　　茯苓六兩　　甘草二兩

右五味。以水六升。煑取二升。分溫三服。

本方何以不去黃耆耶。老陽而有穉陽之氣者黃耆也。本草經稱其主小兒百病。以其能嫩皮膚也。仲師用以治外證。自能帶土氣以灌四旁。黃爲脾色。嫩黃亦耆而不老之稱也。黃耆桂枝五物湯證條下。已曰外證身體不仁矣。上條既以黃耆治外證骨節疼痛之風水病。肯舍黃耆而不理皮水之外證胕腫乎。上條命方曰防已黃耆湯。而方次則耆居甘朮之後。本方曰防已茯苓湯。而方次則耆在桂苓之前。黃耆固與諸藥無軒輊。耆先讓功於朮耆。必俟地氣上。始克盡黃耆之長。升地氣者朮。黃耆纔能領太陽以出身表也。苓先讓功於耆耆。不俟天氣下。宜先盡黃耆之長。降天氣者苓。黃耆亟宜領太陰以達四肢也。防己黃耆湯寫黃耆之從容。防己茯苓湯寫黃耆之神速。以苓易朮猶餘事。間接用桂枝者。假太陽之開力開太陰。加倍寫黃耆也。何以彼方無桂枝耶。彼方氣上衝者加桂枝三分。明乎彼方可翻作桂枝湯用。不離乎假太陰之開力開太陽。匪直此也。有朮在。則天氣自能澤毫毛。桂枝可加可不加也。無朮在。則地氣不能輭皮膚。得桂枝助天氣以主外。是亦匡耆苓之不逮也。其主動力則在防己。防範中土。非雜氣所能侵。故一物以防己得名。要其紋如車輻。則轉坤道以旋乾。則載覆無非化生之宇。且有甘草之柔和。令諸藥先從腰裏落。身重固宜。肢腫亦宜。二方均無加薑棗之必要也。彼方云生薑四片。大棗一枚。煎八分。不合原方製作。當是後人加入。本方無薑棗可見矣。此較越婢又何如。同是開太陽。彼方無苓朮。卻非借助於太陰。與防己湯有異同者此也。

裏水。越婢加朮湯主之。甘草麻黃湯亦主之。

首二句又複衍上文矣。末句多立一方。胡不單提末句耶。得毋恐中工忘記越婢爲裏水主方耶。隔上一條。分明以越婢主風水。方下又補行加朮四兩。是前後製方已符合。無如風水曰不渴。上言裏水曰故令渴。渴不渴已令人目不暇給矣。况風水裏水見證有異同耶。獨是裏水條下一則曰小便不利。再則曰小便自利也。風水條下不曰汗出。又曰續自汗出也。一汗一溺均無定形。裏水顯非風水之比矣。數不盡外證爲風水。裏水則縱有外證之呈露。亦有諸內者形諸外焉已。緣越婢原方。乃從太陽外證之外着手。追回遠去之太陽者也。特嚴禁之曰。無陽不可發汗。而後行越婢。且合作有桂枝湯在。自援救太陽而有餘。若去桂加朮。則鞭長莫及矣。治水則朮重於桂。加之打通太陽太陰兩方面。恐太陰爲裏水所持。反不能維繫太陽也。至風水仍器重越婢者。一本治無陽之美意顧全太陽。一仿治裏水之良法顧全太陰。可悟五水病越婢之功爲最偉。對於渴不渴非方旨之騎牆。其餘種種諸證更無論矣

○中工若欲引越婢加朮湯爲知已。認定裏水二字是言詮。不然。長沙立證安有如是之單簡哉。曰甘草麻黃湯亦主之。非舍越婢而代以甘麻也。恐人囿於仲師皆不可發汗之言。眨小越婢也。見得加朮並非爲禁汗而設。誠以中土乃地氣上之雲。當然爲天氣下之雨。裏水病若得微汗解者。乃崇土制水之力莫之然而然。甘麻二味。純是打入脾家作用。甘黃麻亦黃也。觀方下重覆汗出數語。發太陰汗非易易也。陰不得有汗。不汗曰再服。卽麻黃附子甘草湯可微發汗之旨也。又曰愼風寒。愛惜太陽爲何若。眷顧越婢爲何若。越婢湯內自有甘麻在。長沙非立方外之方。而立法外之法。雖謂甘麻卽越婢之緒餘可也。

越婢加朮湯方（見上方註從省）

甘草麻黃湯方

甘草二兩　　麻黃四兩

右二味。以水五升。先煮麻黃。去上沫。內甘草。煮取三升。溫服一升。重覆。汗出。不汗。再服。愼風寒。（方旨已說明。註從省。）

水之爲病。其脈沉小。屬少陰。浮者爲風。無水虛脹者。爲氣水。發其汗卽已。脈沈者。宜麻黃附子湯。浮者宜杏子湯。

書水之爲病。掩人處在無腫字。無腫亦病水耶。風水一身腫。皮水四肢腫。黃汗四肢頭面腫。凡諸有水者腰上腰下腫。獨上條裏水不言腫。而面目黃腫。則言之見上矣。得毋人所不經見之水病。庸或不腫耶。爲病二字。又似舉見慣之水病以示人。如持不腫之眼光視五水。惟正水石水無腫字。有腫則正水之本臟病。肺水曰身腫。石水之本臟病。腎水曰臍腫。反爲正水石水之陪客。二證既非肺水腎水之病名。正水祗有外證自喘。石水祗有外證腹滿不喘焉已。夫寫正水祗得自喘二字。寫石水祗得腹滿不喘四字。上文言喘則言欬。未有但言自喘者。腹滿不喘更未之見矣。又執何證以徵明其爲五水中之正水石水耶。經謂肺腎皆積水。其本在腎。其末在肺。正水當然爲水之末。石水當然爲水之本。非必自喘證具。不喘證具也。不觀上條一證不具亦裏水乎。書其脈沈小。素問謂腎肝并沉爲石水。寫風水入石水之中。故寫肝沈在腎沈之中耳。曰屬少陰。是單指腎沈而言。與厥陰無涉。何以上言其脉自沈無小脉耶。假令脉沈微。則太陽并少陰共沈未可知。若沈而且小。顯然寫少陰爲石水所持。小亦少之稱也。脉小爲陰陽形氣俱不足。非雌陰衰落而何。曰浮者爲風。又風水正水合寫矣。緣風舍於肺。害金兼害水。金生水者也。金水爲風氣所利用。正水遂自有而之無。無水云者。正水不當其位。邪風僞託正水以惑人。宜其脉沉遲。而外證自喘也。肺脹當有喘。無如其喘虛脹亦虛。虛脹者乃虛邪假定之部分。留水氣於未盡者也。曰爲氣水。不曰爲正水者。正水是天水之好名詞。仲師不欲中風邪之計。故易其名曰氣水耳。曰發其汗即已。正水石水皆可發汗。不能强發少陰汗者。寧發太陰汗。既發手太陰汗。足太陰亦有其汗在也。曰脉沈者宜麻黄附子湯。浮者宜杏子湯。則雙方綰照矣。方旨詳註於後。

麻黄附子湯方

麻黄三兩　附子一枚　甘草二兩

右三味。以水七升。先煑麻黃。去上沫。內諸藥。煑取二升半。溫服八合。日三服。

杏子湯方

杏仁　麻黃　甘草

麻黃附子甘草湯已見傷寒少陰篇矣。彼方麻黃止二兩。曰微發汗。本方麻黃多一兩。曰發其汗。彼證無脉沈。本證脉沈似與麻黃附子細辛湯有出入。本條命方但提麻附者。見得甘草非用以緩解少陰汗。乃假道中央土微取太陰汗。同是少陰不得有汗。惟太陰在少陰之前。間接發微汗者以此。直接發其汗者亦以此也。微汗非從少陰而來。其汗非必與微汗分道而出。但不涉與水共幷者爲其汗。固非太陰所能私。亦不得目爲少陰之自汗。蓋魄汗無非心液之羡餘。善用之則爲腎部之保障。地氣上者屬於腎。雨氣所爲通於腎也。而命方則甘草若無與焉者。不過與細辛示區別。正長沙操縱甘辛二藥處。且爲脉沈立方。與少陰之無裏證不同論也。何以不但行甘麻耶。此又明示裏水與石水不同論。特操縱一味附子於甘麻湯內。彼方四兩麻黃。且防其不汗。可知有附在。更難重覆取汗矣。因中央土爲裏水所持故也。就如越婢湯之六兩麻。何嘗爲發汗而設乎。本方則麻黃減之又減。顯與上條不同其手眼。而三兩麻與二兩之比較。又與微發汗不同手眼也。曰浮者宜杏子湯。胡不曰宜越婢湯耶。夫時而脉沈。時而脉浮者越婢湯證也。脉沉易越婢。脉浮亦易越婢。愈以見發汗非越婢之長。甘麻湯從越婢方中抽出。麻黃附子湯從甘麻方中抽出。杏子湯則杏與附相參錯。匪特未嘗改易甘麻也。甘麻湯又翻作兩湯用。可想見其並未脫離麻甘。猥以杏子一味承其乏也。足少陰證具則宜附。石水二字在言外。手太陰證具則宜杏。正水二字在言外。表其異不必示其同。暗指正水石水未爲秘。則甘麻二字。更可於言外得之也。不曰麻杏湯。可見與無詞之筆詩同調矣。殆亦知者不待告之意義歟。註家疑卽麻杏甘石湯。殊非發汗所應爾。若名麻杏甘草湯又何如。傷寒曰脉浮病在表。可發汗。宜麻黃湯。註家又疑爲麻黃湯之省文。豈非令無方之方反晦乎。

厥而皮水者。蒲灰散主之。

上文一路無厥字。腎水則曰其足逆冷。其手未嘗逆冷也。下文黃汗曰兩脛自冷。非手足冷也。氣分曰寒氣不足。卽手足逆冷。顯非寒氣有餘之厥。若厥而皮水。大都指皮水厥寒者近是。何以不書皮水厥寒耶。乃曰厥而皮水。豈非見厥自見厥。而皮水如故耶。皮水胡以厥。陰陽氣不相順接便爲厥。皮受氣於陽。手足爲諸陽之本。假令陽氣無恙在。何至於厥。上言皮水胕腫不言厥。皮水肢腫不言厥。獨身腫而冷。狀如周痺。腫冷則似有可厥可不厥之端倪。馴至陽退陰進者意中事。皮者肺之合。得毋肺水厥之耶。肺水無厥證也。抑正水厥之耶。厥亦正水無分子。無端致厥。蓋必皮水與肺水易位矣。肺部高居陽位者也。爲陽中之太陰。皮水之陽逆於肺。斯肺水之陰合於皮。宜乎肺家反受氣於陽。肺水遂立變爲正水。是便宜於肺水者。未始非關於皮水之反動力。於是皮水中有正水一分子。正水中有皮水一分子。不相屬而相屬。庸或因風氣爲轉移。見厥則正水皮水又減輕其半。此亦厥有厥之便宜。仲師非以見厥爲悲觀也。第覺皮水若言之而不能盡。特舉皮水之對觀以盡其餘。正水卽皮水之半相也。正水更知之而不能言。特舉正水之對觀。以畢其義。皮水卽正水之半相也。脫令不厥。又非本條消息矣。本證皮水正水均須治。分治不如合治也。合治又不如不治水之治水。中工勿因治術窮。轉疑師法有未備也。曰蒲灰散主之。彼非小便不利也。滑石白魚散茯苓戎鹽湯具在。胡隨手拈一方以塞責耶。他如括蔞瞿麥丸。分明爲有水而設。何爲棄之不用耶。彼方有其人若渴四字。與本證無涉。且服丸以小便利。腹中溫爲知。溫中二字亦無取。菖蒲以節勝也。助肺行治節。能打通節節中層累曲折之水。聽决瀆之令而行。賴有滑石爲後盾。當然水從小便去。飛之成灰者。灰其散則藥力無處不到也。豈煆灰乎。湯見上。註從省。

問曰。黃汗之爲病。身體腫。發熱。汗出而渴。狀如風水。汗沾衣。色正黃如蘗汁。脈自沈。何從得之。師曰。以汗出入水中浴。水從汗孔入得之。宜耆芍桂酒湯主之。

本條何以不問血汗耶。身黃得諸溼。脾色本爲黃。汗黃得諸血。血液變爲黃。師言如水傷心。則黃汗歷節從其類。風血相搏。則飲酒汗出當風從其類。汗色都由經絡不通使之然。血結水亦結也。彼黃汗而間出血汗者。非百中無一也。無如血汗不得出。但逼出其黃汗。問者口中說黃汗。心中欲窮血分之變也。上言血結胞門。非卽婦人水與血俱結於血室之謂乎。上言男子則小便不利。婦人則經水不通。乃無血之報信也。謂黃汗卽血分之報信可矣。問黃汗之爲病。不啻載無形之血汗而出。書身體腫。水汗仍未出。留水氣於汗孔之中。故一面身汗一面腫。書發熱。師言假令發熱。便爲歷節。下條又曰假令發熱。此屬歷節。本證何以發熱又不名歷節耶。篇首黃汗曰身發熱。未嘗曰陽浮者熱自發。身字已貫通到本條矣。仍作身發熱讀可也。曰汗出而渴。風水其人不渴。纔汗出卽愈耳。黃汗與風水不同論也。曰狀如風水。豈非如與風水相反哉。此殆黃汗有黃汗之風水。血分而有水分者存。其汗孔中不祗鬱水兼鬱風。風水爲醖釀血病之媒。師謂久不愈。必致癰膿者。殆由於此。曰汗沾衣。明乎其汗色歷久未過去也。曰色正黃如蘗汁。何以水氣不爲之滌耶。曰脉自沈。氣化爲經血所壅閉。則全軀無活動。豈浴水能去其垢乎。曰何從得之。問詞殆謂不能歸咎於水分也。師曰以汗出入水中浴。與汗出當風異而同。曰水從汗孔入。遂與血相得。反與汗相失。血得水以生其汗。水得血以染成黃。水黃與瘀黃異名而同類也。由黃而黑又變相矣。彼終身而釀成黑癖者。所在多有。血分更爲黑色所掩也。曰宜耆芍桂酒湯主之。黃汗固宜。血分亦宜。寫血分入黃汗之中。立一矢貫雙之治法。下條桂枝加黃耆湯句上無宜字。可悟黃汗之主方自有在矣。方旨詳註於後。

黃耆芍藥桂枝苦酒湯方

黃耆五兩　芍藥　桂枝各三兩

右三味。以苦酒一升。水七升。相合。煑取三升。溫服一升。當心煩。服至六七日乃解。若心煩不止者。以苦酒阻故也。

本方何以不適用於歷節耶。彼證痛在節。三百六十五節。不啻爲風氣所必歷。故曰諸肢節疼痛。身體未嘗痛也。身體尫羸而已。身體亦未嘗腫也。獨足腫大而已。本證則痛在三百六十五絡。而波及其身之皮。下條曰如有物在皮中狀。曰身疼重。本條曰身體腫。篇首且曰四肢頭面腫。顯與歷節有異同。師言假令發熱此屬歷節者。教人體認太陽之身。是否發熱耳。粗看之黃汗歷節皆云發熱也。本證連下條身字凡六見。以身上之經脈常不可見。常見於皮部者皆絡脈故也。絡脈之別者爲孫絡。此其所以有三百餘絡之多也。絡脈不能經大節之間。必別由絕道而行。歷節痛而絡脈能免於痛者此也。絡痛亦與諸節無涉者亦以此也。何以本證曰腫不曰痛。下條曰重曰痛曰疼。不曰腫耶。本條血分方與風水相容與。水在皮中。風走皮外。發熱汗出。則趨勢在腫。骨節疼痛猶其後。下條頻頻汗出。反阻礙榮氣之行。曰久久身甲錯。曰久久身瞤瞤。分明見證在皮部。外骨節疼痛已過去。風水固假相。歷節亦假相也。至此而後補行者芍桂三味。則苦酒更阻矣。然則本方治腫不治痛耶。非也。本方以治血痺爲先着。同是變通黃耆桂枝五物湯。而以苦酒一升易薑棗。則厚集其苦酸之味於血分。黃汗亦兼受其賜。經謂酸生筋。筋生肝。肝生心。苦亦生心也。苦酒便打入心血上作用。方下云溫服一升。當心煩。諸血皆屬於心。汗爲心液。液故爲血。心煩亦有汗而解之見端。黃汗自復還其色相。曰服至六七日乃解者。三百六十五絡方行盡也。曰若心煩不止。行焉而未盡者庸有之。中言之曰。以苦酒阻血液。血液阻黃汗故也。過此則寧舍血分不治治黃汗。未爲晚也。

黃汗之病。兩脛自冷。假令發熱。此屬歷節。食已汗出。又身常暮盜汗出者。此榮氣也。若汗出已。反發熱者。久久其身必甲錯。發熱不止者。必生惡瘡。若身重。汗出已。輒輕者。久久必身瞤瞤。即胸中痛。又從腰以上汗出。下無汗。腰髖弛痛。如有物在皮中狀。劇者不能食。身疼重。煩躁。小便不利。此爲黃汗。桂枝加黃耆湯主之。

書黃汗之病。不曰黃汗之爲病。闕爲字豈非令人易忽耶。上條黃汗爲血分所持。其汗少。故黃色微。爲病云者。匪特醒中工之眼。見得黃汗儼爲血分寫照也。本條血分爲黃汗所持。其汗多。故黃色顯。之病云者。毋庸醒中工之眼。見得血分病無非黃汗所致也。曰兩脛自冷。寒水未過去。得諸浴水何待言。曰假令發熱。風血相搏當然有發熱。風從地水中生也。狀如風水一語。就從發熱上看出。分別在太陽發熱屬歷節。單獨太陽之身發熱屬黃汗。黃汗僅言身發熱者。傷無陽也。曰食已汗出。汗生於穀也。設非食已。庸或穀色令其黃。反是則黃爲水色。舉食已以驗汗。先補明黃汗之來源。尚未徵實其奪汗無血也。曰又身常暮盜汗出。此豈同傷寒徵盜汗出而反惡寒者。爲表未解哉。乃黃汗常爲其身上所不容。血分又爲黃汗所不容。於是奪汗兼奪血。非入暮即盜汗出而何。曰此榮氣也。曰若汗出已。汗胡以已。無血又取償於汗。始則血供汗。繼而汗續血。未已亦已矣。曰反發熱者。血汗兩相奪。則兩相反。不曰反惡寒者。明乎其非表證仍在。與已未發熱之太陽病。不相侔而適相反也。曰久久其身必甲錯。汗痕浮於血。積血遂印爲乾痂。大小疏密不一名甲錯。師謂肌若魚鱗者近是。曰發熱不止者。熱度愈引而愈長。曰必生惡瘡。上言黃汗久不愈。必致癰膿者非歟。曰若身重。是血分日以少。水分日以多之明徵。有水脈沉。曰身體腫重。風水脈浮。曰身重。歷節則無論脈浮脈沉。脚腫足腫無重字。此歷節所以與黃汗有異同也。曰汗出已。輕輒者。歷節又無論自汗黃汗。無出已二字。無輒輕二字。本證顯屬太陽爭回其汗以自固。輒輕其身而自若。未始非太陽衛外之勢力使之然。無如黃汗非太陽之身所自有。曰久久必身瞤瞤。覺毛竅之蕭疎。瞤瞤然肌肉上若被細雨微風所經過。安得不激刺其胸乎。曰卽胸中痛。最空曠者胸部也。諸陽得以受氣。胸次纔無窒礙也。上文病者苦水。亦曰胸中痛。大都因陽氣閉塞。故痛苦上焉已。曰又從腰以上汗出。水分橫斷腰間可知。然地氣上則胸中開。還算得汗之便宜。無如其下無汗。腰以下又成立血痺矣。曰腰髖弛痛。貼尻骨之皮肉謂之髖。在太衝之下。血分流溢於此。弛痛者何。皮與肉相牽扯。一處痛翻爲兩處痛也。曰如有物在皮中狀。血汗交迫。釀成瘀熱。其汗益黃。不發身黃者。瘀熱在皮非在裏耳。曰劇者不能食。髣髴產婦鬱冒不能食。下無汗則穀氣壅於中。非中寒也。卽師言上焦有寒。其口多涎之不能食也。曰身疼重。何以不獨重而且疼耶。水血混淆。水中有血則身疼。血中有水則身重。書煩躁。非關疼重也。必周身汗出。陰陽乃復。方無煩躁。下無汗則陰陽猶隔絕也。宜其煩躁。雖然。血與汗之比較。無血甚於無汗。其汗半爲血所奪。腰下無汗其明徵。其血全爲汗所奪。小便不利其明徵。師言若小便自利。及汗出者自當愈。得小便利猶其後。如欲易黃汗爲遍身漐漐微似有汗。就令桂枝湯。服至二三劑。仍有汗不出之虞。法惟桂枝加黃耆湯主之。非取汗於血也。不取汗於血。乃取汗於汗。顧全血分。須更新黃汗也。方旨詳註於後。

桂枝加黃耆湯方

桂枝　芍藥各三兩　甘草　黃耆各二兩　生薑三兩

大棗十二枚

右六味。以水八升。煮取三升。溫服一升。須臾。啜熱稀粥一升餘。

以助藥力。溫覆取微汗。若不汗。更服。

本方亦如服桂枝湯法將息乎。出黃汗已不止一次矣。又曰覆取微似汗。何得有如許之汗耶。縱犧牲其汗而不顧。寧不慮其如水流漓耶。黃汗非正式之汗也。實則未嘗得微汗。如法將息。始克盡桂枝之長也。胡不單行桂枝湯耶。同是發熱汗出。桂枝證之熱非反發熱。桂枝證之汗非爲黃汗。桂枝之藥力。同是收之而後放。不能收回不經見之熱。不經見之汗也。加黃耆非匡桂枝之不逮也。加倍寫桂枝。耆以効其靈。本草經稱黃耆主久敗瘡膿。爲去腐聖藥。黃汗實與血汗相掩映。桂枝行使黃耆收回血汗之黃。令着先爲功於血分。桂枝之能事猶未畢也。然則本方仿行黃耆桂枝五物湯耶。彼方爲外證身體不仁。如風痺狀而設。桂枝已易方矣。方下不曰服已須臾云云。兼易法矣。且倍用生薑無甘草。但節取桂枝以解外。不必取汗以開太陽。無啜粥溫覆之必要也。本方豈半用桂枝爲已足哉。仲師特操縱甘草。爲主外主內立方針。假令五物湯有甘草在。黃耆將舍外而走內。則諸藥盡騎牆。假令本方無甘草。黃耆將舍內而走外。諸藥又騎牆。惟甘耆合作。網盡腐血之黃汗。入於中土而俱化。化生精卽氣生形。何敗血黃汗之有。服已須臾。卽其候也。匪惟將息桂枝。更將息甘耆也。與黃耆芍藥桂枝苦酒湯調用可乎。汗與血相因。上條血分先形。後得黃汗。證據在身體腫而發熱。本條黃汗先得。釀成血分。證據在兩脛冷而未發熱。前方以血易汗。血行而腫自消。本方以汗易血。汗出而痛亦除。二方無所謂犧牲其有限之血。及有限之汗也。特一則主腫。一則主痛。二方不能越俎也。

師曰。寸口脉遲而濇。遲則爲寒。濇爲血不足。趺陽脉微而遲。微則爲氣。遲則爲寒。寒氣不足。卽手足逆冷。手足逆冷則營衛不利。營衛不利則腹滿脇鳴。相逐氣轉。膀胱營衛俱勞。陽氣不通卽身冷。陰氣不通卽骨疼。陽前通則惡寒。陰前通則痺不仁。陰陽相得。其氣乃行。大氣一轉。其氣乃散。實則失氣。虛則遺溺。名曰氣分。

五水病種種與脉氣爲難。上兩條名血分師則曰寸口。曰趺陽。曰少陰

○聲聲關心三部脈○明乎脈氣猶存在也○脈者血之府○寫水分入血分○形諸脈者其常○本條寫水分入氣分○不提少陰脈○是以知病之在脈矣○脈合陰陽○陰陽氣不相順接便爲厥○上言厥而皮水倘厥字○已爲本條手足逆冷伏案○黃汗不言厥者○血分病仍未短陰陽之氣也○少陰不至者厥○厥訓短○宜乎本證仲師但舉寸口趺陽而言○而不及兩尺者○兩尺無脈氣故耳○書寸口脈遲而濇○曰遲則爲寒○濇爲血不足○仲師可謂不嫌辭費矣○血不足非血分病乎哉○假令血有餘○何至脈不足○寫血即寫脈○不足二字○乃濇脈之註脚也○曰趺陽脈微而遲○曰微則爲氣○氣微又血不足之註脚○而氣重於血○脈資生於胃之穀氣故也○曰遲則爲寒○又辭費矣○素問謂寒勝血○中言所以血不足之原因○殆寒氣有餘矣乎○曰寒氣不足○少陰腎其令寒○其類水○其應冬○其病厥○寒氣太過反不厥○衍流之紀其病脹○涸流之紀其病痿厥○大都少陰之厥○關於寒氣不及使之然○冬氣當至而不至者是○曰即手足逆冷○師仍恐人泥看其爲陽退陰進也○曰手足逆冷則營衛不利○營氣行脈中

○衛氣行脉外○營衛因脉氣之流利爲流利○故以營氣衛氣得名○師又恐人泥看其脉遲爲血少○孰意其非關於尺中之遲○乃寒遲之遲○傷寒營氣不足四字○亦非與血不足異而同也○曰營衛不利則腹滿脇鳴○形容營衛帶寒氣以入腹○腹氣尤不利○於是乎滿○寒氣反爲腹氣所不容○則移寒於脇○脇氣欲轉不轉○與寒氣相推拒○寒鳴便是水鳴○久之氣與氣相逐○寒氣又爲脇所不容○寒轉水自轉○水無有不下也○膀胱爲水府○注水之州都者也○無如氣化不能出○止以營衛代行其氣化○則膀胱又不利○營衛利在行○膀胱利在出○膀胱欲出○營衛以行力梗其出○營衛欲行○膀胱以出力梗其行○合膀胱營衛爲一氣○必氣與氣相左○俱勞二字盡之矣○徒令陰陽斷絶交通而已○六氣有六氣之陰陽○六經之陰陽屬傷寒○五行有五行之陰陽○五經之陰陽屬金匱○舉陰陽氣以例營衛○營衛之利不利不可見○欲知陽氣之通不通○莫陽於走一身之表之巨陽○欲知陰氣之通不通○莫陰於存骨髓之氣之腎陰○身冷則陽氣不能衛外而爲固不待言○骨疼則陰氣不能存精而起亟不待言

○卽陽通如故矣○假令陽通爲之前○無陰氣爲之後○是續陽經者○必陰經之血爲之○營衛行陰則惡寒○陰經無熱脉故也○陰通又如故矣○假令陰通爲之前○無陽氣爲之後○是續陰經者○必陽經之血爲之○營衛行陽則痺不仁○陽經無動脉故也○反是則陰陽相得不相失○其氣遂爲其脉所自有○脉行氣乃行○曰大氣一轉○經一番轉運○胸中之大氣○纔有呼吸之足言○曰其氣乃散○其陽經未復囘原狀者○其氣乃散布其陽以主外○其陰經未復囘原狀者○其氣乃散布其陰以主內○於是陽道得以實○曰實者失氣○一鼓寒氣出後陰○與氣利相若○陰道得以虛○曰虛者遺溺○一溜寒水出前陰○與失溲相若○名曰氣分○病形猶未了了也○長沙不立方○又當會通言外之旨也○

氣分○心下堅大如盤○邊如旋盤○桂甘薑棗麻辛附子湯主之○

書氣分○另立一證耶○抑跟上寫氣分耶○跟上寫其氣乃散個散字○散而復聚○聚在心下○卻堅在心下○寒能堅物○氣分無非由寒水所構成○心下已爲水分之旋渦○氣分又爲水氣所持○故堅而且大○曰堅大如

盤。盤訓曲。水曲如鉤流謂之盤。圓折不定亦曰盤。勿誤認傷寒大陷胸湯證。按之心之石鞕。將如磐石之固也。彼證心下痛。本證祇有堅大無痛字也。中言之曰邊如旋盤。盤亦作旋。旋渦亦回環翕聚之稱。舉邊以例中者。非止曲繪其圓也。曲繪其邊陰邊陽如太極。髣髴端的在其中者然。比較腹大如箕。腹大如甕者。無此渾成矣。何以盤有盤之範圍。邊有邊之範圍耶。氣分互於中。水分繞其旁。其氣尚留而未散者。以大氣未爲其氣之續。加以水分之交纏。可知鼓脹病與其聚也。毋寧散。與其成立水鼓也。毋寧成立氣鼓。本證仲師握一散字爲題珠。以陰陽二氣爲主體。作其氣已散論也可。作其氣未散論也亦可。總以桂甘薑棗麻辛附子湯貫徹其陰陽。便是更新氣分。教中工視無形於有形之中。認定盤中之物。是否有生氣者存。則爲上工所心許矣。方旨詳註於後。

桂甘薑棗麻辛附子湯方

桂枝　生薑各三兩　細辛　甘草　麻黄各二兩　附子一枚

大棗十二枚

右七味。以水七升。先煑麻黃。去上沫。內諸藥。煑取二升。分溫三服。當汗出。如蟲行皮中。卽愈。

本方行桂枝去芍藥湯者三。行麻黃附子甘草湯者一。行桂枝去芍藥方中加附子湯者二。行麻黃附子細辛湯者三。行麻黃附子甘草湯者四。桂枝方面。打通太陽及少陰。附子方面。打通少陰及太陽。務令陰陽氣相順接爲手眼。一若置心下堅大而不顧也。旣曰如盤。又曰如旋盤。兩如字非眞形也。乃兩影子也。下條亦曰如盤云云。可悟長沙之取譬矣。何以盤字若言之鑿鑿耶。亘古常新莫如盤。盤銘浴德製於湯。述異又稱盤古氏乃夫婦陰陽之始。天地萬物之祖。是舍盤字幾無陰陽合撰之可擬。仲師觸類而比例及之。明乎日日更新視乎盤也。淺言之卽如有物在皮中之通稱耳。方內無一味可以打消其心下之盤者。何以四方中但針對胸滿二字惡寒二字。餘證又不之顧耶。上條長沙說到陽氣不通。陰氣不通二語。已四顧前路。特書太陽病。又曰屬少陰矣。太陽少陰非氣分話頭哉。

氣分之變化何限。如盤二字。不過謂其爲盛水器之一。盤方則水方。盤圓則水圓。器重在盤。非器重在水也。形容少數之水。流落在邊際。便非汪洋之比。醫者動以本方治水氣之膨脹。方下明曰分溫三服。當汗出如蟲行皮中。蓋指邊皮之水。立化爲汗。護送太陽以出外耳。非用以打消腫大之水也。脩園謬加知母易名爲消水聖愈湯。殆從桂枝芍藥知母湯套出。豈可以歷節方藥。混入五水方中乎。又復侈陳其效果。何倖功乃爾乎。

心下堅大如盤。邊如旋盤。水飲所作。枳朮湯主之。

首句何以不書氣分耶。得毋心下純是水分耶。上條水氣環繞氣分。則氣分一太極。水分無殊氣分之外圈。本條氣分環繞水氣。又水氣一太極。氣分正如水氣之外圈。同是假定之病形。玩如盤二字。刻畫不可謂不珍也。同是交通邊陰邊陽。上條聚者散之。令陰陽氣散半分於太陽。散半分於少陰。本條散者聚之。令中央土聚太陽之陽氣者半。聚少陰之陰氣者半也。然則本證仍須更新氣分耶。非也。本證水分重於氣分

○曰水飲所作。言水不言氣。則氣分猶其後。獨是上文水飲二字不多見。一則病下利後渴飲水。一則病者苦水條下咽燥欲飲水。又曰醫以爲留飲而大下之。已斥明誤認留飲之非。見得水自水而飲自飲矣。他如渴字亦寥寥。皮水其腹如鼓曰不渴。風水曰其人不渴。即渴亦四飲之陪客。不過五水門帶寫渴飲二字焉已。四飲中心下有支飲者多矣。何嘗旋盤證具乎。仲師口中舉飲字結水字。意中實借支飲爲如盤之反比例。支飲其形直。旋盤其形圓。五水病當然支飲不成立。若繞折直形爲圓形。則與如盤渾相若。所作云者。說明支飲之變相。髣髴介於五水四飲之間也。舉凡主治支飲諸方不中與。轉移大氣可乎。非崇土不能制水也。前方不中與之。地氣上則天氣爲之應。不患無憑乎大氣以舉之也。況胸中之積氣。能直接中氣乎。立五水方外之方。並立四飲法外之法。非騎牆也。仲師互文見義。脫離一水一飲以立證。此等所作。詎獨爲中工所未見及。幾令後之讀者。欲掩卷而未遑。此五水四飲所爲若離合。而治法到底有異同也。枳朮湯主之句。方旨詳註於後。

枳朮湯方

枳實七枚　白朮二兩

右二味。以水五升。煑取三升。分溫三服。腹中輭。卽當散也。

本方何以不命曰朮枳湯耶。看似宜以白朮爲居首。枳實爲後盾也。以厚集其心下之下之氣分。枳則逆取其心下之水分。令水由地中行。纔與氣分無抵觸也。枳實祇有下趨無逆上。不能反攻堅大之邪也。本草經稱其除寒熱結。解結邪則有餘。小承氣湯取其與有微和胃氣之力。若用以破堅積。則非其所長矣。胡爲以枳跨朮耶。水分之實。與實邪煅煉燥屎不同論。順取心下之盤。枳實自能勝任。枳朮等分果何若。二味平行。則枳朮無軒輊。白朮不能爲枳實之助力者。反爲枳實之阻力。惟責重在枳。枳實雖欲讓功於朮而不得。然後可以各盡二藥之長。何以上文諸方。分明爲水分而設。祇有加朮無加枳耶。五水四飲所以相懸絕。五水無穀氣在。四飲有穀氣在。游溢精氣者飲也。留飲曰心下續堅滿。堅滿卽爲內實之註脚。仲師拆散大承氣湯以立方。枳樸硝黃皆入選。支配在治飲方中不爲虐。本方固非飲家所必需。亦非前方有臟義也。特盤與盤相若。髣髴一證翻爲兩。豈知形同證不同。假令兩證作一證治。誤以桂甘薑棗麻辛附子湯治水飲。必與心下格格不相入。前方固屬枉行。苟以本方治氣分。則戕氣分。緣上條之盤。氣分爲中堅。本條之盤。水分爲中堅。上條氣聚欲其散。散出盤邊之外。散藥患其少。本條氣散欲其聚。聚在盤邊之下。聚藥不求多也。方下云三服腹當輭。腹氣兼被其輭化。則心下之堅無存在。曰卽當散也。非所論於其氣乃散也。氣散正以生形。水散自爾爲精也。

附方

外臺防已黃耆湯治風水。脉浮爲在表。其人或頭汗出。表無他病。病者當下重。從腰以上爲和。腰以下當腫及陰。難以屈伸。

外臺又續貂矣。孫奇輩借光王氏。附驥於此。不免有互相輝映之見存。然太不擇矣。曰防已黃耆湯治風水。居然與仲景所見畧同也。曰脉浮爲在表。表字便與風水條下有出入。師言外證骨節疼痛。連帶皮水正水石水。皆舉外證以示人。始終未嘗言及個表字也。裏水二字則兩見。從中有水氣四字生出。乃仲師補明風水不盡脉浮。不盡屬外證。見得浮沈靡定。形中形外者。因風水之蕩漾使之然也。胡爲但牽引傷寒脉浮病在表一語。忘卻師言浮爲在外乎。可知唐宋諸子。已將外字表字囫圇讀過矣。曰其人或頭汗出。其人云云。可以濫稱哉。乃仲聖句中有眼也。胡爲信口說出其人二字乎。頭汗出又另有兼證在。風水病未之見也。曰表無他病。彼非指實表證與外證有異同。不過王氏用慣外字作表字。表字作外字焉已。師明言風水身體反重而痠。何得謂無他病耶。彼究以何者爲他病耶。曰病者當下重。傷寒下重二字凡三見。太陽篇與柴胡湯曰後必下重。少陰篇四逆散證條下。曰泄利下重。厥陰篇白頭翁湯證條下。曰熱利下重。都指魄門重墜而言。身重豈下重乎哉。曰從腰以上爲和。身重汗出惡風。非寫腰以下之病形也。腰以上何得爲和。黃汗則從腰以上出。下無汗。尚且非上利下不利也。況風水病一身悉腫。分明一身不利乎。特與黃汗不同論者。黃汗亦身重。且身疼重。又不祗身常暮盜汗出。得汗較爲易。則如服桂枝法將息。啜粥溫覆無餘事。本證風上而水下。或水冰腰下者亦其常。坐被纏腰。行法外之法。補將息所未備耳。曰腰以下當腫及陰。心水者纔身重陰腫。在本證匪特畫蛇添足也。五水與五臟水。彼仍未分曉也。曰難以屈伸。歷節條下不可屈伸四字又三見。忽而寫歷節入風水。此等擬不於倫之學說。孫奇輩且被其蒙蔽。宜乎卒病論之亡。亡於中工矣。

讀過金匱卷十九

伯壇中醫專校講義卷四

漢張仲景卒病論卷四

讀過金匱卷十九

新會陳伯壇英畦著

黃癉病脉證并治第十五

寸口脉浮而緩。浮則爲風。緩則爲痺。痺非中風。四肢苦煩。脾色必黃。瘀熱以行。

本條何以不冠師曰病黃癉耶。下條開始說穀癉。女勞居第二。酒癉又其次。酒癉凡六見。穀癉祇三見而已。女勞雖兩條。卻與男子黃合寫。以其同是小便自利也。遲遲而後點出病黃癉三字者。黃癉亦五條。而諸黃黃家都縮入黃癉上說。故連類而及之也。穀癉條下有黃字。女勞癉酒癉黑癉與黃癉相掩映。字典癉字訓黃病者三。訓勞病者五。宜乎篇末男子黃條下。曰當與虛勞小建中湯。可悟帶女勞癉入虛勞者。所在多有。差幸經過黑癉時期。不至腹如水狀主不治者。由其勞火未盡。留此生以受小建中之賜耳。難保其過此無復以女勞終也。師謂色黑爲勞。勞復又且黃且黑矣。何以本條先提出個痺字耶。爲下文黃家所得。從溼得之二語而發。溼家病何嘗非身色如熏黃。又曰面黃而喘。顧同是濕也。溼痺之候。痺着黃亦着。本證則黃行痺亦行。行痺又類風狀也。風爲百病之始。先寒而至者風。與溼相得者寒。有溼在不得謂風寒無分子也。下條曰風寒相搏可見矣。

書寸口脉浮而緩。寫風脉帶寫溼脉。曰浮則爲風。緩則爲痺。不曰緩則爲溼。明乎其着痺之溼脉當緩行也。曰痺非中風。風痺非行痺乎哉。其病形又分明得諸溼。雖行亦不免濡滯矣。曰四肢苦煩。不曰骨節疼煩。亦無風濕相搏之端倪。蓋必寒濕相舍。釀成熱色之黃。熱病皆傷寒之類者此也。然則濕熱同行矣乎。似也。畢竟寒濕一方面。瘀熱一方面。脾色便是濕色。加濕色於脾色之上。故曰必黃。不曰必行。祇可謂之瘀熱以行。脾色仍如故也。瘀熱行未畢。黃色必無了了之時。苟非黃從小便去。瘀熱則無論徐行疾行無去路。瘀熱亦如故也。法當假道小便以去黃。黃去而後瘀熱可以告肅清也。

趺陽脉緊而數。數則爲熱。熱則消穀。緊則爲寒。食則爲滿。尺脉浮爲傷腎。趺陽脉緊爲傷脾。風寒相搏。食穀卽眩。穀氣不消。胃中苦濁。濁氣下流。小便不通。陰被其寒。熱流膀胱。身體盡黃。名曰穀癉。

本條明是說起穀癉成立之所以然。而熱則消穀。與穀氣不消二語似相矛盾。何以穀則消而穀氣獨不消耶。夫消穀則善飢。與無氣等。何者是餘賸之氣耶。其消化未盡者。度亦灰燼之遺耳。不消卒歸於消也。何至半消半不消耶。吾又疑濁氣下流一語。未免厚誣穀氣也。濁氣非穀氣之推陳致新哉。素問謂食氣入胃。濁氣歸心。淫精於脉。穀氣之消化如是其神。故運輸幾無從思議。不過受穀者濁。故以濁氣二字。換言穀氣二字。問諸食穀者亦自被其化而不覺也。奈何突有穀癉之怪象以駭人乎。未辨其證。當平其脉。脉資始於腎間動氣。資生於胃之穀氣。脉神便是穀神。自有趺陽少陰脉爲報信。中工能從脉氣上討消息否乎。書趺陽脉緊而數。曰數則爲熱。陽明篇脉數不解句下。合熱二字已明言也。曰熱則消穀。省善飢二字。明乎脉氣端賴穀氣爲供養。不能取償於飢也。曰緊則爲寒。有消穀之熱在。仍有與穀不相入之寒在。曰食卽爲滿。因寒生滿。已消之穀雖能容。未消之穀不能容矣。書尺脉浮爲傷腎。腎者胃之關也。納五穀之精而藏之者也。脉浮則藏之處已告罄矣。由其脉不沈。寒不生水。從何生腎。師言脾能傷腎者。濕淫太過之謂也。曰趺陽脉緊爲傷脾。脾胃皆倉廩之官也。脾不溫則食入亦傷脾之候。下文師謂脾傷則不磨。彼證因脉濇。其應在吐食。本證因脉緊。則宿穀不化又其應。師故曰脉緊而濇。其病難治。凡病所以難治之原因。都由風寒濕三氣雜至爲主動。曰風寒相搏。風勝則增熱。寒勝則增寒。而風又勝濕。寒復勝熱。每食遂被其紛擾。曰食穀卽眩。還有精陽氣上注於目乎。曰穀氣不消。假令穀氣熟腐而後消。則濁氣爲可貴。假令並未熟腐之穀氣而不留。則濁氣亦同歸於盡。正惟多此濁不成濁之氣也。迴非胃家所樂受。曰胃中苦濁。卽苦眩之所迫而形。宜其濁氣無歸心之希望。祇有下流而已。何以不爲熱氣生清。而爲寒氣生濁耶。氣清則小便亦清矣。曰小便不通。濁氣不能出下發可想。何以中央土又不能舉地下之濁陰奉上耶。曰陰被其寒。反無裨於遠濁。瘀熱又從而梗阻之。曰熱流膀胱。膀胱者胞之室。瘀熱卽身黃之內應。特其血非結故曰流。上言瘀熱以行。卽其候也。一旦流通膀胱。豈非瘀熱可以去黃哉。獨惜身體盡黃。黃成又無小便自利之足言。名曰穀瘅。殆不在瘀而在穀。故不立瘀瘅之病名也。

額上黑。微汗出。手足中熱。薄暮卽發。膀胱急。小便自利。名曰女勞瘅。腹如水狀。不治。

書額上黑。不曰額上黃。下條女勞瘅亦曰額上黑。又曰身盡黃。可見女勞色本黃。仲師置之入黃家。便非身黃者其偶。不過現黃之處則隱其黑。現黑之處則隱其黃。不同酒瘅之黑在面部。未嘗掩盡其黃。師謂雖黑微黃。故知之者。知其黑點與女勞有分寸也。夫黑爲水色。膀胱爲水府。膀胱足太陽之脉上額交巔。額黑顯非太陽爲政。乃水色爲政。黑色不受制於脾色之黃。膀胱之勢力。直高出於中央土之上。此豈州都之官。能倒行而上逆哉。地氣上者屬於腎。腎亦水臟也。以膀胱爲外府。仲師特假膀胱之部分。爲腎臟寫照也。書微汗出。汗出爲陽微。微汗又反徵明手太陽之末路。以足太陽不能維繫手太陽故也。書手足中熱。便宜其手足逆冷矣乎。彼誤治三陽合病。額上生汗則逆冷也。本證非一線之陽猶存在耶。無如其手足中熱。手足爲諸陽之本也。逆冷亦陽氣之退入。若熱在陽中。恐坎中真陽。將與手足長辭也。蓋其水盛行。則其火益孤。手之中心勞宮熱。足之中心湧泉熱。必非可以久持也。曰薄暮即發。維時正夕陽西下之時。可悟其一掌之熱。容易過去矣。下條寫女勞病。亦形容其日所晡發熱。而非限於手足。彼證仍非指明陽氣所在地也。曰膀胱急。下條亦曰膀胱急。總覺女勞癉偏與膀胱爲難。曰小便自利。彼證曰大便必黑。五水門兩見小便自利爲病水。何嘗以大便黑爲病水乎。又非病水不病黃也。不能發黃纔不黃。女勞有何能力不發黃乎。以彼小便之利。非關通調水道而來。乃由房勞之慾火。烹煉久之。遂不受氣化之約束。不當利而自利者。皆排泄真陰之便溺。不至水陰竭乏者幾希矣。小便何以有如許之多耶。此又淫消不分使之然。非淘汰淨盡之小便也。皆由其混入濁流者半。混入熱血者半。雖利仍作不利論。膀胱急其明徵也。得小便胡以急。急在少數之水。爲慾火所留難故也。曰名曰女勞癉。設或留此身以爲男子之黃。未始不克苟延殘喘也。男子黃亦小便自利。卻與水病異而同。曰若腹如水狀。是火氣不知其何往。變成一個水男子焉已。斷曰不治。見黃見黑庸可治。見黑不見黃不可治。吾初疑仲師用情爲太恝。下條又立難治之證。並立難治之方。不忍對於一息尙存而袖手。可知上工亦有治已病之時。孰意其以虛勞之未病爲後顧。覺有硝石礬石散方在。可爲小建中湯之先河矣。

心中懊憹而熱。不能食。時欲吐。名曰酒癉。

下文師立茵陳蒿湯主穀癉。何以大黃不見酒洗耶。酒者熟穀之液也。且爲百藥長。師曰三服小便當利。又曰黃從小便去。利小便以酒氣爲最捷。靈樞謂穀未熟而小便先下。又謂其氣悍以清。以淸酒導其穀之濁者。何待一宿腹減耶。就令加白酒一升煑而後內二味。不是過也。

不觀胸痺條下括蔞薤白白酒湯。酒七升同煑三味。括蔞薤白半夏湯。白酒一斗同煎四味乎。其餘水酒合煑。與乎酒服丸散者亦不少。設有人以酒煑藥。未必被長沙特斥也。乃曰心中懊憹而熱。酒後之狀態則如此。穀癉無此酒態也。下文酒癉又曰心中懊憹。或熱痛。梔子大黃湯亦無加酒之例也。且酒癉凡六見。穀癉止兩見。可知食穀有限量。飲酒無限量。無怪乎嗜酒者寧豪飲以代穀。酒客病反無穀癉之虞。書不能食。又無從歸咎於穀矣。曰時欲吐。不飲而時有欲吐之情。其慣於吐可知。下條亦曰欲吐者吐之愈。又何所顧忌於吐乎。彼證曰心中熱而不曰懊憹。懊憹有悔意。其人輙入醉鄉而無悔。宜其酒癉成立而不自知也久矣。設酒客與酒客遇。必相顧而失色。如或舉酖毒爲勸誡。彼將曰。斗酒未有如下酒物之甚。認定聲飪之邪從口入。轉以食傷脾胃爲辭。其意幾欲廢食而不廢酒也。曰名曰酒癉。酒癉穀癉一若聽其人之自擇。畢竟以酒爲漿之人。流弊必多於穀癉。酒癉關於饔飧者之所爲。穀癉非盡關於饔飧之所致也。

陽明病。脉遲。食難用飽。飽則發煩。頭眩。小便必難。此欲作穀癉。雖下之。腹滿如故。所以然者。脉遲故也。

書陽明病。與五水之太陽病同書法。彼證掩太陽之本色繫乎腫。太陽之死死於水。本證掩陽明之本色繫乎黃。陽明之死死於土矣。陽明居中土。中土一落是黃泉。見水狀則陽明又死於水矣。因黃土埋藏陽明於黑水之中。就令依稀之脾色未過去。目黑固可慮。目赤尤可慮。目者心之使。黑水神光屬腎。赤黑皆水火兩離之候。非必如女勞癉之額上黑也。故陽明病反以一身及面目悉黃爲樂觀。庶與太陽病面目及身黃。同一色相也。本條亦見於傷寒。彼證舉以例胃家之未實。恐人遽以大承氣湯誤攻其發黃。明乎發黃無胃實。胃實無發黃。惟脉遲又似與攻裏無抵觸。苟泥看其脉象。而不顧及其食穀。究未得其真相。曰食難用飽。飽則發煩。是穀氣猶阻於膈上。胃中安得有精華。且頭眩。頭者精明之府也。精氣不上注於目而爲精。是陽氣不出於目。焉能會於頭。可知發煩即熱則消穀之現象。頭眩即穀氣不消之現象。假令大便反易。縱飽食亦瀉而不存。曰小便必難。又失傳化之效用。其爲濁氣下流。小便不通無疑義。曰此欲作穀癉。比較上條之成立穀癉畧爲遲。而本證之穀荒尤過之。彼證食卽爲滿。胃中苦濁卽苦滿矣。曰雖下之。腹滿如故。何以上條之滿。又不被下耶。得毋本證之滿較甚耶。彼證滿在胃。其滿有遁形。本證滿在腹。其滿無遁形。顧同是滿也。師謂病者腹滿。按之不痛者爲虛。痛者爲實。亦同是不痛也。無非胃家實之陪客。若濫予大承氣湯。則其弊將不止此。詎腹滿如故已乎。曰所以然者。其可以議下之所以然。與腹滿不減渾相若。其不能議下之所以然。與脾色必黃又相若。曰脉遲故也。脉遲正胃家實之報信。亦穀癉病之報信。蓋必醞釀久之。實邪煅煉其燥屎。而後裏實而外不實之證成。其故一。亦醞釀久之。熱邪流散其濁氣。而後表實而裏不實之證成。其故二也。

夫病酒黃癉。必小便不利。其候心中熱。足下熱。是其證也。

酒非能發黃也。沾染穀氣而後黃。靈樞謂酒後穀而入。先穀而液出。

非謂食穀先於飲酒也。謂穀氣沒收其酒以入胃。而後酒氣挾穀氣以旁流也。緣酒氣清而穀氣濁。黃受氣於濁。濁無路去。而清氣已過去故也。書夫病酒黃癉。夫字教人當從穀癉上看出。同是黃癉。酒黃匪特與穀癉無甚異。與諸黃癉亦無甚異也。以其面不黑。不得謂雖黑微黃。就令大便正黑。亦與女勞大便必黑無甚異。曰必小便不利。亦小便不利皆發黃耳。不過與小便自利之女勞癉。及男子黃有異同。況六條酒癉病。除卻微黃二字不多見。酒黃癉三字僅兩見。可知酒黃必依稀難辨矣。黑黃又非酒癉所同具也。獨異於女勞之額上黑而已。小便不利更人所易忽也。書其候曰心中熱。下文隔一條亦曰心中熱。上文則曰心中懊憹而熱。爾懊憹二字者。明乎心熱非因懊憹而生。乃主血所生病。酒癉熏煉其心血。此後食氣入胃。其歸心之濁氣。寫因熱血爲轉移。遂假託穀癉之病爲酒癉。彼心目中祗知有穀癉病者。未必見之謂之酒癉也。異在足下熱。穀氣爲酒氣所辟易。由心下而及足。傷寒謂穀氣下流故足心熱。是足熱非穀爲之。乃酒爲之。酒氣差强於穀氣。所以小便不利。轉令穀氣不能發黃。酒氣反能代之而發黃。曰是其證也。非穀證諦。是酒證諦。穀癉是假相。酒癉仍是半真半假也。其候纔是真相。其候乃酒氣爲政。不同穀氣爲政。有形之候是。則無形之證亦是也。

酒黃癉者。或無熱。靖言了了。腹滿。欲吐。鼻燥。其脉浮者先吐之。沈弦者先下之。

書酒黃癉者。黃字宜删矣。上條既曰酒黃癉。得毋酒癉有黃有不黃耶。非也。穀癉明明身體盡黃。而欲作穀癉條下無黃字。女勞明明身盡黃。而名曰女勞癉條下無黃字。凡書癉病。就令乍看之未有如橘子色之黃。子細辨之。必有微黃在。癉者黃病也。讀癉字作黃字可矣。何必寫酒癉入黃癉耶。仲師非爲黃癉書。爲酒黃書也。緣酒黃猶帶穀黃之色。上條穀氣形下不形上。酒氣幻爲穀色之黃。一面心熱。一面足熱其明徵。本條穀氣在裏不在表。酒色掩盡穀氣之黃。一面無熱。一面腹滿其明徵也。太陰主腹。太陰當發身黃者也。然必發熱方是發黃之見端。下言肚熱裏熱。於是一身盡發熱而黃。可例看也。書或無熱。非謂或熱或不熱也。謂熱無定在。與心中足下有間也。書靖言了了。言者心之聲。匪特心中不懊憹也。不露生濁之寒。藏卻生清之熱。靖之爲言淸也。了之爲言快也。其言淸且快。靈樞謂酒氣悍以淸者非歟。書腹滿。上言欲作穀癉曰腹滿。假令其人非善飲。則穀癉無遁形。無如酒氣進而穀氣退。致令太陰不特不能發黃。並不能發煩。皆由酒液先穀而出。不爲氣化潛移。故小便淸利無消息。阻前部兼阻後部。安望其一宿腹滅乎。雖或久久發黃。酒癉速成於穀癉多矣。書欲吐。非吐酒不吐穀也。不能食纔吐酒以讓食耳。彼殆欲吐穀以拒酒者乎。書鼻燥。肺開竅於鼻。酒氣由肺部以達皮毛。則鼻爲報息。不爲其熱爲其燥者。酒癉無發熱。發黃當如發熱看。惟與穀癉有異同。穀癉熱流膀胱爲內應。而後布滿身體盡黃。未審其在體之黃脈有無變見耳。曰其脈浮者先吐之。沈弦者先下之。兩先字非治未病乎哉。酒黃癉是已病者也。下文梔子大黃湯分明爲酒癉而設。文義看似先治穀癉。

未治酒癉也。然除卻梔子大黃四味。尙有何方能吐下兼施乎。竊以爲當以梔子香豉行吐法。以大黃枳實行下法。吐穀先而酒癉有分子。下穀先而酒癉有分子。分一方爲兩方。合兩證爲一證可也。不然。若俟穀癉成立。吐之則發煩有加。下之又腹滿如故矣。一證因循。而兩證皆失。不亦瞠乎。

酒癉。心中熱。欲吐者。吐之愈。

書酒癉。不曰酒黃癉。明乎脫離穀癉以立證也。書心中熱。穀癉祇有心胸不安。無心中熱。因食卽濁氣歸心而未去。濁爲陰。受穀者濁。濁陰受穀而親上者。以心所樂受者寒。所不樂受者熱。故雖寒熱證具。亦陰被其寒而不覺。有熱則流入膀胱而已。未聞客熱能直入心中也。上言其候心中熱者。乃恰可穀氣之候流於下。則酒氣之候形於上。乘虛而入於心中。是假定心部爲臨時之熱耳。前此未嘗熱。無欲吐狀可見也。本證則純然與穀癉無涉矣。何以酒癉病除卻上條無熱靖言了了。其餘皆與心中爲難耶。諸血皆屬於心。非酒與心戰。乃血與酒戰。將有其血玄黃之象。血先受氣。於是乎黃。所謂瘀熱在裏。身必發黃者如斯也。書欲吐者。上條欲吐從腹滿中出。穀氣不消因而滿。本證欲吐從心熱中出。酒氣不和因而熱。不曰時欲吐。食時不欲吐。不能食時迫得吐。時而因食拒酒。時而因酒拒食。時酒食都爲心中所不容。宜其懊憹甚於心中熱。本證食不食無阻力。但心惡熱而不惡酒。不獲已欲吐棄其酒者。亟欲吐棄其熱是眞情。曰吐之愈。上條穀癉未成。曰先吐之。無愈字。酒癉將成仍未成。曰吐之愈。補末句一吐字便打消其酒癉。可知仲聖方自泛應而不窮。上言先吐先下兩先字。已令下文梔子大黃湯躍然紙上。一任中工於四味藥中。四而二之。翻作兩方用。以治未來之穀癉。卻對於現在之酒癉若離合。誠以梔子大黃湯本無所謂之吐下。卽吐亦無礙於下。卽下亦無碍於吐。此獨一無二之方。爲酒癉可吐可下而設。非爲酒癉一吐一下而設。抽出梔豉以吐熱。當爲仲師所許可。傷寒服梔豉湯以得吐爲度。乃更新太少之熱之神劑。心爲陽中之太陽。兩太陽同稱故也。獨是吐穀癉也可。吐酒癉也亦可。若以大黃枳實下酒疸。則不無考慮矣。下條曰酒疸下之。久久爲黑疸。是又割裂梔子大黃湯之弊。緣酒疸雖已病仍有未病者存。宜乎仲師勒住中工之手以示禁。見得能有操縱梔黃之定識。而後對於未病有分寸也。

酒疸。下之。久久爲黑疸。目青。面黑。心中如噉蒜齏狀。大便正黑。皮膚爪之不仁。其脈浮弱。雖黑微黃。故知之。

書酒疸。曰下之。未有如吐之愈之便宜矣。彼非欲下者。必無物可下。與有物欲吐不同論。又不曰酒黃疸。穀氣固薄弱。脾色尤薄弱也。無論若何下劑。皆不利於脾色之黃。若但以大黃枳實爲嘗試。則更峻矣。蓋中土一陷。穀與酒不相得。則酒與水轉相投。久久遂沾染水色爲黑疸。還得以黃疸目之乎。不曰酒黑疸者。明乎其本色自酒黃疸來也。書目青。諸脈皆屬於目。目青則黃脈已去。青脈乘之。肝勝脾矣。宜其目不黃者肝爲之。肝在竅爲目也。書面黑。已非面目悉黃之比。特面者心之華也。目者心之使也。南方赤色入通於心。其充在血脈。胡爲面目無夏色耶。無火安能生土耶。青鄰於黯。黑而不華。黑水神光又失原相矣。是亦水尅火之端倪。書心中如噉蒜虀狀。師言心中寒者。其人苦病心。如噉蒜狀。形容其心火被陰寒之刺激。犀利如麻辣也。卽心中不熱之互詞。本條加一虀字者。寫下酒物變爲醯醢中之虀。可想見其酒氣不堪入鼻矣。曰大便正黑。不曰大便必黑。女勞之便黑是水色黑。非糞黑也。本證便黑是化物之傳變。本自色正黃。認定其正黑卽正黃之變相可也。曰皮膚爪之不仁。彼外證身體不仁。仍是血證諦。非水證諦。血痺條下可例看矣。首條師又曰痺非中風。末句曰瘀熱以行。焉有酒癉病而血分無變遷之理。本證尤爲吃虧者。由於誤下致變。亦不能以溫藥了之也。然則梔子大黃獨可行耶。酒癉病寒傷血之時少。血化熱之時多。寒熱有分寸。故可除熱與不可除熱有分寸也。當持其脉以爲衡。書其脉浮弱。陽浮而陰弱者。乃太陽篇立證立方之頭一次脉案也。上文明寫陽明病曰脉遲。本條暗寫太陽病曰其脉浮弱。太陽生則陽明生。條內得女勞主不治者一而已。曰雖黑微黃。豈徒不能掩盡黴黃哉。師言脾色必黃。太陽開卽所以開太陰。曰故知之。非謂望而知其爲酒癉也。以一刻之眼光。能決定其寒化熱化於未然。經謂之知陽者知陰。知陰者知陽也。末句爲不明其故而漫予下藥者告也。

師曰。病黃癉。發熱。煩渴。胸滿。口燥者。以病發時。火刧其汗。兩熱所得。然黃家所得。從溼得之。一身盡發熱而黃。肚熱。熱在裏。當下之。

本條仲師尙返顧陽明乎。陽明下法是鍼對胃家實。非鍼對胃家熱也。發熱字爲實字之前一層寫。黃字爲實字之對面一層寫。都與下法無涉。裏實二字雖屬胃實之代詞。脫令表虛裏實。仍不能一槪作實論也。況本證分明有熱字無實字耶。熱字凡五見。在傷寒謂之熱結在裏。表裏俱熱。如其大渴證具。燥煩證亦具。當主白虎加人參湯何待言。乃末句曰當下之。當字不知仲師着眼在句中何字也。着眼在個火字耶。傷寒凡火刧證無下法。火字祇可爲諸熱字之註脚。着眼在個黃字耶。發黄何得爲裏實。黄字亦火刼有分子。祇可謂爲當下之反證。不曰當下其黄。亦不曰當下其熱可知矣。夫以現在之熱。釀成未來之實者。陽明有熱邪在則然。實其熱方實其裏者陽明病之常。本證一身盡發熱而黄。是厚集其黄加熱上。表實則有之。孰何證以徵明其裏實乎。仲師點出個溼字。爲上下文所未言及。先點個汗字。下言當以汗解之。行桂枝加黄者。又曰自汗出爲表和裏實。汗生於穀。穀生於精。存精於脾。脾類溼。胃實脾亦實者。以有溼在也。汗和而穀未和者。亦以有溼在也。無如本證之汗。乃火刼之遺。安得有表和之望耶。師若曰。本證之黄當別論。書病黄癉。不曰黄癉病。是之謂見病知源。其源是溼。其流是癉。發熱煩渴。胸滿口燥皆是流。汗出更流之又流矣。曰曰以病發時。火刼其汗。刼汗無非逐末之所爲。特對於汗則追虚。對於溼則逐實。一汗一濕無所失。獨表熱裏熱則因火而盛。兩熱所得。亦火氣有除而已。火氣於是挾濕氣而行。人人見之謂瘀熱者。孰意其濕熱以行乎。瘀熱非不黄。然黄家所得。本非得自瘀熱。乃從濕得之

○瘀熱不過助濕爲虐耳○外浮者熱○而內實者濕○宜其一身盡發熱而黃○濕未去則黃未去○實表實裏者黃爲之○非熱爲之○師謂脾色必黃者此也○兩熱流散無窩矣乎○裡熱難收拾○表熱無難收拾○書肚熱○不曰腹熱○肚者胃之稱也○表熱當然先受治於陽明○肚熱卽爲裡熱之報信○非泛泛爲腹熱之報信也○書熱在裡○不曰實在裡○久熱當如實熱看矣○雖不當下而下之○何患無物以任受下藥乎○火氣未滅將奈何○火刼無延長之理○火盡則遺燼無存在○一旦發熱煩渴胸滿口燥四證○消滅於無形○則汗從濕中出矣○汗出少者爲自和○亟亟下之無當也○看似方爲失望○下文大黃硝石湯○已在長沙袖中矣○

脉沈○渴欲飲水○小便不利者○皆發黃○腹滿○舌痿黃○躁不得睡○屬黃家○

上條脾胃合寫○口燥寫脾○肚熱寫胃○寫胃入脾○寫脾入胃○燥者熱之變○熱者濕之變也○何以不曰肚濕耶○太陰當發身黃○必流露其濕於太陽之表面○上言一身盡發熱而黃者濕也○卽脾色也○濕不行而藉

瘀熱以行之。脾統血。血裡有瘀熱。故曰熱在裡。移瘀熱於肚裏。毋庸明言濕在裏也。陽明篇謂當於寒濕中求之。寒濕中便有瘀熱在也。獨是陽明病無論濕熱寒熱無下法。豈非當下之三字說出題外耶。下文有桂枝加黃耆湯在。胡不以汗解之耶。假令脉浮。何須議下。上條無脉浮二字。加以火劫其汗。就令發熱亦頓失其浮脉。則脉沈可以想像而見。特傷寒脉浮而緩。太陰所以能發黃。太陰無沈脉反發黃之理。陽明亦無發黃而脉沈之例。宜乎上條脉沈二字闕不書。何以本條又特書脉沈耶。濕痺之候脉沉而細。痙病亦脉沉而細。經謂諸痙項强。皆屬於濕。是濕用事。當然脉沉。異在痙病有面赤目赤無黃字。濕病有身黃面黃無赤字。痙病有小便反少無小便不利字。濕病有小便不利仍有小便自利字。痙病不言渴。濕病不渴。仍有渴欲得飲。而不能飲字。是黃癉顯與痙病有異同。與濕病仍有異同。惟渴欲飲水。小便不利二語。在猪苓湯證條下凡兩見。但彼證脉浮。本證脉沉。沉脉與浮脉無涉。五水門曰下利後渴飲水。小便不利。又曰咽燥欲飲水。小便不利。彼證縱有脉沉。而見證在水腫。本證無腫字。則脉沉當別論。曰皆發黃。可徵明猪苓湯證之發熱而不發黃者。以脉浮故。陽明篇曰沉爲在裏。胡不發黃耶。彼證脉沉而喘滿。脉沉證不沉。喘滿所以不發黃。何以少厥病脉沉又不發黃耶。此正臟寒之脉沉。與濕土示區別。然則渴而後發黃耶。上言煩渴則有矣。下言癉而渴亦有矣。欲飲水三字未之見。獨穀癉曰小便不通。又曰小便必難。酒癉曰必小便不利。黃癉曰小便不利而赤。小便自利則女勞癉者一。男子黃者一。謂發黃多數小便不利則可。乃曰皆發黃。皆字不成通論矣。師非謂人人皆發黃。謂脾家得之則脾家黃。胃家得之則胃家黃。脾胃皆倉廩之官。中土不制水。則戊土已土皆動搖。例如已土并於胃。則陽明能發太陰之黃。戊土并於脾。則太陰能發陽明之黃。要皆陽明爲導線。瘀熱爲之使。陽明者胃脉也。爲十二經脉之長。胃熱流入太陽經中。無殊太陰假太陽之部分發身黃。脉沉卽爲太陰寫照矣。設或胃家立變爲已土。則無所謂脉沉。書腹滿。太陰主腹。寫肚字入腹字。寫胃家入脾家矣。書舌痿黃。太陰脾脉連舌本散舌下。脾色形諸舌。有瘀熱爲之梗。故曰痿黃。形容其濕痺之着也。曰躁不得睡。陰陽交廹。難堪在太陰。宜乎其躁。不得睡云者。亦非便宜於陽明。胃不和則臥不安也。曰屬黃家。始則脾以胃爲家。繼則胃以脾爲家。總不能越出黃家之門。此殆陰陽相移之濕熱。濕不去則熱不除。惟有訴諸大黃硝石湯而已。

黃癉之病。當以十八日爲期。治之十日以上瘥。反劇。爲難治。

書黃癉之病。下文亦曰穀癉之病。兩之字便見其病勢之延長矣。彼證曰久久發黃。本證曰當以十八日爲期。師謂陽病十八。陰病十八。五臟各有十八。徵有十八病。十八日如此其相因。延至一百八日。將奈何。十八二字不過陰陽之偶數。四時五行其數九。陽年當運。則四時五行陽用事。是謂太過。陰年當運。則四時五行陰用事。是謂不及。合言之陽五行病也九。陰五行病也亦九。舉二九以爲例。陽運太過。其人之陽反不前。是謂獨陽。能夏不能冬。陽太過謂之重陽。重陽必陰。則夏而冬。陰運不及。其人之陰亦不及。是謂孤陰。能冬不能夏

○陰太過謂之重陰○重陰必陽○則冬而夏○十八日不啻兩易其寒暑○或以陰法救陽○則陽生於陰○亦生於陽○或以陽法救陰○則陰長於陽○亦長於陰○當然兩易其身黃○又舉二五以爲例○曰治之十日以上瘥○中工不能肩任者○上工能治之○何以五日未瘥耶○五日爲一候○初候則陽病未脫化其陽○陰病未脫化其陰○十日則陽而陰○陰而陽矣○以上二字○豈非虛度十日耶○十日卽十八日之縮數○十八日又卽百八日之縮數○合盈朔虛之日統計之○百八日則四時之土王日○已超過四時矣○雖謂十八日以下瘥○亦無不可也○蓋十日至十八日○已盡陰陽之變化○何不瘥之有○曰反劇者○必對於陰部陽部不明瞭○羣醫實無下手處○註家謬立陰黃癉陽黃癉之病名○動以茵陳四逆湯爲嘗試○反不足盡茵陳蒿湯之長○何其易視難治之證乎○

癉而渴者○其癉難治○癉而不渴者○其癉可治○發於陰部○其人必嘔○陽部○其人振寒而發熱也○

本條卽上三條之註脚○亦卽女勞癉酒黃癉之註脚○曰癉而渴者○女勞

酒癉條下無渴字。看似彼證之便宜。然女勞黑癉起於額。酒黃黑癉起於面。黃癉其兼證耳。曰其癉難治。語氣殆單指黃癉而言。故曰其癉。非所論於彼有彼之癉也。癉胡以渴。太陰篇內不言渴。且有不渴字樣。足徵其臟有寒在。寒濕相得。而後能久持。上言陰被其寒。則熱流膀胱者。以寒勝熱故。下言寒熱不食。穀癉之寒。未可厚非也。曰癉而不渴者。其癉可治。可悟仲聖以治陰黃陽黃爲手眼。所謂見於陰者以陽法救之。下文大黃硝石湯可例看也。見陽者以陰法救之。下文桂枝加黃耆湯可例看也。渴不渴之分寸。陰陽之分寸也。陽法陰法之分寸。動爲陽。必納陽氣於陰部之中。令陰生於陽。是以陽救陰。法當下則下。靜爲陰。必納陰於陽部之中。令陽生於陰。是以陰救陽。法當汗則汗。陰陽不可見。其發生各部之病源。當有其脈在。脈合陰陽。非五臟六徵之部署所能盡。如其發於陰部也。脈沈者是。如其發於陽部也。脈浮者是。陰部則陽不前。再候而後可以行陽法。陽部則陰不前。再候而後可以行陰法。見於陰者後五日乃陽用事。見於陽者後五日乃陰用事。所以十日以上始言瘥也。何以必指定十八日爲期耶。陽病之十八日。未五日脾用事。陰病之十八日。末五日亦脾用事。師謂四季脾王不受邪者。卽指四時之末而言。然必與病時相應者。人身乃小天地。卽小四時。五行亦因時爲變化。陰陽便是變化之父母也。曰其人必嘔。嘔乃陰中之陽之報信。未可見陰而攻陽。曰其人振寒而發熱也。寒熱卽陽中之陰之報信。未可見陽而攻陰。其人自有其人之變化。視在乎治之者以十日以上爲已任。難治二字。怨中工者以此。易治二字。責中工者亦以此也。

穀癉之病。寒熱。不食。食卽頭眩。心胸不安。久久發黃。爲穀癉。茵陳蒿湯主之。

茵陳蒿湯何以遲遲而後出耶。豈非錯過上兩條之穀癉耶。彼兩條一則曰小便不通。一則曰小便必難。其端倪可從食穀上審出。本證前陰無信息。且曰不食。又曰食卽頭眩。食後不言滿。食時不言飽。積穀有限可知。以何物釀成穀癉耶。假令傷寒七八日身黃如橘子色。加以小便不利。與茵陳蒿湯何待再計決。陽明篇內另有茵陳蒿湯證。不離小便不利四字。分明仲師有意說出題外。末二句而後拍題。首句穀癉之病。與上黃癉之病同聲口。兩之字亦設難中工耳。書寒熱。不曰風寒。從風寒相搏之後。審出其風則生微熱。已括煩字在熱字之中。書不食。從濁陰上審出。食入於陰。長氣於陽者。濁陰爲之。經謂受穀者濁。又曰陰爲味。味生於陰也。不食殆不知食味使之然。非苦在穀也。何以又喜食耶。亦從食氣上審出。食氣宜作濁氣看。穀有穀之濁。無濁陰以受之。則濁穀不効靈。不能上奉而歸於心。勢必上衝而犯於頭。曰食卽頭眩。卽食穀卽眩之互詞。頭者精明之府也。精明不加多而反損。精而不明故曰眩。曰心胸不安。不至發煩者。幸非飽食。而心胸二部。爲每食所必經。其不安也。隱以犧牲濁氣爲可惜。卻欲排泄濁氣而無從。是食入亦一苦事。寫不安以形容其苦濁。無非寫發黃於未黃之先。曰久久發黃。惟上工爲能治未病。久久何至有發黃。若徐徐而俟之。或十日以上。共見其爲穀癉。中工未始無建白之餘地也。茵陳蒿湯主之。師不欲以限期而愈之證。付諸中工而反劇。大都預知施治之難。而後獲收功之易。末句殆磨煉中工也。所爲盤馬彎弓故不發者歟。方旨詳註於後。

茵陳蒿湯方

茵陳蒿六兩　　梔子十四枚　　大黃二兩(去皮)

右三味。以水一升。先煑茵陳。減六升。内二味。煑取三升。去滓。分溫三服。小便當利。尿如皂角汁狀。色正赤。一宿腹減。黃從小便去也。

本方兩見於傷寒。其一爲陽明病熱越仍發黃。其一爲傷寒七八日身黃如橘子色。必傷寒而後有穀癉。乃胃家實之陪客。證據在寒熱二字。不食二字。上言陰被其寒。熱流膀胱。其消息總在胃中苦濁。濁氣下流二語。故不曰久久發黃。明告中工以身體盡黃之顯著。又特書名曰穀癉四字。令中工習聞穀癉之名。免失欲作穀癉之實。蓋不獨穀癉與黃癉異。穀癉與穀癉亦異。假令不問而下之。是犯傷寒之禁也。奚止腹滿如故乎。傷寒凡發黃無下法。穀癉條下無當下二字。黃癉則兩言當下之者。從濕得之之黃家。與傷寒得之之發黃。不能一例看也。寒之熱。則熱未實。濕之熱則熱易實。穀癉無裏實。黃癉有裏實故也。女勞酒癉祇有腹滿。仍滿而不能實。二證縱無下禁。而酒癉則置硝黃於不用。女勞則取硝不取黃。何以本方又附大黃二兩耶。小承氣湯有大黃在。且有枳樸在。同也。何以本方又附大黃二兩耶。且曰病隨大小便去。明乎其與下藥有異非必更衣也。取其微和胃氣耳。非所論於大承氣也。特仲師有勿令大泄下之訓。本草經又稱大黃蕩滌腸胃。則或下或不下亦其常。方旨已爲三味藥籌之熟。不君大黃。故不先煑大黃。後納二味。而大黃居其後。入腹則大黃爲之前。梔子爲之使。大黃非僅以攻下見長。自有推陳致新之潛力。通利水穀。調中化食。二語乃仲師取材於本草經也。然猶恐藥力稍峻。合梔子之黃。以黃投黃。則純爲發黃作用。尾以經冬不凋之茵陳。牽二藥以入寒水之經。服後從無泄下之理。方下云分溫三服。小便當利。大黃已讓功於梔陳矣。曰尿如皂角汁狀。形谷赤米之深色者。寫黃穀之變也。曰色正赤。色莫正於脾色之黃。黃而加赤爲正赤。曰一宿腹減。減滿便減實。不明言其滿。殆更不明言其實。曰黃從小便去。不曰黃從大便去。看似大黃不克有其功。吾謂仲聖操縱大黃。並操縱梔子。與下梔子大黃湯。大黃硝石湯異曲同工。三方兼有梔黃。一方從小便去。一方不從大小便去。一方從大便去。卻與病從大小便去之硝石礬石散。又異曲同工也。

黃家。日晡所發熱。而反惡寒。此爲女勞得之。膀胱急。少腹滿。身盡黃。額上黑。足下熱。因作黑癉。其腹脹如水狀。大便必黑。時溏。此女勞之病。非水病也。腹滿者難治。硝石礬石散主之。

書黃家。明乎女勞亦黃家一分子也。書日晡所發熱。夏時之日晡耶。冬時之日晡耶。曰而反惡寒。是猶衣夏葛而加以冬日之裘。何反常若是。師謂熱在骨髓。寒在皮膚者非歟。曰此爲女勞得之。非身大寒身大熱之比。夫熱爲陽。陽者男子之稱也。寒爲陰。陰者女子之稱也。下言婦人帶下。時着男子。非止女身。本證分明時着女子。非止男身矣。此一形而兼具兩形之狀態。在女子則太陰無匹耦。無中生有之太陽乘其陰。在男子則太陽無匹耦。無中有之太陰乘其陽。要皆脉神之假合。陰陽所以有不測之奇。雖不盡關於寒熱。寒熱亦陰陽之見端也。以其從下焦交迫而來。熱由腎出。則膀胱驚寒。故曰膀胱急。寒水淫佚於兩旁。故小腹不滿少腹滿。小腹之旁卽少腹也。少腹不足言。可駭在太陽不克自有其一身。曰身盡黃。發身黃者太陰也。以太陰而布化於太陽。則太陽翻作太陰矣。豈非喪失太陽哉。曰額上黑。足太陽脉起於目內眥。上額交巔。胡爲僅留一點之陽氣於額上耶。無如其沒收太陽之熱色。呈現太陽之寒色。寒而曰黑。北方黑色。入通於腎也。其類水。女亦水性也。無非以女色暴諸人。宜乎其形上者寒。而形下者熱。曰足下熱。手足太陽又易位矣。足也易爲手。故足熱手不熱。手也易爲足。故手寒足不寒。寒色遂假手於手太陽。布黑癉於黃癉之上。非因黃變黑也。乃因黑作黑也。太陰因太陽之身無陽在。則黃其身。太陽因太陰之腹無陰在。則黑其腹。曰其腹脹如水狀。此又因中土不王。則腎水膨脹。致土不成土。如以水狀易其土。其水非自無而之有也。乃欲自有而之無也。上者小便自利。腹如水狀者不治。太息其腎水不能留無盡之藏也。曰大便必黑。亦非自利黑水也。瀉其黑所以存其黃。而土氣始復。曰時溏。黃黑相間之溏。未始非便宜其大便。中言之曰此女勞之病。非生有自來之本病。不同水狀乃蟄藏之水。與生俱來。故雖腹脹不言腫。曰非水病也。非五水之水。浸淫身體之比也。曰腹滿者難治。恐腹滿由臟寒所致。治大便易。治小便難。女勞之去路在二便。可治不可治之關頭在腹滿。苟無不治之見存。焉知其難治之勢迫。難治二字。非提撕中工退一步想也。乃令其逼緊一步想也。硝石礬石散主之句。詳註方後。

硝石礬石散方

硝石(熬黃)　礬石(燒)各等分

右二味爲散。大麥粥汁和服方寸匕。日三服。病隨大小便去。小便正黃。大便正黑。是其候也。

本證何以不行虛勞小建中耶。下言男子黃。分明從女勞得之矣。彼條有小便自利四字。上言腹如水狀不治者。以其小便自利耳。如謂本條不適用。何以上條亦靳與耶。腹如水狀言其滿。正與男子黃示區別。如之何其可行小建中湯乎。然則以何藥治女勞耶。方下曰病從大小便去。小便去其半。大便去其半。則病無所遺矣。茵陳蒿湯方下曰黃從小便去。與大便無涉也。曰小便正黃。大便正黑。黃有黃去路。黑有黑去路。何以謂之正耶。正以示其鵠。黃去不復黃。小便以黃爲鵠。黑去不復黑。大便以黑爲鵠。兩正字猶云不加多亦不加少之詞。從一又從止。一如其數而止也。叮嚀之曰。是其候也。殆謂從默化潛移上討消息。其候始著者歟。立法立方。真匪彝所思矣。而二石可以禳女勞。箇中自神秘之學在。芒硝之牆壁爲硝石。着於濕土。靈在見火即焰。與黑癉相若。一閃而焰自熄。顯非勞火所能侵。熬黃又取其未脫離土氣也。能載黑糞而出者。已消滅勞火於無形。礬石又何取。礬石最酸收。其効力則依人爲變化。可以補不足。可以損有餘。一面利小便。一面約小便。仲師用以代行婦人之經水。兼清白物之源。已屬離奇之製作。尤妙在燒之成胚。轉與人形相若。此雖涉於巫祝之所爲。而溺情之魔障。寫入衾影中有女流以爲之伴。是鬼物無非勞病之倀。燒礬石卽奇形之印象。合硝石之霜威。粉之爲散。邪祟還能復活乎。大麥粥汁和服方寸匕。以助行其便溺。免令小便自利耳。且礬能卻水。乃打消脚氣之良藥。用以鍼對水狀。尤爲周密。在服之者則莫名其妙。在中工惟有歎與藥之難而已。

酒癉。心中懊憹。或熱痛。梔子大黃湯主之。

酒癉或無熱纔有下法耳。心中熱則吐之愈。下之則久久爲黑癉。目青面黑。其流弊也。且心中懊憹而熱。不能食。時欲吐者有之。何嘗欲下乎。本證無欲吐狀。無不能食狀。食之可矣。不吐之亦可矣。何在立方耶。曰或熱痛。仲師注意在個痛字。蓋必酒癉病以不痛爲等閒。本證當如酒癉之最劇。獨是枳實梔子豉湯在傷寒大病差後。若有宿食者加大黃如博碁子大五六枚。彼方除大黃不計曰右三味。本方大黃合計曰右四味。命方固異。等分煑法亦不盡同。彼條有宿食尚且不言痛。痛則本無宿食可知。又置大黃於何用耶。彼方末句曰覆令微似汗。大黃乃下藥。非汗藥也。分明專責大黃以治宿食。本證又無取汗之必要也。况以淸漿水七升空煑。取四升而後納諸藥。並未預爲取汗地步乎。汗生於穀也。淘米水非取汗於穀哉。而本方不爾也。仲師往往證治若兩歧。徒勞中工之夢想。上下文痛狀不勝書。彼按之心下痛者爲實。師曰當下之。則以大柴胡湯承其乏。胡計不出此耶。本證度亦痛在胃絡耳。胃絡上通於心也。就令得小柴胡湯亦令上焦得通。通則不痛矣。不治痛之治痛。不勝於搔癢不着之無聊治法耶。孰意其痛不在心下而在心中。則中工歎然矣。同是心中懊憹而熱。或熱痛云者。非謂或熱或不熱也。謂或痛或不痛。乃帶熱而痛。與或無熱者不同論也。欲降下心中之痛。行順取法。還而肅淸心中之熱。行逆取法。四味藥有徹上徹下之迴環力。若不唯唯而去者。非中工也。何以獨君梔黃耶。熱痛之中已成黃。是黃而熱。黃而痛。雖懊憹而不遷怒於酒者。回想其不能食。時欲吐。已如前日事。是酒氣已過不留。何所顧忌而不與梔黃乎。梔子大黃湯主之。方旨詳註於後。

梔子大黃湯方

梔子十四枚　大黃二兩　枳實五枚　豉一升（綿裹）

右四味。以水六升。煑取二升。分溫三服。

茵陳蒿湯非有梔子大黃哉。酒癉獨不適用茵陳耶。如曰黃從小便去。前部反無路以去酒黃耶。如曰穀癉條下無痛字。未嘗曰腹痛者去茵陳也。是痛不痛與茵陳無關係。何必有意奚落一味耶。假令去茵陳亦黃從小便去。則茵陳誠無足輕重。梔子大黃亦泛應而不窮。同是用梔黃。在茵陳湯內則利前部。在大黃硝石湯內則利後部。豈非與硝石礬石散異曲同工哉。不知茵陳蒿湯非先煑茵陳爲後盾。梔黃必趨後不趨前。從何得小便。大黃硝石湯非後納硝石爲先導。梔黃又走中不走下。從何得大便乎。正惟本方不求病從大小便去。但求四味藥宛轉於沸騰之內。互相挽留。入腹若大黃枳實趨勢在心之下。梔子香豉挽之令其上。梔子香豉趨勢在心之上。大黃枳實挽之令其下。病在中者取之中。四味藥遂順逆行於方寸之地。三服則其病若失。何庸計及其小便之黃不黃。大便之黑不黑乎。以其除卻懊憹熱痛無餘證。本方不能旁落中心之外也。假令施諸不能食。時欲吐。則重傷其中矣。施諸腹痛而嘔者又或嘔不止矣。諸黃痛在腹。酒癉痛在心。本方安能越俎以代柴胡湯乎。彼傷寒厥陰病心中疼熱。非本證之陪客哉。厥陰撞心。從下而上。故疼而後熱。酒癉入心。從上而下。故熱而後痛。二證所以有異同。可悟勞復病特將枳實梔子豉湯裁之為二者。緣彼證與本證相去遠甚也。

諸病黃家。但利其小便。假令脈浮。當以汗解之。宜桂枝加黃耆湯主之。

書諸病黃家。看似總括發黃種種也。得毋明承小便不利皆發黃一語耶。曰但利其小便。但字分明單指小便不利者而言。顯與女勞癉男子黃之小便自利無涉矣。獨酒癉條下曰必小便不利。彼條未嘗立方也。其餘或吐之。或下之。有治法矣。無治方也。上條梔子大黃湯則僅一見。何嘗曰利其小便。抑不利其小便乎。上下文除卻茵陳蒿湯有小便當利四字。猪膏髮煎有病從小便出五字。硝石礬石散曰病隨大小便去。卻分兩路去。非一路去其小便也。毋亦仲師因酒癉未授人以利小便之方針。任人擇用茵陳蒿湯及猪膏髮煎耶。非也。吐法下法且無專主。況尋常解酒之利水藥乎。以小便了卻黃家。無此便宜。連上文黃家字樣凡四見。當下之三字有其一。黃家卽黃癉之通稱。故下文黃癉條下亦曰當下之。本條不曰但當利其小便。不當利者不在此例可知。惟其脈浮者。酒癉條下亦僅一見。故但曰其脈浮。是本證之脈。非緊跟酒癉而言。乃從黃家二字生出。酒癉條下。未有明言屬黃家也。假令脈浮。亦不能沿酒癉以爲例。彼條曰先吐之。以彼有欲吐二字。本證無有也。然則脈沈。故曰利其小便矣乎。上言脈沈。分明曰小便不利也。利小便而可以了卻脈沈。亦無此便宜之黃家。不過脈沈皆發黃者其常。脈浮屬黃家者其偶。假令二字。形容未見慣之詞。明乎脈浮非易得也。蓋沈爲陰脈。須更新其陽。法當下。浮爲陽脈。須更新其陰。法當汗故也。下藥所以求助於陽者。陰生於陽。謂之以陽法救陰。汗藥所以求助於陰者。陽長於陰。謂之以陰法救陽。太陽太陰乃陰陽兩大部。身部即太陽之範圍。腹部即太陰之範圍。黃癉病則身之表。腹之裏無兩全矣。下法姑勿論。汗法則桂枝在所必行。曰當以汗解之。以汗解太陽者半。以汗解太陰者亦半。兩解太陰太陽病者桂枝湯也。特有方無藥。依然得半之功也。加黃耆以盡其法。則陽黃陰黃無所遺矣。宜桂枝加黃耆湯主之。方旨詳註於後。

桂枝加黃耆湯方

桂枝　芍藥各三兩　甘草　黃耆各二兩　生薑三兩　大棗十二枚

右六味。以水八升。煑取三升。溫服一升。須臾。啜熱稀粥一升餘。以助藥力。溫覆取微汗。若不汗。更服。

黃癉病本無所謂之陽黃陰黃。首條瘀熱以行四字。仲師已一口道破其病因。傷寒陽明篇兩言瘀熱在裏。身必發黃。可引徵也。喻嘉言創陰黃陽黃之說。誤會發於陰部發於陽部二語。以爲陽黃即黃而熱。陰黃卽黃而寒。沉自南則以氣分血分釋陰陽。無非參以忖度陰陽之臆說。不知黃癉初起。始有發於陽部發於陰部之足言。久之則陰陽皆受病。止有陰陽疑似以惑人。苟第從表面上觀察。明知太陰當發身黃。無如太陰之氣化無存性。太陽之面目已非。從何確定其發病之始。是陰主動。抑陽主動乎。脉合陰陽者也。篇首揭出寸口脉浮而緩。非先寫太陰發黃之脉哉。亦本無所謂之脉沉。沉脉又爲裏實寫照。沉爲在裏。裏字可爲陰部之註脚。太陰始終實其裏。急當救裏惟有下。轉言之曰假令脉浮。嘻其至今未脫離浮脉。浮爲在表。表字可爲陽部之註脚。太陽始終實其表。急當救表惟有汗。救裏非限定行大黃硝石。黃癉非下利。反與四逆湯爲誤治。救表則限定行桂枝。表實因發黃。僅與桂枝湯爲未足。惟加耆則黃耆翻作桂枝用。收回太陽之脾色。歸還太陰。則太陰受其賜。桂枝又翻作黃耆用。提升大陰之土氣。復活太陽。則太陽受其賜。師謂以陰法救之者。雙綰太陰太陽之開力。實則表裏兩解也。陽法陰法云者。一法化爲二法耳。何以不仿行黃耆桂枝五物湯耶。彼條外證身體不仁。當專責桂枝以解外。方中無甘草。避其入裏也。本方有甘草。則先裏而後表也。然則何時始得汗耶。如桂枝將息法以汗解。所謂解表宜桂枝湯。表解而後治其餘。卽表解乃可攻其痞之義。蓋發黃無外證之可解。下言汗出表和。非汗解則表不和可知。上文脈沉條下曰皆發黃。凡發黃皆陰黃可知。陰病見陽脈者生。浮爲陽脈。非陽黃之謂也。註家曾三復假令脈浮一語否乎。

諸黃。猪膏髮煎主之。

書諸黃。非如上條諸病黃家之謂也。上條立桂枝加黃耆湯。爲脈浮而設。是脈浮則舉黃家皆中與矣。得毋本證亦脈浮耶。上言脈沉則曰屬黃家。旣非脈沉。又非脈浮。胡爲亦屬諸黃耶。何取乎多備一方。令與桂枝加黃耆湯相伯仲耶。條下匪特不言脈。並不言證。焉有種種發黃之脈證。而可以一諸字括之耶。猪膏髮煎。顯非諸黃之通方。下文亦書諸黃二字。腹痛而嘔者。則有柴胡湯在。同是諸黃。已當別論。可悟諸字非公共話頭。不曰身黃者。仲師特撇開身必發黃四字以立案矣。夫發黃者身。而出膀胱而毫毛。乃諸黃必經之路。人身一萬三千五百毛竅。黃雖在隱約。而沾染未來之黃者多矣。數之不盡故曰諸。非必身黃與橘子色渾相若。覺毛竅之黃尤周密。無如其介於能發黃不能發黃之間。故約畧言之曰諸黃。明乎其有諸內而不盡形諸外也。皆由合精之毛脉。無力以啓閉其藩籬。故黃反入裏。從表面觀之。不過淺淡之黃。而看入一層。諸黃已爲瘀熱所反逼。且埋沒其太陽。宜其不呈現太陽之浮脉。則汗解無消息。此等表實。與裏實無異。豈桂枝加黃耆湯所能收拾乎。惟有乞靈於少陰腎而已。太陽之底面即少陰。本證牽合太少無底面故也。少陰腎又其華在髮。髮髮亦血之餘也。以亂髮融入血海之中。豈徒去瘀生新已哉。本證之機關在腎臟及膀胱。膀胱者胞室之。方下云病從小便出者。端賴腎閒動氣爲轉移。血室膀胱其應耳。得小便則黃自去。上言利其小便者。職此之由。然則置太陽於不顧耶。氣化行則太陽無不活現之理。是亦不汗解之汗解。汗與溺無二致也。猪膏髮煎主之句。詳註方後。

猪膏髮煎方

猪膏半斤　亂髮（如鷄子大）三枚

右二味。利膏中煎之。髮消藥成。分再服。病從小便出。

本方見下婦人胃氣下泄。陰吹而正喧。師言穀氣之實。非實胃家也。實腎關焉已。腎爲胃之關也。經稱其爲藏之處者。水穀精微。輸入腎臟而藏之者也。若穀氣實則無精以生穀。不精之氣。與腎關不相入。則塞矣。腎開竅於二陰也。後陰不消穀。故氣從前陰泄。縱非發黃。亦黃腸受病。有髮屢在。便從黑腸方面通消息。然必以猪膏和之者。膏乃三焦之腴質。外合腠理以澤毫毛。下輸膀胱以調水道。膏腴實與有其功。妙合亂髮以通會三焦之元眞。能更化水精何待言。本草經稱其自還神化者。以其中空而外輭。雖亂用之而條緒猶存。與最精細之骨節渾相若。其無孔不入可想也。本方與彼方同一手眼。故以病從小便出爲有效。千金述太醫尉史治愈脫家脾黃病。得大便下黑糞以神驗目之。射出題背內方矣。非取材於大黃硝石。與大便何涉乎。沈自南認爲潤燥之品。謂鍼對陰黃以立方。下文柴胡湯亦主諸黃。腹痛而嘔。非痛連陰臟哉。又執何說以論柴胡乎。吾得而斷之曰。黃癉多數太陰病。往往不利於太陽。陽也。而陰法莫能違焉。陰法無非透入一層作用。表面之黃皆活相。惟渴不渴卽陰陽之報信。癉而渴者。恐陰旣盡而陽亦盡。故曰難治。癉而不渴者。則陰未盡而陽更未盡。故曰易治。治法可以喻諸人者在此。而仲師手揮目送之視無形處。總以關顧中央土之本色。敝不敝爲準繩。而後可以出其方以改換太陽之色相。此非盡人所能喻。宜乎條內以不治二字爲起例。三見難治二字。止有一愈字。一瘥字。卽當下之句下亦無則愈二字。意深切矣。

黃癉病。茵陳五苓散主之。

本證亦渴欲飲水。小便不利矣乎。皆發黃三字非獨彼證始然也。特彼曰脉沉。若脉沉二字闕不書。徒執渴欲飲水二語爲對證。當以猪苓湯證爲最的。其條下所云。卽皆發黃條內所云也。何嘗發黃。五苓散證列入黃癉病。自本條始。然則本證脉浮耶。上言脉浮。小便不利。微熱。消渴。曰宜利小便。發汗。則主五苓。黃癉病又無利小便兼行發汗之例也。上文假令脉浮句下。曰當以汗解之。已撇開利小便而言。汗解且有桂枝加黃耆湯在。何庸以五苓散越俎乎。服五苓本有汗出愈三字。然功在多飲暖水以助五苓。未嘗曰汗解宜五苓也。飲水爲其渴。不渴又有茯苓甘草湯在。得毋仲師藏過個渴字。明乎五苓散爲消渴而設耶。師已言癉而渴者爲難治。不渴者易治矣。是渴不渴乃應顯之要語。何可畧之而不言乎。可見本證實無飲水之必要。方下曰先食。而不曰先飲。撇開個飲字。注重個食字。正示人以特別用五苓。其另出手眼處。蓋互勘個水字穀字討真詮。遂一口道破其黃癉病。癉則猶是也。其癉從出之原。則被五苓散證以穀氣爲傀儡也。同是水逆。在傷寒則五苓本證無發黃。無水狀而亦發黃者。黃而不黑。非水不勝穀也。乃穀不勝水。故不爲水狀爲黃狀。是以知病之在穀。穀氣一發而無餘。與穀癉病適得其反。彼證之黃。由膀胱發出毫毛。其表實。本證之黃。由三焦越出腠理。其裏虛。無非中土不前。則稼穡就荒。覺決瀆之令一逆行。不啻逼倉廩之官而出走。則不必愛惜其水也。當愛惜其穀也。法惟引水以導穀。得汗不得汗猶其後。小便之利不利猶其後。茵陳五苓散主之。收回穀色。還入中五之中。乃爲得也。方旨詳註於後。

茵陳五苓散方

茵陳十分(末)　　五苓散五分

右二味和。先食。飲服方寸匕。日三服。

命方何以不曰五苓散加茵陳耶。明言曰加。類似舍茵陳則五苓無效也。且五苓無加味之例。有茵陳在。未免短馭五味藥之長。本草經稱茵陳主熱結黃癉。治黃誠非五苓能勝任。似宜君茵陳。然一味茵陳十分末。五味五苓五分散。側重茵陳何待言。方下曰右二味和。顯見先分治而後合治矣。然猶恐藥力分道而行也。曰先食。則諸藥先受氣於穀。是食氣卽載運黃癉之舟楫。茵陳是亦舟中之定盤鍼也。假令濁氣下流。茵陳當然順流而下。服茵陳蒿湯則黃從小便去。何嘗有物爲之梗乎。特三焦者水穀之道路。膈下爲納穀所必經。倘水道尙壅而不行。又患不止在穀。而且在水矣。有五苓散以代行其決瀆。則州都之地不橫流。庶幾氣化無恙在。五苓又何多讓於茵陳乎。然究如法飲服方寸匕者。飲亦不能盡廢也。飲入於胃。游溢精氣。游溢久之。留爲上輸於脾之用。必俟脾氣散精而後已。緣黃癉病其本相與地氣固相失。與天氣亦不相得。苟非上歸於肺。便無升降之足言。脾與肺有關係。肺與皮尤關係。皮者肺之合也。更新皮毛者肺爲之。以其能輸精於皮毛故也。更新穀氣者茵陳爲之。固自非五苓爲之。五苓一若不克與有其功者。以其對於黃癉病。殆間接而迢遙也。此豈奚落五苓哉。乃仲師操縱五苓。特令茵陳有見長之地。轉以五苓爲之範者。亦操縱茵陳也。長沙方不可以尋常測者此也。

黃癉。腹滿。小便不利而赤。自汗出。此爲表和裏實。當下之。宜大黃硝石湯。

書黃癉。不曰黃癉病。亦不曰病黃癉。其癉不過掩蓋太陽之色相。未嘗印入太陽之氣化。則太陽不受病。能黃太陽之身者。非病太陽之署也。故闕病字。書腹滿。下言腹滿曰黃癉病。上言腹滿曰屬黃家。太陰之腹有癉在。凡發黃之裏面類如斯。亦非必因腹滿而反劇。特與女勞癉之腹脹如水狀有異同。彼證腹滿曰難治。難在禁制其陰水從小便去。與小便不利不同論。小便自利是女勞。大便必黑亦女勞。本證大小便既與女勞無涉。則赤便廋亦黃癉之常。茵陳蒿湯證曰尿如皂角汁狀。色正赤。硝石礬石散證曰小便正黃。猶謂其服藥後小便纔有變色也。下條曰小便色不變。分明黃癉病之尿色。先隨面色爲轉移矣。焉有小便色白之黃癉病耶。傷寒不大便六七日。其小便清者。知不在裏仍在表。殆指小便未變色而言。爲當須發汗立治法。吾易其詞曰。小便赤者。知不在表而在裏。非卽如仲師所云本先下之。而反汗之爲逆乎。乃曰自汗出。自汗爲太陽脉之保障也。未經發汗。而可以自汗出乎哉。陽密乃固之謂何耶。此正便宜於太陽。得黃癉證若與太陽無與。獨本節惟然。太陽病假證亦假。自汗與病戰。非太陽與病戰也。然则自汗受病耶。亦非也。其汗不黄。黄在太陽署之表。汗孔閉則連帶太陽之自汗。亦爲表證所持。太陽無如之何也。幸在精勝而邪卻。不須乞靈於桂枝加黃耆。其漐漐微汗處。轉爲氣化出力。非汗出便拋棄太陽而不顧也。陽明富於汗。太陽汗亦取給於陽明。汗生於穀也。大都胃氣和而穀始充。裏和必先於表和。曰此爲表和裏實。是陽明之闔力。反與太陽之開力相左矣。曰當下之。留無盡藏之穀氣以和胃。就以穀色易黃色。曰宜大黃硝石湯。服後裏病從大便去者。意中事也。方旨詳註於後。

大黃硝石湯方

大黃　黃蘗　硝石各四兩　梔子十五枚

右四味。以水六升。煮取二升。去滓。內硝。更煮。取一升。頓服。

本方是否以大承氣湯爲張本耶。同是裏實。彼方攻燥屎中之實邪。本方下瘀熱中之實糞。不能差在毫釐也。如或手足濈然而汗出。師謂大便已鞕。則主大承氣。本證自汗出。正太陽借助於穀氣之時。蒸動胃家爲何若。苟以承氣湯竭匱其生汗之原。是胃氣穀氣無兩全矣。何以梔子大黃湯又與胃氣無忤耶。彼方以熱痛爲心部之的。病在中者截取其兩頭。四味藥不啻互相爲順逆。大黃枳實趨下一步。梔子香豉翻之令其上。梔子香豉趨上一步。大黃枳實抑之令其下也。本方無旁落矣乎。又非也。方旨妙在以旁敲側擊爲準繩。着土旁生者硝石也。後內硝則環繞裏面之旁。用以融化其實狀。餘藥不過從瘀熱下手耳。假令利用硝黃行下法。何庸減去枳實乎。梔子去香豉合黃蘗作何若。此又取材於梔子蘗皮湯。無加香豉之必要也。彼方爲身黃發熱而設。恐過泄其黃。則稼穡將罄。故一面以黃去黃。一面以黃補黃。蘗以皮稱者。爲解表用。不提甘草者。爲破格用也。本證明白表利矣。何取蘗皮耶。仲師又爲自汗惜。以其與手足濈然之汗不同論。祇可謂之犧牲不能發黃之汗。半利半未利。若無蘗皮以範圍之。則汗出多者爲太過。不如汗出少者爲自利。表裏皆授權於穀。則黃蘗大可用矣。一旦穀氣還入胃中。將食入與汗源相終始。出爲太陽之自汗則和其表。入爲陽明之自汗又和其裏。以得半之功而反倍。是下藥正續自微汗於無形。師謂下之則利者此也。

黃癉病。小便色不變。欲自利。腹滿而喘。不可除熱。熱除必噦。噦者。小半夏湯主之

書黃癉病。又不能爲太陰肺恕矣。以其未嘗輸精於皮毛。反輸不精之穀色於皮毛。是之謂天氣代行其地氣。天不降而地不升。製造黃癉者。天氣易爲升也。黃色脫離脾臟者。地氣易爲降也。曰小便色不變。正如傷寒少陰病小便色白。乃土不制水使之然。淒滄之水如秋水。看似淸肅之下行。實則中土無權以散精。致肺氣越俎以掩飾其氣化。尿色一如往日者。顯見決瀆之官。不能據實爲黃癉病報信矣。上條小便不利而赤。溺與汗互爲其盈虛。小便旣變而爲赤。宜其汗信不須溫覆而得也。書欲自利。不曰欲小便不得。更無欲自汗之端倪。中土趨勢於後部。又爲天氣所牽持。不曰利反快者。明乎其始終不得利也。曰腹滿而喘。形容其腹氣散亂而不收故曰滿。腹氣欲親上而無從。則滿

而加喘。同是腹滿。上條不言喘者。明乎其非喘而汗出。仲師故以自汗二字欣言之。曰不可除熱。師謂小便色白熱已除矣。誰復懸忖其熱度耶。黃癉病當然從瘀熱生出。本證之黃癉病。又偏偏收藏其瘀熱以惑人。小便無變色其明徵也。然則喘浮其熱耶。非也。肺者心之蓋也。心又惡熱者也。熱色可移。瘀熱不可移。熱傷血脈。則脈傷心。心爲百脈之長故也。熱狀可於脈色上求之。則除熱度亦羣醫所見及。何至於噦耶。裏實之滿固腹滿。裏虛之滿亦腹滿也。彼虛而未冷者。瘀熱未過去耳。虛熱之對觀。非虛冷乎。師以胃中虛冷四字釋噦字。陽明篇因攻其熱則噦者有矣。假令不除熱當如何。因除熱而噦者其常。不因除熱而噦者其偶。設也如陽明中風。一身及面目悉黃。又時時噦。甚且腹滿加噦者不治矣。獨是胃中虛冷條下。不能食者。飲水則噦。無除熱二字。太陽篇食穀者噦。厥陰篇噦而腹滿。皆非除熱所致。況黃癉病卽瘀熱病耶。借熱字寫黃字。無借噦字寫穀字。上條穀氣實則當損有餘。本條穀氣虛則宜補不足。師謂餘臟準此者。準虛虛實實之精義以行治法也。小半夏湯主之。方旨詳註於後。

小半夏湯方

半夏一升　生薑半斤

右二味。以水七升。煮取一升半。分溫再服。

本方何以不仿行橘皮竹茹湯耶。彼證明是主噦逆也。如曰除熱過甚。則有橘皮湯在。胡舍二方而不用。另立一全不對題之方耶。同是胃中虛冷。彼橘皮湯之噦。氣歸下而不復上也。橘皮竹茹湯之噦。氣歸上而不復下也。若以失穀論。則橘皮二湯又不對題矣。夫氣出於喉。而應聲在咽者。噦之狀態類如斯。靈樞謂咽喉者水穀之道。喉嚨者氣之所以上下。二語可爲噦字之註脚。穀氣下則胃氣上。胃氣下則穀氣上。上下不能相左也。左則反動爲噦矣。難經謂三焦者水穀之道路。氣之所終始。終而復始。而後升降之機捷。反是又相左矣。然則半夏亦循水穀之道路而行矣乎。本草經半夏以下氣稱也。下水氣亦下穀氣。心下膈正半夏見長之地。上焦其治在心下膈故也。上文心下有支飲曰小半夏湯主之。其藥力豈徒至膈下而止哉。必令水氣從下焦之孔道而出也。支飲者法當冒句下。曰復納半夏以去其水。可見其去水於無形矣。下文又主諸嘔吐證穀不得下。彼證膈上猶有穀。得下則行所無事。嘔吐可以不了了之。本證則爲穀不得上而設也。豈下穀之方可以反用耶。下者上之機。以穀引穀。非逆取不能使之上。下新穀而後合新穀舊穀爲一團。斯穀氣虛而實。實倉廩用以充榮血。經謂榮血之道。納穀爲實者。取其長氣於陽。惟淸陽爲能實四肢也。實四肢卽所以實脾者。與上條反比例。彼證裏實則宜虛。不損其穀則實實。本證裏虛則宜實。稍損其穀則虛虛也。脫令祇以橘皮湯升提地氣。不獨適重其噦。必變爲噦逆。橘皮竹茹湯不能承其乏也。豈非失穀之道乎。

諸黃。腹痛而嘔者。宜柴胡湯。

書諸黃。又闕癉字。癉者黃之形也。同是無形之黃。上條黃在毫毛一部分。本條黃在腠理一部分。比諸毫毛。又署深一層矣。於何見之。柴胡湯證條下可以徵明之。傷寒太陽病面目及身黃則柴胡湯不中與。

陽明病一身及面目悉黃。則柴胡湯尚可與。究非柴胡之的證也。柴胡湯果適宜於治黃哉。可知諸黃實非黃家之屬。不過諸如此類之黃色。不屬黃之屬黃。依稀辨之。其諸異乎人所共見之黃。抑亦可與黃家爲鄰焉已。上文黃家一路無痛字。雖肚熱不言痛。獨酒癉一條曰或熱痛。或字跟心中而言。謂或不祇懊憹。且熱痛證具。則與酒癉同而異。熱痛亦非腹痛之比也。書腹痛而嘔。上言發於陰部曰其人必嘔。明乎其脾氣爲脾主動。胃氣爲被動。故使嘔耳。非一面腹痛一面嘔也。師謂熱在中焦則爲堅。又曰病在中焦實。當下之。中焦所以易堅易實者。其原因在中焦取汁化赤爲血。熱與血合則爲瘀。中焦亦瘀熱之旋渦也。其應在腠理。尚腠理開而太陽未開。瘀熱又從何處發泄乎。宜其腠理之黃。爲本證所獨具。夫腠者三焦通會元真之處也。三焦失職。則五臟氣皆鬱而不宣。其腹痛也。亦臟腑相連使之然。其迫而爲嘔也。亦嘔出中焦使之然。本非柴胡證。卻與柴胡證同消息。曰宜柴胡湯。宜大柴胡耶。宜小柴胡耶。抑宜於大柴而小柴可以代。宜於小柴而大柴可以代耶。師未明言也。師言按之心下滿痛者爲實。曰當下之宜大柴胡湯。本證又但痛而不滿也。未與小柴。無從徵明其嘔止與嘔不止也。畢竟大柴轉入內。小柴轉出外。大柴稍遜矣。况本證以開太陽爲急務乎。方註從省。

男子黃。小便自利。當與虛勞小建中湯。

書男子黃。何中有眼矣。男字對照個女字。何以不曰女子黃耶。男女皆有房勞一分子。男子黃得諸女。咎在女。女子黃得諸男。咎在男。要皆從縱慾而來。仲師故以一言雙關之。單提男子黃三字。可以破閨房之案矣。虛勞門男子二字凡七見。女子二字。婦人二字。各一見。書法大都爲婦女原情。非便宜於婦女也。得女勞病不啻男子之自供。女子亦無從掩飾也。緣本證語氣。舉黃以例勞。實則舉女勞以例虛勞。女勞之黃。已爲羣醫所公認。獨虛勞門無黃字。仲師特補點個黃字入虛勞。並補點女勞二字入失精家之虛勞。曰小便自利。黃癉病中獨女勞癉曰小便自利。其餘小便不利皆發黃。在男子寧自認爲小便不利之黄癉。方且諱言其小便自利之女子黄也。虛勞條下亦無小便自利四字。惟小便不利則兩見。無怪乎清穀失精之男子。動以入房爲偃息之鄉矣。夫穀生於精。失精即失穀。有精彩之黄。與無精彩之黄。可以欺羣醫。不能罔上工也。不觀五勞條下之肌膚甲錯。兩目黯黑乎。二語與黑癉相去幾何乎。仲師合五勞六極七傷而約言之。中有房室傷三字也。小建中湯條下又明言裏急。腹中痛。夢失精矣。問諸食不消化之男子。有腹中急痛否乎。其勞癉未呈者。倘在小便不利時期耳。假令卒然小便自利。將與腹如水狀之膀胱急。同歸於盡。未可知也。曰當與虛勞小建中湯。非借方治女勞也。小建中正爲治女勞地步。故曰當與。當提前立治法。上工所爲治未病。寧以硝石礬石散爲後盾。若防女勞已成立。則視額上之黑不黑以爲衡。此仲聖保障群倫之德意。有小建中湯在。就令虛勞初得病。亦受其賜。匪獨大有造於男也。且大有造於女也。

附方

瓜蔕散。治諸黃。

瓜蔕散牽涉諸黃。又未知創自何人之手矣。諸黃二字未分曉。誤解諸字作黃家之通稱。諸病黃家條下。明明有桂枝加黃耆湯在。何庸多生枝節。易汗劑行吐劑乎。諸黃條下又一主猪膏髮煎。一宜柴胡湯耳。又何必多備一畫蛇添足之方乎。刪繁方曰。服訖吐出黃汁。瓜蔕散誠得快吐乃止。彼爲胸有寒立方。非爲胸有汁立方也。得毋所指是滿胸黃汁耶。黃家未嘗以黃汁鬨也。豈瓜蔕散能製造汁色耶。又曰亦治脉浮欲吐者之法。酒黃癉非明言其脉浮者先吐之哉。再則曰欲吐者吐之愈。吐酒客又何難之有。仲師不立方。謂隨手拈來之探吐品。可以代行。反起下文難治諸證也。胡竟以瓜蔕散爲嘗試耶。寧不知諸亡血虛家。不可與瓜蔕散哉。上文小半夏湯證。明曰熱除必噦矣。噦者非虛家而何。在傷寒酒客病當行桂枝湯。且曰不可與。以得湯則吐之故而舍之。况瓜蔕散之湧吐乎。上文酒癉自有不吐不下之梔子大黃湯在。其餘黃家當汗當下則有之。無當吐字樣也。安能舉有吐法無吐方之酒黃癉。以例諸黃乎。且瓜蔕散明與柴胡湯有抵觸。彼證旣曰諸黃腹痛而嘔矣。何可以吐藥加之厲乎。是亂黃癉之目也。

瓜蔕散方已見暍病門註從省

千金麻黃醇酒湯。治黃癉。

千金又欲因難見巧矣。彼未了解難治二字。專從黃家所得。從濕得之二語着手眼。以爲黃癉之源流無非濕。以三兩麻黃治濕。以美酒五升代穀。酒爲百藥長。麻黃受氣於酒。可以窮濕淫之所之。比較一味白朮酒。功必倍之。命方當標題之曰。治濕黃。黃癉二字未免張大矣。要其化麻黃之慓悍爲中和。頗得仲聖言外之旨。惜其方末云冬月用酒。春月用水二句。則涉於兩端話頭。皆由其未得長沙之許可。而自儕於中工之列。乃千金之朝代爲之也。方註從省。

驚悸吐衄下血胸滿瘀血病脉證第十六

寸口脉動而弱。動卽爲驚。弱則爲悸。

驚悸亦血證諦耶。上文師分四種證爲四部病。曰皆從驚發得之。奔豚與火邪則從其類。師舉桂枝加桂湯以實其言。奔豚端起於燒鍼。立證先見於傷寒。吐膿則血字亦從省。下文嘔家有癰膿。曰不可治嘔。膿字又從輕。肺癰條卜曰當有膿血。吐之則死。是下文吐衄下血瘀血之屬。當與肺癰之吐膿血異而同。惟驚欬二字不再見。比諸肺癰所謂其人則欬。欬而胸滿若逕庭。肺雖在變動爲欬。卻與火邪無關係也。可悟四部皆驚部。驚在火邪階之厲。奔豚猶可以火力跟踪其火線。灸其核上各一壯。是又驚人之舉。傷寒反爲火字加倍寫也。奔豚亦加倍寫。其餘淸血唾血。血難復種種證。皆不在此例矣。下文仲師特立桂枝去芍藥加蜀漆龍骨牡蠣湯對待火邪。匪特桂枝加桂湯不敢攔入。並傷寒醫以火迫刼之。亡陽。必驚狂起臥不安數語不重提。單提火邪者三字。彼爲亡陽立方。此爲亡血立方故也。同是火邪。奔豚之火。作過去論。亡血之火。作未來看。同是驚而且悸也。彼則悸在臍下。奔豚不作則悸亦罷。此則悸在心下。血雖暫罷悸未能。一旦虛勞成立。曰卒喘悸。曰喘渴。曰悸衄。其明徵也。何以徵實其被火耶。經謂在天爲熱。在地爲火。在體爲脈。在臟爲心。地火藏於水。斯心火蟄於腎。是謂明夷。火固遠人。人亦遠火也。若灸之則因火爲邪。誤在醫。不灸之亦火自爲邪。患在脈。脈者血之府。火邪代行其脈路。是返始之脈。將視血如讎。緣百脈皆本原於天之熱。在地之火。非與血俱來故也。百脈之根祇是火。無根脫火。則火邪卽脈邪。宜乎血有血一路。脈有脈一路。假令其血有熱。猶謂熱過於營所應爾。若其脈數而有熱。是根本立變爲枝葉。從何有水火互根之足言。師謂不得臥者死。明乎水火又分爲兩路也。何以無驚欬耶。欬逆上氣而死。其爲驚欬可知。寫驚字入逆字。第覺咳逆。不自覺其驚咳者。火邪蔽之也。肺癰無咳逆。肺痿有咳逆者。肺癰之死。膿先死。吐血之死。脈先死。皆非死於咳。抑亦以咳爲報信也。何以虛勞門無咳字耶。帶欬入虛勞則有之。勞而得欬。已欬不成聲矣。師故寫欬字入喘字。欬不欬猶其後。就令斤斤治欬亦無效。惟喘字則吐血時所無。虛勞生死之關頭繫乎喘。此殆當時不卒死之末路。大都未受桂枝去芍藥加蜀漆牡蠣龍骨救逆湯之賜者也。有蜀漆在。而後可以損有餘。有龍牡在。而後可以補不足。虛勞諸不足證具。下文吐血衄血心氣不足證具。蓄由於此。宜乎脉弦而大條下。不獨與虛勞相並論。無非以婦人半產漏下。男子亡血失精爲定案。本條雖以寸口脉動而弱一語貫通章。亦不過舉二脉以爲例耳。曰動曰弱。實散見於虛勞。緣火邪所過。在體之脉已化爲墟。師謂男子平人脉大爲勞。脉極虛亦爲勞。二語且言之而未盡。本條曰動卽爲驚。弱則爲悸。驚悸二字。從病人心脉上拈出。而長沙法眼。卻在傷寒太陽篇未露言詮。彼證心動悸則脉結代。師立炙甘草湯治已病。曰必難治。若非從事於傷寒。必錯過其未病。本證脉動弱則心驚悸。師立救逆湯治未病。未嘗曰難治。若非先見其卒病。亦非記憶在傷寒。其對於火邪者之病形。能預知其爲吐血者之印象。則孰視無覩也多矣。

師曰。尺脉浮。目睛暈黃。衄未止。暈黃去。目睛慧了。知衄今止。

本條仲師先爲少陽寫照矣。少陽火本也。屬腎者也。寅時起於坎。必帶火氣以游行。看似少陽容易因火而盛也。胡不名曰火邪耶。豈知相火君火若離合。火之數一而二者。卻二而一。觀其眸子。則知當其位則正。非其位則邪矣。經謂陽氣出於目。未嘗曰火氣出於目也。少陽不出於目。厥陰行將出於目矣。是之謂少厥易位。製造成當不其位之陰陽。致火氣虛懸於目上。目脉與火邪相熏灼。故睛暈黃。諸脉皆屬於目故也。非其位之火有所遺。少陽失踪久矣。陽去入陰。非少陽之慣技哉。師謂其人煩躁者。少厥無中見之謂也。蓋必無端而驚少陽。遂無端而驚厥陰。驚狀形諸目者。肝開竅於目。其病發驚駭。少陽誤治又悸而驚。驚散目脉。則陽經陰經之血無所御。衄血傷陽。下血傷陰。在意中也。匪獨本節爲然。謂本證爲吐血之第一關頭可也。以其寸關不浮。尺脉浮。尺外以候腎也。蟄封之地。而可以浮乎哉。曰衄未止。吐血之端倪。自衄始矣。設言之曰。暈黃去。差幸火氣爲罷極之本所轉移。驚定則魂定。肝者魂之居也。魂知來者也。衄止矣乎。曰目睛慧了。益其靈且敏也。現在之報信則如是。曰知衄今止。今字有後顧矣。夫衄血發生於身之後。由督脈而入於鼻中。吐血發生於身之前。藉任脈而出於咽上。二者未始非分道而來。下文吐衄證具。則異源而同流。然吐血不止則緩衄。衄血知止則重其吐。似有微甚之殊。畢竟衄非樂觀。吐血非盡爲悲觀也。

又曰。從春至夏衄者太陽。從秋至冬衄者陽明。

本條又先爲其脈寫照。舉兩部脈之最大者而言。一爲太陽脈。一爲陽明脈。太陽者十一經脈之頭也。陽明者十二經脈之長也。經謂太陽脈至。洪大以長。陽明脈至。浮大而短。兩陽皆富於血。故太陽司天。民病嘔血血泄鼽衄者恒有之。手足陽明生病亦主鼽衄。蓋緣足陽明脈。起於鼻之交頞中。旁約太陽之脈。鼻貫卽兩陽之脈路。宜乎太陽陽明篇內寫衄字入傷寒。特陽明被火條下。有發黃字無衄字。太陽被火。但曰陽盛則欲衄而已。可知衄血與火線尙距離。其在四時見慣之衄。大都其血有熱使之然。未必其脈有熱使之然。不能作死不治論矣。又叮嚀之曰。從春至夏衄者太陽。從秋至冬衄者陽明。玩從字至字。一人而春夏劇秋冬差者有之。一人而四時或衄或不衄者亦有之。要皆已止而未盡止之詞。究與吐血不止無甚異。長此以往。安知其始終無吐衄兼見乎。舉太陽陽明以爲例。生殺之本始極微茫。非四時之脈。顯予人以共見也。同是血氣流溢也。失其常度則血爲政。得其常度則脉爲政。脉合陰陽。陽生陰長。太陽所以爲其開。陽殺陰存。陽明所以爲其闔。惟氣化無恙在。始可同年而語。反是則一觸卽發者其血。病形一若從火坑中來。非借鏡於別人。而可以得其神似也。心之合脉也。其榮色也。通於夏氣。其應爲太陽。肺之合皮也。其榮毛也。通於秋氣。其應爲陽明。苟太陽太過則夏氣盛。陽明太過則秋氣盛。春不如夏則少陽退化。冬不如秋則少陰退化矣。凡血證逆四時者何限。其間經過驚悸之事。往往挾環境以相乘。師爲度日如年者長太息。豈真以犧牲衄血爲幸事乎。

衄家。不可汗。汗出。必額上陷。脈緊急。直視不能眴。不得眠。

書衄家不可汗。闕發字。傷寒自有可發汗之麻桂證在。不容以不麻不桂之市藥。代行麻桂。仲師特斥肆行發汗之非。非奚落麻桂也。本條不欲炫麻桂之長。以不可汗三字勒住中工之手。爲有太陽陽明病反與麻桂不相得哉。無如吐血將與衄血相迫而來。方且與瀉心湯黃土湯之不暇。何暇以汗藥重傷陽氣乎。曰汗出必額上陷。起於目內眥。上額交巔者。足太陽之脈也。手太陽支脈。又別頰上䪼，抵鼻至目內眥者也。額陷則目脈不與太陽相終始。目者宗脈之所聚也。最切近太陽者。鼻之交頞中有陽明在。旁約太陽者也。兩陽同其軌。陽明力挽太陽而不得。則脈緊。尾追太陽而無從。則脈急。愈緊愈急。豈君主之官所能耐。心火從茲發泄矣。目者心之使也。心欲視而目無以應。則直視。視線不曲則不橫。能橫覽萬物者。精與形固相引。賴有血神爲往來。經謂目得血而能視者此也。衄家尚有何血以爲之續乎。形容之曰。

不能眴。左旋而右不轉。非左蔽則右不明。宜其視物一若對鏡而自顧其影也。設或得眠。猶希望其人臥則血歸於肝。未始不足以更新其清血。肝在竅爲目。爲陽中之少陽。以生血氣者。由其通於春氣。火邪不能相奪也。若不得眠。失眠便失脈。脈無資始。元牝之門。闃寂久矣。下言不得臥者死。恐吐衄卽在於目前。長沙預於本條示汗禁。爲濫用汗藥者告警於未然。下文更引亡血之誤汗以盡其詞。大抵血與汗互爲其盈虛。其得病之輕也。輕於鴻毛。其得病之重也。重於泰山。操生殺之權者。不能置諸於不講也。

病人面無色。無寒熱。脈沉弦者衄。脈浮弱。手按之絕者。下血。煩欬者。必吐血。

書病人。人病脈不病也。書面無色。師謂色白者亡血。無色不過減色焉已。血未盡亡也。書無寒熱。陽勝則熱。陰勝則寒。陰陽不偏勝。是以知病之不在脈。脈合陰陽也。何以又書脈沉弦耶。沉弦非病脈乎哉。假令下血脈沉弦。是散失脈中之血。脈病甚於血病。若衄而得沉弦脈。脈中尙有沉浸之血在。特弦則爲減。減少虛浮之血耳。雖衄無傷也。假令一面衄。一面脈浮弱。浮爲陽脈。弱爲陰脈。陰陽俱浮又俱弱。再以手按之絕者。是衄血將與脈長辭。匪特如上言不能眴。不得眠已也。惟下血而有浮弱之脈氣。爭回餘血於未盡。從無下血不止之理。勿謂絕脈便無足恃也。藕斷者血。而絲連者脈。絕脈非無脈之比也。何以煩咳而脈又無所謂之沉。亦無所謂之浮耶。咳從脈中出。是欬與脈搏。咳浮則脈浮。咳沉則脈沉。雖沉弦而血不衄。雖浮弱而血不下。惟有不解而煩斯已耳。然則咳自咳而脈自脈耶。又非也。其呼氣不入也。欬以代其吸。其吸而不出也。咳以代其呼。久之呼吸之咳習以爲常。於是息引胸中上氣而咳。彼脈中非如飲家之有留飲在也。脈者血之府。火爲脈之宗。脈與血相依。除卻血液無餘物。安得有如許之涎沫。以供欬乎。無非累熱增煩之欬。病人第覺其苦在咳耳。其變動不居之脈。在所不計。中工亦知種種治欬藥。多數與脈中不相投乎。若以脈平爲可喜。必爲如環無端之脈道所愚弄矣。緣未病之脈無端倪。惟卒病而後有卒脈。如欲及早圖之。仲聖之法眼。難爲繼矣。曰必吐血。必之云者。可以決死生而處百病之謂也。素問五臟六腑皆有咳。而煩咳二字則畧而弗詳。異在有脈痺而無脈咳。在內經亦知之而不能言。吾故欲敂長沙而問之。

夫吐血。欬逆上氣。其脈數而有熱。不得臥者死。

同是說吐血。夫字胡一口衝出耶。長沙意在筆先。非欲驚破病人也。殆欲喚醒中工也。書欬逆上氣。肺痿條下何嘗無欬逆上氣。且但坐不得眠。皂莢丸可以一味當之。胡計不出此耶。得毋作火逆上氣看。止逆下氣。則有麥門冬湯在也。胡又靳與之耶。本證無咽喉不利四字。火之氣則上。火邪仍未上也。氣有餘卽是火。無如沒收其火而不見。故與咽喉無刺激。豈非火氣亦未知從何道出耶。夫火之有定在者謂之熱。熱之無定在者謂之火。火與熱同氣者也。其血中之熱則日見其少。其脈中之火則日見其多。可知別火而上者熱。別熱而不上者火。脈以火爲根。火以熱爲脈。有水在則互根其火。自降低其熱。宜乎其脈無火亦無熱。有熱當與有寒不相失。熱與寒合化爲脉之陽。斯陽經之血得以受熱。寒與熱合化爲脉之陰。斯陰經之血得以受寒。若有熱而無寒。已屬獨行之陽脉。且數而有熱。非灰燼之脉而何。徵諸不得臥。心無歸宿。則脉不歸根。是血未死而脉先死。其血中之熱。不過自無而之有。其脉中之熱。不能自有而之無故也。匪特吐血始然也。下厥上竭。即其候也。彼已死而身半以上猶熱者。從下死到上。從內死到外者也。以腸澼血溫身熱。脉濇者七日死。被證乃血脉交注之候。出七日則脉氣無機主神流之望。故主死。然腸澼往往死遲於吐血。經謂腸澼爲痔。則蓄血之日長。下文黃土湯赤豆當歸散。未始不可以善其後。不同吐血證之猝不及防也。

夫酒客。欬者。必致吐血。此因極飲過度所致也。

夫字又撇開上條矣。何以單提酒客耶。其面色難掩人也。何者是酒客之欬耶。肺在變動爲欬。大都上焦有熱爲多數。師兩言熱在上焦者。因欬爲肺痿。特肺痿條下有欬字。無吐血二字。不過口中反有濁唾涎而已。不能執酒客以例肺痿也。在倡爲肺勞病者。往往歸咎於酒氣之猛烈。動以汽水冲入洋酒之中。以爲可以緩酒性。免流弊也。不知水入於經。而血乃成。經血中有溫酒在。且有冷水在。酒不逆而水逆。則諸血雖欲不逆而不得。吐酒必有血以隨其後者此也。不欬彼亦視爲吐酒之常。未嘗愛惜其血也。若一面見欬。一面見血。鮮不認定爲肺勞所致者。吾謂其形寒飲冷則傷肺。酒與水皆無取也。雖然。同是酒客。非盡因傷冷水使之然。亦罕見其脈數而有熱。不得臥者死也。吾又不能不爲酒客恕矣。中工亦知酒客之血。從何道出乎。彼非犧牲其脈中專精之營血也。嗜酒必衞氣强。時時與慓悍之酒氣相接觸。不患其脈外散行之血。不足以供也。證據在欬而不逆。亦無上氣之虞。顯非呼吸動搖之比。其血實與其脈分道而行。其血自有其血之熱。與其熱無涉也。苟混視之。則爲酒客所給也。若問其得臥不得臥。酒客之臥榻無所擇。在黑甜鄉裏偶爾而咳者多矣。曰此因極飲過度所致。長沙殆欲下禁酒之令乎。條末不立方。特引爲上條之陪客。解除醫者之誤會

○苟未明吐血之所以死○則凡遇吐血者皆在可危之例○豈非咳者之大憾事乎○酒客特其淺焉者耳○

寸口脈弦而大○弦則爲減○大則爲芤○減則爲寒○芤則爲虛○虛寒相搏○此名爲革○婦人則半產漏下○男子則亡血○

脈法首句無寸口二字○虛勞門亦闕之○脈法曰寒虛相搏○寒虛虛寒○注重個虛字○本條亦作如是觀也○脈法虛勞句末有失精二字○本條則畧失精而不言○明乎亡血未到失精田地○不能舉亡血以例失精也○但言寸口不言關尺者○寫其脈數而有熱之前一層○蓋炎天之火○自上而中而下○於是乎燎原○寸口受之○仍未及覺也○書脈弦而大○奚祇寸口始然乎○由寸下至關○由關下至尺○下者上之機○倒卷脈路爲火路○而後盡熱而無寒○曰弦則爲減○減者缺之稱○如半月之弦○下盈而上缺○消滅者脈之頭○曰大則爲芤○芤者空之義○如寸葱之芤○外直而中空○消滅者脈之心也○曰減則爲寒○寒謂其縮○寒水退氣故脈減○芤則爲虛○虛謂其牢○熱火空明故脈虛○曰虛寒相搏○卽弦大相搏

之互詞。搏訓拍。以虛有其表之大脉。拍合按之不移之弦脉。湊成爲板而不靈之脉皮膚。就令不卒死。已帶亢龍之脉入虛勞。曰此名爲革。革者皮之板也。寸口已無春夏氣。關尺還有轉移乎。在婦人謂之假生育。便無真收藏。在男子謂之假收藏。便無真生育。一則墮胎而產。半或陷經而漏下。一則與亡血之慘。相去若毫釐。一則與失精之寒。相延在旦夕。此殆與生俱來之弱質。並非得諸傳染使之然。大都出自寡婦之遺體爲居多。粵俗謂之風打零丁樹。是好生之德之最不平等者也。何以不立方耶。方見下文婦人雜病。主旋覆花湯是也。上文肝着病主治亦從同。宜乎註家疑有錯簡。以本條脉證。與肝着無涉。便非旋覆花湯可竟行。不知着字革字意義異而同。秋未老而木已老。肝着可作肝革論。脉革亦老皮膚之稱。奪秋氣者也。與秋胃微毛適相反。仲師爲着字革字立方。特引清高之天氣以行營衛陰陽。三味藥具有返老還童之妙用也。此通天手眼。非許中工以下能夢見也。下文於閒中點出。看似不便宜於婦人。實則普及於婦人男子也。

亡血。不可發其表。汗出。卽寒慄而振。

書亡血。吐血不止一次矣。虛勞門多個家字。傷寒太陽篇內亦云然。本條以其表二字易汗字。以汗出二字易發汗字。其表中當然有汗在。汗出當然因表藥爲轉移。本草經稱麻黃發表出汗。而桂枝不與焉。師謂病在表。可發汗宜麻黃湯。不曰發表宜麻黃湯者。恐人濫師神農。妄行表藥也。用桂枝則曰汗解宜桂枝。對照麻黃之發汗也。曰不可發其表。不麻不桂之市藥。奚止誤在發汗乎。凡市藥能推倒太陽之藩籬者。必不利於太陽。陽不密則汗不固。詎必發汗而後得汗哉。汗爲血液。與血偕亡之汗。已虛耗於無形。汗家與亡血家爲鄰。太陽篇已連類及之。本條不目之爲亡血家者。非喜其失血未久也。假令其脈數而有熱。則殆矣。曰汗出卽寒慄而振。又勿喜其寒能遠熱也。以其得汗則動太陽之經。並動陽明之經。寒慄是手足陽明之病形。振寒又太陽之病形。由繪兩陽之悸而驚。故曰慄。又曰振。倘驚悸未畢。而火邪乘之。致其脈數而有熱者。意中事。卽不然。虛勞書亡血者三。無吐血二字。可見亡血非關於吐血。吐血未至於亡血。無如虛勞成立。則無血可吐。縱有少許之血。未亡卒歸於亡。亦非盡奪汗無血也。無汗可出。惟有喜盜汗而已。盜汗卽盜血。愛惜其血。當愛惜其汗。本條語氣。無非告警於未然。握寒慄而振四字爲手眼。可悟其驚悸之狀。已微露於亡血之時。遠虛勞者以此。近虛勞者亦以此。下文有桂枝去芍藥加蜀漆龍骨牡蠣湯在。中工宜及早圖之也。雖然。亡血非表藥所宜。淺識者亦能見及之。在傷寒則容易錯過耳。若亡血與傷寒無關係。於絕不對題之表藥。奚責乎。乃毋家旣有汗禁。又復禁而至再。胡叮嚀若是。不曰其汗曰其表。意不在表而在上浮之藥。亡血甚於亡汗也。爲下文當下之三字伏案。凡血證宜下不宜上。當以欬逆上氣爲後顧。舉本條以爲例。因長沙示禁。早有專條也。

病人胸滿。脣痿。舌青。口燥。但欲漱水不欲嚥。無寒熱。脈微大。來遲。腹不滿。其人言我滿。爲有瘀血。病者如有熱狀。煩滿。口乾燥而渴。其脈反無熱。此爲陰伏。是瘀血也。當下之。

書病人。對照火邪以立證也。書胸滿。傷寒所有被火條下無胸滿。書脣痿。有脣而不用。書舌青。有舌而無色。二證更爲被火所無。書口燥。被火止有咽燥無口燥。燥亦唾血而已。非吐血也。書但欲漱水不欲嚥。在陽明口燥曰此必衄。亦非被火使之然。書無寒熱。上文衄血亦曰病人面無色。無寒熱。正與下血吐血示區別。卽與火邪示區別也。書脉微大。微爲陽脉。大爲虛脉。曰來遲。脉遲爲寒。有來無去。是寒來而熱不往也。書腹不滿。太陽被火明明曰腹滿微喘。腹不滿更無微喘之處。夫非種種皆火邪之反觀乎。假令中工曰當與溫藥。不能折服其人矣。其人言我滿。又不能覺悟中工矣。師曰爲有瘀血。方曉然於胸滿脣痿舌青。是寫氣血一方面。非寫寒熱一方面。口燥漱水。可徵明其血之不行。脉微大。來遲。可徵明其血之不充。師謂見病知源者此也。胡爲乎又來一病者耶。曰如有熱狀。非謂其似有似無也。有熱狀者其證。無熱狀者其脉。有與無反。則有熱處亦如無。無熱處卻如有也。書煩滿。腹滿胸亦滿可知。滿而曰煩。煩字是狀倜熱字。

曰口乾燥而渴。又狀個熱字。非狀個火字也。所有被火條下無渴字故也。曰其脉反無熱。固爲其血有熱之反證。尤爲其脉數而有熱之反證。言外謂其不至於不得臥者死。況無欬逆上氣之狀態。曰此爲陰伏。吐血卽陽越之候。無所謂之陰伏。曰是瘀血也。當下之。反是則吐血。匪特柏葉湯非下品。瀉心湯亦非下品也。得毋黃土湯赤豆當歸散。纔是取下耶。彼二湯同是分三服。未嘗曰服後得下也。果以何方行下法耶。不當下而下。借下字寫上字。明乎血當在下。藥當在上。針對上文欬逆上氣個上字。見得方方當加乎血逆之上。藥力未到。則血上。藥力甫到。則血下。不下血之下吐。就令血自下。方方亦與其功也。緣方方皆上取亦逆取。無非抑之使下故也。當下之二字句中有句也。

火邪者。桂枝去芍藥加蜀漆牡蠣龍骨救逆湯主之。

書火邪者。不曰因火爲邪者。顯非醫以火迫劫之。曰亡陽。曰必驚狂起臥不安可想。經謂非其位則邪。何以當其位之火。正也亦作邪論耶。上文奔豚四部病。已說入火邪矣。師曰皆從驚發得之。肝臟其病發驚駭也。豈因被火乎哉。肝爲陽中之少陽。少陽中風則悸而驚。風與火相因。勿謂百不一遇之火邪者也。吐衄下血皆可以火邪目之。不過形上則吐衄。形下則下血焉已。雖然。火之數二也。少陽相火耳。君火獨無恙耶。經謂心怵惕思慮則傷神。神傷則恐懼自失。奔豚條下。師又曰。皆從驚恐得之。蓋驚恐是指君相二火而言。若火氣予人以共見。在體之脉。變爲在體之火則邪矣。心又其類火也。心亦邪耶。火出心中。心邪脉亦邪。所以不得臥者死。火在心下。火邪心不邪。所以無欬逆上氣者生。認定其火邪之高下。以辨別其血與脉之分寸。縱非盡人以死灰之脉裹其血。而吐衄下血二者。總不免爲火邪所殃及。蓋形上者吐衄也。形下者下血也。吐血出於胸之前。前有心部於表在。通於夏氣則火盛。吐血不止其明徵。衄血出於背之後。後有腎治於裏在。通於冬氣則水自行。知衄今止其明徵也。下血則火邪銷殺矣乎。桂枝加桂湯似可承其乏也。彼非鍼處被寒。核起而赤。無核可灸。灸之是以燒鍼爲未足也。本證方且避火邪之不暇。焉能兼顧奔豚乎。火邪與火邪有異同者此也。行桂枝甘草龍骨牡蠣湯又何如。彼證火逆而加以誤下。誤下加以燒鍼。四味藥救太陽於兩火間。使之冒火而出。其神效有不可思議者。本證固無行桂甘龍牡之必要。對於奔豚亦不中與也。就如救逆湯。看似與本證若離合。在傷寒則純爲火迫刦而設。治有形之火邪也。本證但渾言之曰火邪者。火邪無形。故以若字形容之。火邪在有形無形之間也。彼證以針對亡陽爲方旨。寫火邪之證者也。本條不寫證。卻有火邪之脉。若火其脉而不知。遑能救脉乎。法惟與數而有熱之脉。爭先一着。復回其脉之正。辟易其脉之邪。方與傷寒治法。同工而異曲也。桂枝去芍藥加蜀漆牡蠣龍骨救逆湯主之。方旨詳註於後。

桂枝去芍藥加蜀漆牡蠣龍骨救逆湯方

桂枝三兩（去皮）　炙甘草二兩　龍骨四兩　牡蠣五兩

生薑三兩　大棗十二枚　蜀漆三兩（洗去腥）

右爲末。以水一斗二升。先煑蜀漆。減二升。內諸藥。煑取三升。去滓。溫服一升。

蜀漆以常山得名。常服與山居無異。取其隔別人間烟火。即延燒草萁可以避。不移時而火氣自然消滅者。以山之毛有草在。草之根有澤在。山澤通氣。故隆冬而草不凋也。澤在山中。可徵明其火在水中。經謂陰精所奉其人壽者。得陰精爲保障也。常山之苗名蜀漆。用苗不用根者。苗有膠質。能保守枝葉。如以漆塗器也。心臟堅固。而加之以漆。爲最安心陽之聖藥。辟易火邪。乃其餘事。上文瘧多寒者爲牡瘧。則君蜀漆爲散。其原動力則安內也。其反動力則攘外也。諸藥中有此霸才乎。避巧藥而不用者。防其梗阻蜀漆之餘勇耳。龍牡非反抗蜀漆耶。更新君火者龍骨也。更新相火者牡蠣也。三物乃鱗介中之最潛伏者。爲天地之根。能收納真火於元牝之門者也。讓功蜀漆。亦其餘事。桂薑草棗又何取。從胷間變化而脉道以成。是以脉救脉。有脉氣而無火氣。諸藥純爲欬逆上氣而設。或者疑得湯則吐。恐與其後吐臟血之桂枝證異而同。不知救逆二字可以釋群疑。且蜀漆洗去腥。則動吐之臭味無存在。去腥卽去吐也。又先賁蜀漆以隨諸末之後。其從容不迫。而後溫服一升。不亟亟與火餤爭持者。欲病人受之而不覺也。假令與湯不與散。造次而頓服之。或常山之餘力未過去。則吐逆矣。是與吐血有關係。愛人以德之仲師。忍令火邪者借蜀漆以自殺乎。

心下悸者。半夏麻黃丸主之。

本條火邪到心下而止。上焦所治之心下膈者是。上連心包絡者膈也。心包主脉所生病。心部則主心所生病。心病合乎脉。脉病連於膈。相去不能以寸者。以有交通上下之血去。所謂血會膈俞者以此。膈俞之前卽心渦。吐血從出之膜也。安有心下悸而心中無影響耶。師言弱則爲悸。曰悸不曰驚者。是不動之悸。非因火而動可知。悸字爲心弱寫照。卽爲火弱寫照。心臟其類火故也。火弱何以能上逆耶。始則因驚致動。師謂火邪從驚發得之者類如斯。若一發無餘。宜乎其悸。火邪不至由心系竄入脉中者。乃心弱使之然。不復由心系還入坎中者。亦心下悸使之然。比較其脉數而有熱。則僅差一線。能避免不得臥者。

亦云幸矣。難保其將來不吐血也。有柏葉湯在。乃吐血不止之護符。無如其火邪爲心下悸所掩。惟見禍未萌之上工。能以一眼看破之。藉非然者。豈獨上條救逆湯爲庸工所吐棄。本條更有精義入神之聖藥。而能餉饋於人間者。吾恐萬中無一遇也。緣長沙立證。心下悸三字見之熟。鬚髮愈熟而愈生。渺不知其挾何形狀而來。若告以半夏麻黃丸爲主方。彼生平必未夢見矣。註家疑本方從治飲家套出。不知飲家條下無悸字。四飲中悸字僅四見。其一爲水在腎。心下悸。其一爲水停心下。甚者則悸。其一爲膈間有水。眩悸者主小半夏加茯苓。其一爲臍下有悸。吐涎沫而顛眩。主五苓散。假令止此二味藥。攔入四飲證中。已嫌其贅。若打斷上下文血脉以立方。顯屬多生支節。誰不以等閒目之乎。仲聖無此無聊之作也。方旨詳註於後。

半夏麻黃丸

半夏　麻黃各等分

右二味。末之。煉蜜和丸小豆大。飲服三丸。日三服。

長沙方心下悸者加苓耳。無加夏也。小柴胡湯已爲先例。真武湯證何嘗非心下悸。亦有苓無夏也。桂枝甘草湯證同是心下悸。無夏又無麻也。小青龍湯證麻夏並用矣。又非心下悸也。心下悸與半夏麻黃固無涉。半夏麻黃對於心下悸亦無涉。何取乎多此泛套不切之方耶。不知心下悸者其證。所以心下悸者其病。仲師竊見其病源從驚恐得之。故本證之悸。有異同。中部下部之悸更有異同。彼飲水多必心下悸。水無界線也。不必細核其下而中。抑中而下也。若因火致悸。則咫尺間如天壤矣。指明之曰心下悸。不曰心中悸。火邪亦肯讓步乎。懾於天威未可知。然弱則爲悸。非關於心臟堅固。邪弗能客也。畢竟火邪不爲虐。設也火邪逆搶心中。致其脈數而有熱者。脈死心亦死。火邪不逆搶心中。不至不得臥者。心生脈亦生也。度非多與之水。勢難救火矣。凡方內有半夏者宜去之。師嘗謂復納半夏以去其永。未有曰納半夏以去其火也。水去而火燄焉有不熾乎。熟意仲師反不行半夏以治水。偏行半夏以治火。更匪夷所思矣。神農本草經無此例載也。撰用聖經之謂何耶。仲師特爲半夏求知已也。握下氣二字爲手眼。推廣其義以治嘔逆。復推廣氣字之義。下水氣者一。下火氣者一。誠以夏至以後半夏生。生於寒暑之初易者也。妙能縮短炎熱之長。而得其半。故以半夏得名。治火尤良於治水也。何以又佐麻黃耶。麻黃入肺也。肺者心之蓋。覆諸臟者也。得麻黃領天一之水。接濟地二之火。俾水火一路下歸於泉。是又一易其寒暑也。行瀉心湯果何若。彼爲吐衄立方。損熱氣之有餘。卽補心氣之不足。施諸本證爲虛虛。非所以治悸也。行越婢加半夏湯又何如。彼爲肺脹立方。不能損上而益下。無形病當在無形解。繞出救逆湯之前一層以立方。救已然之火可共喻。救未然之火不可以共喻也。

吐血不止者。柏葉湯主之。

吐血當然有火邪。大都從驚發得之。同是吐血。火邪移熱於血。則熱在其血。必吐血而後熱可除。熱雖甚不死者。乃熱傷陽絡所致。血熱而其脈未嘗熱也。若脈氣變火而熱。則熱在其脈。卽不吐血而火有加。脉死而其血如故者。乃與因火爲邪相類。脉熱而其血非必熱也。上兩條爲吐血以前立治法。上工所爲治未病。本條爲臨時出治方。看似吐血尙能久持也。書不止者。吐血非僅見一次可知矣。豈非火邪太盛耶。柏葉湯有薑艾在。恐有燎原之慮也。經謂氣溫氣熱。治以溫熱。非反治乎哉。反治者從治。何以當行從治法耶。瀉心湯未始不可以承其乏也。彼證心氣不足。對寫熱氣有餘。則且吐且衄。三味藥損之卽所以補之。爲保障君火而設。本證火邪祇有逆上而無親上。必有相火肆行於其間。責在肝。肝爲陽中之少陽。過於疏泄。 少火將立變爲雷火矣。柏葉湯能下火也。從治不失爲逆治。能預防雷火之變。方中有艾把在。艾與火相得。灸百病不爲邪。義取病得火而艾安也。淺言之用以止血。深言之則止火以止血也。註家認爲熱傷陰分。宜以溫散之品。宜發其熱。妄加陽虛血走四字爲註脚。告以熱因熱用之理化則茫然。皆由其畏薑艾而不敢用。往往亡人之血如反掌也。何以上言不得臥者死。未嘗曰吐血不止耶。劇在欬逆上氣。逆氣高出於吐血之上。縱血止而氣未止。不能乞靈於麥門冬湯也。故方能止逆。止火逆者也。能下氣。下咽喉之氣者也。死證之逆上。若去而不返。非盡於咽喉也。本證畧欬逆上氣而不言者。明乎其吐血有間也。既止而復吐。是血從火上。乃復燃之火使之然。不同血從脉出。則血與脉偕亡。無所謂止不止也。不止云者。可以令其止。尚有救亡之餘地也。柏葉湯主之句。詳註方後。

柏葉湯方

柏葉　乾薑各三兩　艾三把

右三味。水五升。取馬通汁一升。合煑。取一升。分溫再服。千金加阿膠三兩。亦佳。類脩園語。刪之。

本方又如仲師所云見於陽者。以陰法救之矣。柏葉命方者何。柏爲陰木。生而向西。西方屬金其色白。故柏字從白。取象婦人有貞德也。柏葉其形側。有扶傾之力。便有回天之功。天傾而側柏不與之俱傾者此也。且葉能覆下。疏通其葉下之火。則血無所麗矣。何以行乾薑三兩耶。此正熱因熱用之原理。熱火同氣者也。苟非臨以在天之熱。從何歸還在地之火乎。火者脉之根。脉根於火。而後有血脉無火脉。若火與血爭熱。勢必火勝而血負。於是犧牲其血以讓火。吐血無非火餘之所迫而形。直是以脉氣爲火燼矣。妙有艾把在。能使火氣者也。凡受氣於艾上之火。便間接人身之火。名曰灸草。取其避免火邪也。又名冰臺。削冰爲圓。舉以向日。令醋日透過其冰。以艾承其影。得火遂自無而之有。是亦間接天地之火。艾用三把不爲多也。取馬通汁一升合煑作何用。馬爲火畜。以肝氣勝。馬有肝而無膽。不能生火。肝爲陰木。其火在膽。馬又胆木之精。能補肝陽之不足。肝爲陽中之少陽者。賴有胆木在。是馬與少火若離合。遂爲地氣之精。日以游火見長。最行所無事莫如馬。幾見奔騰之馬。因路遙而吐血者乎。馬腹無雷火之竄可知。夫馬者武獸也。善怒者也。假令武獸挾雷火而行。則物色中無良馬矣。去其胆者。天之所以馴之也。馬通殆無火矣乎。馬通乃血汁之餘。任人鞭策。而沿路下糞者。馬獨能之。其退後之火力。尤大於進前。具有引血歸經之潛力。用能打消雷火於無形者。馬通亦與有其功。徐氏謂本方加阿膠一挺合煑。固屬亡羊補牢。無裨於脉。又曰無馬通以童便代之。失題旨矣。

下血。先便後血。此遠血也。黃土湯主之。

下血亦立方耶。上文師言此爲陰伏。是瘀血。曰當下之。未立方也。至此纔立方耶。乃曰黃土湯主之。下條又曰赤豆當歸散主之。二方皆非下劑。得毋下盡其瘀而後止耶。抑諸藥入腹。遂忽然血止耶。師未明言其後效也。在傷寒太陽病熱結膀胱。曰血自下。下者愈。何嘗責備桃核承氣湯以下其血乎。名爲火邪條下。則明曰到經不解。必淸血矣。何以不曰當下之耶。抵當湯證曰下血乃愈。再則曰其人如狂血證諦。是以抵當湯爲後盾。抵當丸且曰當下之。下之誠是也。異在協熱利脉浮滑者曰必下血。抵當湯遂闕如。陽明因本有久瘀血。與有瘀血之故。行抵當湯者凡兩見。可知非議下則已。假令下之。反令抵當湯不得與有其功。尙有何湯可以越俎乎。少陰病下利便膿血。桃花湯證又兩見。彼方非下藥之比也。然猶謂本條無下利字樣。當然與少陰證無涉。而厥陰病又非徒因下利不止。而後必便膿血也。彼熱不除條下。既曰其病當愈。又曰其後必便膿血。此熱除條下。亦曰其病爲愈。又曰其後必便血。今自愈條下。以有熱故。曰必淸膿血。血證諦如是其多見。何居乎若漠不關心。不立治法以善其後耶。看似下之者聽。不下之者亦聽。治法若兩岐也。宜乎當下之三字無着落。何下法之難乎。夫亡血下之死。師爲厥陰病立禁條下也。得毋對於本證宜瞻顧耶。非也。上文當下之三字。言猶在耳。不能自相矛盾也。乃曰先便後血。爲遠血。下藥當由近及遠耶。又何說以處下條之近血乎。師非謂遠血毋庸愛惜也。愛惜生血之原。新血恐爲舊血之續。立方特高出乎下血之上。行不下之下法也。彼旣血自下矣。諸藥須從中央下手以橫斷之。已下之血。不則使之翻爲上也。未下之血。愼勿抑之使下。嚴定上下之界線。故曰下之。不曰上之也。黃土湯主之。可悟病在下者取之中矣。方旨詳註於後。

黃土湯方（亦主吐衄）

甘草　乾地黃　白朮　附子（炮）　阿膠　黃芩各三兩

竈中黃土半斤

右七味。以水八升。煑取三升。分溫二服。

本方非下品也。胡爲作下法用耶。不獨下血當下也。吐血衄血皆當下。上文柏葉湯。下文瀉心湯。迴非引血上浮之藥。就如救逆湯半夏麻黃丸。雖與吐衄若離合。無非握一下字爲手眼。衄家曰不可汗。亡血曰不可發其表。撇開汗字表字。嫌其違背當下之三字也。寧以亦主吐衄四字寫入本方之註脚。明乎七味藥未嘗與血齊高也。仲師借點個下字。實暗藏個上字。謂諸藥恰到血分之上頭。藥在上而血在下。下血而藥不與之俱下者。非藥力遲遲而後下也。止下目前已下之血。不下將來未下之血。纔是當下者下之。不當下者不下之也。故首以黃土載諸藥而行。而守之者附子。朮草又從而統御之。令脾絡之血。不溢一絲。更有黃芩地黃阿膠替代其靜脉。脉靜當然血亦靜。血神有不受諸藥之賜乎。上工所爲關顧在未病。非徒了卻下血已也。假令以抵當湯證之屬。下之果何若。無血而有瘀。下瘀卽下血也。仲師對於抵當湯證。其難審慎。在有血無血之分者。必有血而後可以下瘀。非以血字釋瘀字。蓋以血字陪瘀字。以血抵當瘀。非以藥抵當血也。遠血近血之分。亦非但爲便血尋其源也。舉遠血以爲例。言外則曰近血亡其半。舉近血以爲例。言外亦曰遠血亦亡其半。師言亡血下之死。遑敢以下藥嘗試乎。吐衄亦亡血之見端也。不當下之者其方。卻當下之者其法。謂方方以本方爲張本可也。

下血。先血後便。此近血也。赤豆當歸散主之。

同是下血。二證殆分道而來矣乎。看似遠血不能使之近。近血不能使之遠也。傷寒曰必清血。必便血。必下血者有矣。未嘗必其先便後血。抑先血後便也。可悟遠血近血無問題。長沙一概不立方可見矣。本條立證立方。則顯分其界線。豈關於瘀血之來疾與來遲哉。形容瘀血爲火邪所操縱。火邪退則便先於血。火邪進則血先於便。仲師則腰截其遠血之方來。乘火邪之退以立方。腰截其近血之將盡。乘火邪之進以立方。是亦操縱火邪之捷法。獨是有進無退者火氣也。其內攻之力。必走極端。豈三服藥能令其就範耶。此針灸之火邪當別論。仲師持揭火邪者三字。明乎非因火而動。另有其人。卻與被火相髣髴。驚悸即其造因也。在傷寒指定之火邪。極其弊亦血散脉中而止。或陽虛則欲衄而已。無吐血也。吐血則脉病火亦病。火與脉有兩死無兩生也。衄血下血則脉未死。留存一線之火可以生。脉之大原出於火。欲全其脉。勿傷其火。仲師救脉如救火。藥力惟有與其血中之熱相頡頏。非與其脉中之火相頡頏也。其火其脉。皆受長沙再生之賜者也。誠以血逆則一步浮高一步。治血逆宜一步逼緊一步。不除脉熱除血熱。保全現在之脉。而後可以補救未來之血也。黃土湯方下曰亦主吐衄者。中土爲水穀之海。主生榮血。經謂主血所生病。從下逆取。是亦挽之即所以救之也。本證何以不主黃土湯耶。彼方畧趨勢在透入一層。與近血若離合。不能抑之以盡其瘀也。然則仿抵當湯法。以血去瘀可乎。

恐新血爲火邪所奪。不如以散代血。散中純用血分藥。服散卽服血也。散行卽血行也。赤豆當歸散主之。方旨詳註於後。

赤豆當歸散方

赤小豆三升（浸令芽出曝乾）　當歸十分

右二味。杵爲散。漿水服方寸匕。日三服。

本方已見上狐惑證中矣。彼條有膿已成也四字。得毋近血當有膿耶。胡不曰便膿血耶。方旨非爲膿成而設。有膿者聽。無膿者亦聽。均與二味藥無抵觸也。何以浸豆令芽出耶。膿從瘀中出。芽從豆中出。變化其豆以治膿。卽變化其芽以生血。膿成亦食血之蟲所吐棄耳。留存豆質者。欲更新其血也。本證可以不用浸出豆芽矣乎。師若曰否否。豆不出芽。不能破血熱。血中有熱在。猶乎豆中有芽在。浸入水豆中。於是乎出芽。用以討取血中之熱。熱除則血與脉如初矣。豆質亦作專精之血論耶。有流動之當歸在。當歸代行其新血。則近血之源若潮生矣。不去豆質又何取。留赤豆以作當歸之隨從。令與瘀相得。瘀藉豆爲傳化。付諸糟粕之中損有餘。其後下黑糞者常有之。當歸白能以獨力補不足。是更新其未下之血也。何以渾不理會火邪耶。血近火亦近。血行則火邪無所麗。脉氣遂與火邪若離合。脉行而火不行。水火纔有互根之餘地也。水火位居下焦者也。以脉氣爲枝葉。苟有火而無水。是有陽脉無陰脉矣。幸在近血與遠血相去若迢遙。黃土湯所以寒熱並用者。特掐合水火以居中。假借陽明胃脉以靜其血。是亦預治近血於未然。陽明爲十二經脉之長故也。本方藥力必及於太衝爲盡頭。太衝之地。名曰少陰。少陰臟卽水火之鄉也。火邪必自有而之無。初不料其退藏於密也。良由仲師神於導血。血導火邪。血脉交注而不越其軌。豈獨經血不爲下血之續。吐衄亦可以不了了之。雖謂本方亦主吐衄亦無不可也。

心氣不足。吐血。衄血。瀉心湯主之。

書心氣不足。明明心氣不敵之稱也。何以上言不得臥之死證。又不曰心氣不足耶。抑心氣有餘耶。心氣有餘何至死。吐血不止。亦與心氣無涉耶。假令心氣有餘。柏葉湯仍非恰合矣。心其類火。火氣非卽心氣之稱耶。不曰火氣不足。又不曰火氣有餘。吐血證大都與心氣無甚關係者近是。若以有餘爲不足之註脚。則强解矣。文面分明坐實心氣不足也。固非坐實火氣不足。更非有餘之反觀也。蓋非寫心以見火。亦無從寫火以見心。例如心氣不足則如此。不同火氣不足又如彼也。然則心氣火氣從對面寫耶。果爾。則心氣不足可共喻。火氣有餘止獨喻。宜乎不鍼對心氣以立方。但鍼對火氣以立方也。何以命方曰瀉心湯。不曰瀉火湯耶。旣非爲瀉火而設。我後人若誤會瀉心作瀉火。則言詮盡失矣。就令行之而效。倘遇一吐血不止者。遑敢以柏葉湯爲嘗試乎。醫者當知仲聖立方之嚴。嚴在不能混視個心字與火字。瀉心不瀉火則可。瀉火不瀉心仍不可也。心者神之變。非火之變也。以火易心。則心氣有餘。氣有餘便是火。不必實現其若何火燄也。不得於心。當求諸脉。上言其脉數而有熱。何嘗曰數而有火乎。心又惡熱者也。未聞心惡火也。火可以印入心。熱不能印入心也。所謂其脉數而有熱者

○明乎其心坎中變爲在天之熱○無復有在地之火○致在體之脉○變爲在臟之心○則心脉無存在○其脉掩其心而已○火氣亦存在○其熱掩其火而已○無根之火變爲熱○後起之熱○焉能下交於腎乎○其不得臥也必矣○然則本證無火亦無熱耶○又非也○既明言心氣不足矣○言外非熱氣有餘而何○師又不言脉也○必非其脉數而有熱之比○熱氣有餘四字○不可以言語形容者○纔是真形容○以其包裹有餘之熱於脉中○祗可謂之其血有熱○其脉未嘗熱○其心更未嘗熱也○惟從心氣不足上想像得之焉已○何以行瀉心耶○直接瀉心○正間接瀉血○法惟由心瀉到血○不能由血瀉到心○諸血皆屬於心○若遠離其心○從血分下手○藥力徒與諸血相逐○令散血帶熱還入心宮○將以何藥爲後盾乎○傷寒五瀉心湯都是聚餘邪於方寸之地而殲之耳○何嘗直討心中乎○瀉心湯主之句○詳註方後○

瀉心湯方

大黃二兩　黃連　黃芩各一兩

右三味。以水三升。煑取一升。頓服之。

傷寒五瀉心湯都從心下着手。固不犯下之上。亦不犯下之下。更不犯心之中。五立瀉心之製作無二致也。大黃黃連瀉心湯。則明示去芩而不用。以黃芩有徹其熱除其熱之處。其熱在。斯其陽在。彼證其脉關上浮。是陽在關上。恐與其陽有抵觸耳。本證則黃芩在所必用。以吐血衄血。病形在上不在下。黃芩非取與血熱宣戰也。欲掩過血熱而落於心下。故一升藥頓服之也。何以不曰瀉熱湯耶。熱邪非一擊所能盡。恐瀉之而熱有所存也。何以不曰瀉氣湯耶。心存血脉之氣也。瀉之以何藥補不足乎。名瀉血湯又何若。彼非吐心血衄心血也。吐血越過心之前。衄血越過心之後。於心血無加損。故不曰心血不足也。特心氣不能抑之使下者。反爲吐衄所牽動。於是心血不逆心氣逆。短心氣者血爲之。一若心氣莫如之何者然也。不足云者。乃不得舒長之狀態。蓋氣逆心竅。心力又從而責備之。覺熱血之包圍猶其後。其淸道之不開。則無以自明。於無可形容之中。故以不足二字形容之。彼心下痞應行瀉心者。心中逆亦宜瀉心也。安得心氣之有餘耶。瀉者下之意。上文當下之三字。是治血病之真詮。以有餘之氣。除有餘之熱。方各盡三味藥之長也。不君黃芩君大黃黃連者。令二藥領黃芩先落心下。而後讓功於黃芩。仍不離原方之下取法。操縱黃芩於瀉心湯內。故不命曰大黃黃連黃芩湯。亦不仍其舊曰大黃黃連瀉心湯也。三黃之氣味一過。其心自開。心氣遂悠然以下降。此非以藥瀉心。還以有餘之心氣以瀉心。蓋必心氣充而後能行使諸藥以收餘燼也。匪特本方爲然。傷寒五瀉心湯都以心氣爲應敵之帥也。比較柏葉湯多兩層轉折。豈徒以犧牲逆血爲快乎。

嘔吐噦下利病脉證治第十七

夫嘔家有癰膿。不可治嘔。膿盡自愈。

書嘔家有癰膿。不曰癰膿家有嘔。金匱無癰膿家三字。肺癰證之吐如米粥。曰始萌可救。膿成則死。還有癰膿家之稱哉。且曰吐膿。奔豚條下亦曰有吐膿。傷寒凡服桂枝湯吐者曰其後必吐膿血。非嘔膿血也。吐膿且不立治法。嘔膿更未經見矣。不特無吐膿也。亦無嘔血也。上文吐血二字凡五見。何嘗曰嘔血乎。嘔之云者。狀似傾倒而出之詞。不同吐血不止者止而復吐也。若以有字易嘔字。是嘔中顯有癰膿在。謂爲自無而之有不得。謂爲自有而之無亦不得。總覺有膿者其偶。無膿者其常。宜乎立法曰不可治膿。毋寧治嘔也。乃曰不可治嘔。不曰不可治膿。明乎癰膿膠粘。蓄結是其固然。往往梗阻其嘔。而不梗阻其吐。彼吐癰膿。而不及覺者有矣。未聞嘔癰膿而不及覺也。癰者壅也。無形之癰。發生於有形之膿。素問名爲胃脘癰。類聚於胃所致。似有似無之壅氣也。其所以成立嘔家者。習慣在無膿之可嘔。因嘔他物以代之。癰膿則長此與嘔家相終始。間或迫而爲吐。有膿却與無膿等。是嘔家以嘔癰膿爲快事。治嘔豈非便宜於胃脘癰乎。在傷寒厥陰病猶謂癰膿爲邪祟之變。可以不了了之。在本證雖非與時出濁唾。腥臭之肺癰相類。其不死於膿者。究非生於膿也。何所姑息而不治嘔耶。曰膿盡自愈。是又便宜於嘔家也。彼證膿無盡時。本證膿有盡時。嘔非能治膿。却能盡膿。膿受治於嘔也。膿盡嘔亦盡。嘔又受治於膿也。不治嘔而嘔盡。不治膿而膿盡。以膿治膿。無非以嘔治嘔。如防其無未來之嘔。庸有未來之膿也。則以桔梗湯了却之。無治嘔之必要。未必無治膿之必要。故治嘔有禁。治膿無禁也。

先嘔卻渴者。此爲欲解。先渴卻嘔者。爲水停心下。此屬飲家。嘔家本渴。今反不渴者。心下有支飲故也。此屬支飲。

本條以下無不可治嘔四字。撇開上條。爲治嘔立案。此亦行文之反接法。先揭嘔字渴字。嘔與渴本相因。特治嘔非徒以渴不渴定方針。須卽渴以驗水。有水無水是方針也。有水便有飲。以治飲之法治嘔則可行。無水便無飲。以治飲之法治嘔不可行。緣嘔與水亦相因。上言嘔家有癰膿者其偶。嘔家有水飲者其常。四飲中有卒嘔吐字樣。下文又有諸嘔吐字樣。豈非予人以混視乎。在四飲則言之而未盡。師復推類以盡其餘。非引本條爲下文作陪客也。醫者須常懸飲家支飲於心目。而後可以言治嘔也。其在先嘔卻渴者。此爲欲解。無水故渴。得水故解。卽少少與飲之。胃和則愈之義也。無須治渴。更無須治嘔也。如其先渴卻嘔者。飲水不用水。卽本渴而飲水若嘔之病形。柴胡湯且不中與。遑論其他乎。蓋非邪在胸脇。爲水停心下。非屬傷寒。曰此屬飲家。心下爲飲家所私有。與心上無涉。故渴在心上。地氣不能通於嗌。則口燥而渴。飲家不盡無渴也。無如其因渴致嘔也。其次爲嘔家。乃支飲爲家主。與不卒死之支飲家將毋同。支飲者法當冒。冒者必嘔。非必先渴也。無如嘔家本渴。渴與嘔反。今反不渴。仍與渴反。不至愈渴愈嘔者。還算嘔家之便宜。究非長此不渴也。不渴因心下有支飲在。渴又爲嘔家所難免。是支飲又與嘔家得其反。心下有支飲句。

四飲條下亦云然。匪特飲水於心下無裨補。反爲心下所厭惡。曰此屬支飲。豎起其水於心之下。必波及於下之旁。心下幾無孔之可入。不同水停心下者。還可以水上加水也。夫屬支飲有小半夏湯在。屬飲家有小半夏加茯苓湯在。與下文劃淸鴻溝者以此。就用小半夏湯以下穀。非本此方以下水也。小半夏加茯苓湯則闕如可見矣。雖謂本條即下文之反觀可也

寸口脉微而數。微則無氣。無氣則營虛。營虛則血不足。血不足則胸中冷。

本條又說入胸中冷矣。與胃中虛冷相去幾何耶。虛冷而得穀。穀氣尙可久留。朝食暮吐者。穀熱已過去。則冷用事。烏得不吐乎。設非胃反。則噦而已。傷寒陽明病。攻其熱必噦。非以其人本虛。加以胃中虛冷乎。若胸中冷。則寒氣更在上一層。冷者寒之積。故飲冷之傷甚於寒。冷狀大都由引飲所致。宜乎本證成立飲家者半。成立嘔家者亦半也。飲家曰其人本有支飲在胸中。支飲曰支飲者法當冒。冒者必嘔

○嘔既難免○況但吐乎○日二三度發者有之○詎必限在朝食暮吐○暮食朝吐乎○胸中冷胡以吐○胸中有大氣在○仰給於胃者也○其求救於食○胸中尤急於胃中也○以胸中無熱食○胃中非冷食○則食氣入胃○正好出虛里而上輸於胸○是積穀者胃○而積氣者胸也○本無所謂冷○無如冷與熱若水炭○拒而不納則吐矣○夫胸者空曠之宇○無翳障者也○胸有熱亦欲嘔○傷寒腹中痛欲嘔者○乃胸有熱使然也○胸有寒亦當吐○傷寒氣上衝咽喉者○乃胸有寒使然也○矧積冷與寒熱之比較○其病所非旦夕間事乎○顧吐之則內煩者有之○溫溫欲吐者亦有之○何居乎其旦冷且吐耶○此非病人能自道○卽胃中虛冷○非出自病人之口也○仲師爲之代白其病情○欲醫者認定其病因○始有與藥之餘地也○例如下言食已卽吐○可爲胸中冷之陪客○要其吐食之所以然○非關食入令其熱○亦非食入令其冷○其遠因則關於上二焦之脉有異同○上焦之脉布胸中○寸口以候上焦○卽以候營衛○經謂營出中焦○衛出上焦○營衛隨行○故營與衛相親切○致上二焦與胸次亦親切○日往來於胸中

者。以營衛之行爲多數。胸中有營衛之溫利爲貫徹。何至於冷。師舉寸口爲前提。便教人着眼在胸中。曰脉微而數。何其與中風相類耶。曰微則無氣。是衛氣不堪問。曰無氣則營虛。又營氣不堪問。營虛則血不足。兩虛字無非數脉之變。曰血不足則胸中冷。以冷營冷衛印入胸中。實無營衛之足言。數脉遂成爲泡影。則胸中冷三字。已非群醫所及料。因胸冷而吐食。更非群醫所及料也。胸居膈上。胃居膈下。胃冷胸冷而膈不冷。寫胃字胸字入膈字。其關鍵總出膈氣虛也。

趺陽脉浮而濇。浮則爲虛。濇則傷脾。脾傷則不磨。朝食暮吐。暮食朝吐。宿穀不化。名曰胃反。脉緊而濇。其病難治。

本條又在痲仁丸條下套出。彼爲脾約立方。約非不磨也。磨焉不能盡脾力之長耳。同時趺陽脉浮而濇。彼證曰浮則胃氣强。本證曰浮則爲虛。虛浮之浮。非强有力之比。彼證曰濇則小便數。小便卽津液之符。脾虛不能爲胃行其津液。氣化祇能出前部。津液不能還入胃中。致大小便失其常。是亦脾無運輸之力。本證曰濇則傷脾。傷者毁壞之謂。曰脾傷則不磨。非脾不磨胃也。乃胃不受磨也。消化復消化謂之磨。脾液之涎。即磨成泌汁之資料。素問謂陽爲氣。陰爲味者。陰得其味。而後陽得其氣也。又曰脾胃者倉廩之官。五味出焉。胃受脾之賜者。脾以味授諸胃。脾受胃之賜者。胃以氣還諸脾。磨字有化工在。非有人工在也。若以打磨之操作律化工。則鑿矣。曰朝食暮吐。暮食朝吐。是朝暮兩易其穀。當然無宿穀之遺矣。然一再吐而穀未罄者。庸或有宿穀在。特留此不化之穀以俟其吐。則不食亦吐矣。名曰胃反。不曰脾反者。胃與脾相左。是陽明反背在太陰之前。無復有合同而化之望。曰脉緊而濇。師謂脉緊如轉索無常。爲有宿食。脉未緊而脾且不磨。况緊而不移。宿食必愈久而愈固。還有轉磨之餘地乎。且濇與滑反。大承氣湯不中與。即痲仁丸亦不能爲脾氣之助力也。曰其病難治。既窮於治胃。復窮於治脾。則不必責難中工也。徐以俟上工之神明施治而已。

病人欲吐者。不可下之。

書病人欲吐者。不曰欲自利。利反快。夫誰下之耶。看似仲師說出題外。不知醫者隨手拈來。多是下藥。在傷寒陽明病禁攻禁下最叮嚀。而未嘗立吐法。此外太陽瓜蒂散證曰當吐之。厥陰瓜蒂散證曰當須吐之而已。上文黃癉病行瓜蒂散。以吐法治諸黃。乃附方之謬。殊失方旨。吐字爲下文伏案。而欲吐者則下文所無。見得非欲吐而吐。纔是不文種種病人也。師言欲吐者吐之愈。另有酒黃癉之病人。本證無吐之二字。便將酒癉病撇開。可悟仲師非進中工言吐法。乃進中工以言治吐法。不禁吐而禁下者。下之適以重其吐。吐之更重其吐不待言。欲吐者句下。無當吐之三字可見矣。吾獨疑太陽病柴胡證仍在條下。與小柴胡湯嘔不止。師謂與大柴湯下之則愈。夫嘔吐而下利。大柴胡可以兼顧也。下之既與嘔吐無抵觸。豈非與不可下之三字相矛盾耶。彼證又未有欲吐字樣也。心下之急。急於止嘔耳。喜嘔當非大柴胡證之用情。與病人欲吐有分別。獨少陰病心中温温欲吐。復不能吐。則與本證相髣髴。師謂此胸中實。不可下也。亦與本條同聲口。異在師曰當吐之。假令胸中實而冷果何如。否則膈上虛且冷又何如。膈氣虛則變爲胃反。不吐之亦吐矣。師俄而曰。不可吐也。急溫之。是彼證與本證同消息。禁下尤急於禁吐也。吐下二字在傷寒見之熟。惟上取與下取有分寸。陽明篇曰傷寒嘔多。雖有陽明證。不可攻之。數語與本條詞異而意同。下文食已卽吐主大黃甘草湯。方下且無得下二字。況其他乎。本條文義。無非勒住羣醫之手。爲愛惜諸嘔吐證示準繩。須預知長沙立法無寬假也。

噦而腹滿。視其前後。知何部不利。利之愈。

本條分明爲下字利字加註脚。恐羣醫誤會個利字作下字也。前部後部皆可以言利。非前後皆可下也。不觀陽明篇曰若下之則腹滿。又曰雖下之。腹滿如故乎。此語且載在上文黃癉條下也。且溼家下之。則有兩死無一生。曰小便利者死。若下利不止者亦死。是一下字發生兩個利字也。又曰溼痺之候。其人小便不利。大便反快。但當利其小便。不曰當下其大便。是利與下顯分兩路也。兩節又複見上文溼家條下矣。

可悟仲聖教人對於前後不利之證。當絕口不言下。太陽篇曰醫反下之。利遂不止。陽明篇曰攻之利遂不止者死。明乎危莫危於攻下。利字特推言其流弊耳。蓋攻者下之訓。非利之訓也。不然。厥陰篇師既曰厥應下之。篇末又何必曰利之則愈乎。且諸四逆厥不可下。乃仲聖爲下藥示懲也。謂上條不可下之四字。在厥陰篇早有專條可也。緣厥陰條下利字不勝數。若以下字代行個利字。恐厥陰病無一非與死爲鄰。讀者須知本條與厥陰若離合也。獨是傷寒六七日不利。非厥陰病乎哉。胡爲便發熱而利。亦主死耶。彼非不利利之也。苟以下藥利之。更速其死何待言。下言五臟氣絕於內者。利不禁。下甚者手足不仁。下利二字相連讀。下文有下文之下利。非指下之利也。下文下利二字雖數見。又撇開本條以立證。就如噦而腹滿四字。亦設言不嘔不吐之詞。非必實有其證也。厥陰篇因得噦二字僅一見。噦而腹滿。尤厥陰病所無。有之亦襯起何部不利四字。病在上者取之下故也。曰視其前後。胡坐實前後部耶。反觀小便曰前部。如其前部不利。就令小便利。不過前部不利之利。厥陰祇有小便復利。非明言小便利也。如其後部不利。就令大便利。不過後部不利之利。厥陰固無大便不利。亦無所謂大便利也。何部不利句。正喚醒中工之眼者。謂部部似乎利。須從反面處看出也。曰利之則愈。此又言外之言。當舉霍亂下利清穀以爲例。彼條有小便復利一語。四逆湯可爲中工進一方也。四逆湯能止前後部之利。便能利前後部之不利。太陽服四逆湯後淸便自調。未有調大便而小便不調之理。厥陰下利腹滿。溫裏又宜四逆。裏溫則前後皆利不待言。不出方果何若。自有無方之方在。上條不可下之四字。言猶在耳。果熟籌於不可下不可吐之間。少陰篇預有明文。彼條曰急溫之。宜四逆湯。仲師雖留未盡之詞。大可於言外見得也。

嘔而胸滿者。吳茱萸湯主之。

本條又有柴胡證之影子也。胸脇苦滿。心煩喜嘔。不止但具一證矣。可行柴胡湯矣乎。下文嘔而發熱主小柴。又似與本條錯出也。假令得柴胡湯而非嘔不止。當然胸滿證罷。在柴胡證或胸中煩而不嘔者。大都先此則嘔耳。未嘗云嘔而胸滿也。不曰胸滿而嘔。明乎其非柴胡證之嘔在言外。嘔與噦之比較。上條由噦看入腹。則但噦而不嘔。本條由嘔看到胸。則但嘔而不噦。要其腹裏有腹裏之層折。胸中有胸中之層折。恐中工尤未分曉也。上言胸滿腹不滿。其人言我滿。是滿狀尙兩岐。本證胸滿腹不滿。不啻表現其中之所有以示人矣。縱非以小柴胡湯敷衍之。夫誰議及行吳茱萸耶。蓋胸者空曠之宇也。地氣舉濁陰以奉上。天氣受濁陰而下降者以此。苟濁陰被寒。其氣更濁。寒氣生濁故也。於是天氣不受寒而拒寒。肺惡寒也。宜乎地氣祇有升而無降。天氣若無與焉。滿胸是地氣無天氣。師謂陽中有陰。可下之者此也。卽當下其寒之謂。乃降下之謂。非攻下之謂也。以其嘔狀由滿狀所迫而形。可以不了了之。作噦而胸滿讀亦可也。特非如傷寒太陽病之爲胸有寒。當吐之。亦非如厥陰之邪結在胸中。當須吐之也。上條暗寫不可下。本條暗寫不可吐。正仲師立言之旨也。自此以下。皆撇開下之吐之四字以立方。對於嘔而胸滿若離合。惟間接地氣降天氣。間接寒氣降濁氣。妙能以濁治濁從治濁。以熱治寒逆治寒。非有通天手眼如仲聖。誰敢以最濁最熱之品。打入胸際作用乎。吳茱萸湯主之。與下嘔而發熱之柴胡證反比例。仲師即吳茱萸之知已也。何以陽明食穀欲嘔條下。又得湯反劇耶。彼非反嘔也。言欲嘔之情形更劇。必屬上焦而後可以接天氣。吳茱萸之餘力猶存在也。長沙不復以他藥爲後盾可見矣。方旨詳註於後。

吳茱萸湯方

吳茱萸一升　人參三兩　生薑六兩　大棗十二枚

右四味。以水五升。煑取三升。溫服七合。日三服。

吳萸氣味辛溫。主溫中下氣。本草經似未曲繪其長。一經長沙選用。而其真始出。吳萸之特性熱而濁。與寒濁不相得。卻與濁陰則相投。故瀉濁又能存濁也。握一濁字爲題珠。可爲吳萸立傳矣。濁爲寒。寒氣固濁。不能令其形於陰也。并陰則混陰於寒。陰爲濁。濁陰亦寒。不能令其并於寒也。并寒則混寒於陰。本證分明是嘔寒。留嘔不盡之寒。濁陰又從而薄之。於是乎胸滿。皆因地氣之上使之然。天氣未完其交代。致濁陰無從還入五臟者。亦無從會歸於六腑。此虛懸之濁氣。交迫而成滿。正好行辛溫藥。辛以補天氣之不足。溫以損地氣之有餘。此等氣味。非必吳萸而後獨擅其勝。若溫中下氣。而有反正相生之妙。則非吳萸莫屬。下其本無之濁者。即上其固有之濁者。一味藥翻作兩味用。非徒以直接地氣見長也。溫中又兩用。吳萸之熱力可勝寒。溫中自能溫其上。吳萸之熱氣又生清。溫中且能清其上。復回天氣之清。收受地氣之濁。濁陰用能歸六腑者。有清陽爲之引故也。是得吳萸則上部中部下部受其賜。其氣味確與辛溫諸藥有異同。經舉溫中下氣四字以例其餘。實具有最奇之變化。神農誠不我欺也。方內且有人參薑棗。打入太空上作用。諸藥若不自有其功。觀諸陽明病之欲嘔。則移之屬上焦。而不嘔也無聲。少陰病之欲死。則與之出生天。而不死也無形。又豈主嘔而發熱之小柴胡能越俎。就如白通四逆亦各有專長。未易侵掠吳萸之功也。註家往往遇一證而三方調用。或加吳萸爲贅瘤。是猶屈騏驥以就範。長沙方肯以附屬品位置吳萸乎。

乾嘔。吐涎沫。頭痛者。吳茱萸湯主之。

本條即厥陰篇所云厥應下之之義。下其厥。即提升其陽。陽上陰下。則無所謂厥。反是則陰陽氣不相順接。便爲厥矣。本條亦與厥陰病若離合。乾嘔頭痛。又與上條嘔而胸滿若離合。乾嘔非不嘔也。有嘔聲。無嘔物。不嘔之嘔也。何以吐涎沫耶。嘔吐本相因也。特涎沫非從嘔處出。師謂上焦有寒。其口多涎。口者脾之竅。涎爲脾之液。顯見寒在脾上。敺起地氣。遂泛脾液而爲涎。涎亦帶寒。故沸而或沫。涎沫爲口氣所不容。一若爭先而爲吐。反便宜於乾嘔者。涎沫不啻替代其乾嘔中之物而出。特無如其淫渭不分何也。何以殃及其頭耶。頭有諸陽在。陰邪不敢明犯其頭。厥陰條下僅一見者。足徵厥陰中見少陽之勢力。能帶寒氣以上頭。故手足不厥頭亦痛。在本證則與肝熱病之頭痛員員相髣髴。是亦陽升陰降之端倪。師若曰。治肝不如聽肝之自治也。肝者罷極之本。一變動則爲陽中之少陽。通於春氣。靈樞謂春氣在頭者此也。况足厥陰肝脉。出額會督脉於巔。頭痛亦肝病所難免乎。註家動以頭痛如破四字形容厥陰。牽合內外皆熱之瘧疾爲註脚。未免言之太甚。不知凡服吳萸湯後。無不更新其頭腦。令人得一鼓清空之氣爲覆幬。可悟吳萸乃熱氣生清之良藥。味辛卽其代價。經謂辛以潤之。能領取個辛字。而後能領取個溫字。總覺吳萸之氣味。最與精明之府相莫逆也。勿遇朝發夕死之真頭痛證。厥論所謂頭痛甚腦盡痛者。責備吳萸也。

嘔而腸鳴。心下痞者。半夏瀉心湯主之。

本條又便宜於其胸矣。嘔而胸不滿。非滿胸是地氣可知。地氣既不上。何怪天氣之不下乎。吳茱萸湯可以休矣。無如其腸鳴。得毋胃實腸虛耶。抑胃熱腸寒耶。虛寒相搏。則腸鳴濯濯。非盡無理由也。素問謂水氣客於大腸。疾行則鳴濯濯。聲如囊裹漿水者非歟。特非關於疾行。水氣猶未徵實。且心下痞。傷寒生薑瀉心湯證尤近似。被證脇下有水氣。則腹中雷鳴下利。又不能腸鳴讀作腹鳴也。彼方仍有異同。連帶甘草瀉心湯亦不中與之。然則胸不滿而腸滿耶。果爾。是天地不交通。有流散濁陰之關係。腸鳴當是濁陰爲主動。緣地氣梗阻於心下之下。天氣虛懸於心上之上。則諸臟不爲地氣所潛移。濁陰與五臟則相失。諸腑不爲天氣所潛移。濁陰與六腑又相失。宜其旋渦在下不在上。若水走腸間者然。獨是濁陰之走五臟而歸六腑也。其消息微焉者也。濁陰本非能自鳴。五臟六腑之範圍。亦非盡收入腸間也。何物鼓動其鳴耶。大塊噫氣。其名爲風。濁陰帶噫氣以補腸內之空。故不爲雷動之鳴。乃痞塞甚之反響。如幽谷中隱隱繞聲而出焉已。如欲寧靜其鳴。當開通其痞。三瀉心湯中。必有一方能勝任愉快者。大黃黃連瀉心附子瀉心。固非其選。生薑瀉心多生薑一味則無取。甘草瀉心少人參一味亦無取也。病在下者取之上。仲師通天手眼。其惟半夏瀉心湯乎。

半夏瀉心湯方。

半夏半升(洗)　黃芩　乾薑　人參　甘草各三兩(炙)

黃連一兩　　大棗十二枚

右七味。以水一斗。煑取六升。去滓。再煎。取三升。溫服一升。日三服。

本方非甘草瀉心湯乎哉。同是右七味。師主蝕於上部則聲嗄。七味藥內有人參在。傷寒甘草瀉心去人參。則聲言右六味而已。七味旣可活用其一。彼方與本方又何擇耶。傷寒以本方易柴胡。借柴胡湯爲引子。見得須從心上之上。胸下之下着手。打入陷胸瀉心二證之夾縫。比較柴胡湯畧低一層作用。方合本方眞詮也。本方又爲四瀉心湯之引子。仍與柴胡湯若離合。然去陷胸湯之旨畧遠矣。狐惑條下權用甘草瀉心湯者。明乎操縱彼湯以立方。不同胃中虛。客氣上逆之比。不憂人參附客不附主。有參勝於無參耳。假令本方用甘草四兩。非不足以緩腸鳴。持恐地氣與炙草相容與。則遲地氣之升。隔天氣之降者。未始非炙一兩草以致之。曷如仍存半夏瀉心之名。以半夏居前列。人參甘草依然落半夏之後。諸藥不離爲長沙所支配。其軒輊能井然而不紊者。權輕重以定專司也。本草經稱半夏長於下氣者也。寸心通於夏。半夏不啻由心頭入。以消息足太陰。緣太陰脾支脉。又上膈注心中。有半夏在。則心脾無隔閡。不患廣明之下。不復見陽中之太陽也。故莫妙於得夏氣之半。而神明自出。何痞塞之有乎。宜乎五瀉心方中。以本方爲稱首。書法則於結胸條下作另提也。何以彼條但以心下滿而不痛爲的證。撇開餘證不具論耶。讀仲景書須會通言外之旨。本條首句爲題珠。方曉然於仲師因病以立證。隨舉嘔而腸鳴四字爲告。欲人見證而知病也。

乾嘔而利者。黃芩加半夏生薑湯主之。

本證又不關於濁陰爲寒氣所持。而關於清陽爲熱氣所持矣。夫陽者天氣也。主外。陰者地氣也。主內。而後陽道實而陰道虛。實陽道者陽。陽所以衞外而爲固。虛陰道者陰。陰所爲存精而起亟也。若陰陽易位。則更虛更實。濁陰遂帶寒而上僭。寒不沈而反浮。因作嘔。其嘔虛。無物之嘔故但曰乾。淸陽遂協熱而下趨。熱不浮而反沈。因作利。其利實。有物之利故但曰利。苟非升淸而降濁。則長此此陰乘陽。陽從陰矣。治之奈何。師謂陽中有陰。可下之。又曰熱在裏。當下之。無論爲寒爲熱。止有唯一之下法也。下其寒耶。下其熱耶。抑下寒不遺其熱。下熱不遺其寒耶。其上有濁陰在。必下之纔陰還陰道。反是則陰不涵陽。其下有淸陽在。不下之纔陽還陽道。反是則陽不育陰矣。且寒氣生濁。下之於濁陰無所加。熱氣生淸。下之於淸陽有所損。匪特不能重下其利也。當浮以取之。假借其利以復淸陽。則非黃芩湯莫屬。不善用之。則徹其熱而已。除其熱而已。善用之則一方可作兩方用。同是徹熱復除熱。而淸陽亦受其賜。以其提升熱邪從下解於上。便提升淸陽從內解出外故也。況加半夏生薑。一面降濁。一面升淸。二味藥又翻作加倍用乎。在厥陰則以徹除其熱爲不祥。在本證詎容易除中哉。藥力乃代行氣之所以上下。轉移天氣地氣者也。上下文無一方可以承其乏。本方雖見於傷寒。卻從傷寒治法之外翻新而出。

以乾嘔二字易若嘔者三字。足徵長沙立證之大有分寸矣。方旨詳註於後。

黃芩加半夏生薑湯方。

黃芩　生薑各三兩　甘草二兩　芍藥三兩　半夏半升

大棗十二枚

右六味。以水一升。煮取三升。去滓。溫服一升。日再。夜一服。本方爲太陽與少陽合病。自下利而設。語氣責備太陽。帶責少陽。故多一與字。不責陽明。且爲陽明惜。故多一自字。見得病所在太少。陽明無辜自下利。由於太陽不能開。致陽明不能闔。又咎在少陽不能轉。欲開太陽。當闔陽明。自利轉爲不利。即效果也。假令少陽不能轉將奈何。小柴胡湯不中與也。單獨太陽柴胡證始可行使柴胡。若太少合病。則無行柴胡之例。恐藥力轉入不轉出。反與陽明互相尅賊。適重其利也。法惟變通柴胡湯。裁出四味。特君黃芩爲一方。用以殺少陽之燄。免令與陽明爭熱也。兩熱不交廹。則三陽皆活動。而少陽之勢力。不啻超過於兩陽。陽樞以不轉轉之。操縱柴芩。本方遂爲少陽病獨一無二之方也。註家視本方若等閒。誤認柴胡湯爲主治少陽病之的劑。幾何不掩盡柴芩二方之功乎。彼厥陰病反以黃芩湯獲咎者。乃醫者陷四味藥於不義耳。毋庸誣及黃芩也。本證亦淸陽下陷使之然。經謂淸陽發腠理。是少陽爲之始。淸陽實四肢。是兩陽繼其後。本方加半夏生薑成六味。奚祇淸陽受賜爲實多。兼爲濁陰謀尤周且密也。方下曰溫服一升。日再。夜一服。日服以升淸。再服交通其陰。夜服以降濁。一服又交通其陽。服法與太少合病同將息。蓋方旨同則萬變而不離其宗。仲聖之言詮。誠奧窔矣哉。

諸嘔吐。穀不得下者。小半夏湯主之。

書諸嘔吐。嘔不盡繼以吐。吐不盡繼以嘔。二證若相迫而來。不可以數計。故曰諸也。殆不能食矣乎。曰穀不得下。分明能食矣。可知胃氣尙在。胡不進杯水以送下其穀耶。嘔家本渴。師言渴者爲欲解。與上文先嘔卻渴二語同一論調也。下文又曰嘔吐而病在膈上。後思水者解。是嘔吐皆以渴爲愈兆。乃不曰今反不渴。亦不曰先渴卻嘔。是置渴不渴於不問。明是撇開飲家以立證。亦撇開支飲以立證矣。然則其屬食家耶。能容食而後嗜食。消穀善飢則有之。何至穀不得下乎。得毋膈間有支食。與心下有支飲相對照耶。吾嫌其病名太怪也。支飲豎起其水如直竿。水質相連者也。猶可以想像得之。粒食亦相連乎哉。横有積或有之。零星如累黍亦有之。如謂其一如支飲之直豎也。是病形無獨而有偶也。夫誰信其膈上有如許長度之穀乎。可悟本證乃支飲之正陪客。有本證覺支飲一字益明瞭。水穀皆有氣者也。有氣便爲逆也。胃氣無餘。穀氣轉代行其胃氣。不至結鞕者。無餘邪以爲之梗耳。形容之曰穀不得下。除穀以外無他物。不下即反逆上之詞。逆字非莫可名狀也。支字如繪矣。支飲見得水氣不平流。支食見得穀氣不旁落。故飲而支。言之似穿鑿。惟有水氣以支之。則消息極尋常。食而支。言之亦虛無。有穀氣以支之。則情形可想見。取義雖奇而實正。要非如至大至剛之氣。充塞心胸也。其氣細小而勁直。殆走透竅而上出。非乞靈於無孔不入之小半夏湯。未易勢如破竹也。彼支飲條下。得小半夏湯已效如桴鼓矣。彼條非以去水爲快也。從最小之孔道去水氣。令積飲悠悠而去也。本證亦從最小之孔道納穀氣。令宿食亦悠悠而下也。看似長沙方但求得半之功。蓋特爲水穀之海。留無盡藏者也。小半夏湯主之句。方旨詳註於後。

小半夏湯方

半夏一升　生薑半斤

右二味。以水七升。煑取一升半。分溫再服。

本方何以不加苓耶。既借支飲條下之方以下穀。小半夏加茯苓湯。何嘗非飲家藥耶。仲師已明言此屬飲家矣。則彼屬支飲在言外。大抵水停心下則飲不支。心下支飲則水不停。支飲其形豎。彷彿直上下行者是。水停其勢橫。髣髴四面皆水者是。加茯苓則水從分道去。飲家之水。宜散不宜聚也。不加茯苓則水從一道去。支飲之水。宜聚不宜散也。豈非下穀難於下水耶。本證非富於穀。而穀氣不消在其中。本草經稱半夏能下氣耳。無下穀二字。讀穀不得下句。宜加一氣字讀。誠以半夏爲諸氣所稟承。小用則小效。穀氣小於穀。猶乎水氣小於水也。經稱半夏亦主腸鳴。上言嘔而腸鳴。從痞塞中隱隱作聲。亦非水氣濯濯之鳴。半夏瀉心湯仍非大用半夏。彼以細入無間得名。此其所以謂之爲得夏之半也。然則半夏之作用。與食穀無涉耶。又非也。長沙對於種種藥。比較神農之物色必有加。例如嘔者加半夏。仲師非以本草經爲張本也。參透辛平之氣味而推廣之。半夏可與菽粟同試也。調和水穀。乃其餘事。何以黃癉病熱除必噦。亦主本方耶。噦與食穀有關係。傷寒食穀者噦句下。未立方也。師特曲盡半夏之長。寫噦字入穀字。與本證異而同也。下文生薑半夏湯又何若。彼方小冷。分四服。曰嘔止。停服後。又明乎治嘔是其專長。愈以見半夏之泛應不窮也。

嘔吐而病在膈上。後思水者解。急與之。思水者。猪苓散主之。

本證又犧牲水穀以卻邪。非病在嘔吐也。曰病在膈上。嘔吐從膈下逆上可知。何其絕不愛惜水穀耶。穀未盡而水先盡。不暇求救於穀矣。

惟有引水自救而已。穀之得下不得下猶其後。從無水不得下者。胃中水竭。就令少少與飲之。亦有胃和則愈之望也。曰後思水者解。不患其飲水若嘔。或水入則吐耶。本證前後無渴字。顯非邪氣令其渴。固不涉柴胡湯證之服湯已而渴。亦不涉五苓散證未服湯亦渴也。思水則用水。不曰渴欲飲水。不飲外求之水。方不爲嘔吐之續也。乃思有不假外求之水。其呼癸之病情。一若流露於不自覺也。殆思天一所生之水者歟。然則吐棄與水耶。非也。水氣下則地氣上。有坎泉爲後盾。化作太空之霖雨。逆取膈上之邪如反掌。經謂地氣上者屬於腎。又曰雨氣通於腎者此也。曰急與之。一杯水亦與有其功。借水神爲腎陰之導線。在與之者亦無心而成化。一水字其理實雙關也。蓋陰者存精而起亟。亟之爲言急也。看似急需其本無之水。不知急需其固有之水。從下以奉上。而後下歸於泉。思水二字。具有雲行雨施之妙想也。乃曰思水者。何其昧昧以用思耶。水無有不下。下隰細流。不能爲膈上藥。雖飲水數升無當也。幸非不解而煩。與煩渴大有別。假令徒留此後思水者解一語。委付中工。長此貪飲將奈何。在傷寒則曰渴者與五苓散。在上文則曰渴者與猪苓湯。豈非仲師特省卻個渴字以窮中工耶。揭示之曰。猪苓散主之。比較五苓則闕二味留三味。猪苓則闕三味留二味。無非從二方脫出。非徒欲人記取猪苓散也。苟三方之用途未分曉。則辜負長沙立方之精義也。方旨詳註於後。

猪苓散方

猪苓　茯苓　白朮各等分

右三味。杵爲散。飲服方寸匕。日三服。

本方從急字生出。胡不曰急與猪苓散耶。水若効靈。則與水可作與藥觀也。無如膈上其位高。嘔繼以吐。尙不足以卻餘邪。飲水焉能爲後盾。曰後思水者解。不過爲後來解病之報信。希望其妙想可以天開也。寫水字入思字。因志而存變謂之思。明乎其意不在水而寄懷於水。不啻以水爲藥引也。故與藥不急而與水反急。本方長沙已在引而不發之中矣。此與五苓散證異而同。同在彼證患水少。雖多飲煖水。對於水逆無抵觸。與豬苓湯證同而異。異在彼證患水多。卽不兼飲熯水。能令水道亦通調。二方皆與膈上無關係。同是水從膈下去。保障水腑有五苓散在。得桂枝澤瀉以洋溢其氣化。餘藥可以發汗。亦可以利小便也。保障水臟有豬苓湯在。得澤瀉膠石以守護其蟄藏。餘藥可以利小便。且可復利其小便也。本方純然起陰氣者也。猪苓通腎氣。茯苓降天氣。白朮升地氣。一番轉運。則水天如覆幬。膈上遂立變爲化生之宇矣。本方加味澤瀉果何若。是又以五苓豬苓二方爲張本。澤瀉行水面者也。壓抑水氣以下行。方內有澤瀉在。水勢有下趨而無上陵。與本方適得其反。本方急於圖其膈上故也。若二方調用。五苓則過於波折。豬苓又涉於侵淫。然而緩矣。大抵止渴之品。不離乎以灌溉見長。必俟水乳交融而渴始止。本證豈渴引水漿之比哉。方下云飲服方寸匕。日三服不爲多。是教人以飲水藥也。吾知不移時而地氣上。三味藥且有連舌本散舌下之奇。令思水者得以償其願。彼思有限制之水。曷如其受賜於無限制之水乎。

嘔而脉弱。小便復利。身有微熱見厥者難治。四逆湯主之。

本證同是嘔。又不獨不思水。並不思穀矣。得毋水穀之海未罄耶。無如其脉弱。有續自便利之虞。師謂其人胃氣弱則易動。動嘔亦大不利於水穀也。何以不曰自利益甚耶。胃之爲市則脾之爲使。胃過動轉脫離其脾。地氣反寂然而不動。地不動則腎不上。寸口趺陽少陰。不覺其動而不休者。亦以脉弱故。曰小便復利。無大便利三字。後部復不利在言外。是利而復利。頻頻開前陰之竅。而後竅無分子。祇可謂之水穀之道路猶未絕。三焦膀胱仍足恃。經謂三焦膀胱者腠理毫毛其應。宜乎太陽少陽兩部無恙在。乃曰身有微熱。既有熱而不發。微字須看入一層。太陽之底面卽少陰。必太陽中氣之熱。與少陰本氣之熱若離合。而後太陽之熱爲陽熱。少陰之熱爲陰熱。若太少之畔界不明瞭。是陰陽無中見。慮有太陽之一身而已。何居乎露熱兼露厥耶。熱厥並提。非太陽病所見慣也。陰陽氣不相順接便爲厥。乃厥陰篇之明訓也。就令手足不厥。亦作諸四逆厥論。見厥足徵太陽之熱是假相。少厥之熱是真相。殆少陽移熱於太陽者歟。少陽所以從腠理出毫毛者。乃厥而嘔。非熱而嘔。嘔浮厥陰。連帶少陽。少陽遂僭居太陽之部署。厥陰亦僭居少陽之部署。呈露一隙之微熱。熱微而厥不微。分明厥浮於熱。固非熱少厥微。亦非前熱者後必厥。厥非惑人。微熱爲見厥所掩。則惑人也。曰難治。豈獨厥陰始然哉。萬物始於一。而盡於三。少陽爲一陽。厥陰爲一陰。如欲其一生二而二生三也。惟整齊劃一其中央土以及四旁。更新病人於中五立極之中。庶可以補東南之陷也。四逆湯主地陷東南者也。蓋陰陽有定位。而後四體有方輿。師非窮於立治法也。見得四逆證不具。而越俎行四逆。苟未曉然於收拾殘局之難。對於本證必熟視而無覩。故舉難治二字爲提撕。欲中工會通言外之旨也。方旨詳註於後。

四逆湯方

附子一枚（生用）　乾薑一兩半　甘草二兩（炙）

右三味。以水三升。煑取一升二合。去滓。分溫再服。强人可大附子一枚。乾薑三兩。

長沙方所有四逆湯證無難治二字。胡施諸本證若無把握耶。本證非下利清穀。已不符四逆證者什之八。清穀卽下陷其中土。土爰稼穡也。中土一陷。則脈無資生。於是陰陽無所麗。祇賸在天之寒。與在天之熱而已。經謂寒暑六入。萬物生化者。寒暑從何道以入地。萬物何所藉以生化乎。宜其劃分寒熱如半壁。熱有熱一邊。是謂重熱。寒有寒一邊。是謂重寒。在陽明則曰表熱裏寒。在少厥則曰裏寒外熱。在霍亂則曰內寒外熱。明乎寒熱無定位也。重熱云者。卽熱不成熱之稱。故曰重熱則寒。重寒云者。卽寒不成寒之稱。故曰重寒則熱。熱爲陽。陽不成陽。曰重陽必陰。寒爲陰。陰又不成陰。曰重陰必陽。質言之孤陰不生則如彼。獨陽不長則如此。無所謂之寒。無所謂之熱。要皆下利清穀使之然。令藥力無從左右袒。不得不一空其寒熱而更新之。有四逆湯在。而後一身之裏有中土在。一身之表有四旁在。寒有寒之熱。熱有熱之寒。合標本中見爲一氣。三味藥之能事始畢也。雖然

○本方既非爲下利清穀而設。則嘔而脉弱猶其後。惟參差不齊之熱厥。似不足盡四逆湯之長。仲師非出本方之緒餘。以敷衍諸證也。乃加倍行四逆。從治逆治相並行。對於微熱行從治法。謂之反治。對於見厥行逆治法。謂之正治。正治反治仍非難。難在四逆湯遇着本證無知已。緣身有微熱見厥一語。凡四逆證中所未言及。則三味湯爲群醫所吐棄者。乃四逆之遇爲之。難治二字。殆爲本湯長太息也。方下云强人可大附子一枚。乾薑三兩。長沙又輕易言之矣。中工且觀其後效可也。

嘔而發熱者。小柴胡湯主之。

本條即上條之反陪客。上條難治在嘔而有微熱。本條易治在嘔而發熱。微字寫入太陽之身之裏面一層。發字寫出太陽之身之表面一層。太陽中風則乾嘔。太陽傷寒則嘔逆。中風則發熱且惡風。傷寒則已未發熱。必惡寒。若不獨下惡風。且嘔去其風。不獨不惡寒。且嘔去其寒。顯非風寒使之嘔。乃熱化令其嘔。宜其不嘔風聲寒聲嘔熱聲。是之謂嘔熱。愈發熱則愈嘔。非止嘔便能除熱。亦非除熱便能止嘔也。麻桂不中與之。桂枝以汗解解外。而發熱受其賜。麻黃以發汗解表。而已未發熱受其賜。本證不曰嘔而脉浮。無取汗之必要也。惟柴胡湯可與麻桂相後先。小柴在所必用。在太陽病過經十餘日。柴胡證仍在者。先與小柴胡湯嘔不止。非以大柴胡湯爲後盾哉。得毋本證亦大柴在所必用耶。非也。被證非本嘔而發熱。服湯先於嘔。故由小柴轉大柴。本證往來寒熱已過去。寒罷則熱將罷。特熱不微。上條以微熱爲病進者。本條以微熱爲病退矣。柴胡證條下分明有身有微熱四字。方下則去參加桂。溫覆取微汗愈。是柴胡湯內還有桂枝證一分子。本證桂枝證外幾無柴胡證一分子。不過發熱亦但見柴胡證者一。見桂枝證者亦一焉已。不渴自然發熱變微熱。是柴桂二證更騎牆。以其非外有微熱之比。加桂反不足盡小柴之長。傷寒嘔而發熱。曰柴胡證具者。非便宜於柴胡湯也。明乎小用小柴胡。可以收小效。長沙屢曰柴胡證仍在者。不欲失小柴之本真耳。可悟上條微熱主四逆。大用大效不待言。傷寒無復與四逆湯之例。惟復與小柴湯則兩見。大都卻發熱汗出而解矣乎。亦不盡然也。既非下之。亦非以他藥下之。熱不從下解。故從汗解耳。若嘔止其熱。勝於誤下多矣。雖謂柴胡湯能轉移其熱以入嘔中。嘔盡則熱盡。可也。方旨詳註於後。

小柴胡湯方

柴胡半斤　半夏半升　黃芩　人參　甘草　生薑各三兩

大棗十二枚

右七味。以水一斗。煮取六升。去滓。再煎。取三升。溫服一升。日三服。

本方在太陽篇則見之熟。胡厥陰條下僅一見耶。無怪乎註家誤會厥陰病與少陽無涉。動以柴胡證脫離厥陰病爲藉口。坐實柴胡證是少陽病。不知少陽中風未有與柴胡湯字樣。傷寒屬少陽亦未有與柴胡湯字樣。獨本太陽病不解。轉入少陽。纔與柴胡湯借少陽之部分以解太陽病耳。並非少陽因病得柴胡證也。太陽柴胡證五字。在陽明篇內已揭明矣。柴胡證罷始可以言少陽病。柴胡證不罷依然是太陽病。傷寒嘔而發熱。柴胡證具二語。非另立一條也。與結胸痞證相並提。一則曰柴胡證仍在。再則曰柴胡湯不中與之。操縱大陷胸湯證半夏瀉心湯證於太陽病中。實操縱柴胡湯於陷胸痞病中也。何嘗有一語提及少厥乎。顯見柴胡證不能求諸太陽病形之外。然必藉少陽以爲之轉者。少陽不受邪。而後間轉柴胡而自若。本證不獨少陽篇末之見。厥陰見之則自太陽始。補綴柴胡。無非補綴太陽篇之柴胡證也。柴胡湯非適用於少厥病。緣厥陰病便是中見少陽病。師以本方殿厥陰篇末者。用以結束厥陰與少陽。嘔而發熱。又嘔家所希罕。是亦行文之結上起下語。下文種種下利證。大率與嘔家爲鄰。而發熱二字不絕書。見得下利而儼有柴胡證在則生。無柴胡證在則死也。下言雖發熱不死五字。柴胡湯之影子。已在不言中者也。

胃反。嘔吐者。大半夏湯主之。

書胃反。胃有上脘中脘下脘在。從下脘一路反到上脘耶。抑上脘有上脘之反。中脘有中脘之反。下脘有下脘之反耶。其反同。而三脘反其一。則不同。上言胃氣無餘。朝食暮吐。變爲胃反。曰寒在於上。反上脘者也。脾傷則不磨。暮吐朝亦吐。宿穀不化名胃反。反中脘者也。本證殆反下脘者歟。上文二證皆因吐致變。在胃反之前。則吐爲劇。本證先胃反而後嘔吐。非明言其朝食與暮食也。得食固反。不食亦反可知。或嘔或吐。或嘔時而不吐。或吐時而不嘔。時而不嘔不吐亦有之。病形似乎小。其影響所及則大矣。夫腎者胃之關也。關之爲言塞也。扃也。能收納水穀之精而藏之。苟陽明不治。腎獨能治於裏乎。經謂二陽爲衞。二陰爲雌。陽明少陰皆有守土之責也。何以腎不反而胃獨反耶。不知胃之上脘其形覆。胃之中脘其形仰。胃之下脘其形垂。具有反正相生之妙用。不能一律疑其反也。且得三焦爲代理。三焦者水穀之道路。氣之所終始。經謂上焦出胃上口。中焦並胃中。下焦別廻腸。其主納主化主出。賴有鄰近爲胃家出力。用能久持而不敝。雖胃中一小部分反其常。決瀆之官猶足恃也。經謂決瀆壅塞。陰陽和得。半夏湯非久已餉饋人間哉。然以胃反之故。致息息相通之大部分爲之梗。在病人或不及覺。未免短腎脾之氣矣。腎上連肺者也。地氣上者屬於腎也。三焦卽少陽之游部。少陽又屬腎也。凡此皆與胃家有關係。要以胃反二字爲題珠。如欲復回其原狀。仍須從胃氣無餘上着想。治之奈何。下脘治。則上脘中脘因而治。小用半夏湯無當也。本證與穀不得下不同論。亦非嘔穀吐穀也。大半夏湯主之。明乎氣之所以上下。而後知長沙之通天手眼。方旨詳註於後。

大半夏湯方

半夏二升　人參三兩　白蜜一升

右三味。以長流水一斗二升。和蜜揚之二百四十遍。煑藥。取二升半。溫服一升。餘分再服。

本方以水一斗二升句中漏長流二字。殆方論流傳之闕。應照補之。長流水卽勞水之稱。言其晝夜無停息也。靈樞半夏湯則以千里外之水見其長。陰經陽經之行度。大概如斯也。夫水入於經。而血乃成。所謂六經爲川者。凡血脉交注之處。可取譬流水之盡頭。蓋有泆瀆。當然無壅塞也。靈樞截取八升水作甘瀾。瀾成則旋渦中一太極。且揚之萬遍。曰取其淸五升煑之。源潔者流自淸也。流與源合。又完成一太極。本方則揚之二百四十遍。水爲領氣之神。領二十四氣爲一氣。是謂太極本無極。其滴滴歸源處則瀾之又瀾。曰水上有珠子五六千顆相逐。得無珠子之富乎。長沙悉本此旨以立方。茯苓桂枝甘草大棗湯已先見於傷寒。上文奔豚條下亦再見。彼方有甘草在。無殊半夏湯有秫在。本方則水和一升蜜。不離乎以稼穡作甘之精義爲製作。故美其名曰甘瀾。鍼對胃反尤眞切。對於胃之下脘更窮神。水望低流者也。珠顆當以下脘爲注水之氣。妙在揚之令其上。是倒卷珠瀾也。回頭便與中脘上脘相容與。白蜜頤和其中脘。人參安頓其上脘。匪惟直接地氣與天氣也。參蜜二味。與半夏不相失。參蜜逆而往。半夏順而還。往還是又三味一太極。煑藥時。已融和於水蜜之中矣。此其所以謂之大也。千金註治胃反不受食。食入而吐。是複衍上文倘食字。外臺註治嘔而心下痞。亦複衍上文半夏瀉心湯。二說皆畫蛇添足。脩園阿好孫王。加泛應曲當四字作無聊之註脚。復斥俗醫註半夏治痰。吾謂脩園往往說出題外。

食已卽吐者。大黃甘草湯主之。

本證又反上脘矣乎。假令上脘不反。何至食已卽吐耶。上言朝食暮吐。纔變胃反耳。皆由胃氣無餘。上與中反。寒在於上。其明徵也。若食而曰已。已者止也。僅到上脘之詞。乃止而卽吐。上脘且未受氣也。中脘更非所論矣。旣非朝食暮吐。亦非暮食朝吐。咎不在脾傷則不磨。中脘未變上脘變。還有遁情哉。無如責之胃上口。其上口之冥頑不靈如故也。以其胃不反。不反則不側。不反甚於反也。中工亦知食氣有直落反落之分乎。時而反接食入也。則直落上脘者也。時而直接食入也。則反落上脘者也。此非關於胃脘之技能。而關於氣之上下不相左。天氣下時。則反接而直落。正以順天氣之降。地氣上時。則直接而反落。正以順地氣之升也。食入與胃氣無抵觸。胃家遂日習以爲常。故同是胃反也。反而不失其爲正。反也可。不反亦無不可。以其有反正相生之妙。令人受之而自覺也。若當反而不反。不當反而反。皆作反常論也。本證乃不反之反。與上種種胃反證有異同。不明言其當反而不反者。恐人混視其吐。必混視其反也。以彼胃脘之陽。無神機以應物。食已如未食。卽吐如未吐。直是一塊獃板之輭肉焉已。其不至如心下痞鞕者。賴有中氣爲涵濡。故吐食尙覺其從容。且卽吐又無宿穀不化之慮。故吐後便行所無事。本非自若而反自若。其膈間未嘗受穀不得下之苦也。小半夏湯不中與之。吳茱萸湯更嫌越俎矣。註家見方內有大黃在。以兩熱相衝爲註脚。除熱何須用大黃。大黃長於鑿空者也。化板爲活。運實於虛。大黃纔肩此重任也。大黃甘草湯主之。方旨詳註於後。

大黃甘草湯方

大黃四兩　甘草二兩

右二味。以水三升。煑取一升。分溫再服。

大黃必立於不敗之地而後可行。傷寒大黃黃連瀉心湯。上文瀉心湯。彼已卓著成效矣。茍非命中。則寧缺毋濫。大黃非輕易許人任意去取也。是藥以黃良得名。其爲有利無鈍可見矣。大抵大黃多數適用於逆治。而不適用於從治。上文脇下偏痛條下曰此寒也。以溫藥下之。立大黃附子湯。行使溫藥。反用大黃僅一見而已。此外凡不鑿則不開者。有大黃在。方無斧鑿痕。陽明少陰三急下證。又著成效矣。其餘桂枝加大黃。枳實梔子豉湯加大黃。苓甘五味薑辛半夏杏仁湯加大黃。他如有大黃而不曰加大黃者。無一方非大黃之知己。况命方以四兩大黃冠首乎。生用二兩甘草作何若。得毋甘以緩大黃之力耶。假令甘草炙用。奚祇掣肘大黃。炙草留中者也。倘或領大黃以落中脘。是速中脘之變也。無宿穀之可吐。非乾吐。則吐涎沫。反動無餘之胃氣。不絕水穀不止。改用吳萸湯無當也。吳茱萸證能食穀。陽明篇已明言其食穀欲嘔矣。蓋受穀者濁。濁陰不上。枉行吳萸以降濁。安得有屬上焦之望乎。然則甘草用以抬高大黃耶。似也。製方之妙不祇此。蓋上脘一開。大黃之能事已畢。甘草遂從胃絡上到咽喉。緣咽喉之穀荒已久。連稼穡之本味亦未嘗。得甘草以代行其稼穡。是引食無過於甘也。脾臟其味甘也。經謂地氣通於咽者。足太陰脉屬脾絡胃。上膈挾咽。連舌本。散舌下。喉舌之官。既有甘味爲涵濡。則食已正回甘之候。何至於吐乎。反觀之必胃反而後吐。復反觀之必胃不反纔卽吐也。上脘反折以傳其物。中脘反折以受其物。乃食氣之上下使之然。水穀之道所以拗而曲。凡機關之處無不順逆行。舉牛魚以爲例。魚之食水也。吞而吐。牛之食草也。吐而吞。明乎此。斯曉然於胃家應物之靈也。

胃反。吐而渴欲飲水者。茯苓澤瀉湯主之。

書胃反。言飲不言食。拒食未嘗拒飲也。吐食則誠胃反矣。能飲亦胃反耶。彼非半反不反也。夫使本渴而飲水若嘔。是與食穀者噦同論。猶謂其一概謝絕水穀也。若有胃以受水。反無胃以用水。試思其飲入之水。消歸何地乎。分明水穀之海。變爲有水無穀矣。異在其水不反。

則水逆證不成立。看似胃家猶有制水之權。孰意水氣不能轉移其胃者。胃氣亦不能轉移其水。胃梗水亦梗。水窮胃亦窮。此豈胃中自有贅藏之所哉。胃脘不過一柔輭之骨脂耳。飲入非無游溢精氣之餘地也。何以引飲而胃又無反抗力耶。正惟其渴飲又停飲。反其胃者吐。不能正其胃者飲也。反而不正。是始終有逆而無順。反固逆。不反亦逆。反狀翻作兩層看。不類常人之吐。是不當反而反。不類常人之飲。是當反而不反。宜其吐後飲後無下文。亦長此吐不反。飲亦不反而已。當責諸胃反復不反。經謂物存則不動。故不可反側者非歟。上條不明言其胃不反者。以胃反中藏卻不反之病形。必反觀之。始知其與吐食反也。本條明言其胃反者。以不反中仍露胃反之病形。復反觀之始見其與吐食不反之反也。上條立大黃甘草湯。則反回上脘之不反矣。本條胡不仿調胃承氣湯法。酒浸大黃。炙用甘草。酒蜜與中脘相投也。大黃甘草湯一方翻作兩方用可乎。本證之中脘有異同。非板而不靈之中脘。乃廢而不用之中脘也。且飲水多則胃膜之柔弱可想見。遑能任受大黃乎。茯苓澤瀉湯主之。上條急於進食。本條急於逐飲。二方不能移易也。方旨詳註於後。

茯苓澤瀉湯方

茯苓半斤　　澤瀉四両　　甘草　　桂枝各二両　　白朮三両

生薑四両

右六味。以水一斗。煑取三升。内澤瀉。再煑。取二升半。溫服八合。日三服。

本方非脫胎五苓散乎。取其利小便發汗者近是。何以省卻利小便發汗五字耶。五苓長於治消渴。本證無消渴之足言也。比較猪苓湯又何若。猪苓五苓均有小便不利字樣。而猪苓在所必用。以其能因勢利導也。師謂不可與猪苓湯復利其小便。猪爲水畜。屬腎。以象得名。師借陽明篇點猪苓二字者以此。無怪乎本方去猪苓。免令諸藥輕棄其中。反爲導飲之先河也。命曰茯苓澤瀉湯者何。澤瀉與上脘分淸其界線。高出水面。壓低浮面之水者澤瀉也。上條豬苓散去澤瀉者。以其病在膈上。有澤瀉以爲之梗。則地氣不能上膈矣。地氣上者屬於腎。彼方是引腎陰以上行。澤瀉反與苓朮有抵觸也。本方何以後納澤瀉耶。後納先行。茯苓猶尾澤瀉之後也。而功居澤瀉之前。澤瀉形圓。令澤瀉丸轉而下降者。茯苓之力最多也。上文心下有支飲。澤瀉湯何以有朮無苓耶。打消支飲。澤瀉一味爲已足。況有制水之白朮爲後盾乎。本方白朮與諸藥同行。充其量亦令飲邪從小便去耳。方內有苓桂朮甘湯在故也。何以甘草脚下無炙字耶。此又令水氣欲下而反上。總不欲出中脘之範圍。生用甘草。爲群醫意料所不及。夾入生薑又何取。師不云乎熱藥服之當遂渴哉。本草經稱生薑氣味辛微溫耳。與乾薑之辛溫生不同論。生薑且治脇下有水氣。生薑瀉心湯可例看矣。是藥功在去臭氣。通神明。用以蕩滌其中脘。亦足匡大黃甘草之不逮也。

吐後。渴欲得水而貪飲者。文蛤湯主之。兼主微風。脉緊。頭痛。

書吐後渴欲得水。不曰吐而渴欲飲水。上條吐有吐之出。飲有飲之入。明乎飲入本非與胃反有抵觸也。本證曰欲得水。得水可以償吐後之失。欲字殆倉廩之官之用情。不患水穀之海。無容水之餘地也。何以不曰欲得穀耶。胡不爲飢者之甘食。徒爲渴者之甘飲耶。吾知其中脘仍半反半不反。不能返而求諸食。僅能返而求諸飲。得飲亦聊以解渴耳。不能解飢也。無游溢精氣之足言。可想見下脘之氣仍未長。上脘中脘不具。脫令下脘當反而不反。則飲入將反折而流歸別處矣。師謂飲水流行。歸於四肢。當汗出而不汗出。汗生於穀也。飲勝其汗。非溢飲乎哉。特非身體疼重。汗孔仍非被飲邪所反壓。而溢飲已露其端倪。若因而貪飲者。陽明篇無貪飲二字。胃家自有上中下脘爲限制。苟貪得無厭。成何胃脘之稱乎。上文渴欲飲水不止者。文蛤散已負完全之責任。況貪飲更無底止乎。夫水無有不下。必以州都之地爲盡頭。特未經中五之變化。手足太陽不爲之過付。水道亦無從行使其決瀆之職權。氣化當然無洋溢。勢必沒收其水於腠理毫毛之間。師立大小青龍以治溢飲者。職此之由。曰文蛤湯主之。果然脫胎大青龍乎。末謂兼主微風。脈緊。頭痛。大青龍湯證明言太陽中風脈浮緊。數語與傷寒若離合。文蛤似毋庸讓功於青龍。諸藥反爲文蛤所利用。愈以見長沙立方之周而密也。方旨詳註於後。

文蛤湯方

麻黃三兩　杏仁五十枚　大棗十二枚　甘草三兩　石膏　文蛤各五兩　生薑三兩

右七味。以水六升。煑取二升。溫服一升。汗出卽愈。

本方非徒取其止渴也。若但爲渴飲而設。文蛤散已獨擅其勝矣。何庸散易爲湯乎。湯之爲言蕩也。蕩滌其水。令溢飲不成立。非提前行大青龍湯不可。上工治未病者此也。然貪飲則水已逾量。從無滿而不溢之理。便與主溢飲之大青龍湯證異而同。方下云汗出卽愈。不曰汗多以溫粉撲之者。見得本證非當發其汗之比。有汗亦水與汗偕出焉已。作不發汗論可也。何以不曰大青龍加文蛤湯耶。文蛤向無發汗明文。而分水之靈捷於犀。以其能吸水亦能噓水。其吸也。留飲氣於未去。用以救濟已然之渴。其噓也。瀉飲氣而不存。用以止截未然之渴。誠以海蛤乃有情之介質。具有散水爲精之妙蘊。其受大水之變化爲足貴也。雉入大水爲蜃。雀入大水爲蛤。蛤雖亞於蜃。而文蛤以花蛤得名。亦稱靈蛤。仙樂有白水靈蛤者是。就令有至小之文蛤在。下患其無水精四布也。特水多於精。則與汗共并者水。不能與汗共并者精。致毛脉合水多而合精少者。都由吐後貪飲以致之。欲排泄其水。不得不犧牲其汗。然必起用大青龍湯而後能肩此重任者。水質重於汗質。汗液必爲水氣所持故也。寧不顧慮其汗出多而渴耶。此又文蛤可作兩面觀。傷寒意欲飲水反不渴者服文蛤散。上文渴欲飲水不止者亦主文蛤散。是渴不渴皆可以効靈。不同豬苓湯徒爲渴飲所利用也。且文蛤長於開合者也。能令合者反爲開。開者反爲合。胃反固宜。胃不反亦宜。總覺海蛤對於胃之下脘尤活動。本方純爲下脘不反而設。末云兼主微風三句。寫大青龍湯之活相。入文蛤湯中。明乎諸藥從傷寒太陽中風脉浮緊脫胎而來。不欲失神龍之真耳。且風與水亦相得。就如欲作風水。可推類以盡其餘者也。

乾嘔。吐逆。吐涎沫。半夏乾薑散主之。

本條非卽上言乾嘔吐涎沫哉。彼證跟胃反而言。胃反以下。有乾嘔二字。無吐逆二字。吐逆云者。言其與無物之乾嘔異而同。當然與嘔吐證具同而異。嘔將盡故見其乾。吐將盡故覺其逆。不曰嘔吐不止。其明徵也。吐涎沫又有異同。彼證脾液由胃之上口出上焦。涎沫代行其乾嘔。本證涎沫直從上焦出。吐逆引動其涎沫。不離乎師謂上焦有寒。其口多涎二語。可悟本證又跟寒在於上而言。撇開胃反。殆曲繪上焦之反者歟。上焦其治在心下膈。水穀之道路由於斯。每食則新陳交代於無形。但能納穀而進諸胃。上焦之能事畢矣。就令嘔吐亦胃家宿穀之噫餘。故以乾嘔吐逆四字形容之。誠膈下之爲地無多。比諸胃家積穀之富不同論。看似乾嘔吐逆無兩傷也。不知上焦反則水穀之來源。不斷而自絕。上焦出胃上口故也。與胃氣有連帶之關係者上二焦也。難經謂三焦爲氣之所終始。卽與胃氣相終始之詞。故雖胃脘不變上焦變。胃氣無餘何待言。上焦反亦胃反之對觀。亦卽胃脘不反之反觀焉已。胃家不能晏焉無事也。假令頭痛證具。猶謂厥陰之邪。上犯精明之府。與陽明之精力相爭持。吳茱萸湯可以一矢雙貫之。本證非厥陰病使然也。惟有脫離吳茱萸湯以立方。獨能下氣之半夏。可以減低上焦之寒。溫中之乾薑。而後可以沒收涎沫以歸入中土。中土治則三焦無不治。上焦受中焦之氣而主納。下焦被中焦之化而主出。又何反常之有乎。半夏乾薑散主之。方旨詳註於後。

半夏乾薑散方

半夏　乾薑各等分

右二味。杵爲散。取方寸匕。漿水一升半。煮取七合。頓服之。

本方看似爲上文胃反補方也。上言變爲胃反。名曰胃反兩條未立方。獨胃反條下。始行大半夏湯耳。本條以乾薑易參蜜。非本方溫力尤大乎。無怪乎徐忠可謂明是胃家寒重。以致吐逆不已矣。强加寒重二字。硬加不已二字。徐氏以爲不如是則說不去也。何以方下以漿水一升半煮散。獨不避其寒重而減之耶。且七合湯頓服方寸匕藥。師直以散爲漿矣。用以餉饋吐涎沫之人。不得謂便宜於寒重者也。上文乾嘔吐涎沫之吴萸湯證。何嘗仰給於漿水乎。可悟其日嘔且吐之乾而且逆。仲師又着眼膈氣虛二字。非着眼寒在於上四字矣。同是爲吐涎沫立方。同是脾液之涎。爲上焦之寒所利用。將有脾傷則不磨之慮。所不能放過者。胃上膈下焉已。在群醫或熟視而無覩。長沙已一眼看破其水穀之道路不如經。是又當援胃反以爲例。胃反尚有吐食爲憑證。心下膈反則無吐食之足言。膈下本無反動力。其反也。必有出胃上口之上焦爲之梗。不能明言其主動在上焦者。亦非上焦反抗水穀之來源也。不納便是反。轉以膈氣爲被動。與客氣動膈將毋同。不能壓抑上焦也。抑之過甚。則封其納矣。然則半夏用以去水耶。非屬飲家。無水可去。半夏本有涎者也。洗去其涎。便與涎沫若離合。俗醫以袪除痰涎之品目之。未知其奥矣。師取其下涎沫之氣。以乾薑爲接受。妙得漿水載之而行。則穀生於精何爲若。其爲散不爲湯者。明乎脾氣散精從此始也。

病人胸中。似喘不喘。似嘔不嘔。似噦不噦。徹心中憒憒無奈者。生薑半夏湯主之。

書病人胸中。不曰病人膈上。分明膈上病影響胸中矣。上文猪苓散證條下。非明言病在膈上哉。何以與胸中無涉耶。彼證吐嘔而膈未嘗反。故曰後思水者解。不曰不思穀者爲未解。明乎嘔吐在前。而飲食在後。匪特膈氣如故也。胸中無恙更可想矣。本證不明言膈上反者。仲師幾不欲舉反狀以示人。恐人對於反不反之內容未分曉也。例如上條似乎膈下反。其實上焦反。卻與胃反相去無幾何。而胃反明言三證具。胃不反亦三證具。不反證則不悉具之具。一如具在胃反證中。是胃反仍足以惑人。非反觀之而不見。猶乎上條膈上不反膈下反。膈下卻難徵實。以上焦其治在心下膈。反狀儼如兩方面。不如避上焦之反而不言也。本證膈下不反膈上反。師又寧避之而不言。膈上與胸中相去不能以守。而氣之所以上下則劃然。不寫膈上爲主動。偏寫入胸中之被動如原動。蓋以空曠無物之地。而爲膈上之主動力所反撲。不知者必疑胸中之大氣。不能上輸喉嚨而司呼吸。亦似也。而曰喘曰嘔曰噦。不盡關於胸中之障礙物使然也。況喘嘔噦三證不成立。卻有三證之影子。似有而似無。一入胸中遂化爲烏有。豈非賴有胸次之實力。以高壓之乎。畢竟似喘似嘔似噦之餘證猶未去。其在胸中不得逞者。徹到心中。則難堪矣。夫非已不如是而仍有似如是之印象又環生乎。胸不示怯。而心則示怯。形容之曰憒憒無奈者。心力亦窮矣哉。非如上條有涎沫以侵犯心中也。乃無形之刺激。反肆於有形。半夏乾薑散不中與之。生薑半夏湯主之句。方旨詳註於後。

生薑半夏湯方

半夏半升　生薑汁一升

右二味。以水三升。煮半夏。取二升。內生薑汁。煮取一升半。小冷。分四服。日三。夜一。嘔止。停後服。

本方合前方。卽妊娠嘔吐不止之人參乾薑半夏丸分作各半用。彼方多人參一味。補天氣以接地氣。大都爲預治太陰當養不養而設。苟非妊娠。亦無用人參之必要也。師立嘔吐不止四字。其病形不自膈下始。亦不自膈上止可知。宜其合半夏乾薑生薑半夏二方糊爲丸。作胎元之保障。故以人參統諸藥也。本證膈上反。特留此不喘不嘔不噦之影子。與心中爲難。不同過而不留之嘔吐不止也。半升半夏。及生薑汁一升。是何方旨耶。得毋欲打消其似喘似嘔似噦之病形如泡影。令點滴歸入膈下耶。果爾。則膈下之涎沫又再見矣。豈非惹出半夏乾薑湯證乎。恐飲服人參乾薑半夏丸無當也。法惟先煑半夏取二升。後納生薑汁。煑取一升半。汁化爲水。不患其與心中不相入矣。獨是心惡熱也。惡熱非拒生薑汁乎哉。生薑又通神明者也。熱服究不足以安神明。曰小冷。小冷二字又爲長沙方下所無。殆欲留藥力於未去也。曰分四服。徐徐沁入心坎中。曰三夜一。則點點汁與滴漏無殊。僅到膈上而止。故曰嘔止。曰停後服。多此後服。便流落膈下矣。然則半夏亦止而不行耶。非也。半夏非流通物質之品。其下氣之力餘於湯。非徒以袪涎沫見長。凡半夏之所過如冬日。人人受其賜而不覺。此其所以以半夏得名也。

乾嘔噦。若手足厥者。橘皮湯主之

書乾嘔噦。看似二證無甚異也。不過乾嘔是有物而不嘔。噦則無物之可嘔焉已。乃因乾嘔而致噦。病形仍趨勢在嘔也。殆嘔盡變乾嘔。乾嘔盡變噦者歟。至此已了卻上文諸嘔吐證矣。與食穀欲嘔。食穀者噦不同論。亦非關於胃中虛冷。誤攻其熱令其噦。更非噦而腹滿。與腹滿加噦之滿而噦。乃氣之上下失其常。遂狀出其嘔聲與噦聲。而發聲之氣。非出於咽。則出於喉。除卻咽喉無動機矣。喉主天氣。上氣之所以下。咽主地氣。下氣之所以上也。下氣反則咽不利而喉不諧。上氣反則喉不利而咽不附。纔有嘔聲噦聲之反響耳。曰若手足厥者。何居乎以最尋常之虛嘔虛噦。而以手足厥爲報信哉。陰陽氣不相順接便爲厥。厥者短也。經謂長則氣治。短則氣病。陽氣短固厥。陰氣短亦厥。陰者地氣也。主內。厥狀不形諸手足也。下條所以不見厥。陽者天氣也。主外。厥狀必形諸手足也。本條所以但見厥。其分寸則下膈者陽。上膈者陰。假令陽不前。是上與下反。陰不前。是下與上反。其反狀可想像而見者。總在下膈上膈若兩岐。致膈氣之虛如斷梗。陰陽相遇如不相遇。厥字即反字之題珠也。短嘔短噦。何嘗非厥氣使之然乎。長此以往。水穀之來源將絕矣。上文主穀不得下有小半夏在。熱除必噦有小半夏在。與上條生薑半夏湯之比較。毋亦二者可以用其一矣乎。半夏能下氣。非能上氣。橘皮能長氣。故能上氣。且橘絡象膈膜。通表裏即通上下也。本草經稱其去臭通神者以此。用以佐水穀。又功在半夏上矣。橘皮湯主之句。方旨詳註於後。

橘皮湯方

橘皮四両　生薑半斤

右二味。以水七升。煑取三升。溫服一升。下咽即愈。

本草經稱橘皮亦下氣也。於半夏何多讓乎。上文立半夏之功亦偉矣。何以無一方以橘皮易半夏耶。半夏之下氣。爲長沙所用慣。未嘗反用之令其上也。假令半夏可下亦可上。人將以盛夏目之。半夏之名何自立乎。惟橘皮之效用。可以加倍寫。本方用四兩。下方用二觔者。非因其平平無奇也。橘皮舒膈氣者也。皮絡一天然之膈膜。能載地氣之上。而覆取天氣之下。其氣味與水穀之精華最相得也。經稱其利水穀。水穀未有損上而益下。損下而益上者。特神農言之而未盡。乃橘皮之時代爲之。久之遂爲長沙所物色。橘皮者其名。柑皮者其實也。粵人謂之陳皮。皮愈陳而宗眼愈透徹。舉凡推陳致新之妙品。無或過之也。本方用以升地氣之上。反令其降天氣也。是正用橘皮。下方用以降天氣之下。反令其升地氣也。是反用橘皮。長沙方往往從面着手。必互勘之始得其真諦也。橘產於粵。粵人不知其有反正相生之妙。可悟此物此志。其價值非可以一偶限之矣。獨惜凡物之舊而鄰於敝者。粵俗動曰此等陳皮不適用。何其擬不於倫乎。方末曰。下咽卽愈。句中有眼矣。咽喉者水穀之道也。喉嚨者氣之所以上下也。舉咽以見喉。明乎出神入化之方。實降格以餉饋人間者也。

噦逆者。橘皮竹茹湯主之。

書噦逆。何以上條又噦而不逆耶。噦有噦之逆。逆有逆之反。反來覆去。無非噦與噦相引也。上條噦逆有開者。有乾嘔以爲之引。下氣亦畧爲噦氣所轉移。雖噦不爲逆。以彼之所以噦。似欲引地氣之上者然。特乾不旋則坤不轉。乃天氣之不順。地氣又從而逆之。乾嘔固無如之何。噦亦無如之何也。本證匪惟地氣之不順。噦氣尤不順。下氣欲上。一噦便反逆其上。則下氣窮。上氣欲下。一噦又反逆其下。則上氣窮。畢竟地氣不能引天氣之下者。天從無氣引地氣之上。蓋其中有膈氣在。天居膈上。則反背其地。地居膈下。則反背其天。是地道卑而天道遠。一絲不續則霄壤判。與暗無太日何異乎。易以天地否名之者。從此類推也。其有噦逆之流露者。乃谷氣通於脾。從幽隱之㲉道鼓動而出。未有如大塊噫氣之作則萬㲉怒號也。何以不見厥耶。厥氣沒收在膈下。有噦逆爲報信。則厥逆不外呈。假令厥氣上逆。寒氣積於胸中不而瀉。又奚上噦乎。上條手足厥。又何嘗真厥逆乎。兩舉噦狀撇清上文之嘔吐。非便而於其噦也。便宜在不嘔不吐也。上言胃中虛冷無噦字。可見本證非嘔家之末路矣。治之奈何。橘皮湯尚且不理會其厥。況無厥狀之足言乎。橘皮竹茹湯主之。方旨詳註於後。

橘皮竹茹湯方

橘皮二觔　竹茹二升　大棗三十枚　生薑半斤　甘草五兩　人參一兩

右六味。以水一斗。煮取三升。溫服一升。日三服。

本方似有橘皮湯在也。半觔生薑則從同。四兩橘皮加多幾倍用。然二觔藥與諸藥一衡其軒輊。吾究疑宋板繹錄方論之訛。不能習非成是也。如其二字即一字之訛。則一觔橘皮爲已足。即令之十兩者是。如其觔字即升字之訛。則二升與十兩亦相符。秦漢觔兩。以方寸十兩爲一觔也。佐以竹茹又何取。直竿之皮靑爲竹茹。師以絲絲入扣之配製。行使二皮。可謂通天手眼。重以炙草薑棗厚培其土氣。人參則納諸藥於上天無聲無臭之中。自爾引地氣之上於無形。惟對於噦逆。似渾不加意。得毋不治噦之治噦耶。似也。本方之真詮。別有在也。中工亦知大氣不積於胸之流弊乎。積氣在胸。則上下往來無障礙。無所謂之厥。素問謂厥乃成積者。殆除卻胸部而言。其他上下不通之處。大都積氣爲之續。積處便是厥處也。經謂之因處爲名。其處介於上部下部之間。本無部分之足言。不得不假定其附近之部分以名之。例如膈間橫有積。不必指定其積氣所在地也。謂膈間有厥氣在可矣。亦不必形容其厥也。壓抑地氣不能升。此其所以積在下而噦在上也。得橘皮以剷除其積氣。除陽有不相順接乎。師言上下左右中央四旁皆有積。曰各以其部處之。卽此義也。有能爲橘皮一味加註腳。曰此物可以治積。且可以治厥。尤可以治噦。則長沙方不必懸諸國門矣。

夫六腑氣絕於外者。手足寒。上氣。脚縮。五臟氣絕於內者。利不禁。下甚者。手足不仁。

本條頭一個夫字作另提。與前路嘔吐噦三證若離合。假令夫字可删去。則霍亂篇之嘔吐而利。傷寒太陽篇之嘔吐而下利。兩個而字亦可删去矣。彼大柴胡證之下利。一下一利分兩層。因下致利者是。不同霍亂則下爲利所掩。一若第覺其利。不覺其下者是。師謂本是霍亂。今是傷寒。二語已明言其得病甚迷離。要其頭緒不分明處。以亂故。玩下文一再曰今自愈。今字凡三見。乃不可多得之愈兆。殆照應今是傷寒一語而言。傷寒厥陰篇亦引今自愈爲樂觀可知矣。師又曰。本嘔下利者不可治。明乎霍亂之本相。容易欺人也。在本證仍在者。間或爲搔不着癢之收澀藥物所愚。遂錯過四五日之時期而自若。師故曰卻四五日至陰經上轉入陰。以必利二字斷言之。無怪乎死不治證在目前。然猶以不可治也四字未畢其詞者。以有屬陽明之希望在。一日屬陽明。則一日當愈。最長期亦盡十三日愈爲止。非所論於傷寒未罷。轉屬陽明也。若轉入少陰。吐利固立死。即但利亦死。未有如少陰病手足不逆冷。不死於反發熱之便宜。轉入厥陰。發熱下利。厥逆固主死。發熱下利至甚。厥不止者亦死。又無晬時厥還。手足溫者生之便宜矣。厥陰發熱下利必自止。發熱而利必自止者。緣厥陰以厥利爲本。難得在發熱。故不能食者其常。能食者其反。霍亂則以能食爲希罕。能食過之。更寫足屬陽明之食量。誠以霍亂死機之伏。在嘔吐而利倜而字。下文種種下利闕而字者。見得嘔吐利三證。非混爲一證也。長沙之法眼在乎斯。百病獨霍亂無腑氣臟氣之足言。至陰經上則臟氣死。屬陽明差幸腑氣生焉已。本條特書曰。夫六腑氣絕於外。不曰腑氣絕於內。故嘔吐噦三字不重提。劃分前後爲兩路。前路吃虧在六腑。後路吃虧在五臟。此其所以與嘔吐而利若逕庭。獨是霍亂條下脈微欲絕出兩見。與下文脈絕異而同。可悟得霍亂而死者。中五先死脈未死。以行五苓理中爲先着。霍之爲言猝也。卒死而一線之生脈猶存在。還算霍亂之便宜。彼證其脈微濇。脈微欲絕。有傷寒而後有是脈。脈平更屬四時之常脈。下文三部脈平。可行大承氣湯者。平脈以胃氣爲本也。師主四逆輩以善其後。了卻霍亂危機矣。假令祇有霍亂無傷寒。則其脈不可問。彼一旦霍亂而立死者。所在多有。皆由晚近飲冷之風行。卒死霍亂如反掌。此第俗尚。多未受傷寒諸方之賜。又豈長沙所逆料乎。本證乃曰手足寒。又曰上氣。曰脚縮。不得謂全無霍亂之影子也。以彼非手足厥寒。直是手足亂寒。陰陽氣不相順接便爲厥。陰陽氣不分內外是爲亂。陰短於陽者也。陽幷於陰。則陰縮陽亦縮。脚縮可徵明其陽氣之不伸。且上氣證具。是謂下厥。非陽氣下降。陰氣獨升而何。此殆嘔吐噦後之病形。其未經亂嘔亂吐者。特倖而免耳。亦可引爲霍亂未成之陪客。曰五臟氣絕於內。五臟無精氣之存。六腑亦無陽氣之固。陽無陰不附也。曰利不禁。舍陽氣焉能禁陰利。厥陰病謂發熱而利必自止者。陽勝則熱故也。曰下甚者。厥陰又曰發熱下利至甚。厥不止者死。陰勝於陽故主死。治五臟者所爲半生半死也。曰手足不仁。與手足不溫相去止一線。又便宜其手足。陽氣退處於無權。留此不仁之外證。盡於四末而僅及其端。究非陰陽離訣之時。比較手足厥冷之霍亂證。並四肢亦不能自顧者。有分寸也。本條雖屬起下語。而生死之根由。與嘔吐噦亦有連帶之關係。長沙愈說愈緊。乃愛人之德意。欲普及於無窮。師若曰。子當辨記。勿謂不然。如知辨記之難也。舉仲聖一言一字書諸紳。庶幾可以無大過也。

下利。脉沈弦者。下重。脉大者。爲未止。脉微弱數者。爲欲自止。雖發熱不死。

本條已載在傷寒厥陰篇矣。胡不曰雖下利不死。而曰雖發熱不死耶。設易其詞曰發熱者生。猶與發熱下利必自止一言相吻合也。就曰熱雖甚不死。亦卽經謂熱病皆傷寒之類之互詞也。如謂不死於發熱。是坐實其發熱亦有死矣。厥陰篇發熱下利之死死於厥。發熱而利之死死於汗。未嘗言及但發熱而死也。發熱不死何消說耶。吾未問發熱何以不死。吾亟欲問發熱何以死。長沙必有詞以詔我也。厥陰篇條下曰灸厥陰。厥不還者死。不曰熱不還者死。厥者熱之對。少陽厥陰若遙遙而相望也。厥陰爲一陰。少陽爲一陽。必一陰復還其本位。而後有一陽始生之餘地也。師謂先厥後發熱。又曰前熱者後必厥。熱厥既不能偏廢。厥不還便是熱不還。但求熱與厥應。就令其後發熱無傷也。厥不還三字祇見於厥陰者。厥陰從厥利說入。本篇跟上兩個絕字說入。厥陰爲絕陽。亦爲絕陰。故與本條互發。書下利。跟上利不禁而言。曰脉沈弦者。沈爲臟氣。弦爲腑氣。弦在沉下。是陽被陰壓。匪特厥陰然也。弦爲少陽脉。沈弦則一陽墜於下。梗阻其魄門。頓失輕淸上浮之能力。故曰下重。下文熱利下重之白頭翁湯證。卽其例也。與少陰之泄利下重異而同。少陽屬腎故也。曰脉大者爲未止。加以陽明之大脉。壓低其沈。則重益甚。與利必自止有間矣。曰脉微弱數者爲欲自止。微弱乃無陽之脉。何以欲自止耶。假令數脉不呈現於微弱之中。則少陽不知何往矣。安知大脉非一陽之虛脫乎。形容少陽欲起之狀。變弦爲數。一陽初升。得微弱脉以輭化其沈。少陽非以熱爭可知。於是乎發熱。陽浮者熱自發。殆脉浮矣乎。非也。下言下利寸脉反浮數。便非徐徐出下而上之數脉。尺中自濇。仍有圊膿血之虞。不言陽浮者。浮陽自在微弱脉中也。特下重已久。發熱不能作熱越論。仍作微熱論可矣。不死矣。然則厥陰獨忌發熱耶。無厥狀爲之先。則發熱爲絕陽。無厥狀爲之後。則發熱爲絕陰。厥陰臨絕地者也。發熱當從厥中求。師謂厥深者熱亦深。厥微者熱亦微。不特厥陰之熱不宜露。本證之熱亦不宜露也。苟其熱暴於外。與厥陽獨行何異乎。故雖自內而外之熱不盡生。自下而上之熱則不死。弦脉在下尤不死。師謂脉弦者生。指下焦之陽猶在也。又曰脉暴出者死。微續者生。指微陽生於下也。末句爲弦脉喜。爲下重慰也。

下利。手足厥冷。無脉者。灸之。不溫。若脉不還。反微喘者死。少陰負趺陽者爲順也。

本條又與厥陰篇內同句調。曰下利手足厥冷。在厥陰爲厥利。非發熱而利。發熱下利之比。然遲遲而不發熱者。以無脉故。脉本始於在天之熱。在地之火所賦成。宜乎脉熱。自資始於腎間動氣。資生於胃之穀氣。於是不覺其熱。第覺其溫。師謂手足溫者生。少陰病亦曰手足溫者可治。手足爲諸陽之本。手足溫卽陽氣溫。溫陽卽溫脉。脉合陰陽也。奈何灸之不溫。灸者火邪也。非穀氣也。無脉以接受其火。則少陽遁矣。火邪主熱不主溫。假令其脉數而有熱。則吐血可以死。又或血溫身熱者。腸澼可以死。溫熱無非脉與血之變遷。是不溫猶勝於隨灸隨溫也。蓋必脈還而後溫在脈而非溫在血。即不發熱亦作微熱論也。若脈不還。火邪將追虛不已。轉而逐實者勢所必至。逐實以虛治。火熱入胃則遺熱於穀。腹滿微喘在意中。若腹不滿而微喘者。是由腹而胸。殃及宗氣之喘。盛喘固死。微喘亦死。宗氣本胸中之大氣也。上輸喉嚨而司呼吸。呼吸爲定脈之符。無脈以應其呼吸。宗氣之泄何待言。微喘亦作盛喘論矣。微喘何以死。彼非死於喘也。報信其無宗氣之可喘也。設也脈還。殆不死矣乎。未也。脈還而順。是絕處逢生之脈。主真不死。反是爲逆還。胃氣焉能持久。經謂人無胃氣曰逆。逆者死。詎必死在但夕乎。長沙至此始特授中工以平脈之訣。曰少陰負趺陽者爲順也。趺陽得其勝。故少陰得其負。負字即跗陽勝少陰之互詞。分言則脈級若兩層。髣髴少陰背負跗陽上下行。合言之非顯分陰陽爲兩級。蓋有制化之義存。跗陽土也。少陰水也。戊土合癸水。戊癸合化便成火。何庸假借在火邪乎。脈情順斯生理順。二陰爲雌者也。少陰脈暴出。非真臟脈見而何。何以陽明少陰合病。又曰其脈不負者順耶。師言負失。亦訓敗。趺陽患在失。毋寧失敗在少陰與少陽。不曰脉不負。曰其脉不負。其字顯指陽明脉而言。彼曰互相尅賊名爲負。木火尅金土。得逞則賊勝而主負。豈非以不得逞爲樂觀乎。少陽屬腎也。一陽二陰。當居二陽之下也。兩節皆詞異而義同者也。

下利。有微熱而渴。脉弱者。今自愈。

本條亦與厥陰互發。得毋同是厥陰下利耶。亦不盡然也。凡利以有微熱而渴爲好現象。下文脉數而渴者。亦曰今自愈。厥陰病渴欲飲水者。少少與之愈。愈不愈繫乎渴不渴。無論下利不下利。有熱與無熱。飲水自能占勿藥。宜乎厥陰篇首以消渴爲前提。渴飲實便宜於厥陰也。註家誤會頭一條爲厥陰之通病。豈知消渴云者。先指手厥陰心色絡。心中疼熱證亦具者。紀其始也。其後消渴二字不再見。祇見渴字者以丁火受邪。火動則風動。風主消。故曰消渴。經謂是動則病心中熱。僅三條。今昔之殊。總以渴不渴爲報信。玩今自愈三字。乃不可多得之詞。師若爲愈病之期留紀念也。本條亦引厥陰爲例者。肝爲罷極之本。陰極成陽。雖極末罷。罷則厥不止者死。是厥陰證罷死。汗出不止者死。是少陽證罷死。就令不卒死。身有微熱見厥者難治。以其無引飲之興味。則杆行四逆湯也。緣厥陰條下有厥字無渴字。有渴字無厥字。下言其人身有微熱。又曰病人必微厥。就令下虛仍不渴可知也。本證然則熱與厥相後先耶。師謂厥微者熱亦微。得毋尚有微厥之影子耶。非也。熱微非厥微之變相。乃照應其厥之對面觀也。前此之厥既自有而之無。後此之熱便自無而之有。曰有微熱。無微厥在言外。縱有過去之厥。亦作罷論。且水爲領氣之神。得水則洋溢微陽如浴日。少陽遂帶水津而出。一渴字不啻爲救陰救陽之良藥也。書脉弱者。上言身有微熱見厥條下。非同是脉弱乎哉。彼證嘔而脉弱曰難治。本證下利脉弱則不須治。正氣固弱。病勢尤弱。而後利用渴飲以和之。經謂水入於經。而血乃行。血行脉自行。毋庸以四逆湯尾其後也。假令脉洪大。安知非大煩渴不解乎。脉弱而能有喜出望外之渴。在下利者當視之若甘霖也。曰今自愈。今字又打破其後壁。蓋云自今以往。再無前熱後厥之處。末三字正長沙之溫語也。得厥陰病固作如是觀。卽非得厥陰病亦作如是觀也。

下利。脉數。有微熱。汗出。今自愈。設復緊。爲未解。

同是下利。異在脉數。數則爲熱。卽下發熱。亦作微熱看。且省卻兩層顧慮。不慮發熱下利厥不止者死。不慮發熱而利汗出不止者死。上言雖發熱不死者。將於發熱尙有微詞。惟熱五日。厥終不過五日。故知自愈。或熱少厥微。曰其病爲愈。或厥少熱多。曰其病當愈。凡此皆非指下利而言。若下利又當別論矣。厥利無熱利之苦。容易錯過是厥利。熱利有下重。厥利無下重故也。本證行所無事在脉數有微熱。不曰脉有熱微數者。與其脉數而有熱不同論也。書汗出。微熱得有形之汗爲報信。熱微汗亦微可概見。曰今自愈。殆邪從汗解矣乎。非也。自愈云者。愈於無形者也。同是自愈。上條有微熱而渴。下條脉數而渴。都愈於渴。非愈於汗也。獨下利脉反弦。發熱身汗者愈。彼證闕自字。且緊跟有熱二字。纔是熱從汗解也。何以末二句厥陰條下又從省耶。厥陰不從標本從中見。畢竟發熱身汗爲少陽之末路。厥陰之所忌也。厥陰病無外解之必要。解於中者也。本條看似解於外。無非解於內。不呈內陰之脉則解矣。曰設復緊爲未解。腑氣仍爲臟氣所持。就令入腑猶未脫離其內氣。是祗有藕斷無絲連。一絲不續則胥壞判。又豈汗出便能復脉乎。誠以趺陽復活。則更新少陰無難事。例如少陰自下利。脉暴微。脉緊反去者。爲欲解。趺陽能帶領少陰脉從容而至手太陰。亦有必自愈之望。不過不如今日解則今日愈之快捷焉已。

下利。脉數而渴者。今自愈。設不差。必圊膿血。以有熱故也。下利脉反弦。發熱身汗者愈。

書下利。本非熱利下重也。彼證曰欲飲水。無渴字。顯非藉渴飲以暢遂其陽氣之枝葉。殆藉飲水以灌溉其陽氣之根本。有熱二字。指下焦有熱而言。未嘗明言其渴不止。亦非坐實其欲飲水。足徵其形下有熱。形上無熱矣。上條有微熱而渴。何嘗曰有熱而渴乎。師謂厥應下之者。必一陰在下。而後一陽升於上。脫令少陽爲熱所稽留。縱非下重。亦與下重同消息。還有不藥而愈之便宜乎。下文祗載熱利下重一證。不兩舉白頭翁湯證者。避本條有熱二字。恐人濫予白頭翁湯則過也。欲飲水之白頭翁湯證。下文已從省。末二語便說明其所以不立方之原因。厥陰篇亦不立方者。膿血二字在厥陰爲見慣。匪特無用白頭翁湯之必要也。所有膿血證。大都聽其膿盡則熱盡也。何以旣曰今自愈。又曰設不差耶。脉數而渴者。少陽活現之脉證也。今字是喜得一陽大有造於一陰。本證亦與入腑卽愈一語同聲口。不差云者。明乎少陽厥陰均不受邪。獨絡脉有遺邪。是謂極熱傷絡。亦卽三日脉之而脉數。其熱不罷者之互詞。師謂熱氣有餘。必發癰膿者。同一例看。厥陰篇膿血之多。殆出於此。勿誤認少陽火熱所釀成也。本證與厥陰篇異而同者。下利以一陽初復爲可貴。弦脉卽其候。肝爲陽中之少陽。通於春氣。經謂春胃微弦。弦脉正四時之頭脉。脉數而渴。又可爲弦脉之頭。曰數不曰弦者。形容其弦脉之將至。故曰今自愈。設言其不差者。阻力在脉耳。曰必圊膿血。然則亦利不禁矣乎。非也。病愈後非下利便膿血之比。且傷寒金匱無圊下利三字。圊之爲言清也。清淨膿血。無下利夾雜於其間。膿血便是遺邪之去路矣。與下利無涉。下利乃前日事。非自今以後之事也。畢其詞曰下利脉反弦。發熱身汗者愈。腑氣臟氣懸絕已久。得弦脉以縮合其中斷。愈字固出意外。反字亦出意外也。特發熱身汗。在厥陰未克引爲樂觀者。恐昧昧者視身汗若等閒。坐令絕汗出而不經意也。

下利。氣者。當利其小便。

書下利。曰氣者。殆卽下文訶黎散證之氣利矣乎。非也。下利爲一證。覺下利已罷。繼以下氣。與下文以氣爲利卻不同。得毋物質不下。但下氣耶。又非也。物質之氣爲穀氣。穀未熟腐而氣先下。是瘕泄之氣。與清穀無異。若糟粕既成。不久大便。先轉矢氣者亦其常。又非從下利時得之也。凡下利無轉矢氣者也。夫氣者血之對。然則撤清膿血而言耶。下利便膿血。桃花湯證始然耳。其餘傷寒金匱種種下利不勝書。焉能以一氣字括之乎。陽明病所以競競與承氣湯者。正氣邪氣大有別。未定成鞭之大便。非正氣邪氣混爲一哉。苟誤認鞭者爲質。溏者爲氣。則時時鶩溏者反自覺其從容。豈非執氣者二字。庸工得藉口以坐誤乎。師謂陰陽相得。其氣乃行。大氣一轉。其氣乃散。中言之曰。實則失氣。明乎失氣由於實。卻與轉矢氣之胃家實有分寸。失氣之實。實在氣。非實在質。則霍亂條下至四五日屬陽明。可以了解矣。彼證曰欲似大便而反失氣。仍不利。是下利已過去之詞。其失氣也。勿誤認矢氣爲大便鞭之報信。乃因欲似大便而下氣。無瀉而不存之物質。故以氣者二字形容之也。比較腑氣絕於外之上氣。適得其反。彼言上氣則脚縮。此言下氣則脚伸。亦不至於手足寒。曰當利其小便。後部不利爲假相。前部不利是真相。蓋失氣不過利後之餘證。度亦濁陰歸六腑而未利。其放聲自無而之有者。一轉氣又自有而之無。非比平人之常氣可想見。下文下利三部脉平。未有泄漏何等之氣。則四立大承氣湯皆中與。此其所以與本證有異同。何以下文訶黎勒散證又封固其後部耶。彼證一面下氣。一面下利。故曰氣利。訶黎勒取其止利而上氣。彼證是本證之反觀。本證又彼證之反觀。亦即種種大承氣之反觀也。

下利。寸脉反浮數。尺中自濇者。必圊膿血。

書下利。其有熱與否。未明瞭也。以其非脉數而渴。無微熱狀。無汗出狀。雖有熱而不顯。獨是寫膿血入下利之中。未有今自愈字樣。是下利未畢又膿血。與下利便膿血之桃花湯證何異耶。寸脉姑勿論。若尺中自濇。大非少陰下利所宜。尺中即尺裏之稱也。經謂尺裏以候腹。尺外以候腎。裏外僅差一線耳。不離乎滑則從。濇則逆。滑則生。濇則死。分明濇與滑反。亦與浮數脉若逕庭。脉法謂脉滑而數必屎膿。傷寒陽明篇有宿食之大承氣湯證。亦曰脉滑而數。反是恐桃花湯證不能與濇脉爭衡也。雖然。圊膿血與便膿血仍有別。膿血與下利相因。謂之便。膿血不爲下利所持。謂之圊。且尺外未嘗濇。尺之兩旁未嘗濇。曰尺中自濇。其濇亦僅矣。蓋緣趺陽中斷。則胃脉不如經。陽明篇陽氣怫鬱不得越。乃汗出不徹之原因。彼證所以有濇脉。非關下利也。少陰下利脉微濇。又無膿血也。是尺寸顯分若兩人。缺點在趺陽無數脉。曰寸脉反浮數。惜趺陽無分子。反爲寸脉所獨具。脉浮數者法當汗出而愈也。况陽明本富於汗乎。無如浮數脉反不在關而在寸。濇脉又爲當汗不汗之明徵。蓋必沒收其汗液於尺脉之中。無殊釀成膿血於下利之中。正與陽明病脉數之解而下不止。必陷熱而便膿血者異而同也。夫右外以候胃。內以候脾。氣血之大原出於胃。而統血者脾。宜乎無濇脉。乃關中不濇尺中濇。是又太陰脾脉不如經。以無陽明爲中見。則流散之血無所御。轉以腹裏爲旋渦。故雖尺裏主腹。太陰亦主腹。比較統血之脾有間矣。卻非太陰圊膿血也。太陽篇內無膿血二字。陽明條下有下血久瘀血便膿血字樣。要皆偶然之事。不過陽明病之餘波耳。惟厥陰病則風與血相逐。有膿血亦不久留。誠以木主疏泄。肝爲陽中之少陽。通於春氣。故有少陽在。不患厥陰無更始也。長沙不立治膿血之方者。乃本聖人不治已病之遺意也。

下利清穀。不可攻其表。汗出必脹滿。

書下利淸穀。傷寒太陽陽明少陰厥陰不能免。曰不可攻其表。語氣似仍不滿意於桂枝湯也。因傷寒脉浮自汗出條下。桂枝湯曾以誤攻其表獲咎故也。何以下言下利後腹脹滿。師立溫裏救表二法。桂枝湯又大有建白耶。同是脹滿。提前用桂枝。不能卸過於汗出。隨後用桂枝。又不能居功於汗出。桂枝湯方下有汗出。有若不汗。若汗不出也。況下文明明下利後腹脹滿。與汗出何涉耶。陽明病攻之必脹滿者有矣。下之則腹滿。雖下之。腹滿如故者又有矣。未聞脹滿由汗藥所致也。太陽篇汗禁凡五節。何嘗舉脹滿以示懲耶。毋寧謂苟非身疼痛。淸便自調者。勿以桂枝湯爲嘗試。則立法不至兩岐也。何以彼證曰救表宜桂枝湯耶。仲聖不欲沒桂枝之長。救表與救邪風同功用。若用以攻其表。非桂枝之知己也。仍未失桂枝之眞者。解表亦有行桂枝之例。攻表何莫非出桂枝之緒餘乎。夫表證仍在謂之表。若一身之表。膹有衞外之陽。無表證者。是謂其表。攻其表便是攻其陽。便是攻其陽。其不適用於下利淸穀者。陽明病則曰表熱裏寒。熱者陽之稱。素問目之爲重陽。

寒者陰之稱。素問目之爲重陰。少厥則曰裏寒外熱。固無表證之足言。霍亂且曰內寒外熱。並表證裏證而胥無。陰陽亦虛懸而無薄。惟有與毛竅之汗相依而已。無如陽不密則汗不固。汗不自出。攻其陽更直接攻其汗。曰汗出必脹滿。汗出則陽愈衰。脹滿則陰愈盛。分明報信在汗出。而得汗反爲桂枝湯任過者。以桂枝湯本爲續得下利淸穀不止之後盾。非取其慣於汗解而何。能汗解脹滿之已病。未必不能汗解脹滿之未病也。本證不出方。是置脹滿於不顧。豈非盡删桂枝湯之後路。並四逆湯亦無取矣。吾嘗謂表無所謂脹。太陽不當其位。太陰乘之。變爲形有餘則脹。裏無所謂滿。太陰不當其位。厥陰乘之。恰似肝承脾則腹滿。是說非不足以窮中工也。吾三復下文先溫其裏後攻其表二語。默參其言外之旨。凡下利而至於表裏混淆之候。行四逆不可無桂枝。行桂枝不可無四逆。霍亂條下曰吐利止而身痛不休者。當消息和解其外。宜桂枝湯小和之。是桂枝行在四逆湯之前。先溫後攻猶餘事。桂枝攻表亦餘事。讀者疑爲反以桂枝湯以攻其表一語。洗刷其誤

○不知仲師至此尙教人善用桂枝○在寢食不忘桂枝者○可以與矣○

下利○脉沈而遲○其人面少赤○身有微熱○下利淸穀者○必鬱冒汗出而解○病人必微厥○所以然者○其面戴陽○下虛故也○

厥陰下利○脉沈弦○沈而不弦○便宜少陽矣○以其不爲陰邪所壓○故不下重也○書脉沈而遲○遲與沈相牽引○又吃虧在陽明○陽明下利淸穀脉浮而遲○陽浮還算有表熱○若沈爲遲所持○則裏寒已著○少厥下利淸穀主裏寒者此也○本證下利在厥陰○淸穀則在陽明○穀色本黃也○色赤色黃○都是病色○乃變見陽明之面赤○不爲二陽併病之正赤○易爲少陽之少赤○少者微之稱○赤少故熱微○宜其有微熱○是少陽尙介在不浮不沈之間○與太陽陽明相參錯○不假借太陽之身以發熱○轉以或隱或現之微熱○掩蔽走一身之表之太陽○連帶陽明之面○亦有熱色一分子○兩陽未免不値矣○脫令如下文所云身有微熱見厥○則厥甚於熱○又非厥陰得便宜矣○曰下利淸穀者○一面下厥陰之利○以脉沈故○一面淸陽明之穀○以脉遲故○特別在其面其身若兩人○而表面與裏

面又兩人。覺其人如已得大解脫也。則其人與病人異。其病如未得大解脫也。則病人與其人同。皆由其三陽二陽一陽不以次。則表不成表。因而三陰二陰一陰不以次。亦裏不成裏。表裏劃分如秦越。無怪乎病人微厥自微厥。其人微熱自微熱。證與病亦前後若兩人。欲解其病。未解其證。則先溫其裏之術窮。若表解而後救裏。下利清穀不止將奈何。行桂枝四逆一若有方而無法也。長沙特引而不發者。蓋有所以然者在。曰必鬱冒汗出而解。陽氣怫鬱在表謂之鬱。孤陽上出謂之鬱冒。鬱冒汗出亦尋常。師謂冒家欲解。必大汗出。汗出則曰陰陽復。得汗而後活動其主外之陽。主內之陰也。本非以柴胡湯取汗。小柴爲大便反堅。嘔不能食而設。用能爲功於鬱冒者。七味藥最調和陰陽故也。柴胡條下身有微熱者。亦有去參加桂之例。詎必泥守解表宜桂枝湯乎。且既汗出而解矣。何以仲師尙目之爲病人耶。曰病人必微厥。其厥與冒相因。師謂厥而必冒。則冒而必厥可知。是之謂半解半未解。其面色如半人。則病愈矣。病人總以熱少厥微爲樂觀。易治於微熱見厥多矣。其面戴陽曷以故。戴者假面具之稱。張冠李戴無以異。一陽加於二陽之面上。故曰戴陽。髣髴少陽帽陽明。陽明戴少陽。假令太陽在表。陽明居中。少陽恰在兩陽之隙。三陽不陵亂。無所謂戴陽。下利清穀證戴陽者其偶。不明言行四逆者。四逆湯本非爲戴陽立方。其不欲濫用桂枝何待言。誠以少赤之印象卽戴陽。非一人之面可作兩面觀也。傷寒金匱。下利清穀不勝書。本證不過如曇花一現之虛機耳。註家誤認本證爲陰陽離訣之時。何以戴陽兩字。不載入少陰篇手足厥逆。脉微欲厥條下乎。彼證明是其人面赤色也。豈非與面少赤相逕庭乎。中言之曰下虛故也。卽上文下重之對觀。厥陰篇本條隸在脉沉弦之下。寫少陽自下而上升。則曰雖發熱不死。本證寫少陽在上不得下。雖見厥亦非難治可想見。蓋少陽屬腎。陽在坎中曰坎中滿。坎中無陽。卽下焦之陽虛。然虛也。滿也。少陽可以一氣貫徹之。陽氣復下。則下不虛。陽氣復上。亦非虛虛也。

下利後。脉絕。手足厥冷。晬時脉還。手足溫者生。脉不還者死。

書下利後。下斷矣乎。曰後不曰斷。其或續得下利不止。未可知也。書脉絕。脉微欲絕矣乎。無微脉之足言。是謂眞絕。書手足厥冷。與汗出厥冷。四肢拘急仍有別。本證與霍亂相似。而甚於霍亂者也。何以不行通脉四逆加膽汁湯耶。得毋死生之大。不能預決耶。曰晬時脉還。脉還祇有晬時之希望。胡不先行灸法耶。灸之必溫。隨溫隨死。上言灸之不溫者猶有待。待其溫還斯脉還耳。緣在體之脉。乃在天之火爲之。非火邪爲之也。若脉絕而因火而盛。與死灰復燃何異。顧同是溫也。火氣溫其溫暴。脉道溫則其溫不暴。必徐徐而後溫者。手與足兩而化。斯血與脉一而神也。蓋營衛環繞一週。晝夜有五十度之積。覺手足之受氣。尤先於脉。血神自行使其穀氣之溫以溫脉。溫力於是乎悠長也。曰手足溫者生。不曰脉自溫者生。灸之適以速其死。可於言外見之也。曰脉不還以死。毋亦袖手以俟其還耶。脉還則讓功於脉。脉不還又委咎於脉。何其出此全不負責之言耶。生死之關頭既在脉。是手足之溫仍假相矣。何必引無關重要之手足爲陪客耶。此皆長沙之半面語。舉手足之生者而言。則死於手足不溫無消說。舉脉之死者而言。則生於脉還無消說。無非教人不得於脉。當求諸手足。總以晬時得良好之報息爲樂觀。長沙始終若無與焉者。豈置死生於不問哉。晬時既決定其有一絲不續之端倪。不可謂見幾之不早。苟以無效之藥爲敷衍。仲師豈肯與庸工爭得失乎。所不能恝置者。如少陰下利行白通加膽汁湯。曰服湯脉暴出者死。微續者生。生死非意料所能及。長沙何嘗不與湯藥分謗乎。若少陰病惡寒身踡而利。手足逆冷者不治。少陰病下利止而頭眩。時時自冒者死。厥陰病發熱下利。厥不止者死。發熱而利。汗出不止者死。四者皆無施治之餘地也。長沙何嘗立方乎。

下利後。腹脹滿。身體疼痛者。先溫其裏。乃攻其表。溫裏宜四逆湯。攻表宜桂枝湯。

本條立桂枝四逆二方。立溫裏攻表二法。與傷寒太陽篇急當救裏。急當救表同手眼。本條亦載在厥陰條下矣。厥陰篇闕後字者。見得溫裏不宜緩。注重在四逆。放輕在桂枝。緣厥陰無表證。不同四逆證則見之熟。上言不可攻表。汗出必脹滿者。寧留桂枝爲異日用。故不曰不可以桂枝湯攻其表云爾。本條大書曰下利後。欲爲下利善其後。當追問其未下利之前。有無表裡證具。主治纔有方針也。例如內焉者腹也。腹內一層裡。亦有一層表。奈何其表之裏則滿。裡之表則脹。是臟與腑不相接。所謂臟氣絕於內者非歟。又如外焉者身也。身外一層表。亦有一層裡。奈何其表之表則身疼。表之裏則體痛。是腑與臟不相親。所謂腑氣絕於外者又非歟。治裏勿忘其裏之表。治表勿忘其表之裏。有能以溫裏藥打通其表。以攻表藥打通其裏。不必斤斤於溫藥爲之前。攻藥爲之後也。覺溫藥未過去。無殊受攻藥之賜。溫也而攻法亦寓焉。攻藥未過去。無殊受溫藥之賜。攻也而溫法亦寓焉。不曰後攻其表者。明乎攻與溫並行。桂枝可無多讓也。曰溫裏宜四逆湯。攻表宜桂枝湯。兩宜字桂枝四逆皆與有其功。而不自有其功。二方能表裏兼賅故也。夫主表者太陽也。爲開者也。主裏者太陰也。亦爲開者也。太陰不開則陰道閉。其大無外之太陰。轉覺脹滿而易盈。太陽不開則陽道閉。其大無外之太陽。轉覺疼痛而負重。假令溫裏而遺其表。不能假太陽之開力開太陰。脹滿如故將奈何。師謂手足溫者生。非指從太陽溫入太陰乎。攻表而遺其裏。不能假太陰之開力開太陽。疼痛如故又奈何。師謂陰陽自和者愈。非指從太陰攻出太陽乎。妙在四逆宜裏亦宜表。太陽篇發汗加燒針。曰主四逆湯者可例看也。桂枝宜表亦宜裏。太陽病脈浮可發汗。曰宜桂枝湯者可例看也。本證二方分用卻合用。四逆湯加倍寫。桂枝湯亦加倍寫也。有表證則攻表。無表證則攻其表者桂枝湯也。有裏證則救裏。無裏證則救其裏者四逆湯也。舉一二節以爲例。可徵明二方之泛應不窮矣。獨是嘔而脈弱條下。有微熱見厥者可以難四逆。不如審慎而行之爲得。傷寒脈浮條下。自汗出心煩者。可以誤桂枝。不如寧缺毋濫之爲得。方方皆爲長沙所操縱。非中工以下可得而聞。惟有守其法而師其意。則過人遠矣。

四逆湯方（湯見上方註從省）

桂枝湯方

桂枝　芍藥　生薑各三兩　甘草二兩　大棗十二枚

右五味。㕮咀。以水七升。微火煑。取三升。去滓。適寒。溫服一升。服已須臾。啜熱稀粥一升餘。以助藥力。溫覆令一時許。遍身漐漐微似有汗者益佳。不可令如水流漓。病必不除。若一服汗出。病差。停後服。

桂枝證至此條作大結束。仍前用攻其表三字。爭回桂枝之功德。大有造於太陽。兼加攻表二字。非爲桂枝解嘲也。恐人以爲桂枝對於表證未盡適宜。將岐視桂枝也。且桂枝素以解外見長。可發汗則云病在表。師又謂表解乃可攻其痞。末句曰解表宜桂枝湯。是解表解外。均無從見桂枝之真也。況攻表耶。如謂解字可作攻字讀。則如水流漓之汗。毋庸過事愛惜矣。乃本條方下。復載桂枝湯將息法者。什有其七八。可悟本證必無得之便厥。咽中乾。煩躁吐逆之虞。在誤以桂枝湯獲咎者。當出其意料之外。抑亦非長沙方之知己矣。何以下文婦人胎前又推桂枝湯爲方首。不復詳敘桂枝湯將息法耶。彼條有彼條之作用。非重提桂枝也。乃另出手眼行桂枝。與傷寒證無涉。但舉桂枝之緒餘。爲妊娠之保障。其位置則儼爲桂枝湯之第二。特與傷寒首方相輝映也。註詳妊娠門。玆從畧。

下利。三部脉皆平。按之心下堅者。急下之。宜大承氣湯。

書下利。平人下利矣乎。蓋必一眼看見其爲平人。而後可以診平人之脉。素問平人氣象論謂不病曰平人。非指人病脉不病。脉病人不病也。人平故脉平。素問謂平人之常氣禀於胃。胃者平人之常氣也。人無胃氣則逆。逆則死。蓋指未持脉時。先將平人之氣象。印入三部脉中。則見脉如見其人。古今平脉之權輿。都在於是。本證非徒寫病脉也。寫病人而有任受大承氣湯之潛勢力。三部脉可爲得承氣湯證者之代價也。下言婦人得平脉。名妊娠。平脉卽無病之見端。上文溫瘧曰其脉如平。明乎其非熱之脉。反是則衛氣過於走泄。恐與白虎加桂湯有抵觸也。支飲條下亦曰其脉平。明乎其水傷心之脉。反是則不卒死之支飲爲日長。恐十棗湯不能爲後盾也。若三部脉皆平。又立所有承氣湯證之脉案矣。傷寒陽明三急下證言證不言脉。少陰三急下證亦言證不言脈。豈不復計其脈之平不平哉。假令頓失胃氣之常脈。敢以大承氣湯爲嘗試乎。何以下文三證。同是宜承氣。言脈遲而滑者一。言脈反滑者又一耶。經謂脈弱以滑。是有胃氣。命曰易治。又曰實而滑則生。實而逆則死。苟非以胃氣爲本。何資生之足言乎。獨是師謂脈遲爲寒也。胡爲遲而滑耶。陽明病脈遲條下。是醞釀鞕便。爲邪氣反緩之遲脈。曰大承氣湯主之。非爲其大便已鞕而何。以遲脈滑脈替代其平脈。下二條亦作平脈看可也。曰按之心下堅。有水曰堅築。有飲曰痞堅。曰續堅滿。有形之堅也。毋庸按之心下而始覺也。形容其實而且堅。顯與滿痛有異同。亦與大柴胡湯證有異同。滿痛之實。痛處還有知覺。下之毋庸急也。不滿不痛之實而堅。堅處無知覺矣。下之不容不急也。曰宜大承氣湯。凡行大承氣湯都是走舊路。觀諸胃家實衹是胃中有燥屎五六枚。夫非最堅之處爲正鵠。稍不命中。便旁落乎。

下利。脈遲而滑者。實也。利未欲止。急下之。宜大承氣湯。

讀至此始悟長沙所有應行急下法。悉從無太陽柴胡證一語定方鍼。蓋邪氣因入。與正氣相搏者柴胡證也。邪正混淆。陽明篇最難體會。往往藏卻似有似無之柴胡證。爲行大承氣湯之阻力。仲師故以操縱柴胡湯之手腕。操縱承氣湯。特於三急下之前一條。揭明無太陽柴胡證六字。見得邪氣反緩則緩攻。退一步想曰未定成鞕。又曰屎定鞕乃可攻。反起下文三個急字。爲進一步想也。無間可乘。在正邪既分爭之後。無柴胡證以爲之梗。則攻之寧爲緩也。有間可乘。在正邪未分爭之前。亦無柴胡證以爲之梗。則攻之寧爲急也。陽明少陰同一例。本證亦一同例。連上個急字。卽三急下之註脚。誠以下利苟非三部脈皆平。大承氣湯概不中與。例如陽明篇內師謂脈弦者生。濇者死。弦脈卽平脈之一。經謂春胃微弦曰平是也。脈遲而滑。亦作平脈看耶。陽明脈遲卽大便已鞕之見端。與脈滑而疾不同論。滑固實。遲亦實也。獨脈遲條下。有短氣二字。正氣短未免便宜於邪氣耳。經謂實而滑則生。師又謂滑則爲氣。有胃氣以資生其脈。可以補遲脈之不足。不曰沈而遲。亦不曰沈而滑。是脈有脈之受氣。實有實之受邪。不離乎沈則爲實。遲滑脉未嘗沈。與實狀相掩映而已。何以不曰心下實耶。師謂病在中焦實。當下之。假令上無透竅。則痛而閉者主厚樸三物湯。按之心下滿痛者宜大柴胡湯矣。豈大承氣能越俎乎。何以不閉不滿。下之如是其急耶。經謂實者氣入。虛者氣出。邪氣從實處入。正氣從虛處出。有呼吸當然有收放。虛實所以兩得其平。假令呼吸動搖。喘而胸滿者有之。否則出入廢而升降息。則下之又無及矣。曰利未欲止。是實者有餘。急下之纔不犯虛虛實實之戒也。曰宜大承氣湯。便一舉而兩得。觀此可以知長沙之網開一面矣。

下利。脉反滑者。當有所去。下乃愈。宜大承氣湯。

同是下利。何以上條不曰脉遲而反滑耶。得毋上條脉滑脉之正。本條脉滑脉之反耶。上文血結胞門條下。少陰脉沈而滑。師謂沈則為在裏。滑則為實。是滑字當然訓實字。上條亦明指之曰實。實字指滑兼指遲。陽明脉遲曰可攻裏也。特彼證實在裏而非實在脉。不過卽脉象以徵明其有實狀者存耳。本證一若指定其脉實。傷寒厥陰下利日十餘行

○脈反實者死○反滑與反實同稱也○何難與死爲隣耶○雖然○謂反實者死○則有明文○若謂反滑者死○又說不去矣○陽明病人煩熱條下○又曰脈實者宜下之○與大承氣湯也○何以一死一反不死耶○厥陰無下法○脈實則餘處不實不待言○當實不實○不當實而實○故曰反實○陽明脈實則餘處實不待言○倉廩以充實爲本故也○本證不曰脈實○與陽明之脈若兩岐○不曰脈反實○與厥陰之脈又兩岐○不知滑與滑之字義亦兩岐也○師謂滑則爲氣○又曰滑則爲實○滑字含有兩義○宜乎經謂實而滑則生○滑脈無所謂之死○用能資生於胃之穀氣者○必有平人之常氣在○而後脈象上有生機在○滑字直可作平字讀也○更無所謂反○反滑云者○師避反實而不言○避氣字亦不言○明乎脈氣本是滑○加以穀氣爲邪祟所不容○反與脈道相依○合之變爲實氣相搏之滑狀○駸駸乎有血氣入臟之憂也○比較厥陰之死脈有異同○厥陰脈實無去路○邪去則脈去○以彼頻頻下利○則脈實爲假相故也○本證則叢邪之所不在脈○而脈道卻與餘邪若離合○不必從脈道去餘邪也○曰當有所去○下

藥必直達其病所。且有脉氣爲後盾。曰下乃愈。以實逐實。即以滑去滑。且以下止利也。曰宜大承氣湯。導引其脉以上下行。則復滑如初矣。

下利已差。至其年月日時復發者。以病不盡故也。當下之宜大承氣湯。

病差後發生他病者。所在多有。陰陽易篇內載大病差後者三。傷寒差已後者一。傷寒解後者一。病人脉已解者一。皆可以病不盡目之。回思初得病時。幾忘乎相去幾何日矣。枳實梔子豉湯證之勞復者是。彼方亦有加大黃之例。取其能蕩滌腸胃。推陳致新也。本證分明下利已差矣。非過去之病乎哉。乃曰至其年月日時復發者。不病未病病已病。是後此之病狀。一若跟前路之宿疾而來。何不愆期至是。謂爲病不盡。誠哉其不盡也。胡爲暗藏此垂盡之沈痾。久而不發。復發矣。又屈指計之。始恍然一如前日事耶。得毋如熱論所云食肉則復。多食則遺耶。彼病熱少愈而不知禁則然耳。非病已差也。世稱女勞復爲犯房室所致。安有限於時日之女勞乎。然則屬休息利耶。止而復發者類是。抑屬奇恒利耶。久久下膿血者亦類是也。此皆物質不盡之舊汚。不能作病不盡之註脚。下利云者。言其證也。所以發生利疾之原因。自有病源在。師謂見病知源。見證非所以知源也。曰病不盡不曰證不盡。則證罷病未罷何待言。蓋瀉而不存者物質也。存而不瀉者精氣也。物質趨於下。則傳道在大腸。化物所以有盡時。精氣幷於脾。則稽留在倉廩。伏氣所以無盡時也。何以必應時而作耶。萬物皆有盈虛消長之理存。其感而遂通之故。土氣應乃作。土居中則病舍於中。中土以信應物者。天氣始於甲。地氣始於子。干支所以自符合者。以有中五之數爲準的。經謂欲知其始。先建其母。母者土之稱也。曰當下之。奉中央之令而行。可以制止四時之疾厄。病氣從此伏。病機從此轉。非必依期得病也。四季脾王之時。即病期之無定而有定矣。師舉年月日時以爲例者。紀其候焉已。曰宜大承氣湯。豈徒肅清下利已哉。四味藥能潛移生化之宇也。

大承氣湯方(見上註從省)

下利。譫語者。有燥屎也。小承氣湯主之。

下燥屎非大承氣湯莫屬。此語幾成鐵板註脚矣。胡本條反出人意表耶。豈非上文四出大承氣湯爲虛發耶。毋寧謂大承氣非專爲燥屎而設。其功尤偉也。上四條無有燥屎三字。亦無恐有燥屎四字。玩第四條曰至其年月日時復發。顯無留存燥屎之明徵。其餘可以例看矣。匪直此也。上文宿食條內。見宿食者六。行大承氣湯者三。何嘗有燥屎字樣乎。陽明寫燥屎入本有宿食之中者僅一條。不過燥屎乃宿食之變本所釀成耳。大承氣仍可以一方作兩方用也。本證譫語證具。燥屎證亦具。何以大承氣湯獨靳而不與耶。下後宜大承氣湯者有之。大下後宜大承氣湯者有之。自利宜大承氣湯者亦有之。未有下利而以大承氣湯承其乏也。何勞小承氣湯越俎耶。下利譫語與小承氣無涉。有燥屎之譫語與小承氣更無涉。文面看似以小承氣代行大承氣也。得毋先欲微和胃氣耶。度亦爲大承氣退一步立法耳。何以曰小承氣湯主之。主字居然不讓功於大承氣耶。假令直視譫語。則下利者死矣。遑問其燥屎之有無乎。實指之曰有燥屎。明明下利不能去燥屎矣。與大承氣遑暇再計決乎。不知經下其屎之未燥者。未燥之屎不能自無而之有。未下其屎之已燥者。已燥之屎不能自有而之無。辨別在非微利而溏。可知平人之常氣猶存在。畢竟穀氣盛則與燥屎相容與。其不轉矢氣又可知。設以大承氣湯行攻下法。仍有初鞕後溏之慮。惟參以小承氣小用則小效。俟胃氣利則諸恙從無形解。非愛惜燥屎也。乃愛惜胃氣也。在厥陰固無行大承氣之例。在本證亦當爲小承氣立功也。反接上文無燥屎而用大承氣。本證有燥屎反行小承氣。皆前此所未言及。長沙立方固不可思議。立法尤不可思議也。

小承氣湯方

大黃四兩　枳實三枚　厚朴二兩(炙)

右三味。以水四升。煮取一升二合。去滓。分溫二服。得利則止。本方不見用久矣。在陽明則權用小承氣者五。大都以微和胃氣。及報信矢氣爲方旨。服湯之初曰當更衣。盡飲之曰若更衣。更衣非言其下也。乃言其不下也。條下曰勿令大泄下。不過爲腹大滿不通證進一解。

提撕服湯時須顧慮其下耳。此後凡服小承氣湯無下字。本方曰得利則止。不曰得下則止。下者下燥屎也。利者不必有燥屎與利俱下也。大承氣方下曰得下餘勿服。下鞕便與下燥屎同論也。不大便五六日。上至十餘日條下。無燥屎鞕便爲中梗。因但發熱譫語主大承氣。則曰若一服利。止後服。無實可下。故曰利。上文四大承氣湯證。有堅字實字。當有所去之去字。病不盡之盡字。當然以下爲快。不以利爲快矣。然則本湯可以不攻下其燥屎耶。假令其屎質非攻不下。必有不大便之端倪。自利庸有之。從無下利而燥屎無少減也。止可謂之下而利者半。下而不利者亦半。是燥屎不利下。與經水不利下異而同。本方不仿行承氣湯之大而下者。仿行承氣湯之小而利者。已如量矣。然則仲師操縱大小承氣湯以立方耶。固也。師尤操縱大黃枳樸三味。另立湯名。令病人服之。受小承氣之賜而不及覺也。上文厚樸三物湯主痛而閉者也。方內非厚樸八兩大黃四兩枳實五枚哉。等分與本方有出入。而責法與大承氣湯同。亦曰以利爲度。明乎其非下品也。又厚樸大黃湯。主支飲胸滿也。方下不言利。明乎其更非利品也。變通厚樸用一尺。黃六枳四則等分異。而責法又從同。取其推倒支飲之脚。趁勢降低支飲之頭。則能事已畢。本方亦不克有其功。卻不能掩盡三味藥者。見得本方之變化無紀極。小承氣之爲義實大也。

下利。便膿血者。桃花湯主之。

本條已見少陰篇矣。彼證下利屬臟氣寒。便膿血屬經氣熱。故一面下利。一面便膿血。合兩路爲一路。吾既認定其餘邪連臟者半。連經者亦半矣。不至與通脈四逆湯證相混淆者。彼條便膿血證不具。本條下利清穀證不具而已。吾三復仲師所云食傷脾胃。遂發生極寒傷經。極熱傷絡兩病形。歸咎於槃飪之邪。從口入。都以宿食爲前提。推而至於便膿血者。亦意中事。宜乎本條畧少陰病而不言。凡下利而得便膿血者何限。正與內經陰絡傷則便血一語將毋同。然必膿血混雜於下利之中者。其爲絡熱經寒何疑義。桃花湯證實觸目皆是也。惑人處在裏寒外熱。在不敢以四逆爲嘗試者。亦淺之乎未望入醫門之內者也。誠以下利清穀證之熱字寒字。乃假定之詞。形容其三陽并於外。無中見之陰。是謂重陽。故以熱字代陽字。形容其三陰并於裏。無中見之陽。是謂重陰。故以寒字代陰字。要其中土一陷。則陰陽無定位。於是乎四逆證成立。吾謂四逆湯主地氣陷東南者此也。比較本證則似是而非矣。何以論內便膿血三字見之熟。長沙俱不立方耶。膿血特傷寒餘熱之變耳。膿血盡則熱盡。若由火邪得之。上言先便後血。先血後便。是與吐衄同論。長沙何嘗以等閒目之乎。然則本證寒熱分兩道去耶。斜行者絡也。走經外之外者也。直行者經也。走絡內之內者也。經爲絡所阻。則熱勝寒而寒不盡。絡爲經所阻。則寒乘熱而熱不盡。欲調和其經絡。經寒可以治絡熱。絡熱可以治經寒。苟非仰給於稼穡之精爲導引。寒熱皆不受治於陽明。桃花湯主之。自有桃花流水之妙。其來源去路。莫聲形容矣。方旨詳註於後。

桃花湯方。

赤石脂一斤（一半全用一半研末）　乾薑一兩　粳米一升

右三味。以水七升煑。米熟。去滓。溫服七合。內赤石脂末方寸匕。日三服。若一服愈。餘勿服。

本湯在少陰篇連立三節。證異而方同者二。證同而治異者一。何下利便膿血之多耶。第二條又書腹痛而後書下利。多不止二字。而後書便膿血。顯見下利其道近。便膿血其道遠。蓋必少陰之寒。侵入太陽之腹。一面下少陰之利。一面續自便太陰之利。故曰利不止也。膿血亦由少陰之陰血所侵入。經謂腎移寒於脾則癰腫。膿血亦癰腫之見端。腎移熱於脾則腸澼。下利亦腸澼之近似。要其少陰在太陰之後。寒熱相移之捷徑也。且太陰之前。名曰陽明。陽明脉數不解。而下不止。非陷熱便膿血哉。下不止與利不止相去幾何乎。假令數脉一去。而利不止。本證可同一例看也。就如太陽病桂枝人參湯證亦有協熱而利。利下不止之時。與本證又相去幾何乎。可悟下利便膿血無定證。桃花湯更無定方矣。獨是後納赤石脂末方寸匕。胡與半斤全用之相去又太遠耶。膿血乃繞折經外而來。故以脂末爲先導。匪特納濃血於下利之中。非納絡熱於經寒之中。令經絡合流。寒熱斯從一道去也。方下云若一服愈。餘勿服。可見其收效之速矣。師謂本證可刺者。欲鍼引膿血。從近道出。以匡桃花湯之不逮耳。然刺亦可有可無之作用。惟本證不獨少陰病始然。連帶太陰病亦然。長沙方面面圓。面面活也。玩仲師極寒傷經極熱傷絡二語。認爲本題註脚。凡遇下利便膿血證。萬不敢以因循坐誤之。長沙其或許我也。

熱利下重者。白頭翁湯主之。

上條下利是寒利。便膿血不過兼帶血熱而已。本條特書熱利。其爲血熱氣亦熱何待言。殆渴矣乎。上言有微熱而渴。脉弱者令自愈。非必限定脉弱也。又曰脉數而渴者令自愈。亦非必限定脉數也。就令不差。證據已在圊膿血。曰以有熱故。豈非渴飲爲熱利所應爾耶。厥陰篇同是主白頭翁湯條下。明言以有熱故。何以寧曰欲飲水。師又絕口不提個渴字乎。欲飲既不關於渴。宜乎白頭翁加甘草阿膠湯。主產後下利虛極無渴字矣。本證未到自愈時期。庸或欲飲者其偶。安得有渴欲飲水之便宜乎。少陰泄利下重不言渴。同是下重。豈非泄利熱利可混視耶。欲飲水證。與乎下利虛極證。又撤開下重不重提矣。獨上文脉沈弦者曰下重。纔說下重之所以然。是無論何種下利。若下重證具者。當懸一沈弦脉於心目。或其脉不能捫摸者。其沈弦之狀態。未必熟視無覩也。師寫脉與寫證同手眼也。若必從渴不渴上較量。惟下利豬苓湯證有渴字。此外少陰自利而渴者僅一條。霍亂理中方下亦一見。彼條吐利證具。非但下利也。若利未愈而渴。則未之見矣。然則不能放過者。是泄利熱利之分。教人從何辨認耶。泄利非真便膿血。下重則覺下利爲膿血所持。分明不利於下。用力久之。止待泄利以償其下。無如見屎不見膿。髣髴熱氣餘於血。宜其下重如故也。熱利當然有膿血。下重則覺膿血爲下利所持。分明不下其利。用力久之。止得膿血以代其下。無如見膿不見屎。髣髴熱血餘於氣。宜其下重亦如故也。四逆散治氣不治血。本證治血兼治氣。無非見得吃虧在少陽。重壓少陽於地下。沈弦之現象如繪也。彼證必轉陰樞而後少陽起。本證不必轉陰樞而少陽亦起也。白頭翁湯主之句。方旨詳註於後。

白頭翁湯方

白頭翁二兩　黃連　黃蘗　秦皮各三兩

右四味。以水七升。煑取二升。去滓。溫取一升。不愈。更服。

本方看似專爲熱利立方。非爲下重立方也。厥陰另一條同是主白頭翁湯。止有利字熱字。無下重二字故也。彼證欲飲水是陽浮熱亦浮。當然無下重。上言有微熱而渴。脉數而渴。脉數有微熱汗出。三條皆以今自愈一語欣慰之。欒觀其熱之不沈耳。又曰下利脉反弦。發熱身汗者愈。弦而不沈故曰反。即雖發熱不死之互詞。陽浮者熱自發。反筆爲少陽寫照。下重是寫沈弦之少陽。反弦是寫少陽之不下重也。發熱已屬少陽之至而太過。微熱更爲始生之陽寫照也。何以太陽篇得病六七日。醫二三下之條下。與柴胡湯。後必下重耶。彼證少陽桎梏於脇下。曰脇下滿痛。則陽樞已廢。焉能假少陽之力。行使柴胡乎。下重即少陽之末路。彼證之少陽尤痛苦也。何以凡下重必與少陽爲難耶。

應時而起者少陽也。代行君主之陽令以上升。下利則少陽已不起矣。加以被壓。必非穉陽能抵禦。遂失其輕清上浮之能力。於是乎下重。四逆輩證無下重者。陰利沈寒已極。類皆脉微。並少陽亦不知其何往。求一下重之情形而不得。陽利則陽浮爲多數。無下重者其常。熱無沈故也。可見本證之下重者其偶。從何有反弦脉之望耶。吾謂老禿翁猶矍鑠。以白頭翁得名者。老陽之稱也。草根而木骨。花疏而莖直。臨風反靜者此翁也。大有扶植少陽之精力。佐以秦皮之輭化。用能繞折入迴腸。從魄門包裹少陽以立起。猶乎赤子之有襁褓。秦皮可謂能博白頭翁之歡矣。誠以秦皮浸水青藍色。得風木之柔和。翩作羅帶之婀娜。令連蘗亦變苦寒爲清肅。自解溫熱於無形。吾知三升藥服盡。則夜半少陽起矣。白頭翁毋亦雍容以坐鎮者歟。腸澼比本證果何若。沈痔屬腸澼。彼證有痔在。下重是其習慣。本證則可一不可再也。腸澼不列下利之條者此也。白頭翁秦皮或可嘗試。連蘗則非適用於膿血及寒白沫矣。

下利後。更煩。按之心下濡者。爲虛煩也。梔子豉湯主之。

傷寒太陽篇立梔子豉湯證。開始曰虛煩。紀發汗吐下後種種病形也。第二條發汗若下之云云。易其詞曰煩熱。虛字已從省矣。至傷寒吐下後發汗。曰虛煩脉甚微。經過許多煩字不勝數。說到本證之虛煩幾末矣。總結上文無數煩字耶。抑單結虛煩二字耶。既有梔子豉湯主虛煩。何以梔子湯證中亦曰心煩曰微煩。煩與煩無分別。是虛煩亦可混視矣。且傷寒五六日。大下之後。祇有身熱不去四字。無煩字。陽明病下之。止有其外有熱四字。無煩字。大病差後。亦云勞復者耳。煩字未嘗言及也。是梔子湯乃治虛煩之所以然。煩不煩毋庸執着也。其餘論內煩字見之熟。一概與梔子豉湯無涉。可悟本條一則解釋虛煩二字。一則見梔子湯之精妙。長言之而不能盡也。註家謂除卻虛煩皆實煩。及誤會主實煩非梔子湯莫屬。謂虛煩云者。不過帶寫煩狀之餘證耳。不知傷寒金匱無實煩字樣。讀者執何說以處虛煩乎。吾得而斷之曰。不堪邪擾之煩。其煩不虛。未經醫治。則病勢未衰。梔子湯不能承其乏也。若經汗吐卜後。縱有依稀之邪。亦無留戀之餘地。邪不擾人而人自擾。是憑空意造之煩。故曰虛煩。煩虛必心虛。心爲君主之官。神明所從出。經謂主不明十二官危。反覆顛倒之狀態如繪也。例如本證大下後。不至煩仍不解也。乃曰更煩。前此之煩加倍寫。不能自道其後此之煩何自來。曰按之心下濡者。邪盛則心下變爲鞕。正衰則心下變爲濡。心爲陽中之太陽。其充在血脉。本無所謂濡。師嘗以亡血二字釋濡字。卽血以驗心。血神反以心陽爲傀儡。勢必心與心相猜忌。煩狀遂自無而之有。曰爲虛煩也。虛有其煩爲幻相。實無用其煩。然亦匪易打消也。必在躬之清明未喪。而後可以覺悟其昏迷也。計惟從源頭處下手眼。庶魔障盡除也。梔子豉湯主之句。方旨詳註於後。

梔子豉湯方

梔子十四枚(擘)　香豉四合(綿裹)

右二味。以水四升。先煑梔子。得二升半。內豉。煑取一升半。去滓。分二服。溫進一服。得吐則愈。(張氏刪去末八字非)

長沙所立梔子湯證無渴子。以發汗吐下後。均無熱邪肆行於其間。條內所云煩熱心煩微煩。無乎身熱不去者。皆縮入虛煩上寫。虛煩亦打入氣化陵夷上寫。明乎其留依稀之邪於未盡者。以虛故。與五苓散證虛故如此一語有異同。彼證以重發汗四字。說明其所以然。由於發汗後大汗出。未經吐下。故云有表裏證。是不解而煩之所以然。亦卽多數渴飲水之所以然。他如其人渴而口燥煩。曰本以下之。見得下之而本病猶存在。治不爲逆。本證非其匹矣。吾究疑梔子湯非盡寒溫以適也。假令久病陽根已拔。本方亦有窮時。師謂凡用梔子湯。病人舊微溏者。不可與服之。已明言也。除卻胃寒家。凡病無惡於梔子也。梔子根於水。而寄生於水。桑葚卽其伴也。桑有二瓣。葚若各得其半焉。桑而有實者爲葚。葚而不實者爲梔。葚之根則含泥。梔之根則含水。故梔子有火色。葚色畧次之。火之數所以爲二也。周禮夏取桑柘之火者。以桑中有梔在。一物而具水火之精者也。梔子形圓象心。心爲陽中之太陽。與衛外之太陽不相失。本證寫入方寸以內之環境。縱心陽無恙在。無如身表之太陽已退化。豈心陽所樂受。彼梔子厚樸湯證。師以臥起不安四字曲繪心煩者此也。正好引心陽以歸舍。免令增煩無止境也。豉用綿裹者。恐香豉帶遺熱以入腎耳。方下云得吐則愈。則愈二字。正止後服之註脚。易新主以當陽。直以得吐爲愈兆。無取後服者。恐激動其水陰。反失入化出神之妙用也。不吐將奈何。得吐固神速。不吐則除俟其愈病於無形。毋庸進後服以強其吐也。且方旨以更新太陽之標陽爲手眼。行見手少陰之本熱。分作太陽中氣之熱。無待外假也。本條亦見於厥陰者。六經以太陽爲化始。無太陽安得有厥陰。陽明病亦有本方一分子也。

下利清。裏穀寒外熱。汗出而厥。通脉四逆湯主之。

本證卽上文其人面少赤。身有微熱一條反比例。同是下利清穀。彼證匪特不行通脉四逆湯也。四逆輩亦寧缺毋濫也。以其得鬱冒汗出而解。解字已了卻下利清穀矣。倘目之爲病人者。不了了在面少赤。身微熱。必微厥而後解微熱。前熱者後必厥也。末二句申明其能占勿藥之所以然。曰戴陽以下虛故。勝於中虛多矣。師謂病在中焦實。曰當下之則愈。虛者不治。中虛即中實之反觀耳。表裏內外。非中土之旁面哉。在陽明則曰表熱裏寒。霍亂則曰內寒外熱。少厥曰裏寒外熱者。悲其中也。然寒熱猶足以惑人。恐人認爲介於兩可之寒熱。以爲鬱冒汗出而解。可坐待也。本證無此便宜矣。書汗出而厥。厥陰條下亦云然。少陰有脉微欲厥字樣。霍亂有脉微欲絕字樣。脉微已無袖手之餘地。況汗出而厥個而字。汗與厥相懸絕之謂也。上言腑氣絕於外。汗出其明徵。行將與腑氣長辭者熱爲之。臟氣絕於內。見厥其明徵。行將與臟氣長辭者寒爲之也。不然。鬱冒之汗則見慣。冒家之厥亦尋常。苟對於裏寒外熱無領悟。指爲冒家欲解使之然。無怪乎下利清穀證。往往與不治爲隣矣。假令清穀而必有手足厥逆爲報信。則人人見之謂之逆。仲師何須有急當救裏之警告乎。清穀證見於陽明爲第二。無如除卻表熱裏寒無餘證。寒熱二字愈分明。陰陽二字愈蒙蔽。醫者從何處定方鍼乎。夫病在右者取之左。病在左者取之右。病在中者旁取之。以取兩旁爲未足。則合四旁而中取之。四逆湯之名義所由立也。有中邊俱到之通方而不用。豈非坐令四逆輩證。待斃而無告乎。方內乾薑。兩曰强人可三兩。乾薑二兩曰强人可四兩。酌用祇在一味。明示三味藥莫可移易也。加通脈二字尤活相。蓋欲打通其脈路。兩旁不致斷絕其交通。少厥清穀之裏寒外熱者是。若陽明則表裏一對子。霍亂則內外一對子。便無通脈之必要。獨吐已下斷。脈微欲絕者。又主通脈四逆加豬膽汁湯。以曲盡通脈之長。更見四逆湯非祇爲下利清穀而設。然徒執本條以例少陰病。則畧矣。讀仲景書。可不會而通之乎。方旨詳註於後。

通脈四逆湯方

附子一枚（生用）　乾薑三兩（强人可四兩）　甘草二兩（炙）

右三味。以水三升。煑取一升二合。去滓。分溫再服。

本方在傷寒厥陰篇爲重出。主少陰病則同而異。異在地氣上者屬於腎。清穀與腎有關係。腎爲胃之關也。胃之有關。猶地之有軸也。經謂太陰之前。名曰陽明。太陰之後。名曰少陰。三者相接壤。不得相失也。宜乎地氣不上則胃氣無從上。不能自致於手太陰也必矣。邉有少陰負趺陽之望乎。彼證曰脉微欲厥。少陰不至者厥。厥在脉。而後形諸手足。又宜乎脉微。曰身反不惡寒者。由其劃分裏寒外熱如半壁。故惡寒與身外無涉。惟手足厥逆。則外熱有遁情。手足諸陽。變爲其人頭上諸陽所在地。曰面赤色。是又少陰之熱本。脫離標陰使之然。其或兼具各證。不獨三陰三陽無定位。就如少陰之本部。亦散亂而不收。凡此皆與本證有異同。然亦可與本證相比例。彼方自有加減法在。非本方能兼賅也。特面赤色與面少赤頗相類。戴陽又少陰病所無。足見長沙操縱九莖葱之神。已非羣醫所夢見。若利止脉不出加人參。曰其脉卽出者愈。又非通脉二字能專美矣。有加減則本方可以竟全功。無加減而本方亦能著奇效。長沙方應有盡有。加味不爲多。應無盡無。三味不爲少也。吾嘗忖度方意。謬加註脚。猶恐以易言見責也。然以一得之愚。得附於群註之後。此殆賴有歲月之寬假我者歟。抑或長沙不我棄。私竊喜矣。

下利。肺痛。紫參湯主之。

傷寒金匱無肺痛二字。內難肺痛二字亦闕如。肺在變動爲欬也。欬亦不痛耶。師謂欬即胸中隱隱痛。肺癰條下則然。未有曰肺中隱隱痛也。虛勞黃耆建中湯方下云療肺虛損不足。何嘗有肺痛隻字乎。書下利。無論寒利熱利。與肺部無激刺也。上文下利二字見之熟。肺字並無提及者何耶。肺有二十四空在。三百六十五節出其中。治節行從無不通則痛之理。故雖肺與大腸相表裏。而下利則腐穢必趨於魄門。與肺部相去如霄壤。膈間有清道爲界線也。若因下利致痛。更絕無僅有矣。惟胸中痛三字。師則頻頻舉以示人。胸部非爲肺部寫照也。胸痛在肺部之前。猶乎背痛在肺部之後。上言背痛徹心。心痛徹背者。心部又居其下者也。就如心痛連於肺。亦名肺心痛焉已。非指肺但痛也。師若曰。未下利固無肺痛一分子。已下利亦無肺痛一分子。無如本證與上條同消息。地氣無從上。則天氣無從下。致足太陰脾脉。與手太陰肺脈斷絕其交通。無一絲之續則痛矣。蓋從肺系橫出腋下者手太陽脈也。無地氣爲涵濡。脈絡必塞而不行。於是肺部不痛而肺脈痛。故痛狀在肺葉之邊旁。不得不以肺痛二字形容之者。天不滿西北。痛處未出肺家之範圍。一若肺部間接其傷口。而痛狀究未覺其縱橫也。對寫地不滿東南。脾痛必形諸腹太陰腹痛則視爲固常。以其能轉五味而運糟粕。與傳化之腑相毗連。不同肺家一滿空之字。非濁邪得以上干也。本證髣髴與白通證若離合。卻不能以溫熱行之者。白通證無痛字。本證有痛字故也。且與少陰本方條下之加減法亦離合。彼證咽痛加桔梗。肺痛何獨不可仿行桔梗之屬乎。長沙連立兩條以殿通脈四逆湯之末。謂爲四逆湯方中之方也可。謂爲四逆湯一方翻出三方也。亦無不可矣。紫參湯主之句。方旨詳註於後。

紫參湯方

紫參半觔　甘草三兩

右二味。以水五升。先煑紫參。取二升。內甘草。煑取一升半。分溫三服。
紫蔘卽薺苨之別名。蔘參讀從同。參字久爲俗尙所習慣。劉觇新論舉
以喻愚直之分。謂愚與直相像。若薺苨之亂人參。卽指紫參而言。一
名明黨。一名甜桔梗。市上多以薺苨爲通稱。脩園述橋亭方士。拈紫
參一味作話頭。謂南山有桔梗。根似人參而鬆。花開白而帶紫。又名
紫參等語。正與劉觇奚落薺苨之說恰相符。脩園鄙之爲江湖家數。未
免以人廢言矣。參有五。人參元參沙參丹參苦參。止此五種。而紫參
不與焉。以其與桔梗相若而味甘。遂諱言紫參。託名薺苨。於是物色
紫參者百無一二。久之囿於不傳而自晦。桔梗得爲紫參之代價者。乃
方士是二是一之騎牆話耳。本草經稱桔梗主胸脇痛加刀刺。未有主肺
痛字樣。長沙借治肺癰未成膿。金瘡排膿散排膿湯均有桔梗在。少陰
咽痛亦行甘桔湯。可見桔梗純是氣分藥。藥氣所過。癰膿必不久留。
此其所以有抽刀之潛方。究不若紫參之甜靜。令手太陰脉受之而不覺
也。以其傍大氣之呼吸而行。用能推廣人參之緒餘。以調利脉道。方

中後納生甘草三兩。提升地氣。又以甘味爲先導。不參用人參者。欲專本方之功耳。本草經稱人參主補五臟。氣口獨爲五臟主也。人參大有造於氣口何待言。假令以有人參爲未足。佐以薺苨爲之使。此物必公然竄入於肺。反爲人參之阻力。紫參雖甜。還有多少犀利性。若與人參合并。祇有相持無相讓。觀少陰利止脉不出去桔梗加人參可想矣。劉諰以奪朱亂雅目之者此也。惟君用紫參半觔。始足盡二味藥之長。不同續脉出非人參莫屬。本證續脉傷非紫參莫屬。二藥覺離之則兩美。合之則兩傷也。上文澤漆湯又當別論。彼方二藥則相得。妙以東流水先煑澤漆。令諸藥自西而東。俾手太陰肺脉得受東方生氣之賜也。二參亦與有其功焉。長沙方詎可囫圇用之哉。

氣利。訶梨勒散主之

本證似與上文下利氣者四字同意也。胡不曰當利其小便耶。此又中工未分曉。彼證固非氣利。本證亦非利氣也。謂二證皆有氣而無血。猶乎五水病有氣分血分之殊。宜乎以失氣二字爲註脚。毋亦彼證愈下利而氣愈不足。則開通其水道。本證愈下氣而利愈不禁。則防堵其中決。便打消失氣矣乎。師明明曰實則失氣矣。失氣當然無下利。霍亂條下又曰欲似大便。而反失氣仍不利。是下利顯與失氣無涉。與轉矢氣更無涉。矢氣轉則大承氣湯可以行。若利未止而失氣。是虛報其大便。卽虛報其大氣。氣字究非從失氣上討消息也。然則利氣氣利不明瞭。彼條祇立利小便之法。未立利小便之方也。本條則立方矣。非卽如師言視其前後。知何部不利。利之則愈耶。果爾。則彼條宜在本條之後。太陽病主赤石脂禹餘糧湯證又可爲註脚。與復利不止者。當利其小便二句將毋同。本證又非利在下焦也。利在上焦之上。乃天氣使之利。照應上條地氣使之利。上氣下氣遙相對也。亦不能作利氣看者。地氣未有動搖。氣者二字宜味。見得地氣爲病主。非被動也。假令得下利清穀之之四逆湯證。則地氣不可問矣。當利其小便五字亦宜味。欲保留其穀。寧犧牲其水。題珠全在個者字。雖下利未止庸何傷。本證亦天氣爲主動。似有白通湯證之端倪。卻不能目之爲天傾西北者。彼非少陰下利脉微之比。白通湯可以緩圖。獨是經謂病在上者取之下。病在下者取之上。除卻四逆輩外。倘有何藥。能上下兼顧耶。中邊俱到則莫如行通脉四逆。若藥力受氣於中。而纔勢不及於四旁。自能徹上徹下。治氣不遺其利。治利不遺其氣者。長沙又另出手眼矣。訶梨勒散主之。方旨詳註於後。

訶梨勒散方

訶梨勒十枚(煨)

右一味。為散。粥飲和頓服。

訶梨勒本草釋名是訶梨勒。一名訶子。梨棃異名而同類。梨音釐。棃音犁。梨從利從木。利字之平聲。殆木主疏泄。致下利奔放如直竿。故取象於梨者歟。厥陰篇所為利疾不勝書也。棃亦主利。別錄稱棃性冷利。多食損人。謂之快果。快果二字。可為冷利寫照也。訶子最反對下利。古文苛讀訶。與可字有深意。以其形圓。可以止直利。其味澁。可以止快利。勒字亦有義。如勒馬之勒。絡馬頭而引之。謂之絡馬勒銜。力挽其頭。令勿前進也。勒上卽所以勒下。本方上取兼下取何待言。一味取十枚作何用。十居中。煨之亦欲其先受氣於稼穡也。得十枚訶子以圓轉木氣。使之曲折向下。不致大泄而流。訶子故以梨勒得名。曲直者木之性。罷極者木之情也。何以不爲湯而爲散耶。服藥一旦藉地氣以上行。使勒住天氣。一面散布藥氣如雨下。落中土之邊際。從水道而下歸於坎泉。繞出腎竅以禁制其下利。用能更新大便於無形。此又逆取下利法。由魄門止利其道近。魄門獨爲五臟使故也。且令本方氣味。不復還入胃中。尤爲法外法。觀頓服不曰分溫再服可見矣。又不限於分寸匕。不曰利止餘勿服。是頓服無餘藥可知。妙有粥飲在。和服云者。令散粥交融如水乳。始則以粥飲爲護送。令胃中受藥散之賜而不覺。再則歠粥或不止一次。而服散僅一次。過去之藥力不留中。粗看之一若本方爲敷衍氣利而設。吾謂功成而弗居之仲景。往往自韜其制作之精。致上池仙露。無從餉饋於人間。爲可惜耳。

附方

千金翼小承氣湯。治大便不通。噦數。譫語。方見上註從省。

外臺黃芩湯。治乾嘔下利。

外臺黃芩湯方

黃芩　人參　乾薑各三兩　桂枝一兩　大棗十二枚

半夏半斤

右六味。以水七升。煑取三升。溫分三服。

孫王二子。非隨唐朝代之著作上才哉。胡孫奇輩既輕信於前。脩園輩復阿好於後。彼以得奉千金翼外臺爲圭臬。則在昔薪傳。至今未艾。孰意長沙瓣香。久矣渺乎。我觀孫王立證立方。往往說出題外。微論其他。就如小承氣湯曰治大便不通云云。顯已與傷寒有出入。師謂腹大滿不通者。可與小承氣湯微和胃氣耳。且曰勿令大泄下也。徒執大便不通證爲小承氣湯之註脚。匪獨小承氣條下無明文。大承氣證亦未之見也。曰噦數。孫氏不見陽明篇師謂攻之必脹滿不能食。欲飲水者。與水則噦乎。其後乃可以小承氣湯和之。非爲噦和之也。凡噦證無直接行大小承氣之例。況噦數乎。又況攻其熱必噦。中言之曰。胃中虛冷故。焉有實熱之噦狀乎。曰譫語。實則譫語。虛則鄭聲。鄭聲譫語一而二。亦二而一。毋亦孫氏未分曉乎。假令下利譫語有燥屎。有字非懸忖得之也。若認本證無下利。輒斷譫語爲有燥屎之端倪。陽明篇胃中有燥屎而譫語證具者一。其餘有燥屎而譫語不具者四。孫氏明指無燥屎之譫語而言。是置燥屎之有無於不問。但以小承氣湯治譫語。又爲陽明病所無。亦不能援厥陰下利譫語行小承氣以爲例也。下利還有大便不通乎。太陽篇少與調胃承氣湯。微溏。則止其譫語。乃胃氣不和之譫語。非大便不通之譫語也。彼證倘濫以小承氣爲嘗試。又誤卻調胃承氣湯證矣。孫氏對於仲景原書實茫然。而好參以己見。誤會著書以多文爲富。方合儒醫本色。卽此寥寥數語。瑜瑕互掩已如此。其不得爲長沙隔世後之高弟子也。亦宜。

本條王叢又有破綻矣。其立黃芩湯證則易上文一個字。删一字。立黃芩湯則不止改易一字。師豎乾嘔而利者五字。王氏獨删去個者字猶其後。題珠則盡在個而字。亦被外臺削去。王氏可謂抹殺長沙一字師矣。黃芩湯本非爲下利立方也。乃爲自下利立方。嘔者纔主黃芩加半夏生薑湯耳。外臺豈眞能疏解下利與自下利之分乎。太陽與少陽合病見證則如彼。不關合病見證則如此。合病必太陽不能開。致令陽明不能闔。熱邪遂利用少陽之游火。殃及陽明。自下利云者。陽明廹得犧牲其水穀。自行下利。明乎水穀之海。並未受邪也。正好行黃芩湯腰擊少陽之熱邪。是一舉而三善備。嘔者加半夏生薑。又一方翻作兩方用矣。上文不書太少合病者。因少陽不與太陽合病。太陽若無如之何。少陽轉爲熱邪之傀儡。轉出反與太陽爲難。非外解太陽也。留太陽之病則乾嘔。轉入復與陽明爲難。非內解明也。留陽明之邪則下利。轉出轉入。一若爲餘邪左右袒。師於句中落個而字。微示其不滿意於少陽。以彼有庇縱熱邪之消息。未嘗外主腠理也。治法不外打擊少陽方面之餘邪。當以黃芩加半夏生薑湯爲中興。假令少陽非與熱邪相合作。是少陽不受邪。若濫予黃芩湯。又以徹其熱除其熱獲咎矣。王氏乃渾言之曰乾嘔下利。乾嘔則太陽有分子。下利一證無主名。彼少陰病下利。厥逆無脉句下。何嘗無乾嘔二字乎。倘將白通加豬膽汁湯責難王氏。豈非與黃芩加味湯莫衷一是乎。王氏殆以長沙方論爲未足。奚特進一解以盡其餘。自信不爲聖道所囿也。無如其參以騎牆之見。奚落黃芩湯。去芍藥則以真武方下若離合。不知若下利則真武有去芍藥加乾薑之例。自下利未嘗去芍也。去草又以大柴胡方下若離合。彼方去草卻非去芍也。無芍草則黃芩湯去其半矣。命方何掛漏乎。如謂有薑夏在。爲乾嘔而設。半夏乾薑散誠治乾嘔。卻非但主乾嘔也。小半夏湯明主諸嘔吐矣。生薑半夏湯亦治似嘔非嘔。何嘗闕生薑乎。加人參是夾入乾薑人參半夏丸。彼方主妊娠嘔吐不止也。與乾嘔何涉乎。此等雜亂無章之市藥。竊爲王氏不取也。不合湯例。方註從省。

讀過金匱卷十九

伯壇中醫專校

講義卷五

漢張仲景卒病論卷五

讀過金匱卷十九

瘡癰腸癰浸淫病脈證幷治第十八　　新會陳伯壇英畦著

諸浮數脈。應當發熱。而反灑淅惡寒。若有痛處。當發其癰。師曰。諸癰腫欲知有膿無膿。以手掩腫上。熱者爲有膿。不熱者爲無膿。

本條是倒裝文體。教人先從癰處着眼。而後指示其脈證。曰諸浮數脈。諸字已看破一般之癰膿家矣。苟對於辨證上茫無端倪。彼傷寒太陽篇明曰脈浮數者。法當汗出而愈也。若下之則汗竅。又曰不可發汗。當自汗出乃解。末句且曰便自汗出愈。豈非令人坐以待汗哉。當汗不汗將奈何。曰應當發熱。太陽病又兩見却發熱汗出而解。旣非直接得汗。則間接發熱。或遲遲汗出者亦有之。毋庸從法外推測也。乃曰而反灑淅惡寒。發熱惡寒在傷寒則見之熟。何得爲反耶。如謂汗出當惡風。太陽中風曷嘗非嗇嗇惡寒。淅淅惡風。而發熱證具。汗出證亦具

○反字似無間可落也○何以不曰嗇嗇惡寒耶○灑淅二字屬毛竅最淺一層之感覺○寫惡風可也○乃與惡寒相若○覺灑淅非形容風之動○一若形容寒之靜○動靜懸殊○此其所以謂之反也○曰若有癰處○脉法則曰痛處○亦曰灑淅惡寒○末句言內熱蓄積而有癰膿○則無癰處不具論○有字處字正與人以共見○若字又難捉摸也○可悟陽浮不發熱○脉數無汗信○反字是假相亦真相○蓋必毛脉爲癰處所持○勢必沒收其汗液○爲腐膿之血汁○其癰未發○故腫處尙有疑團○曰當發其癰○不曰當發其汗○得毋汗藥有兩害無一利耶○發汗則亡血○不發汗又成膿○不顧全其癰○徒發其汗固不得○不假借其汗○以發其癰亦不得○如何能確定方針耶○上文有桂枝加黃耆湯在○彼方爲黃汗而設○而主治癰瘡在其中○曰久久其身必甲錯○發熱不止者○必生惡瘡○又曰久不愈○必致癰膿○是桂枝加耆○用以提前打消癰處○正合初時手續○急進下文排膿散排膿湯無當也○雖然○不有長沙之法眼○則有膿無膿未可知○將與藥無分寸矣○豈非爲癰處所紿耶○師曰○諸癰腫欲知有膿無膿○

最捷訣莫如憑諸手。以手掩腫上。則癰無遁形。熱者爲有膿。是謂已病。法當排膿。不熱者爲無膿。是謂未病。法當發汗。然則亦發熱不止耶。不盡然也。反發熱者黃汗所應爾。反悪寒者瘡癰所應爾也。

腸癰之爲病。其身甲錯。腹皮急。按之濡。如腫狀。腹無積聚。身無熱。脉數。此爲腸內有癰膿。薏苡附子敗醬散主之。

書腸癰之爲病。非獨具隻眼不見也。素問病能論曰人病胃脘癰。則診在人迎。人迎者胃脉也。其脉沈細者是。本條則脉數。師謂腸內有癰膿。殆熱不聚於胃口。由下脘直過小腸。癰處當以小腸爲接近。小腸爲受盛之官。化物所從出。若存不瀉。則釀成癰腫。非必大如覆杯也。壅塞便爲癰。癰之爲言壅也。脩園强分本證爲小腸癰。下條爲大腸癰。仲師明曰腸內癰。下節爲腸外癰何待言。形容之曰。其身甲錯。上言久久其身必甲錯。主生悪瘡。甲錯卽腸癰之影子。有諸內者形諸外。身外無瘡也。下言脉數無瘡。肌若魚鱗。瘡不在肌膚。而掩之者魚鱗。曰腹皮急。皮無縐紋。欲求寬舒而不得。亦呈現正氣卽急之端俔。其急也。毋亦有先解表而後解裏之用情。病人並不自知也。無如按之濡。固非在表。仍非在裏。卻在裏之內。曰如腫狀。按處如腫。別處無腫也。旣濡又如腫。或疑其有積聚者有之。曰腹無積聚。上文積聚諸證。無腫字亦無濡字。不過積則終不移。聚則展轉痛移焉已。且諸積大法。脉來細而附骨。本證無是脉也。曰身無熱。身熱又表證裏證所常有。無熱則手足官骸如虛器。上言應當發熱者。乃想當然之詞。未說明有熱無熱之所以然也。況脉數。師明言數則爲熱矣。果沒收其熱於何地乎。曰此爲腸內有癰膿。與下條時時有熱適相反。語語皆曲繪腸內之病形。對照下條腸外癰。如竿之與影。設長沙不立方。誰能以夢想不到之神劑。打入儱侗中作用乎。薏苡附子敗醬散主之句。方旨詳註於後。

薏苡附子敗醬散方

薏苡仁十分　　附子二分　　敗醬五分

右三味。杵爲散。取方寸匕。以水二升。煎減半。頓服。小便當下。敗醬粵俗名瓜子菜。與馬矢莧相類。葉如瓜子。背紅者佳。多生土墻。及屋瓦上。閩人誤以蒲公英代之。未免失實。以敗醬得名者。稱其能潰瘡痒如腐醬也。薏苡居首又何取。此物長於輭化結氣。用以護送五穀。尤爲甘淡。合敗醬則消化力更速。能匡化物之不逮。若佐以辛溫有大毒之附子。似爲瘡家所忌。不知本草經稱附子爲金瘡主要藥。有破癥堅積聚血瘕之長。腸內所以生瘡者。大都其瘕不瀉。血結迴腸。大小腸皆左迴十六曲。腸癰多數偏於右者。受盛之處。與傳道之捷不同論。蓋變化出自爾得屎而解。脩園疑下節屬左方大腸之恙。非真消息也。經謂腸澼爲痔。痔瘡在直腸之盡。突出魄門。肛門卽其戶也。間有生於廣腸末節。多一熄肉如小核。乃化物梗阻闌門使之然。結爲瘕聚未成之血衃。非癰膿之候也。鑿氣之無定在者是。是亦一種包裹腸垢之薄殼。按之亦濡。不難打銷。毋庸從事刀割也。借用本方可乎。薏苡敗醬二味宜作羹服。膳畢食膠飴少許。設不差。借服赤小豆當歸散爲後盾。令血液從容下歸於魄門。便是推陳致新之捷徑矣。一得之愚。亟欲俟長沙而質正之。

腫癰者。少腹腫痞。按之卽痛如淋。小便自調。時時發熱。自汗出。復惡寒。其脉遲緊者。膿未成。可下之。脉洪數者。膿已成。不可下也。

大黃牡丹湯主之。

本條分明指腸外癰而言。腫在右。不離乎小腸之曲突處卽癰處也。與大腸分際何涉乎。書腫癰。何以上條曰諸癰腫耶。見癰當見腫。明乎癰處必以腫爲報信也。腸內癰則情狀尤茫昧。祇得以腫狀形容之。曰如腫狀。如者近似之詞。非腫處卽是癰。癰處祇是腫也。不過舉腫以例癰焉已。本證則未見其癰。先見其腫。望而知其腫處有癰在。故曰腫癰者。言其一腫一癰可以合看也。乃少腹腫痞。腫字又分看。言其癰爲痞掩。少腹似有適情也。曰按之卽痛如淋。痞證但滿而不痛。結胸證纔按之痛耳。況如淋之痛。小腹弦急。痛引臍中者非淋病哉。謂淋痛如癰則可。不能忍痛須臾。則疑及癰膿矣。如淋二字。相去尚遠也。彼證粟狀從溺管出。本證則小便自調。顯與五淋分道而行。且與腸內劃清其界線。上條頓服散曰小便當利。本證非前部不利也。腸內無恙在。何須復利其小便乎。曰時時發熱。又非身無熱之比。曰自汗出。假令熱從外解。則發熱汗出而解矣。何至時時發熱乎。曰復惡寒。不曰復發熱。亦不曰時時惡寒。覺寒熱又分兩路。自汗出亦另爲一路。要皆出腫癰之所迫而形。然則發汗利小便。殆不可嘗試矣乎。旣小便自調。無所用薏苡附子敗醬散也。自汁出亦非癰在皮毛也。惟有行釜底抽薪之法。假道直腸。肅清腐穢。未必不能去其太甚也。曰其脉遲緊者。按脉無殊以手掩腫上。遲爲寒。緊亦寒。無熱者爲無膿可想見。曰膿未成。可下之。就以大承氣之屬。滌瑕蕩穢。未始不可以助行其變化。非下其寒也。下穀氣之實。令瘡癰之背底無憑藉。則減輕其腫也。脉洪數者。洪數是熱脉。卽熱者爲有膿。曰膿已成。又宜鍼對膿血以處方。非舉凡卜藥可竟行。不可下也。下之則腫癰因而陷。又咎在大承氣湯矣。宜變通大承氣湯。引導膿血由腸外繞宗眼而出。雖下取不同不爲逆。顧同是瀉而不存也。製方則大有分寸矣。大黃牡丹湯主之。方旨詳註於後。

大黃牡丹湯方

大黃四兩　牡丹一兩　桃仁五十個　冬瓜仁半升　芒硝三合

右五味。以水六升。煑取一升。去滓。內芒硝。再煑沸。頓服之。有膿當下。如無膿。當下血。

首立大黃四兩。末附芒硝三合。二物是大承氣湯內最以攻下見長也。豈非與不可下何相反拗耶。得毋減去枳樸。硝黃自有反正相生之妙耶。不知二物匪特不可下則不下。乃不走腸內走腸外。卒能同歸於下者。此下法有不同道路之奇。以本方爲特創也。蓋有牡丹在。以皮勝。其中儱侗。如套物之圈。用以環繞腸外。自無癥不除。本草經稱其主瘀血留舍腸胃。療癰瘡。是對鍼腸外癰爲最的。其功應不在大黃下。丹皮能帶領大黃落邊際故也。師以大黃牡丹湯命方者。黃良下瘀血。當然坐實個下字。反應不可下三字。與膿未成膿已成二語亦相反。無非反說兩膿字。微示其有意操縱大黃也。桃仁獨非主瘀血耶。桃苦味在仁。而甘半在汁。經謂火生苦。苦生心。心生血。諸血皆屬於心。桃仁能去瘀生新者。殆由於此。以彼三月春和而始華。華色與鮮血無異。其核猶帶血色者。生氣常在其明徵也。何以冬瓜仁又無色耶。瓜仁主膿非主血。冬瓜之瓤若腸外衣。往往瓜瓤已腐。而瓜仁如舊者。又生氣不在瓤而在仁。無殊冬瓜之葉。生入冬瓜之腹。故仁也而以瓜瓣得名。其能肅清癰膿大可見。後納芒硝者何。取其融入煎沸之中。先輭化其腫。斯與藥力無刺激。癰瘡將受其賜而不知。俟頓服之後。一若擲硝黃於盧器之中。無燥屎鞕便爲之應。得下始見其有膿。有膿當下一語。不啻代病人自慰之詞。曰如無膿。非謂未經下膿也。謂下膿甚則自有而之無。曰當下血。兩當字。先膿後血。差勝於先血後膿。膿來遲恐膿反入裏血來遲不患血反入裏也。

問曰。寸口脉浮微而濇。法當亡血。若汗出。設不汗出者云何。曰若身有瘡。被刀斧所傷。亡血故也。

本條又反前案矣。問詞疑當發其癰一語或無效也。以彼浮數脉不具。

非法當汗出而愈。如之何能令其汗足以供其癰之用耶。曰寸口脉浮微而濇。傷寒二陽併病。汗出不徹。明是因脉濇故。經又謂脉濇曰痺。痺則無血以充脉。汗液將何自而來。無汗因奪血。無血因奪汗。二者必有其一也。若奪血兼奪汗。豈非癰腫之一憾事耶。曰法當亡血。脉法謂病人脉微而濇者。醫大發其汗。又數大下之。其人亡血。大汗大下復亡血亦其常。特脉法彼條無寸口脉浮四字。若浮在寸口。是衛外之陽尤吃虧。脉法又謂寸口脉微者衞氣衰。濇者營氣不足。是諸血與身表之太陽無分子。徒責其汗下所致。醫者庸或未肯任咎也。曰若汗出。汗源非出自太陽。乃取給於陽明水穀之海也。續自汗出亦意中事。設不汗出者云何。不曰汗不出。顯與大青龍湯證不汗出之煩燥狀異而同。不字匪特封閉其汗孔。並隔斷其汗信。一若懍於刀斧之威。不許其汗出者然。云何二字。太息其脉浮陽不浮。無發熱汗出而解之望。祇得委咎其身上獨與人殊斯已矣。假令此身無瘡痒關係。必汗釁血亦釁。安用此藩籬已潰之殘軀乎。若身有瘡。被刀斧所傷。仲景將掉頭不顧矣乎。師又長於續絕傷也。還算有瘡者之便宜。刀斧雖凶。轉得以微罪免。此豈尋常瘡科可同日而語乎。曰亡血故也。故字又勒住凡醫之手。警告其毋爲刀斧之續。就如仿行大黃牡丹湯。有膿當下膿。法固窮。無膿當下血。法亦窮。諸癰腫以刀斧所傷爲最毒。立方避亡血難。避傷痕尤不易也。且看長沙之另出手眼乎。

病金瘡。王不留行散主之。

王不留行散方

王不留行十分(八月八日采)　蒴藋細葉十分(七月七日采)

桑東南根白皮十分(三月三日采)　甘草十八分　黃芩二分

川椒三分　厚樸二分　乾薑二分　芍藥二分

右九味。王不留行。蒴藋。桑皮三味。燒灰存性。各別杵篩。合治之爲散。服方寸匕。小瘡卽粉之。大瘡但服之。產後亦可服。如風寒。桑根勿采之。前三物陰乾百日。

方首三物。燒灰存性。各別杵篩。合治九味。風乾百日。儲備爲散。

取其乾消癰膿也。祇服方寸匕便了耶。非也。小瘡即粉之者。如下用黃連粉法。零星小瘡則小治。大瘡但服之者。但守服久之不爲多也。推之產後亦可服。本方之專純可想矣。風寒胡獨禁采桑耶。桑者箕星之精也。箕好風。恐桑根護邪。仲聖愛人之德。亦微矣哉。何以采藥必限期耶。八月八是重八日。即重九之類推。七七三三又重日。乃三蟲脫化之期。是日不出而求食。古醫采藥恒諏吉者。避免蟲口之遺毒也。此正長沙立方之嚴處。王不留行散命方者何。顧名思義。散積血當以王不留行爲功首。預爲未來之結痂也。緣被傷之初。瘡未成則其血散而不聚。瘡成又聚而不散。其皮肉之腐不待言。見骨則深而惡矣。骨者髓之府也。身之强者也。妙有蒴藋細葉在。不亞於王不留行也。此物以接骨草得名。每枝五葉。子初生青如綠豆顆。朶如盞面大。生一二百子。朶中有刺。與蒴藋相類。與薺藋亦類。采葉不采朶。取其藏鋒也。何以不采桑葉采桑根耶。桑根有白皮在。防其根起之處。爲毒水所流注。無殊淺淫瘡之流入。桑白用以徹其底也。東南根又何義

○西北嫌其收藏○東南有春夏氣也○三物先灰之而後散者○灰飛其毒○不欲破裂其傷口○則無虞疽蝕也○其次以甘草爲主要藥○重用十八分不爲過○本草經稱其長肌肉○且主金瘡𤺋○解毒猶其餘事○何以參以黃芩耶○黃芩亦主惡瘡疽蝕○以其疏理縱橫○可反佐甘草○蜀椒非氣味辛溫耶○不惡黃芩又何說○傷口被害○乃意中事○且寒能堅物○有芩在則寒益甚○是得蜀椒始克盡黃芩之長○厚朴大約無足輕重乎○本草經稱其主死肌○去三蟲○假令其肌已死○雖有生肌之甘草○亦無速效也○況餘藥乎○獨厚樸○可以承其乏○且敗瘡有蟲○比較瘕病之短蟲在腹者○更難收拾○以其恃癰膿爲生長之鄉○必蟎聚成族○厚朴能去蟲族者○可以旦夕間了之也○雖然○凡蟲屬得溫則生○得寒則死○若以有蜀椒爲未足○參以最溫中之乾薑○豈非中三蟲之計耶○血腥之蟲○祇知蝕血○乾薑究非厚樸之阻力○且藏芍藥於篩散之中○芍藥亦有除血痺破堅積之長○便無孳生短蟲之餘地○仲師本非爲三蟲立方○而敗瘡卻與腐蟲若離合○方下云產後亦可服○有蟲無蟲獨不可服乎○

排膿散方

枳實十六枚　芍藥六分　桔梗二分

右三味。杵爲散。取鷄子黃一枚。以藥散與鷄黃相等。揉和令相得。飲和服之。日一服。

腸外癰則曰膿已成不可下。行大黃牡丹湯又曰有膿當下。無膿下血。看似不可下三字說不去也。本條不下膿而立排膿散者一。下條立排膿湯者又一。卻非明言不可下也。彼證何以不排膿。本證何以又不行大黃牡丹湯耶。卽不然。金瘡亡血仍有膿。得毋排膿可爲王不留行散之後盾耶。師又未明言排膿散亦主之也。亦無膿已成三字。是無論有膿無膿。排膿必破裂其傷口。匪特與刀斧分其謗。反令王不留行散生阻力。吾疑排膿倘排字。較犀利也。然則本方將備而不用耶。上言以手掩腫上。熱者爲有膿。長沙尚未立方也。補上立排膿散。散固中與。湯亦中與也。何以又引而不發耶。排膿不足以賅癰腫。其癰之已發未發有分寸。假令癰未發而遽爾排膿。不如未排膿之爲得。何以不立方以發其癰耶。行桂枝加黃耆湯固佳。即不與藥。有膿便是癰發之端倪。非必乞靈於藥也。排膿散證。與排膿湯證。又從何取法耶。散者散也。湯者蕩也。用散爲其膿之稠。用湯因其膿之稀。散字湯字無非逼取個排字。言外當無餘義。似不必求諸甚解也。一則枳實用十六枚。一則桔梗用三兩。藥味重量。可謂加倍寫矣。孰意長沙命意。又別有在乎。二方比較。便見真詮。方旨再詳於下。

排膿湯方

甘草二兩　桔梗三兩　生薑一兩　大棗十枚

右四味。以水三升。煑取一升。溫服五合。日再服。

桔梗亦排膿耶。本草經稱其主胸脇痛如刀刺。謂其能止斧之痛則可。究非被刀斧所傷也。不過形容其劇痛耳。婦人產後腹痛。師主芍藥枳實散有明文。方下云大麥粥下之。兼爲煩滿不得臥立方。非腹痛之專方也。又曰并主癰膿。宜乎前方以枳芍居首。桔梗爲之輔也。本方亦有軒輊耶。桔梗甘草治肺癰。久久吐膿如米粥。方下又曰分溫再服。

則吐膿血。桔梗湯早著成效矣。何以本證不曰吐膿耶。肺癰之膿從口出。其道近。瘡口在瘡非在口。其道遠。當然無吐膿。何以師謂始萌可救。膿成卽死耶。死膿不能吐。所吐者未死之膿耳。然則單獨排膿。則無太過不及矣乎。過去之血便是膿。未來之膿卽是血。欲剗除其膿。必連累其血。排非排泄之謂也。排訓解。亦訓安。排解血與膿。何至膿奪血。安排膿與血。何致血成膿。胡鷄子黃又宜於散不宜於湯耶。鷄蛋象膿不象血。生而與白瑩相若。幾見蛋內有血染乎。似宜仿苦酒湯去黃用白也。得毋與少陰病相類。心煩不得臥。則黃勝耶。抑如百合病在吐之後。黃亦勝耶。非也。鷄子黃居中。不走邊旁。且藥散不取其浮。故與鷄子黃相等。揉和令相得者。藥散藉鷄黃爲嚮導。可悟排膿二字。非從內打出外矣。排膿湯果何作用耶。始萌之膿。容易合化。非得湯則吐何待言。有薑棗之溫和。以顧全其血。有膿亦非流散無窮之比。排膿云者。不能左右袒也。方下不曰有膿當下膿。亦不曰無膿當下血。可知二方非以洗伐爲快矣。

浸淫瘡。從口起。流向四肢者可治。從四肢流來入口者不可治。浸淫瘡。黃連粉主之。

本條已見上文矣。師謂非爲一病。百病皆然。蓋指脈脫皆然。非謂浸淫瘡皆然也。脈脫不可見。浸淫瘡則可見。微師言。百世後不知浸淫瘡可治不可治之關頭。根本在脈脫。浸淫瘡不過脈脫之枝葉焉已。脈者血之府也。脈脫則諸血無所薄。勢必不循軌道而行。蓄結癰膿意中事。何以名浸淫瘡耶。寫水字入血字之中。水入於經。而血乃成。浸淫云者。血水同流。不分涇渭。血不成血。水亦不成水也。水到血到皆爲瘡。瘡無定位。故曰浸淫。與金瘡若離合。彼證是亡血。本證是脈脫。安知非同是刀斧所傷。斷絕其脈乎。仲師教人須當識此勿令誤。即因此識彼之詞。對觀之自有天然之陪客也。何以可治不可治若天淵耶。東流西流。爲水是視。畢竟從口起流向四肢。其流順。從四肢流來入口。其流逆。都以可治爲多數。何以起止不離個口字耶。脾開竅於口。萬物之母之外觀也。脈資生於胃之穀氣者。端賴脾家之磨力。

以玉莜其精氣。假令磨力無恙在。胃脉必愈引而愈長。從口起流向四肢者。中央土猶灌於四旁。生活必形諸口。而及於四肢。故曰可治。反是則脉愈縮而愈短。乃卒厥之脉。厥者短也。其瘡以入口爲盡頭。其脉以入腹爲末路。是之謂五臟氣絕於內。唇口已無食穀之技能。治五臟者半生半死。診在唇四白。便無遁形。若倉廩之官。閉而不納。其轉磨之力。尙堪問乎。是亦不可治以終而已。曰黃連粉主之。何以不爲散與湯耶。遍體浸淫。非湯散能收拾。黃連非氣味苦寒耶。透入心臟在乎連。心存血脉之氣也。舍此不用。血氣入臟將奈何。粉到之處。截留其瘡毋使深入。粉之欲其均耳。專主一味者。獨力爲功愈速也。脩園因方未見。疑有遺漏。曰甚者內服之。失浸淫之義矣。

趺蹶手指臂腫轉筋狐疝蚘蟲病脉證并治第十九

師曰。病趺蹶。其人但能前。不能卻。刺腨入二寸。此太陽經傷也。師曰病趺蹶。失足爲趺。失脚爲蹶。續脚者足。卻足者脚。脚不能前。有足爲之前。足前脚亦前。故足訓續。足不能後。有脚爲之後。脚後足亦後。故脚訓卻。舉趺蹶以爲例。犯之者或視爲偶然。加一病字。則久矣不良於行。與殘疾無以異。曰其人但能前。必初得病時。趺輕而蹶重。以兩足兩脚。直折而趨於前。一頓一挫。坐而不能遽起者毋乃類是。說文釋脚字。坐時卻在後。故從肉又從卻。曰不能卻。非必兩脚能後也。猗足者脚也。但牽一脚可以持其足。凡步趨牽右脚則左脚持其後。牽左脚則右脚持其後者。乃牽挽之機勢使之然。莫之爲而爲者也。曰刺腨入二寸。脚肚之最隆處謂之腨。有太陰脾之大肉存焉也。亦名腓腨。腓者肥之稱。肥而有分肉在。故謂之腓。太陽脉經過之部分。則伏行於其間。取入二寸許者。與傷寒行桂枝湯。先刺風池風府之法異而同。曰此太陽經傷也。未嘗傷太陽。則脉氣無恙在。特經氣已失其常度。便阻礙太陽之往還。一針則陰經無鼎折之虞。自日行二十五度無差錯。何至足太陽之脉不如經乎。以桂枝湯善其後可乎。長則氣治。短則氣病。假令短氣在手太陽。桂枝湯可爲陽經之續。若短氣在足太陽。則桂枝人參新加湯又勝任愉快也。不患其腫癰耶。發其癰有桂枝加黃耆湯在。此皆仲師所未言。而言外教人於未盡。所謂神而明之。存乎其人。長沙之屬望於後人者。至深且切。誠以胼腨一部。內經指爲五臟疽。主不治之一。疽在腨。肉先死也。若刺入二寸。鍼口即製造疽瘡之媒。疽深而惡也。不同癰淺而大。刺入豈非比刀斧尤烈哉。此正長沙之遠慮。治已病兼顧其未病。醫經謂陽滯於陰則生癰。陰滯於陽則生疽。師能以一矢雙貫之。令病者受其賜而莫名其妙。非具有陰陽不測之神技乎。

病人常以手指臂腫動。此人身體瞤瞤者。藜蘆甘草湯主之。

本條何以首稱病人。又曰此人耶。一人而作兩人看。枝葉病者一。根本未嘗病者一也。曰常以手指臂腫動。病狀日習以爲常。非偶然抱恙可想。又非原因複䘲也。不因一病生他病。常以手部指部臂部之病形若終身。而兩足五指兩髀不與焉。曰此人身體瞤瞤者。瞤瞤動之徵者也。非腫動處之瞤瞤。與黃汗病久久必身瞤瞤相髣髴。彼證腰髖弛痛。如有物在皮中狀。故再則曰身疼重。本證無有也。既非疼痛。則此人不寒。痺論謂痛者寒氣多也。有寒故痛也。得毋如皮水病水氣在皮膚中。四肢聶聶動者歟。彼證又四肢腫。非手腫足不腫也。師有防已茯苓湯在。升地氣以降天氣。聶聶遂爲藥力所提攝。中工毋亦以防已茯苓湯敷衍病人矣乎。曰藜蘆甘草湯主之。藜蘆名葱葵。能通達故曰葱。蓴亦葵屬。名水葵。芹亦葵屬。名楚葵。三者既以葵稱。同是陽草一分子。菜品亦藥品也。當以葱葵爲上。水葵楚葵畧次之。然不得其上而求其次。或蓴或芹亦可以承其乏。三種氣味無軒輊故也。我粵止有水芹菜。卻與藜蘆等。以彼標高逾尺。中空無節。豈徒爲百菜之主。僅備四時之饌已哉。詩言七月烹葵者。固關於風俗。除民病者亦以此也。良由其根氣能達到手指之末節。從下直貫而上。恢復手指臂之自由而不覺。且得甘草爲後盾。當然領地氣以上行。本草經稱甘草堅筋骨而長肌肉。則更新病人如反掌。二味實超出汗吐下三法之外以立方。註家祇以方未見三字湮沒之。孰意長沙妙諦。卽在目前乎。不載等分者。明乎其可作茱羹服。便無限制耳。尤氏認爲快吐膈上風痰而設。以湧劑目之。有方而不見方。無怪脩園亦引爲同調也。方旨從省。

轉筋之爲病。其人臂脚直。脉上下行。微弦。轉筋入腹者。鷄屎白散主之。

書轉筋之爲病。何來不經見之病名耶。素問謂其次治筋脉。果治筋不遺其脉。治脉不遺其筋。雖筋與脉若離合。自有同條共貫之神機在也。所謂食氣入胃。散精於肝。淫精於筋。又曰濁氣歸心。淫精於脉。食氣不啻奉君主之令而行。入胃遂悉循其軌道。脉固爲功於筋。筋亦爲功於脉也。夫陰器者宗筋之所聚。目者宗脉之所聚。耳亦宗脉之所聚也。相去奚止尺寸耶。胡爲筋搖則脉動。尤捷於影響耶。厥陰脉至。循陰股以入毛中。過陰器而抵小腹。肝之合筋者繫乎此。是肝脉入腹。一日何止一次。焉有身形上之筋。脫離軀殼而轉入於腹耶。經謂脉弗榮則筋急。急則引舌與卵而俱縮者有之。何居乎其人臂脚直。骨直其筋耶。抑筋直其骨耶。屈而不能伸者病在筋。伸而不能屈者病在骨也。若牽持其骨。竟放棄其筋而不爲之挽。本曰曲直之謂何耶。筋本急而反緩。其無抵抗力何待言。何以脉不數急耶。曰脉上下行。脉氣又爲脚臂所牽持。不爲其曲爲其直。諸暴强直。皆屬於風也。脉弦矣乎。曰微弦。弦則爲減。微則爲風。微弦卽風木之報信。不能爲諸筋之保障又何待言。蓋風傷筋而不傷脉。脉反便宜於筋。則筋與脉相失而不相得也。亦意中事。奇在仲師一眼看其轉筋入腹也。豈非風不轉入。而避風之筋獨轉入乎哉。束骨者筋也。骨不能入腹。筋亦無從入腹也。得毋大筋小筋皆縮短耶。果爾。必舌反長。陰器亦弛長而後可。舍此不能徵明其內筋外筋之互爲消長也。吾無以名之。名之曰急反入裏。則如見其人之腹矣。傷寒金匱急狀不勝書。例如心下急。腹中急痛。少腹弦急。小腹弦急。與乎虛勞種種裏急證。無非筋覺之用情。寫筋字毋寧寫急字。其他脚攣急。腹皮急。兩脛拘急。四肢拘急。是亦舉外以形內。寫急字毋寧反寫個緩字。急莫急於風傷筋。一入腹又不覺其風。亦頓忘其急。無形之病。實生於有形。惟視無形之仲聖。能透入一層討消息。曰雞屎白散主之。孰意其散就從鷄腹中來乎。方旨詳註於後。

鷄屎白散方

鷄屎白爲末。取方寸匕。以水六合。和溫服。

鷄屎白亦柔以養筋耶。鷄喜栖者也。暮則不食。從中至寅以受陰氣。寅卯則鼓翼而鳴。代少陽以報信。鷄之魄乃風爲之。東方木其畜鷄者此也。於卦爲巽。在時爲酉。酉者肺金之稱。鷄鳴有金聲響徹四境者。雄鷄以卵鳴。閹之則聲收矣。鷄卵與鷄蛋同稱。粵俗呼之爲鷄腰。以其灣長腰相若也。生於翼下。內連胸膈。代肺行政者也。羽蟲無肺。惟酉生肖鷄者。髣髴鷄聲從肺金產出。則金不尅木。鷄所爲寡於畏也。雞屎白又西方之精也。可以補酉金之缺。乃閉精之變。鷄無前陰故也。非得東方風木之氣以疏泄之。則後陰之精亦開矣。素問作鷄屎醴以治鼓脹。鷄巢凹如仰釜。卽鼓脹之對觀。巢內鋪滿鷄屎。卽鷄不暮食之遺。鼓脹病由於旦食不能暮食。鷄矢卽旦食之變化也。長沙撰用素問。取白屎以輭化其風木。得屎而解於無形。不以酒醴相饗者。本證毋庸補充穀氣也。祗溫服方寸匕者。將以緩其急也。不然。庸工遇此。正旁皇失措之時。四逆輩將加倍行之矣。豈知肝者罷極之本。一旦受柔和之賜。其人之狀態必復其常。幸在得微弦脉。經謂春胃微弦曰平。弦多胃少曰肝病。師嘗謂脉微緩者爲欲愈。又曰脉弦者生。其人非肝病之最劇者。不日之爲病人可知矣。且肝爲陽中之少陽。通於春氣。日日夜半有少陽起。四時皆有春者也。何必爲其人悲末路乎。

陰狐疝氣者。偏有小大。時時上下。蜘蛛散主之。

書陰狐疝氣者。胡多一氣字耶。氣疝亦七疝之一。窮氣疝之變曰疝氣。凡不可捉摸者。皆以類相從。惟狐疝之氣尤茫昧。其變幻大都羣醫猜不着。蓋有孔道爲之容。蟄蟲之穴孔在其中。師謂蝕於喉爲蜮。蝕於陰爲狐。形容其非予人以共見也。竪人之信在側蝕字。非在蜮字狐字也。短狐謂之蜮。借蜮字寫惑字。借狐字寫疑字。誠以可疑可惑之蟲。莫可名狀。故以蜮字名其蟲。蟲固活相。爲蜮爲狐尤活相也。類皆無形之氣。造成有形之動物。庸可以不了了之。所難擺脫者。蝕上蝕下。儼有蠕蠕者肆行於其間耳。素問岐伯謂心脉急病名心疝。少腹當有形。有形都從疑惑上忖度而來。理想遂成爲事實。下至最幽隱之處。亦爲陰狐生長之鄉。是包孕蟲族者心氣爲之。設非孳生怪物。何至心脉急乎。方書謂三陽急爲瘕。三陰急爲疝。瘕亦短蟲病也。況狐與蜮具有遁情乎。寫心疝入狐疝之中。狐字實代寫蟲蝕之疑點。曰偏有小大。偏左則右小而左大。偏右則左小而右大。非大小懸殊也。舉小以形其大。非極大可知。脩園謂睾丸腫大。言之過甚矣。武斷前陰有狐臭之氣。更說出題外。其擬不於倫乎。曰時時上下。一若蝕於下部爲未足。意欲蝕上而頻頻下墜。此其所謂之陰也。是又湧疝之情狀。令人不得前後溲。殆牡狐之惡作劇者歟。與牡疝同消息。上下云者。曲繪其以睾丸如傀儡也。作愚弄前陰論可矣。獨是陰囊之下無透竅。狐疝從入之途。非深長無去路哉。以防己黃耆湯包圍之可乎。彼方服後如蟲行皮中。腰以下如冰。冰能怖狐者也。又適足以壅閉其出路。陰狐之伏處如故也。聽之何如。本證亦無速死之虞。然抱恙而若將終身。日久變爲癲疝者意中事。蜘蛛散主之。以蟲治蟲。狐無所逃矣。方旨詳註於後。

蜘蛛散方

蜘蛛十四枚（熬煎）　桂枝半兩

右二味爲散。取八分一匕。飲和服。日再服。蜜丸亦可。

工於趨避者狐也。彼亦自投羅網耶。蜘蛛雖巧於網蟲。恐陰囊內之狐。未易中其計也。蛛蜘設一面之網以招蟲。俟蟲觸其網而後誅之。蜘蛛若行所無事也。字說稱其有知誅之靈者此也。齊人呼之爲網公。在地中布網者名土蜘蛛。作網絡幕草上者名草蛛蜘。聖人師蜘蛛以立網罟者。讓能於蜘蛛者也。如之何能網入前陰偏反之處。令陰狐伏誅乎。吾謂狐疝可以窮蜘蛛。而不能窮仲景。其製方之妙。不取其網取其絲

○春月游絲長數丈。右繞左回而中不斷者。雖至小之動物有經綸。足徵鴻鈞之鉅力無所遺。蜘蛛自有法天道之自然在。故其放絲之悠長。收絲之速率。雖猛獸無此潛氣也。何以主散不主湯耶。湯則過而不留。散則無孔不入。有桂枝在。則藉膀胱之氣化爲嚮導。蜘蛛無異識途之馬矣。熬煎蜘蛛又何取。乾汁煎謂之熬。熬字煎字四點火在下不在旁。與炒字有分寸也。炒之則灰其絲矣。爲散亦保全其絲耶。無杵篩二字。未嘗混亂其藥也。曰取八分一匕。餘藥卽在散之底。不如浮以取之。假手蜘蛛之絲爲覊絆。則狐無漏網矣。蜘蛛還有吐絲之餘地耶。長沙方能活人者也。蜘蛛復活緊乎絲。不觀蠶絲之久而不敝乎。且蜘蛛生而最黠者也。其伺物遠勝於狐。況有通神之桂枝爲護助。當然有不可思議之奇。試以手捉蜘蛛於游絲之下。手未到而蜘蛛已收絲而上。可悟感覺之微。物性之過人尤敏捷也。何以曰蜜丸亦可耶。丸不及散。丸亦許可者。明乎作湯則不可也。

問曰。病腹痛有蟲。其脉何以别之。師曰。腹中痛。其脉當沈若弦。反洪大。有蚘蟲。

人腹中長蟲曰蚘蟲。其餘短蟲小蟲不勝數。蚘蟲祇一二條而已。厥陰篇蚘厥條下無痛字。篇首曰食則吐蚘。心中疼熱焉已。疼輕於痛也。下文同是蚘厥證具。亦無所謂痛。太陽篇病人有寒復發汗。明是胃中冷。曰必吐蚘。何嘗且冷且痛乎。下條蚘蟲病則吐涎。曰心痛。非腹中痛也。本條曰有蟲。又曰有蚘蟲。兩有字斷非無而爲有矣。毋亦表明其設爲問答。非憑空臆說耶。然執一腹中痛者謂其蟲痛所應爾。發作有時之心痛則然。焉能舉心以例腹乎。師謂心痛徹背。背痛徹心。既曰譬如蟲注矣。本證則仲師向未言及也。如謂脈上有異點。傷寒蚘厥證首言脈微而厥。未兼見何等脈象也。上條蜘蛛散證非以蟲治蟲哉。狐䘌正蟲屬中之最狡者。師嘗以一蝕字道破其爲蟲。亦未有何等脈象也。問詞舉其脈與脈之比較。曰其脈何以別之。識其脈而後不爲蟲脈所給也。大率脈緊弦矣乎。緊弦乃腹痛脈。與有蟲無涉。胡不曰脈沈弦耶。沈弦又下利卜重脈。與有蟲更無涉。胡不曰脈沈弦耶。沉弦又下利下重脈。與有蟲更無涉。師曰其脈當沈。其脈報信其讓步於蟲。故不當沈亦當沈。曰若弦。帶說弦脈之影子。覺與腹中痛若離合。若字仍屬活看也。曰反洪大。顯係陽氣有餘之脈象。不當洪大反洪大。其脈無此便宜矣。蓋必洪大爲假相。氣傷痛亦無洪大脈之足言。經謂邪傷肝。其甘蟲。風邪化身爲食蟲。食傷脾胃。得稼穡之味以果其腹。故甘不在脾而在蟲。宜乎倉廩之官不洪大。而蟲脈反洪大。致其脈無從資生於胃之穀氣。反覺洪大與沈弦若離合。連帶其固有之脈亦半真半假。此其所以辨別之難也。其病固蟲病。其人亦蟲人矣哉。不然。何至有蟲而腹中痛證獨異乎。

蚘蟲之爲病。令人吐涎。心痛。發作有時。毒藥不止者。甘草粉蜜湯主之。

書蚘蟲之爲病。分明不直蚘蟲之所爲。無如其一若爲所欲爲也者。曰令人吐涎。得毋蟲有涎在。令人替代其吐腥耶。抑蟲無涎在。而腥臭逼人。吐涎即吐腥耶。特久而不聞其臭。又習慣有蟲如無蟲。其人遂爲蚘蟲所蔑視。無怪乎其與人鬬智。則蟲勝而人負。無形之吃虧。已不能問罪於蟲。吐涎則更大犧牲矣。脾液化爲涎者也。蟲涎果若是乎哉。毋亦穀氣幾爲蚘蟲所食盡。而波及於中央土存而不瀉之汁沫。所爲食入於陰。長氣於陽者。端賴脾液以磨之。五味出其中者功在涎。若吐之而不自愛惜。倉廩之官還有味哉。吐涎正溼土不前之報信也。二臟書心痛。心者脾之母。脾即心之子。心舍氣於脾。脾受氣於心。二臟有血統關係者也。脾不痛而心痛者。休戚印入心宮故也。就令蟲不注心。蠶食將無所遺。上文心痛徹背背痛徹心證具在。師已明言譬如蟲注矣。心臟何樂與蟲爲鄰乎。曰發作有時。心存血脉之氣也。心氣循環往復應乎時。十二時中。巳時臟腑氣流注於脾。午時臟腑氣流注於心。氣當至而不至。則感觸而爲痛。是痛在時。非真痛在心也。經謂一息不運則鍼機窮。一絲不續則霄壤判。臟腑氣絕則百病叢生耳。師又謂陰陽不相順接便爲厥。蚘厥即其候也。若泥看作毒蟲之爲虐。動以錫粉雷丸等毒品。冀以殺盡三蟲。師又一口道破之曰毒藥不止者。

蚘蟲已飽受人身之穀養。大可與錫粉雷丸相戰勝。毒藥焉能入蚘蟲之腹乎。不被其吐棄不止矣。毒藥無非欲損有餘。卻不能補不足。曷如以還充實其倉廩。蚘蟲以不了了之之爲得乎。甘草粉蜜湯主之句。方旨詳註於後。

甘草粉蜜湯方

甘草二兩(炙)　白粉一兩　白蜜四兩

右三味。以水三升。先煑甘草。取二升。去滓。內粉蜜。攪令和。煎如薄粥。溫服一升。差卽止。

少陰篇猪膚湯內非有白粉五合乎哉。五合卽今之二兩五。六十銖者是。本方則白粉一兩。二十四銖者是。比較則減半有多矣。等分雖有軒輕。而熬煎之法異而同。彼方熬香和令相得。米粉始有香。鉛白粉非香品也。本方煎如薄粥。米粉方成粥。鉛白粉不成粥也。玩香字粥字。分明取材於家常可作餅食之白米粉。實無疑義。孰意脩園輩竟以鉛粉雷丸之屬釋之乎。彼以爲旣爲殺蟲立方。或單行毒藥。恐蚘蟲惡藥味而不嘗。計惟以甘蜜餌之。以聽其自殺。不知多出其法而蟲仍不止。則毒藥窮。不止云者。非徒無益之謂也。如以毒藥爲殺三蟲之利器。猪膚湯證之蚘蟲又安在耶。不殺蟲則殺人矣。豈非二方同一罪狀耶。夫大毒治病。十去其六。無毒治病。十去其九。經謂穀肉菓菜食養盡之者。毒藥大都不得已而行。若動以鉛白粉爲嘗試。猪膚湯證更無辜矣。長沙特於本證立禁條者。非但撇開毒藥以釋羣疑也。見得傷寒金匱諸方。縱有毒藥參其間。一經聖手之制裁。方方皆純也粹以精。無殊以最甘最平之菽粟類相饋饗。然祇此搔不着癢之尋常藥。中工又嫌太不負責矣。毋亦一任蚘蟲之自生自滅耶。谷氣通於脾者也。若空谷有風在。則隨處皆化蟲之所。猶乎太陰司天。蟄蟲早附。如鼠穴。如蟻孔。患不專在蟲也。患在無穀氣以實其中。予蚘蟲以可乘之隙也。妙有甘草厚培其中土。地氣上則天光臨。當然燭盡蚘蟲之窟。然上入膈之路存在者。食入必被其截獲。最宜以粉蜜塗黏之。非誘蚘也。煎如薄粥，用以利胃也。蚘聞食無由出。還敢與胃氣爭食乎。曰溫服一升。差即止者。餘一升粥。蚘蟲無分子矣。毒藥不止。而穀氣可以止之。不必問驅蚘蟲於何地也。倮蟲亦化物之變相。必隨傳道之官爲轉移。久之當藉變化之神機。從穀道以出。彼下蚘蟲若行所無事者。可例看也。皆受稼穡之賜而不及覺者也。

蚘厥者。其人當吐蚘。令病者靜而復時煩。此爲臟寒。蚘上入膈。故煩。須臾復止。得食而嘔。又煩者。蚘聞食臭出。其人當自吐蚘。蚘厥者。烏梅丸主之。

上文說入消渴門。則復述厥陰之爲病。除卻氣上撞心。撞字易衝字。食則吐蚘。刪去個蚘字。其餘不易一字。明乎彼證是說消渴。非說吐蚘也。何以本條不祇刪去傷寒脈微而厥六字。突然說起蚘厥者三字耶。本條撇開臟厥以立證。輕帶非爲蚘厥四字。彼證蚘厥是假相。吐蟲更無消說矣。以其人燥無暫安時。早與蚘蟲無關係。有蚘不能替其死。無蚘不能替其生。師謂脣口青身冷爲入臟死。既至七八日膚冷證具。能免卒厥死乎。本證先坐實蚘厥。曰其人當吐蚘。不曰當自吐蚘。

其人自主之權亦失。差幸與臟厥若離合者。僅有微甚之分耳。曰令病者靜而復時煩。以煩字易燥字。以靜字代安字。比較其人又相去遠甚矣。曰此爲臟寒。臟寒則厥寒。爲有寒邪而厥亦其常。不同臟厥則其人並不自知。一若置死生於度外也。特其人爲寒氣所持。雖欲不吐蚘而不得。是寒爲政。故闕自字。抑亦還算便宜於其人。故但曰當吐蚘而已。何以臟厥則燥。蚘厥則煩耶。蚘如有知。奚止惹起一時之煩。蚘上入膈。不啻以一煩字爲報信。心下膈乃上焦所治地也。膈上去心宮不能以寸。君主不堪其擾故煩。煩狀是揭發蚘蟲之伎倆。指出其掩入水穀道路之旁。其志將以求食也。何以須臾復止耶。須臾正蚘蟲之機會。蚘方瞞過其人以劫食。窺伺胃家納穀而後已。轉令病者得有靜時之休息。未始非蚘蟲之賜也。不然。假令類狀如故。病者還有暇時食穀哉。孰意得食適中蚘蟲之計。被其截獲過半未可知。得食亦蚘蟲之唾餘。是亦雖欲不嘔食而不得。蚘蟲誠失望矣哉。愈嘔而蚘愈擾。煩止所以又煩。寫入蚘蟲亦有無暫安時之狀態。由於蚘聞食臭出。既出不能復入。而蚘術以窮。要皆蚘蟲之自取。不足惜也。夫使嘔食非吐蚘。蚘蟲尙可茍延時日也。無如嘔食與嘔蟲無異。腥臭猶存。因嘔遂上逼而爲吐。其人當毫不費力而自吐蚘。蚘與其人若無恩怨也。謂蚘蟲自殺可矣。蚘因奪食而生。卒因奪食而亡。從可知殺三蟲之毒藥無價值。不如寧缺毋濫之爲得也。曰蚘厥者烏梅丸主之。不曰甘草粉蜜湯主之。上條蚘病非蚘厥。吐涎非吐蚘。甘草粉蜜便化蚘蟲爲烏有。本證蚘去而厥未盡去也。有厥便有蚘者。臟寒卽蚘蟲生長之鄉。玩蚘厥者兩個者字。髣髴其人慣於豢蟲也者。設或不立方以善其後。安知終其身無臟厥發生乎。烏梅丸固爲蚘厥而設。吾尤謂十味藥縱不能治臟厥之已病。卻能治臟厥之未病。厥陰篇末句云亦主久利方。足徵長沙方法外有法矣。醫宗金鑑謂此爲臟寒個此字。當是個非字。豈非割斷上文乎。方旨詳註於後。

烏梅丸方

烏梅三百個　細辛六両　乾薑十両　黃連一斤　當歸

川椒各四兩　附子(炮)　桂枝　人參　黃蘗各六兩

右十味。異擣篩。合治之。以苦酒漬烏梅一宿。去核。蒸之五升米下。飯熟。擣成泥。和藥令相得。内臼中。與蜜。杵二千下。圓如梧桐子大。先飲服十丸。日三服。稍加至二十丸。禁生冷滑物臭食等。

本方得毋非主臟厥耶。臟厥難保其不死。倘入臟無可挽。則本方以無效被謗矣。豈非凡遇蚘厥者。令人生怖耶。長沙寫生妙手處。同是寫蚘厥入其人身上。其一爲其人當吐蚘。其一爲其人當自吐蚘。認其人不得。則認定其人之自身。臟寒卽臟厥之未病。蚘厥卽臟寒之未病。不曰此爲臟煩者。煩狀在膈不在臟。寒字尙爲三個煩所掩。不同臟厥爲燥狀所掩。無所謂之手足厥寒也。亦未必一定吐蚘也。蓋臟厥則蚘無生氣。無聞食臭之靈明。無上入膈之敏捷。或與膚冷同歸於盡未可知。是吐蚘還算其人倘有多少反動力。宜以本方服在未吐蚘之前。更見神效。若俟吐蚘後而圖補救。未免失諸因循矣。不吐蚘亦有後患。脫令蚘厥至七八日不止。一生二而二生三。何難聚成蟲族乎。久鬱風木之邪。徒醞釀爲倉廩之蠹。師特打破蚘蟲後壁。庶無臟厥之虞。三百個烏梅。所全實大也。十味藥製配之精詳。實更新臟陰如反掌。已在厥陰方下逐層疏解矣。厥陰食則吐蚘。行本方果何若。彼證非蚘厥。不過初得時之病形。吐蟲或能占勿藥。然小用則小效。方下亦云飲服十丸始耳。對於久利尚可行。況同是吐蚘哉。

婦人妊娠病脉證并治第二十

師曰。婦人得平脉。陰脉小弱。其人渴。不能食。無寒熱。名妊娠。桂枝湯主之。於法六十日。當有此證。設有醫治逆者。卻一月。加吐下者。則絕之。

立婦人妊娠病共十一條。立方治者十。何以主桂枝湯爲首方耶。桂枝亦傷寒方之第一也。師謂於法六十日。當有此證。猶乎傷寒一日太陽受之。中風則桂枝在所必行。於是乎有桂枝將息法。本條未有如法將息字樣。是桂枝湯又另立法門。分別在無寒熱。彼有寒熱之桂枝湯證。不在此例矣。末又云卻一月加吐下者則絕之。傷寒吐下後無單行桂枝之例也。果以何藥絕之耶。絕字乃不祥話頭。得毋欲犧牲其胎耶。脩園以禁絕醫藥爲解釋。本徐氏之說。大書在則絕之之下。彼以爲雖仲景復生。不易其言矣。下文嘔吐不止。且主乾薑人參半夏丸。況治逆而且吐且下哉。得毋因師言婦人得平脉。希望其勿藥有喜耶。桂枝湯何必濫予嘗試也。曰陰脉小弱。寫一點胎元入陰脉之中。小弱卽未來幼穉之代詞。曰其人渴。以有天一所生之水爲未足。而取償於渴。曰不能食。女子胞屬奇恒之府。滿而不能實。經謂榮氣之道。納穀爲實。食入則實與滿不相投。不如不食反覺其從容也。何以胃氣無恙在耶。賴有少火爲供養。氣食少火。少火生氣者也。能食反爲壯火所食。壯火散氣故也。曰無寒熱。因寒熱而廢飲食者多矣。若能飲而不能食。更不關寒熱用事之明徵。曰名妊娠。其人尙有遁情哉。桂枝湯主之。體天地好生之德以立方。仲聖誠萬民之父母乎。桂枝乃太陽太陰之通方。妊娠得之。無殊組織一小天地。籠罩胎元於母腹之中。開太陰亦開太陽。緣孕婦則子臟常閉。胎氣遂寄託於脾。脾土爲萬物之母也。子與母有合而無離。久之不能出子戶。反無從受氣於太陰。下言婦人傷胎。懷身七月。太陰當養不養者。職此之由。法當在六十日行桂枝湯。設言有醫治逆。未至六十日。卻一月傷胎而加吐下者。母氣固傷。子氣愈傷。明示之曰則絕之。速與桂枝湯隔絕其子母。母有母天地。不能假諸子。子有子天地。不能假諸母。所以絕而不至於斷者。

有神通之桂枝在。其息息相通之故。實不可思議。在妊娠者亦忘其力。兩不相奪。則無兩傷。非得桂枝湯之賜而何。

婦人宿有癥病。經斷未及三月。而得漏下不止。胎動在臍上者。此爲癥痼害妊娠。六月動者。前三月經水利時。胎也。下血者。後斷三月。衃也。所以血不止者。其癥不去故也。當下其癥。桂枝茯苓丸主之。

本條最難索解是先說個胎字。後說個衃字。婦孕一月謂之衃。猶乎造器先造衃。未成物之始也。從月從不者。指其未成肉之模形。亦從血。言其未來之肉生於血也。亦從不者。不久便肉餘於血矣。婦孕三月謂之胎。凡孕婦未生皆曰胎。故生產以前曰胎前。書婦人宿有癥病。宿有積血結胞門。非結在子戶也。胞系在身之左。子宮在身之右。月信所以時下者。有任脈能左右其經血。受孕而經斷者。任脈斷之也。非關癥痼斷之也。若經斷未及三月。而得漏下不止。是痼血不受任脈所節制。而與一月之衃相容與。宜乎經血未盡。而胎元先脫。遂藉任脈以上衝。故衃不動而胎動。衃即胎之本始。胎爲衃之枝葉故也。不動在臍下而動在臍上者。此爲癥痼害妊娠也。妊之爲言任也。娠之爲言震也。受孕而身動之詞。可借受龍若驚四字形容之。如其六月動者。相去又三月矣。前三月經水利時。爲未來之胎先去其汚。乃不期然而然。不啻因害而得利。利血非漏胎。曰胎也。其胎顯活動在臍上。與墮下無涉也。所以成立其胎者。顯有除舊更新之血神在也。曰下血者。不復曰漏下者。明乎下血與漏血有異同。緣後斷三月所積之新血。仍無辟易癥痼之潛力。痼血始終恃有衃血爲護符故也。衃質亦經過造胎之遺形。六月後應無存在。若下血不止。而衃也如故。其所以血不止者。必妊娠尙爲癥痼所持。不能不爲孕婦預防其流弊。血衃未去猶其後。若其癥不去。卒爲妊娠之阻力故也。曰當下其癥。下之則此後無宿病。豈但顧全其目前已哉。此又爲萬世婦人宿有癥病之適方也。

桂枝茯苓丸方

桂枝　茯苓　丹皮　桃仁（去皮尖熬）　芍藥各等分

。桂枝茯苓丸主之。方旨詳註於後。

右五味。末之。煉蜜丸如兔屎大。每日食前服一丸。不知。加至三丸。

本方何以不曰桂枝桃仁丸耶。人所共知桃仁主瘀血也。下文產後下瘀血丸。桃仁二十個。則名下瘀血湯。彼方曰新血下如豚肝。卻非下久瘀血也。明明腹中有瘀血着臍下矣。胡爲以新血代舊血耶。且因服枳實芍藥散不愈。纔疊其有瘀血耳。何所見之晚耶。蓋必產後去瘀已多。新血又爲瘀血之續。如豚肝之新血。非卽未來之瘀血哉。得毋癥痼卽瘀積之代詞耶。乃曰其癥不去。未嘗曰其瘀未去也。除卻下文產婦有瘀血着臍下。及婦人年五十所。曾經半產。瘀血在少腹不去。則仲師有明言。其餘瘀字未之見也。且有瘀容易成乾血。婦人經水閉。變下白物者是。從可知孕婦實無下瘀之足言。下文膠艾湯證得胞阻。亦曰妊娠下血焉已。血猶水也。亦猶火也。易說卦傳曰坎爲血。坎中有水火之互在。天一之水受氣於父。地二之水受血於母。母腹當然富於血。血者濊也。言其汪濊之血。如水之多也。癥之爲言結也。結成之泡謂之癥。史記扁鵲傳視病盡見五臟癥結。非指與生俱來之氣血結成癥也。叔和脉經謂左脉橫。癥在左。右脉橫。癥在右。不過舉橫有積爲癥字註脚。未嘗撥入血分說。若婦人宿有癥病。是害血之癥。當然結於胞門。左爲胞門故也。癥結血亦結。此其所以害血不已。而害及妊娠。前三月經水利時。祇可謂之殺血。非殺瘀也。其癥果從何道去耶。方下云不知。後部去固不知。前部去亦不知。可見其癥必下去於無形。以桂枝茯苓丸命方者。二味皆非驅除癥結之藥。師亦不欲沒丹皮桃仁芍藥之長。本草經稱丹皮除癥堅。桃仁主癥瘕。芍藥止疝瘕。丹皮桃仁註脚有瘀血二字。芍藥有除血痺二字。不離乎療血分者近是。看似寧犧牲其血而不計也。夫水入於經。而血乃成。經血之原出於水。得本方化痼血而爲水。其癥當隨水道以漂流。服至三丸。其癥遂變爲泡影。其血遂收爲護胎用。仲景功成而弗居。千載下誰敢自信爲本方之知己乎。

婦人懷妊六七月。脉弦。發熱。其胎愈脹。腹痛。惡寒。少腹如扇。所以然者。子臟開故也。當以附子湯溫其臟。

書婦人懷妊六七月。正太陰當養之時。太陰爲開者也。得毋太陰閉子臟耶。子以脾爲臟。根蒂託始於中土。存精氣而不瀉。卽其處也。有倉廩之官守其鄉。從無洞開中土之理。惟有太陰以代爲之開。斯地氣上而天氣下。於是滿腹無非氣交之範圍。易言地天泰者以此。下言懷身腹滿者。乃太陰滿之。非脾土滿之也。故不能食。早已胃脉之不如經。又其人渴。脾不爲胃行其津液者亦尋常。維時子氣母氣尙默爲過付故也。書脉弦。脉弦是陽氣始生之脉象。如半月之弦。胡爲未及臨盆。而生陽之氣先見耶。書發熱。陽浮者熱自發。顯屬陽根不秘之暴熱。曰其胎愈脹。胎氣尙未合臟也。望而知其去產期尙遠矣。書腹痛。久鬱之熱。刺激其腹則痛。非產信也。書惡寒。非傷寒亦惡寒。寒狀當起於少腹。以初時無寒熱。是反妊娠之常。吾惜其向未受桂枝湯之賜也。書少腹如扇。形容少腹扇動其寒熱。是有寒熱之所以然。何以不扇其胎而扇其腹。又有所以然者在。明告之曰。子臟開故也。與地闢於丑異而同。反令太陰半開半掩在兩旁。如兩扇之門。一啓一閉若相左。卽是太陰當養不養之端。如欲反閉其子臟。當開復太陰。開太陰而不得。則開復太陽。補行桂枝湯可乎。桂枝乃隔子母之神劑也。得桂枝豈非重開其子臟乎。法惟從少陰方面收縮子臟。而後開太陰。太陰之後。名曰少陰也。附子湯是繞背後而行。溫少陰以升太陽。自能溫太陽以升太陰。背後乃少陰太陽之畔界。亦太陽太陰一表一裏之對待流行者也。溫其臟云者。溫其母卽溫其子。地氣上則太陰開。是又爲母腹復囘其小天地。附子桂枝不同其方而合其德。註家因方未見。不敢參其說。原湯具在。還有第二條之附子湯哉。註從省。

師曰。婦人有漏下者。有半產後因續下血。都不絕者。有妊娠下血者。假令妊娠。腹中痛爲胞阻。膠艾湯主之。

本條胞阻二字又難解。胎阻胞耶。抑胞阻胎耶。未孕則月信以時下。衝不阻任。任不阻衝也。衝任脉皆起於胞中。上循背裏。爲經絡之海。經絡之血以月信得名者。同符天地之紀故也。衝脉亦爲五臟六腑之海。經謂五臟六腑皆稟焉。明乎衝脉收存臟腑羨餘之血。納入胞中則化爲氣。衝脈更以衝氣得名。故衝脈又從氣街起。氣與血異名而同類。血海氣海。非風馬牛不相及也。經謂衝脈幷少陰經俠臍上行。至胸而散。散佈氣海之中以從其類。迨少陰之脈一下行。衝氣遂還入血海中。充陰血之原。以供臟氣腑氣之用。於是腑臟氣又終而始。所謂太衝之地。名曰少陰者。其間氣血之更化。不可以常理測。而無絲毫阻礙則一也。良由女子胞存而不瀉。滿而不能實。倘有積瘀。新血遂爲胞中所淘汰。觀諸男子得腸澼下濃血。非痔瘡害之。乃瘀血害之也。

本條師曰婦人有漏下者。卽上言下血不止之互詞。有半產後因續下血。都不絕者。卽下言曾經半產。瘀血在少腹不去之互詞。有妊娠下血者。卽癥痼害妊娠之互詞。曰假令妊娠。腹中痛。上條腹痛非腹中痛。本證腹痛非少腹痛。痛同而痛苦之處所不同。殆出背後之血室。移其痛於腹部。乃胞痛之信息。非胎痛之信息。曰爲胞阻。瘀血抗阻新血。新舊交惡。令衝氣不克維持。反實偪其胎。不脹亦不動。分明阻力在後不在前。故不曰胎阻曰胞阻也。何以上言其癥不去。又無腹痛耶。愈以見癥結非瘀結。且前三月經水利時個利字。與經水不利下不同論。辨別在本證無利字。彼證無阻字也。膠艾湯主之。方旨詳註於後。

膠艾湯方

乾地黃六兩　芎藭　阿膠　甘草各二兩　艾葉　當歸各三兩

芍藥四兩

右七味。以水五升。清酒三升。合煮。取三升。去滓。內膠。令消盡。溫服一升。日三服。不差。更作。

本方何以不施諸吐血不止耶。柏葉湯有艾在。千金有加阿膠三兩之說。同是引血歸經之意耳。得毋特與下血示區別耶。黃土湯亦有甘草地黃阿膠。方脚云亦主吐衄也。師明言病人面無色。無寒熱。以衄血下血吐血相拌提。妊娠非無寒熱乎哉。立證縱有異同。立方似不必嚴限也。況四物湯爲羣醫所推許。視爲婦科之通方。本條先向孕婦示準繩。無怪乎膠艾六合湯流行於市面。不過多味甘草。便與六合湯有聖凡之別。匪特此也。兢如桂枝茯苓丸。亦不能與本方相調用。彼方治癥非治胞。本方治胞非治癥也。然則上文所有吐衄下血證。一概與胞中無涉耶。非也。妊娠當別論。師謂假令妊娠。何中有眼矣。妊娠之血。衝脈用事。收存經血入胞中。化爲柔輭之衝氣。與諸氣相得不相失。曰循行胸腹之間。令孕婦不自知其衝脈之何往。由經斷至臨盆。月信自然受範也。何阻礙之有。不同上言亡血。是其脈用事。脈者血之府。其血與其脈不相失。雖亡血而其人亦長存。脈合陰陽。立方當從陰陽動靜上着手眼。非徒從太衝之地着手眼也。何以柏葉湯用艾三把耶。比諸本方三兩艾。有過之無不及也。艾一名冰臺。一名灸草。古醫用以灸百病。本諸博物誌削冰令圓。舉以向日。以艾承其影則得火。師取天然之火。以更新其脈。火氣必透過其冰者。坎中之陽爲真陽。爲既濟之水火寫照也。是生而得天火獨厚者。惟艾爲然。作湯也。而灸法在其中。師愛惜其脈爲何若。緣彼證其脈數而有熱。不得臥者死故也。何獨本方宜合四物湯耶。地芍與靜脈無牴觸。芎歸與動脈有牴觸。芎歸是血分氣藥。嫌其提升血逆也。本證動脉靜脉無短長。得膠艾爲嚮導。當然領諸血入胞中。不名艾膠湯者。膠潛於艾。後納則膠爲前途。且有三升酒爲七味長。甘草又一路緩其痛。尙有何物生阻力乎。曰不差更作。猶防三服未竟全功也。是亦教人服湯當堅持到底也夫。

婦人懷孕。腹中㽲痛。當歸芍藥散主之。

本條㽲痛二字更茫無端倪。以腹中有孕在。痛之樞紐繫乎胎。縮小胎形在中心點。狀如樞紐。故曰㽲也。㽲音絞。絞訓爻。爻者交也。兩爻交結之互形。痛處肉起者是。不能借鏡上兩條。胎脹之腹痛。胞阻之腹中痛。囫圇目之也。凡懷孕之始。懷天一之水者半。懷地二之火者亦半。一爲父。受氣於父其孕水。二爲母。受血於母其孕火。造胎未完之時。正水火互根之候。本不至於痛也。及坎腎器成。則坎卦爲血。明乎坎水藏於母。妊娠遂包含火用事。火在下而爲血。水在上而爲氣。觀諸生有自來之赤子。其面最富於血者。良由其結體之先是倒形。對照其母之倒影。故面色居然母血之印象也。然必藉母氣之升降爲升降者。母之天氣降。胎首西向卽其候。隨形之血亦西流。母之地氣升。胎首東向卽其候。隨形之水亦東流。水血既分爲兩路。從無㽲痛之理。若水餘於血則兩相阻。左紐右績失其常。卽以一㽲字形容之者。言其水與血滚作一團也。何以下血耶。水結血亦結。宜其不下血。下文生後水與血俱結在血室。尚無血下。况結在腹中乎。彼證立大黃甘遂湯。責重在去水一邊。曰頓服其血當下。生後容易積瘀。不能不犧牲新血故也。本證當留其血爲有用。水亦當留也。因不排其血。畧殺其水足矣。假令豎體之胎果何若。是火上水下爲未濟。彼孕婦吐血。其經逆行。卽反常之妊娠病。極其弊則臨產得子懸證。其胎俠衝氣而直上。反害其母者有之。可悟物物一太極。太極之大者。有天經地緯之纏度在。其交氣也逆。故其垂象也倒。若收入母腹之中。卻退藏於密。㽲痛無非聚痛在太極圈之端的焉耳。仲聖從無形之璿璣上着眼孔。本內經旁取病在中之法以立方。非明犯其胎也。當歸芍藥散主之

○方旨詳註於後。

當歸芍藥散方

當歸　芎藭各三兩　芍藥一觔　茯苓　白朮各四兩　澤瀉半觔

右六味。杵爲散。取方寸匕。酒和。日三服。

方中六味藥。前三味主血分者半。後三味主水分者半。合治卻分治。散也而以酒和之。曰日三服。初服趨勢在散血。二服趨勢在散水。此分風擘流之手腕也。獨是本草經稱芍藥除血痺。破堅積。破除是其專長也。犯中否耶。況一觔之多。比諸藥等分大有軒輊耶。上文自篇首立桂枝湯。至上條膠艾湯。方方有芍藥。下文當歸散。芍藥亦一觔。假令芍藥與妊娠有抵觸。雖輕用之仍防其獲咎也。脩園因太陰病續自便利減芍藥大黃。遂同一例看。誣芍藥攻下之力。不亞於大黃。又何說以處桂枝茯苓丸證膠艾湯證之下血。芍藥得與芎其功乎。命方胡不曰芍藥當歸散耶。當歸主婦人漏下絕子。芎歸主婦人血閉無子。二藥正孕婦之護身符。故方名則君歸而佐芍。方次則先歸而及芎。芍藥不能功居芎歸之前者。非奚落芍藥也。芎歸遇血便交融如水乳。就支配芍藥。二物未必不相投。特信用太過。芍藥究不如芎歸之溫和。在狐疑其生阻力者。不免吹求及之。本草經稱芍藥。又獨有止痛二字也。長沙之器重芍藥。桂枝湯用以契合太陰也。宜其一路行芍藥。一眼注射下言太陰當養不養六字。雖謂芍藥卽胎元之翼卵可也。無如芍藥與水氣無關係。倘芍藥爲水氣所持。妊娠之桎梏如故也。更有何藥擁護其胎耶。茯苓降天氣。白朮升地氣。令胎神從容活動於氣交之中者。母腹中還有小天地代行造化主故也。且有能行水上之澤瀉。令水去而波不興。是芎歸芍又不能專美矣。亦非血與水一律告肅清也。血有血太極。水有水太極。覺水與血若循環。將左迴而右轉。不明言下血下水者。實顧全其水與血。異明方無乾產之虞。而立方之真諦。在孕婦亦習焉而相忘。愈以見長沙之大德。永不絕於人間矣。

妊娠。嘔吐不止。乾薑人參半夏丸主之。

本條註家都以惡阻二字爲註脚。吾非謂其說出題外也。特惡有惡之原因

○問其胎何以惡○註家未嘗寫出其作惡何若也○阻有阻之實情○問其惡何以阻○註家未嘗寫出其所阻何在也○是惡阻二字還要加註脚○無寧直指之曰嘔吐不止，反予人以共見○不勝於孕婦腹中○若藏一個悶葫蘆耶○顧同是嘔吐也○亦受孕報信之常○羣醫可以不負責也○若嘔吐不止○中工還袖手乎○抑依然以惡阻二字解釋孕婦乎○勿恃有乾薑人參半夏丸在○藉此討便宜也○然使人人粗知長沙方能放諸皆準○就令不明其所以然○亦足爲長沙之代價也○吾竊取仲聖無言之旨○爲嘔吐不止四字贊一詞○顯繪出長沙句中之眼○握順逆二字○可以點妊娠之睛矣○逆生乃胎元之順○順生是胎逆使之然○觀產時必先首出產門○倒出也○俗稱之爲順產○若身先出則分明直出也○俗稱之爲逆產○豈真關於產婦反側之神通哉○乃出其生有自來之倒體以示人○徵明其造物生成之無所憾○是蓋其倒生也○與衝氣得其反○故月信如相失○於胃氣受其正○故食物仍相得也○要其所以背衝氣而就胃氣者○避免經血之漏下○而後陽明長之○太陰養之○陽精居中土○陰精存地下故也。苟以衝氣爲傀儡。覩胃氣若寇讎。與忤逆胃氣何以異。非惡阻而何。惡阻固非孕婦所樂聞。亦非其母有惡性遺傳也。語無泛說之仲景。豈肯入妊娠之罪乎。而長沙之福音。亦不至以惡聲誣孕婦也。治之奈何。逆者順之。於法爲逆治。卻亦從治也。以彼胎形本是逆。對觀之必子與母逆。而後可以遂其生。出世後又人與天地逆。戴九履一。左三右七。豎立於氣交之中。而後有三才。易之爲數逆數也。洛書所以逆河圖也。乾薑人參半夏丸主之。對於其母爲逆取。對於其子亦逆取也。夫何惡之有。方旨詳註於後。

乾薑人參半夏丸方

乾薑　人參各一兩　半夏二兩

右三味。末之。以生薑汁糊爲丸梧子大。飲服十丸。日三服。

本方何以不見上嘔吐噦條下耶。餘證不具論。例如胃反嘔吐之大半夏湯證。諸嘔吐之小半夏湯證。與夫乾嘔吐逆。吐涎沫之半夏乾薑散證。似可引爲本題之註脚也。吾謂胃反二字還算對題。尚未對盡全題也

○半夏一味更不對題矣○凡嘔吐都是正用半夏以止吐止嘔○本草經稱半夏能下氣故也○本方反用半夏以下氣○止嘔止吐猶其後也○緣妊娠以半夏爲禁藥○羣醫不敢中孕婦之所忌者○認爲下氣則犯胎也○宜乎半夏久爲社會所吐棄○皆由人第知嘔吐爲胃反○而不知其因胎反之故反其胃○焉能以敷衍胃反之藥○敷衍胎反乎○夫胎向上而抑之使下○勢必反者反之○纔不反也○仍是正用半夏○若反之太過○或下之又下○更無從反上矣○如之何能令其不逆上者半○不墮下者半○適肖其固不反上○亦不反下之垂象乎○可悟本證除卻半夏無兩全○雖謂爲半冬半夏無不可也○一經仲景之操縱○半夏之名義益顯矣○誠以胎氣上逆○正如夏熱之炎○孕婦往往惡熱而飲水若嘔者○陽盛於外○則伏陰在裏○重熱則寒者以此○火水未濟者亦以此○不離乎胎氣反側無常者近是○是亦豎起其胎之漸也○能免將來不乞靈半夏乎○本方作湯果何若○因胃反嘔吐則宜湯○因胎反嘔吐則宜丸○就如似嘔不嘔○似噦不噦之生薑半夏湯○顯非爲嘔吐而設○生薑且用汁矣○亦主湯不主丸○丸者

緩也。轉圓之中。不取其急取其緩。然猶恐半夏之溫降。得半而中止。致令豎起之胎易爲横。縱有乾薑人參而無所用。是反窮三味藥也。惟加以滴滴歸源之薑汁。糊爲丸梧子大。言其小也。比諸胎形。奚止細十倍。飲服十丸。日三服。未爲多也。不持爲半夏加倍寫。爲乾薑人參亦加倍寫也。又何疑於半夏之犯胎乎。

妊娠。小便難。飲食如故。當歸貝母苦參丸主之。

本證之胎其形低。一落而着於下懷。髣髴墮胎如指顧間事。異在飲食如故猶自若。與下文婦人雜病飲食如故之腎氣丸證將毋同。彼證報信在不得溺。其胞轉。本證報信在小便難。其胎不轉也。彼證由於腎氣過於上。胞系爲被動。不當轉而轉。從腎左轉過右。則反折其胞門。本證由於地道過於卑。胎卵爲被動。當轉而不轉。從腰上轉落下。則阻滯其子戶。胞轉與膀胱有關係。膀胱者胞之室。胎不轉亦與膀胱有關係。膀胱卽尿之脬也。胞門子戶鼓動膀胱之氣化。而後有便溺。反是雖飲食如故無當也。蓋必胞血陷斯胎氣因而陷。轉圓之力在衝任。

非單獨腎氣丸能兼顧也。胞在左而不通氣於右。衝脈引之而不上。是胞與胎相失。胎在右而不通氣於左。任脈曳之而不起。又胎與胞相失。成何活潑潑地之母腹乎。其飲食如故也。勿徒羨其胃氣無恙在也。衝任爲經絡之海。與水穀之海互爲其盈虛。寫坤元入飲食之中。足徵水穀之羨餘。尙資生其脈氣。飲食非細故也。妊娠能與父天地母仍相得。則大有餘望也。胎受氣於父。其親上也。法天象之垂形。胎受血於母。其親下也。本地德爲厚載。故母腹一方圓之宇。胎元恰在氣血之環中者也。天氣右而左。胎趨左以受氣。地氣左而右。胎趨右以受血。要皆藉膀胱之氣化爲轉移。衝任二脈亦與有其功。小便利則神機已轉矣。飲食不過日用故常之事。非所論於初時不能食焉已。治之奈何。行當歸散果何若。彼方寓安胎於養血之中。爲易產而設。本證產期未至。當歸散嫌其催生也。與白朮散又何如。彼方完全以胎元付諸太陰。圈開牡蠣爲界線。本證未能受範也。如欲其子與母若離合。法惟提舉其胎於太虛寥郭之中。自有與生俱來之寶貴。與胎元相終始。非母腹所能私也。長沙則安放其胎斯已矣。當歸貝母苦參丸主之。豈乾薑人參半夏丸可以濫予乎。方旨詳註於後。

當歸貝母苦參丸方

當歸　貝母　苦參各四両

右三味。末之。煉蜜丸。如小豆大。飲服三丸。加至十丸。

本方何以君當歸耶。本草經稱其主漏中絕子。漏中二字。已被神農洞見矣。上言漏下不止。指血不止耳。又曰婦人有漏下者。亦指漏血而言。防其不利於胎。由血漏也。下言婦人陷經曰漏下黑。赤血易爲黑。都從下部審出。非漏中也。漏中是下部不見血。中部之血。漏歸何地耶。乃曰絕子。首條師則絕之三字。乃長沙之福音也。絕者隔絕之謂。不絕令其絕。正長沙善處妊娠之骨肉。絕之卽所以續之。另組一小天地以安放其胎元。纔作驚人之語。反言桂枝湯不自有其德也。若子不絕母而母絕之。是不留餘地以處子。漏中兼漏子也。當歸則提舉其胎以居中。復引經血爲翼卵。凡婦人物色當歸爲幸事也。佐以貝母果何取。貝以背應物。古者貨貝行於市。可愛在背文。貝母名者。寓言其生而有背負其母之靈。可悟一名一物之微。具有負陰抱陽之義蘊在其中也。且生之來。謂之精。貝母之頂若珠圓。適肖含生之陰精垂其象。詩謂言采其蝱。蝱音萌。貝母是也。其子團聚於根下。其曰女子善懷。亦各有行。貝母與同根有關係。故貝母之安胎以義名。可以又用苦參矣乎。本草經稱苦參主溺有餘瀝。貝母主煩熱淋瀝。淺言之則二藥主治異而同。大都爲小便難而設。不知苦參湯師嘗用以熏洗下部。爲蝕於陰立方。以其本原於地下之火。火生苦。出於地面則爲陽。味苦而克與人參爲伍者。是亦變化人類之父母也。其功豈在當歸貝母下乎。勿疑苦參入腹。如下文千金三物黃芩湯多吐下蟲也。其說若驗。是孫氏不善用苦參之過。特飾詞惑衆耳。彼豈苦參之知己乎。

妊娠有水氣。身重。小便不利。灑淅惡寒。起卽頭眩。葵子茯苓散主之。

書妊娠有水氣。非衆目共見其有水也。惟獨具隻眼之仲聖能看破耳。書身重。重而不腫。仍與五水無涉。下言縱腰以下重如有水狀。曰懷身七月。狀水誠有也。特非五水之水故曰如。本證顯有水氣在。與下文水狀不同論。彼證是原有之護胎水。本證是本無之水也。彼證曰不得小便。小便亦其所自有。無如欲小便不得何。本證曰小便不利。雖得小便而不盡小便之長。仍與未嘗小便等。小便不利還算在水氣所見慣。合觀身重。亦有風水一分子。若灑淅惡寒。上文癰腫條下僅一見。五水門未之見也。脉法謂陰氣上入陽中。則灑淅惡寒。陰者水也。太陽陽也。外主毫毛。形容其毫毛之煽動自內出。一若水氣挾風氣而來。故曰灑又曰淅也。是水從下而上。與支飲同一例看矣。支其水並支其胎。水氣胎氣合并如直竿。則冒眩不能免。師謂心下有支飲。其人苦冒眩是也。曰起則頭眩。無冒字。鬱冒又屬產後之問題。是妊娠有妊娠之頭。產婦有產婦之頭。產婦喜頭汗。本證無大汗出。眩而不冒者。明乎其非鬱冒使之然也。行當歸芍藥散可乎。彼方有澤瀉在。且有茯苓在。不患其水之不去矣。其餘芎歸芍三味。非孕婦之通方耶。彼方爲血與水互結於腹中。針對㽲痛與藥也。本證無㽲痛二字。去水則三兩茯苓足矣。勿令其水直筆落也。直落則水氣去而不留。胎氣不能留而不去。是不犯胎之犯胎也。如之何能有顧全雙方之妙藥。令水氣曲折而趨下。胎氣則蹉伏於當中乎。葵子茯苓散主之句。方旨詳註於後。

葵子茯苓散方

葵子一升　茯苓三兩

右二味。杵爲散。飲服方寸匕。日三服。小便利則愈。

葵子隆冬不萎。皮如水色。類萬物之合藏。沸去其皮。則赤如鮮血。兩角張而凹。如剝菱角肉。師取以象彎抱之胎形。可謂曲繪苞符之秘。一升葵子。蕃衍極矣。蓋懷胎十月者。天干之紀也。天十日而盡於癸。葵從癸。葵與天癸相終始。葵又與揆通。婦人月信與天干其揆一。蓋受孕後當然經水斷。歷十月則天癸復續無愆期。婦人當以螽斯頌天葵也。脩園疑其滑胎。無非對於方下小便利則愈五字。而加以微詞。不知利小便是茯苓之註脚。非葵子之註脚也。利水而不傷胎者。賴有天葵子在。順流而下者水也。脫令胎巢隨水道以漂流。立何法以止截之乎。仲師於是授中工以曲從之訣。非屈曲其水。便屈曲其胎也。胎有胎太極。水有水太極。水之豎體爲假相。胎之豎體爲真相。胎垂象而曲抱。水自欲去而悠悠。不知者以爲葵子聽命於茯苓。實則茯苓聽命於葵子。不命曰茯苓葵子湯可見矣。葵子與貝母有高下之殊。貝母之子生於根下類如芋。設或以手援之。無殊纏母之膝。冬葵之子生於枝上强於萼。設或以手護之。無殊戀母之乳也。此皆仲師透過一層以安胎。苟非從人道上着手眼。安能有此妙想天開之方乎。

婦人妊娠。宜常服當歸散主之。

書婦人妊娠。何以不立證耶。無病故無證。何以又立方耶。撇開上文所有證治不具論。一若本條另立無證之方也。無怪乎註家寧持勿藥有喜之旨。誤解首條則絕之三字。視爲禁絕醫藥之代詞。凡遇懷妊六七月。都可以不了了之。不知前路條條有證具。無一是備而不用之方也。毋寧謂本條無與樂之必要。猶有說也。孰意仲聖對於無病之孕婦。

更不忍坐視乎。後人不明方旨。抹煞長沙之大有造於妊娠者多矣。吾嘗竊取仲聖之意以說明之曰。此爲脫胎。無其證而有除舊更新之端倪。脫者離也。跟上則絕之一言進一解。胎受血於母。懷妊積血已久。當脫離不足惜之胎垢。胎元復以新血還諸母。母血不患其不足。胎血不至於有餘。斯母安子亦安也。於何見之。方下云妊娠常服卽易產。於言外見之。且曰胎無疾苦。產後百病悉主之。更說不盡其後效矣。字字爲胎產謀幸福。特於閒中寫出。又似仲師有意爲五味藥討便宜。實則能爲天下父母之仲聖。故能盡人之性也。何以曰宜常服耶。得毋婦孕一月後。宜守服五味散。到底無已時耶。常字非指長期之謂也。乃短期之謂。與平常人異曰異常。與平常人無異曰如常。孕婦如常之日少。果能行所無事以任胎。不爲新舊血所纏遏。腹痛證固不具。疞痛證亦不具。飲食起居。習爲故常。非幸有服藥之時機哉。假令子氣與母氣相奪。是血與熱爭。談何容易得平人之血。如首夏之清利乎。彼半產婦人。多數害於血。非熱助母爲瘧。則熱助子爲虛。下言曾經半產。瘀血在少腹不去者。殆懷妊時未經脫胎。以致熱則遺於母。毒則遺於子。未易一旦解除也。馴至婦人年五十所。猶有後患者。職此之由。必也子仰給於母。而血不斷與。母取償於子。而血不斷與。血脉交注者常也。反此者病。服藥而不反其常。庶足以補救天地生人之憾也。曰宜常服當歸散主之。非常之效果在將來。未審中工能從未病之孕婦着想否耳。方旨詳註於後。

當歸散方

當歸　黃芩　芍藥　芎藭各一斤　白朮半斤

右五味。杵爲散。酒服方寸匕。日再服。妊娠常服。卽易產。胎無疾苦。產後百病悉主之

素問奇病論曰。人有重身。重身卽妊娠之代名。孕婦少談其事。吾謂胎元所以有二身者。猶太極之身兩儀。其一生而着實者。存於母之腹。其一生而虛懸者。薄於母之身。經曰兩精相搏。謂之神。有儀可象者以此。重身居然一而二。又曰兩神相摶。合而成形。兩儀生四象者

以此。重身又居然二而一也。術家謂孕婦另有胎神在。非盡無因也。謂之玄生神。誠以苞符之秘。往往無其事而有其理。不離乎一生二而二生三者近是。有周一母而孿生四乳。可悟陰陽不測之母腹矣。仲聖寸心通造化者也。洞見其成胎伊始。得水上火下爲覆載。提舉其胎者水之氣。流動其胎者血之神。水氣受諸父。血神受諸母。其水毋庸還諸父。無從酬報於父也。其血必須還諸母。用以酬報於母也。留水氣以送胎。易產亦水氣得與有其功。留血神以奉母。產後得以減其病也。上文膠艾湯內有芎歸芍。當歸芍藥散內且有芎歸芍朮也。較諸本方同不同耶。上兩方治已病。本方治未病。故方下註脚爲特詳。上兩方顧全胎之身。本方兼顧胎之神。同是安胎。師謂胎無疾苦者。以胎神未傷故。其神得以完固者。以有最優美之血神爲保障故也。獨是芎歸芍朮。則早著成效矣。黃芩向未見用也。不患黃芩與諸藥不相得耶。正惟脫胎不可無黃芩。五味藥非亟亟以求知己也。令孕婦先受諸藥之賜而不覺者。此其所以謂之以平常藥。饋饗平常人。其神效則如操左劵。師寧自阿其所好者。仁者之言其利溥。況仲聖具有救人之苦心哉。

妊娠養胎。白朮散主之。

養胎亦有方耶。大都如上言飲食如故。資養料不爲少矣。中土爲萬物之母也。得毋仲師尙嫌其失養耶。妊娠師明曰不能食。奚止吃虧在胎。其母吃虧尤甚也。豈非桂枝湯可以代斗米耶。又非也。師未有重提如桂枝湯法將息七字。是歠熱稀粥一升餘亦無取。且曰則絕之。絕胎卽絕粒也。於法六十日行桂枝。分明非爲養胎而設。特交通太陽太陰。則非桂莫屬。護胎當以太陽爲之前。養胎纔以太陰爲之後也。然則不須穀養耶。有生氣之少火在。經謂氣食少火。故氣有餘卽是火。是氣是火卽是食。與人間火食不同論。乃關於先天作用。不能食抑亦無須食。此其所以名妊娠也。母體亦本原於坤道。其生生不已者。無非陰用事。母亦名太陰也。太陰又主腹。胎在腹中。成男卽陰中之陽。成女卽陰中之陰。陰陽使是變化之父母。母腹亦返本於河圖。一若以先天養先天而自若。彼倉廩之官庸或缺於供者。乃後天之事。其母無所用其誅求也。下條言太陰當養不養。不曰脾臟當養不養。言外見得脾土可以不負責者然。脾溼土也。倘寒溼相益。匪特不長胎。且傷胎也。下言婦人傷胎。從腰以下重如有水狀。顯係土不制水之明徵。安用此不成化生之器乎。胎者穉陽之稱也。根生於一陰者也。一陰生則三陰因而王。四時皆可用者太陰也。師認定非藉廣生之陰氣。不足以涵陽。特立白朮散散脾精而布諸臟。令胎元與中土若離合。明乎胎形倘未戴天而履地。本非假定脾土爲寄託也。惟功在太陰者。歸諸太陰。太陰亦不自有其功也。養胎如春陰之養花。法惟移其花以接受雨露之恩而已。方旨詳註於後。

白朮散方

白朮　川芎　蜀椒三分(去汗)　牡蠣(徐註用一分)

右四味。杵爲散。酒服一錢七。日三服。夜一服。但苦痛。加芍藥。心下毒痛。倍加芎藭。心煩吐痛。不能食飲。加細辛一兩。半夏大者二十枚。服之後。更以醋漿水服之。若嘔。以醋漿水服之復不解者。

小麥汁服之。已。後渴者。大麥粥服之。病雖愈。服之勿置。
白朮非脾家正藥哉。胎元非脾家之養子哉。老子謂無名天地之始。有名萬物之母。脾有名者也。母亦有名者也。祇可謂之有資生一分子。而資始若無與焉。胎無名者也。乃倥侗之稱。未有男胎女胎之定名。第以胎元二字渾言之。卻與乾元坤元同其稱。元字卽天地紀元所自始也。無何而父天母地之名。遂成爲公共話。於是玄之又玄之人道益微矣。難測在衆妙之門。髣髴移入母腹之中。未有元坤乾元爲接受故也。求一可爲母腹寫照者。惟細入無間之陰陽。語小便是大哉乾元至哉坤元之縮影。緣陰陽有動靜。動靜二字。卽腹裏之題珠也。太陰主腹者也。受氣於陰者當秦太陰爲長養。若以脾土承其乏。脾喜燥而惡溼。寒溼相得。脾亦莫如之何。本草經稱白朮主風寒溼痺。君朮一味。已爲脾家去其太甚。脾又統血也。又主信也。統血卽統胎。或依依不舍。亦脾家之用情。有芎藭在。補充其血以易其胎。是亦交換條件所應爾也。假令其胎爲寒氣所稽留。仍有重遷之慮。不可無溫中逐寒之蜀椒。領穀氣與寒氣相交換。別錄取其主寒溼痺者。以其能輕身也。去汗特避其微膩耳。牡蠣果何取。牡蠣界水濱而生。圈土氣入太陰之範圍。令胎氣離土中之溼。轉而受太陰之上之溼。直接中見陽明之上之燥。非有默化潛移之仲聖。焉能健運母腹若無事乎。徐註牡蠣用一分。三分不爲過也。酒服一錢七。即今之二錢。日三夜一服。亦服八錢耳。倘有餘藥也。日但苦痛加芍藥。無服之後三字。是未服散之前。已露寒狀矣。痛者寒氣多也。寒傷血。則痛在血。故加止痛除血痺之芍藥亦三分。曰心下毒痛。倍加芎藭。毒亦寒也。心下即脾之部分。毒痛恐遺害於胎。有辛溫無毒之芎藭。兼主寒痺。故加倍用之成六分。曰心煩吐痛。不能食飲。痛連於胃矣。胃絡上通於心也。痛而至於不能食飲。是脾胃悉成爲虛器。土氣不行已久。常有孕婦不更衣數十日無所苦以。腸胃若廢於無用。類皆升降失職使之然。師重加細辛一兩。用也升地氣。半夏大者二十枚。用以降天氣。至此始以天地還諸其母者。何何都是治已病。卻亦治未病。末云病雖愈。服之勿置。可見胎前產後長期服。餘證不必悉具。加味不加味仍活法也。彼產婦往往終其身而頭痛目眩者。吾嘗謂其寒氣獨留於子戶。挾任脉而上於頭。補行本方多次。而效亦微。曷如提前行白朮散。忍痛須臾。便了卻異時之痛苦乎。曰服之後。無論日夜。總以服之爲主。曰更以醋漿水服之。得毋與服散同功效耶。肝本欺侮其所勝。故以醋漿水輙化其肝也。曰若嘔。以醋漿水服之。是酒服易爲醋服矣。復不解者。又。肝又遷怒於胃。責其無水穀以養臟氣也。曰小麥汁服之易爲麥服矣。麥爲肝穀。得食則肝必罷矣乎。曰已後渴者。以食麥爲未足。轉而思水。大麥粥服之。汁易爲粥。則飲食如故矣。曰病雖愈。服之勿置。無他病。便無種種痛證。亦無加味之必要也。當歸散能賅括百病。本湯奚止爲流散無窮之痛狀立方乎。

婦人傷胎。懷身腹滿。不得小便。從腰以下重如有水狀。懷身七月。太陰當養不養。此心氣實。當刺瀉勞宮。及關元。小便微利則愈。

書婦人傷胎。婦人亦肯任過耶。諱疾忌醫。祇知勿藥有喜者婦人之常情。馴至胎有恙而不自覺。故曰婦人傷胎。不能委咎別人也。曰懷身腹滿。不曰腹中滿。腹之中央卽是脾。脾爲五臟之一。存精氣而不瀉。故滿而不能實。若滿而且實。是實其腹者脾。滿其腹者太陰也。太陰主腹者也。太陰屬氣化之範圍。本無所謂實。亦無所謂滿。得小便其不加虛也如故。不得小便其不加滿也亦如故。從容不迫。乃太陰完成之一太極也。若小便有遁情。腰以下將變爲水。曰從腰以下重如有水狀。當利小便矣乎。夫使有水是眞相。則腰以下腫矣。乃曰重不曰腫。又曰如。就令利之。而小便依然不得也。曷云其有水狀耶。彼非如上文葵子茯苓散證。明曰妊娠有水氣也。良根由婦孕一月。以一水一火爲本。其受氣於父也。有天一之水在。其受血於母也。有地二之火在。胎成而水與血又爲胎元之枝葉。卻與枝葉若離合。水有水歸宿。血有血歸宿也。要其多此一塊肉。而不訝其重者。自有輕淸之陽爲保障也。誠以懷身七月。身內物已付之太虛寥郭之中。託庇於手足太陰爲翼卵。太陰生之。當然太陰養之。母體本屬太陰故也。乃曰太陰當養不養。安有毋而不養子者。豈非厚誣太陰哉。曰此心氣實。心氣無恙則如彼。心氣有恙如此。此之謂脾實心亦實。且與陽明之胃家實異而同。經謂二陽之病發心脾。曲在婦人之脾太越俎。脾家認之如己子者。太陰不得不棄之不以爲子矣。所不便宜於脾者。不實易爲脾家實。若腐穢當去者然。亦不便宜於毋胎者。實傷脾。所以脾傷胎。不能責諸太陰也。胎之根荄在水火。心腎纔是胎元之父毋。心氣實當然腎氣虛。腎爲水臟。胎水發源於腎。傷水卽傷胎之源。當留其水爲送胎用也。無如家脾統血不統水。水去而血獨留。諸血皆屬於心。但曰腰下如有水狀。不曰如有血分狀者。凡孕婦土氣與水氣不相得。犧牲其水而不自知者類如斯。曰當瀉勞宮及關元。勞宮心之關。穴元腎之穴。心可瀉而腎不可瀉。實則瀉之。虛則補之。續回水火之亙根。令胎水下歸於坎泉。以小便微利爲效果。胎無疾苦猶其後。果水火互動而生陽。水火互靜而生陰。陰陽復則愈矣。吾爲不諳刺法者進一解。補行白朮散則已遲。八味腎氣丸庶可借用也。

婦人產後病脉證幷治第二十一

問曰。新產婦人有三病。一者病痙。一者病鬱冒。一者大便難。何謂也。師曰。新產血虛。多汗出。喜中風。故令病痙。亡血。復汗。寒多。故令鬱冒。亡津液。胃燥。故大便難。

妊娠條下師曰則絕之。既首推桂枝矣。新產婦人還絕之否乎。孕婦患在種種有合而無離。立方以絕字爲線索。產婦患在種種有離而無合。立方以續字爲線索。絕之續之。無非活動其神機。桂枝湯一中與一不中與也。下文產後七八日曰無太陽證。已撇開桂枝湯不重提。兩見大承氣湯證。亦明示產後與胎前治法有異同。師又謂產後風續續。數十日不解。續之又續。風邪焉能續太陽。再則曰雖久。陽旦證續在者。可與陽旦湯。不得已變通行桂枝耳。三續字非點產婦之睛而何。問曰新產婦人有三病。即三種斷絕病之詞也。一者病痙。是項背與胸絕。一者病鬱冒。是頭汗與血絕。一者病大便難。是化物與腸胃絕。要皆陰陽不續之原因。最可憫者手足太陽如斷藕。下條首方又器重柴胡。

用以匡桂枝之不逮。柴胡以下。方方不離個續字訣。立證則遙應上文子臟開個開字。生出個闔字。緣產門開後。闔力尤倍於開力。其闔之無可闔者。惟大汗爲然。大抵婦人在草蓐。必發露陽氣。魄汗遂奉一鼓之陽氣以出。故產婦以頭汗爲最多。多汗不嫌其太過者。無汗則並一萬三千五百之毛竅。無一隙之開矣。故曰產婦喜汗。不喜全體封閉也。曰血虛。多汗出。在平時則奪血兼奪汗矣。畢竟汗與血分兩路。血罷而繼以汗者爲多數。曰喜中風。既喜汗出。又喜中風。總以汗孔之空竅爲未足。轉樂受其無益衛生之風邪。風者攔截陰陽之賊也。曰故令病痙。不斷折陰陽之道路不止矣。曰亡血。復汗。血汗相間。劇則龍戰于野。其血玄黃者非歟。若幸寒多於熱。假令發熱而汗出不解。熱爲陽也。孤陽垂盡未可知。下條血虛下厥。且無發熱。正火鬱不發之端倪。曰故令鬱冒。冒家欲解。必大汗出。可知非汗不能續血。非血不能續汗者。鬱冒則然。汗爲血液故也。曰亡津液。大腸主津。小腸主液。端賴脾能爲胃行其津液。而後受盛之官。化物有液在。傳道之官。變化有津在。糟粕而後得泌汁而利於行也。曰胃燥。必靳泌汁而不予。故大便難。舉三病以爲例。其餘一絲不續則胥壞判。奚止與大便有關係乎。

產婦鬱冒。其脈微弱。嘔不能食。大便反堅。但頭汗出。所以然者。血虛而厥。厥而必冒。冒家欲解。必大汗出。以血虛下厥。孤陽上出。故頭汗出。所以產婦喜汗出者。亡陰血虛。陽氣獨盛。故當汗出。陰陽乃復。大便堅。嘔不能食。小柴胡湯主之。

書產婦鬱冒。所鬱者何因。所冒者何物耶。曰其脈微弱。點其脈。卽點陰陽。微弱是無陽脈。謂之絕其陽。曰嘔不能食。食入於陰。斯長氣於陽。無陰以爲味。是又絕其陰。曰大便反堅。下焦無輭化。則上二焦不聯屬。三焦者水穀之道路。氣之所終始也。亦少陽火氣之游部也。毋乃火鬱不發在於是耶。曰但頭汗出。頭圓象天也。汗出必三陽有一失。奚止陰陽不聯續。天氣地氣又相失可知。夫既多汗出矣。復汗矣。又頭汗出。何以不得續自微汗耶。環顧產婦。則恍然悟矣。蓋有所以然者在。產時地氣用事。地氣開則瀉而不存。產後必天氣用事。天氣闔又存而不瀉。天氣者手太陰肺之稱也。爲開者也。肺氣反開而爲闔。皮毛遂反闔而爲開。是皮毛汗出之所以然。曰血虛而厥。脉者血之府。無血以續血。當然無脉以續脉。陰陽氣不相順接便爲厥。非必逆冷形諸手足也。曰厥而必冒。寫厥字入冒字。冒以蒙其厥。是陽氣者塞閉。地氣者冒明之厥。非寒厥熱厥之比。上言寒多不曰熱少可見也。卽傷寒厥陰病鬱冒汗出而解。病人必微厥者非歟。曰冒家欲解。必大汗出。血虛安得有如許之汗耶。傷寒服桂枝湯。則曰不可令如水流漓也。大汗出後。則大煩渴不解矣。胡冒家獨以大汗爲樂觀耶。此又營衛陰陽皆闔負。營衛者精氣也。與魄汗同其源。血者神氣也。與營衛同其類。肺之臟真高於肺。以行營衛陰陽也。肺氣一闔。經氣脉氣必並趨於一途。轉實塡其血路。大汗殆從實處出。非從虛處出也。不顧慮其汗多亡陽耶。陽明富於汗。陽明之闔不待言。少陽必三陽合病。合目纔得汗。獨太陽外主毫毛。汗出與太陽有關係。特太陽已輕棄其身而他顧。以血虛下厥。令足太陽無立足之地。於是歸幷手太陽。則其勢益孤。因手足太陽有合而無離。便與陽明少陽有離而無合。故曰孤陽。孤陽帶冒氣而上出。以覆幬其頭。又非孤陽外越之候也。頭者精明之府。一旦轉移其冒氣。三陽自隱隱若離合。故以頭汗爲報信。與但頭汗出不同論。此本條止有亡陰字樣。無亡陽二字之所以然。然則實際上確已亡陰耶。又有所以然者在。以產婦不以亡陰爲可悲。反以汗出爲可喜。亡汗庸可續。亡陰不可續也。胡爲一若愈汗出而陰愈無恙耶。彼非生產血亡。繼以亡陰也。不過亡陰於血虛之中。非亡陰在亡陽之頃。陽存則陰亦存也。乃曰陽氣獨盛。胡與微弱脈相反耶。彼非陽脈獨盛。亦非陽氣燭浮也。殆血虛之對觀。陽幷於經血則不盛。是不當汗出之所以然。陽幷於衛氣則盛。是當汗出之所以然。營衛既不蹇於行。自爾行陽復行陰。周而復始。營衛復斯陰陽復。苟非汗出。復陰陽亦非易事。乃復云者。豈占勿藥乎哉。曰大便堅。嘔不能食。仍有所遺也。胡再三叮嚀至是。爲小柴胡湯證另立法。

在傷寒則柴胡證不必悉具。則本條亦但見一證便是。不是傷寒病。便是柴胡證。小柴胡湯主之。何以不用諸妊娠耶。治胎前惟有絕字訣。是首立桂枝之所以然。治產後惟有續字訣。是首立柴胡之所以然。二湯恰相對照。方註從省。

小柴胡湯方（見嘔吐）

病解。能食。七八日更發熱者。此爲胃實。宜大承氣湯主之。

書病解。諸恙悉除矣乎。解鬆者什之九。還有一絲不續則胥壞判。產後開手足太陰獨遲者。以陽明本闔。反應產門之開。其闔自倍。太陰爲闔力所持。欲復開手太陰而不得。故須太陽少陰有轉機。乃太少相中見使之然。少陽厥陰有轉機。亦少厥相中見使之然。無如陽明太陰則中斷。陽明者胃脉也。爲十二經脉之長。胃家氣多血亦多。有轉移經脉之大權。孰意其反置水穀之海而不用。致大便益堅乎。此亦關於妊娠太陰當養不養之原因。太陰從本也。從溼者也。溼氣卽養胎之資料。陽明從中見。亦從溼也。若脾家代爲之養。與太陰一而二也。脾又喜燥而惡溼。其中見陽明之燥。亦并於脾。宜其祇以燥養胎。未嘗以溼養胎。迨產後而燥氣未過去者。職此之由。惜當時未受桂枝湯之賜。迺信在太陰與太陽。有太陽爲之表。自有太陰爲之裏。陰陽相互用。何至產後尚有流弊乎。若長此倉廩之官燥用事。病解仍是假相也。曰能食。能食卽胃燥之端倪。勿謂柴胡湯主不能食也。就令能食過之。堅予小柴胡湯有七八日之久。亦無取大承氣湯爲後盾也。曰更發熱者。又顯非受柴胡湯之賜矣。柴胡湯非寒熱有分哉。不更寒宜更熱。與寒多二字相去遠甚也。是謂寒熱不相續。則虛實亦相去。熱字從燥字生出。屬浮虛一邊說。實字從食字生出。屬滿實一邊說。曰此爲胃實。與陽明胃家實有異同。陽明有但發熱之大承氣湯證。無更發熱之大承氣湯證也。陽明沒收餘熱以入裏。爲實者氣入。產後反逼浮熱以向外。爲虛者氣出。以至虛之人得實病。惟產婦則然。總覺一虛一實若斷爲兩人。其出胃氣以求食也。雖虛而不餒。其入食氣以塡胃也。雖實而能容。曰宜大承氣湯主之。用以殺食氣。亦不戕胃氣。四味藥且兼有續絕傷之長。故以承氣命方。入腹則食氣承胃氣。實者化爲虛。地氣承天氣。虛者變爲實。非匡小柴胡之不逮也。有柴胡而不用。寧乞靈於大承氣。未免失諸因循也。胡不以大柴胡湯下之耶。彼非柴胡病證未罷也。病解行大承氣。無所謂下之則愈也。猶乎病未解行小柴胡亦無所謂得屎而解。可悟產後多數無形之證。立方亦解於無形。主治固出人意外。後效亦非予人以共見也。

大承氣湯方　見痓　方註從省

產後。腹中㽲痛。當歸生薑羊肉湯主之。并治腹中寒疝。虛勞不足。

本證又開放血海。縮短衝任矣。衝任二脉起於胞中也。何以經又謂衝脉起於氣街。任脉起於中極耶。二脉爲經絡之海。起而復起。正見其脉道之悠長。俠臍上行者衝。循腹裏行者任。二脉會於咽喉。衝則盡於脣。任則盡於目。於是悠悠而下。覺衝任之離合若循環。無何產門一開而旋闔。凡被動者如行末路矣。帶脉有無關係耶。帶者腰之束也。界腹中之上下者也。下上其帶者衝任也。帶以上與熱帶相髣髴。帶以下與寒帶相髣髴。一旦爲亡血牽累。帶必沈。名曰帶下。形容帶脈低落。而不能高舉也。是又亡血故沒收衝任於寒帶之中。不象如熱無熱者。轉象如寒無寒。寒疝遂乘機而起。蓋衝脉病急。任脉病疝。方書謂三陰急爲疝者以此。下文婦人雜病中。師言此皆帶下。繞臍寒疝證亦具。是衝任帶脉。適爲疝氣之厲階也。凡此都以類相從之奇經八脉病。寒疝二字不過舉一以例其餘。假令真寒疝。在上文當歸生薑羊肉湯。有加生薑一斤之例。本證但借觀繞臍痛。作㽲痛二字之註脚可矣。同是繞痛也。不繞臍而繞其腹之中心點。顯見衝任互結。將流散之血。滚作一小團。題珠全個血字。師借用當歸生薑羊肉湯以補虛。非爲寒疝處方何待言。方下不備述若何加味可知矣。當歸佐生薑。欲助行血分之氣耳。且有羊在。羊爲心畜。諸血皆屬於心。方旨已從生血之原下手矣。誠以羊性最善。善字從羊。羊樂合羣。羣字亦從羊。羣則不相失。善則不相鬭。得良好之血以洗新其產後。則續血且和血。。孫真人謂羊肉止痛利產婦。可稱卓見。條末師謂并治腹中寒疝。虛勞不足二語。寒疝是任脉病之註脚。經云女子帶下。卽男子七疝之互詞。虛勞不足是衝脉病之註脚。經云逆氣裏急。卽虛勞諸不足之互詞。繞臍寒疝屬婦人病。少腹裏急屬帶下病。合言之無非衝任病之餘證。讀仲景書當會通言外之旨者此也。

當歸生薑羊肉湯方　見寒疝　註從省

產後。腹痛。煩滿。不得臥。枳實芍藥散主之。

書產後腹痛。胡偏與太陰爲難耶。太陰主腹也。何以上條胃實之大承氣湯證。又無腹痛耶。彼證由於太陰不養胎而養血。血神得陰氣爲涵濡。便與腹氣不相矣。胃雖實而腹不痛。血神猶活動在腹也。本證由於脾不統血而統胎。血神無陰氣爲涵濡。便與腹氣不相得。胃雖不實而腹亦痛者。血神非活動在腹也。然則肝又不藏血耶。厥陰又爲闔。非闔不能制止其漏血。厥陰病往往其後下血爲多數。其所以能留無盡之藏者。肝存筋膜之氣。與血脉互爲其消長。經謂散精於肝。淫精於筋。血神精氣。異名而同類。藏精與藏血。二者合而化。是以一而神。孰意產婦尤吃虧在肝乎。肝脉不如經。與經斷等。不持留此如豚肝之新血於腹部也。卽專精之血。亦無大含細入之靈。是又與肝氣絕於內等。誠以厥陰過於闔。則一陰如斷梗。連筋膜之地無透竅。獨少陽尙隱約封閉在厥陰之隙而已。書煩滿。鬱則煩。實則滿。看似關於將軍之官之謀慮。欲操縱血神也。將以新產之血還諸脾。脾不受而歸諸腹。一若寧令太陰忍痛須臾也者。太陰果有何術以轉移之乎。曰不得臥。勿謂爲胃不和則臥不安。漫予小承氣湯微和胃氣也。經謂人臥則血歸於肝。不得臥是絕新血之歸路也。胡不仍前行小柴胡湯助轉少陽耶。小陽轉則厥陰當然轉。厥陰中見少陽。少陽從本。厥陰不從標本而從中。不患新血無先導也。矧足少陽脉絡肝屬膽。乃中正之官所在地。欲取決於膽。能勿問津於柴胡乎。師又取材於大柴。變通枳芍二味杵爲散。散開厥陰。並散開陽明。纔不爲雙方闔力所持也。枳實芍藥散主之。方旨詳註於後。

枳實芍藥散方

枳實（燒令黑勿太過）　芍藥各等分

右二味。杵爲散。服方寸匕。日三服。并主癰膿。大麥粥下之。

大柴胡湯何以枳實無製法耶。枳實不能代柴胡。柴胡可以用枳實。本方另用枳實又君枳實。何獨器重一物若是。在無聊之解釋者。第知本方爲血分而設。燒黑首味。大都取其與瘀血相投。又曰勿太過。欲留新血於未盡耳。一味立二法。度亦註家所見畧同。方下又有并主癰膿四字。更徵實其血熱所致。故以大麥粥和之。此等註脚。非不自完其說也。卻非題無賸義也。本草經枳實條下無血字。稱其利五臟。益氣焉已。非益血也。無論微燒不燒。都與血分無涉。惟芍藥同是益氣。又主腹痛。除血痺。破堅積是其兼長。治氣治血。芍藥一味爲已足。不曰芍藥枳實散。不無軒輊矣。胡不二味合燒耶。不燒芍藥。讓枳實爲先導也。經謂實者氣入。師正利用枳實以實氣入厥陰之門。曰勿太過。卽以嫩少畧燒之詞。緣厥陰愈闔則少陽無從出。得枳實深入其重地。引出少陽。而後可以開放厥陰也。無枳實則芍藥不能闖進矣。何以燒令黑耶。枳實先受氣於少火。爲厥陰求中見。曰勿太過者。冀其與少厥不相失也。以大麥粥下之果何取。麥者肝之穀。故以肝穀爲饋餽。先令將軍之官。從容以接受。是枳實不啻長沙之命使。芍藥遂領新產之血。魚貫而入者。產婦猶未及覺也。何以又幷主癰膿耶。此亦肝不藏血之變遷。厥陰病熱氣有餘曰必發癰膿。自內而外謂之發。無非木鬱不達。火鬱不發使之然。枳實又當仿大小承氣湯法。宜炙不宜燒。藥力從中州起行而及於皮膚。不治肝之治肝。則放諸皆準矣。產婦乳瘡亦癰膿之屬。總以大麥粥爲最的。末句何以落在癰膿之後耶。此倒裝文體。先點癰膿。見得本方與上王不留行散等方當別論也。

師曰。產婦腹痛。法當以枳實芍藥散。假令不愈者。此爲腹中有瘀血着臍下。宜下瘀血湯主之。亦主經水不利。

師曰。產婦腹痛。羣醫見慣矣。不曰其證備。固非煩滿。亦非不得臥。與藥可姑待之乎。曰法當以枳實芍藥散。就令證不悉具。師嘗謂但見一證便是。不觀諸上文按之心下滿痛行大柴胡乎。彼方有枳實芍藥在。曰法當以枳實芍藥散云者。明乎其法出自大柴也。前方既非違法。何怪中工躍躍欲試乎。曰假令不愈者。非中工所及料矣。中工仍有詞也。枳實非燒令黑。勿太過乎。既不放過其瘀血。復保留其新血。雙方兼顧。還有疏虞耶。曰此爲腹中有瘀血着臍下。微師言。製方之旨益晦。淺見者反藉以自豪。不知二味純爲肝不藏血立方。不愈二字。明乎藥力仍與厥陰不相入也。指明腹中有瘀血。餘皆新血不待言。指明瘀血着臍下。餘無新血不待言。是新血還浮在瘀血之面。瘀血已沈在新血之底。不着腹中着臍下。連帶肝臟之枝葉。爲瘀血所重墜。肝臟之根本。爲新血所推翻。臍下尤低於季脇也。可見肝部如枯木之倒懸崖。與隱隱之胎形無以異。曰宜下瘀血湯主之。至此始說明個瘀字。殆下之不遺餘力矣乎。又非也。瘀血無非新血之變相。師從腹中着手。非從臍下着手也。假新血爲後盾。庶不至新血爲瘀血之續也。曰亦主經水不利。下言經水閉不利則中有乾血。經水不利下仍是血證諦。帶下之經水不利。則經一月再見也。本證大都卽下條惡露不盡之互詞。亦可舉婦人經水適來以爲例。新血中有瘀血者什之二。有經水者什之三。方無末多之虞。非水無以利其血。非血無以利其瘀。瘀字血字水字宜活看也。方旨詳註於後。

下瘀血湯方

大黃三兩　桃仁三十個　䗪蟲二十枚（去足熬）

右三味。末之。煉蜜和爲四丸。以酒一升。煑一丸。取八合。頓服之。新血下如豚肝。

本方非脫胎抵當湯哉。被證水餘於血。寶貴在血不在水。握小便利爲題珠。師謂小便自利血證諦。舉水以見血。始有抵當之足言。在傷寒已見之熟。下文主治亦從同。被條曰經水不利下。水利而血不利。有血等於無血。蓄瘀與血合則混淆其血。水與瘀合又混淆其水。宜其水自水而血自血。故以水蛭聚水底之瘀。以䗪蟲聚水面之瘀。而後得水以行血。得血以逐瘀。抵當二字斯爲血字立功也。抵當丸亦同一作用。在傷寒則犧牲多少之血。下其後部。在婦人月信。當然下前部之血

○兼下血之瘀○血之水也○本證與月信異而同○故曰亦主經水不利也○何以去蝱蟲水蛭而易以䗪蟲耶○產婦自有送胎之水○帶新斷之血落臍下○立變爲瘀者○爲其着耳○除着不難○難在令續來之血無變遷○脫令頓失其本來之血色○是又一絲不續則胥壞判矣○其已成之瘀着臍下者○其將成之瘀又着腹中矣○豈非至有歷年○惡露終不盡乎○妙有䗪蟲長於續血○復還瘀血於新血之中○得桃仁以和之○大黃從而蕩滌之○推陳致新之力○當首推大黃○何以煉蜜爲四丸耶○符奇經八脈之半○取其趨於下也○與抵當丸同其數○彼條以水一升煑一丸○本條以酒一升煑其一○一者數之始○彼方不下則更服○本方則下血如豚肝○豚肝聚水亦聚瘀○瘀字當於肝內求之○下物未盡○仍更服也○何以但曰下新血耶○徵實其瘀血合同而化之詞○徵一升酒之力不及此○酒爲百藥長也○蜜與酒非取反勢耶○蜜入腹用以聚其血○酒出腹用以散其瘀○一入一出無間斷○則散而聚矣○故頓服其一而餘其三○亦卽服抵當丸不可餘藥之意也○

產後七八日。無太陽證。少腹堅痛。此惡露不盡。不大便。煩躁。發熱。切脉微實。更倍發熱。日晡時躁者。不食。食則譫語。至夜卽愈。宜大承氣湯主之。熱在裏。結在膀胱也。

書產後七八日。腹痛又移過少腹矣。尺內兩旁卽季脇。季脇下連少腹。內連兩腎。兩腎之畔界又連少腹。少陰之樞之畔界又連季脇也。經謂尺裏以候腹。尺外以候腎者。腎居腹之後。腹在腎之前。前以候前。太陰之前曰陽明。後以候後。少陰之後卽太陽矣。曰無太陽證。胡與太陽篇無少陰證同一論調耶。彼證爲行大青龍湯示準繩。本證當然爲行大承氣湯示準繩。胡不明曰少陰病耶。三急下之宜大承氣。是少陰爲主動。本條乃太衝爲主動。少陰而被動者少陰。太衝之地。名曰少陰也。陽明又間接之被動。腎爲胃之關也。曰少腹堅痛。血海翻動陰樞之寒。而及於少腹。雖熱痛亦有寒分。寒能堅物。故曰堅痛。曰此惡露不盡。滲出濁瀸如露珠。故名惡露。曰不大便。少陰急下證亦云不大便。陽明急下證又曰大便難。其餘不大便凡三見。大承氣湯之端倪。已影出矣。書煩躁。陽明少陰凡行大承氣湯條下無煩躁二字。不過心中懊。而煩者一。煩仍不解者又一耳。發熱則陽明誠有之。少陰惟有反發熱焉已。發熱使不得爲少陰。煩躁發熱。何得爲無太陽證耶。不知產婦之太陽。已不能獨當一面。桂枝湯亦不重提。其留陽氣於未盡者。上文祇稱曰孤陽。下文祇稱曰陽旦。太陽髣髴似有而似無。惟從一身之表看入一層。切脉微實者。則曉然於不能執產婦以例傷寒也。書更倍發熱。太陽篇有此四字乎哉。上文胃實條下曰七八日更發熱。若熱度更而且倍。可見發動手少陰之熱本胃。關於絡上通於心使之然。故寫熱字如疊出。所以與惡露不盡之發熱有異同。曰日晡時躁者。胡煩字獨闕耶。煩躁證具。未日晡時。心胃猶絕而未斷也。無如陽明之闔力已如故。而胃之關胃也。力尤倍之。心胃遂斷爲兩橛。曰不食。上文病解能食則胃實證具。若非病解而不食。比較胃實有分寸。特徵實漸實之端由。曰食則讝語。與實則讝語又何異。異在至夜即愈。即愈無非未愈之反證。良由暮夜陽明氣衰。陰氣用事。胃安心亦安。不躁更不煩。必呈現病愈之故相。此又與太陽病晝日煩燥。夜而安靜。同證不同病。曰宜大承氣湯主之。師非徒責諸胃家也。責諸胞中有連帶之關係。膀胱者胞之室。胞移熱於膀胱。則癃溺血。何以不便血耶。是又與少陰病一身手足盡熱。熱在膀胱大同而小異。曰熱在裏。結在膀胱。胞中之血實。故膀胱之結氣。大承氣湯從胃破關以入胞中。胃竅一開。則實處皆空。其得前後溲不待言。瘀血亦隨惡露以俱盡。大承氣以下鞭屎爲效果也。

產後。風續續。數十日不解。頭微疼。惡寒。時時有熱。心下悶。乾嘔。汗出。雖久。陽旦證續在者。可與陽旦湯。

產後陰陽斷復斷。必如冒家大汗出。陰陽乃復。小柴胡湯正好乘其出汗。迎機以續之。桂枝湯不中與矣。桂枝湯服已須臾。有將息法在。違法服之。則不汗矣。即依法服之。又不汗者有之。師爲桂枝證汗不出之故。曰不可與。又曰須當識此。勿令誤。師不獨教人勿誤傷寒也。且對於產後。亦叮嚀及之。妊娠首主桂枝者。爲隔絕子母而設。非取汗也。若施諸產後。雖曰歠熱稀粥一升餘亦無當。緣桂枝先闔而後開。收回陽浮之發熱。陰弱之汗出。須臾然後以汗解太陽。獨妊娠六十日後。則施之皆準者。無如法將息法之必要也。假令產婦服之。是反以桂枝湯以實其表。再無汗出之望。爲誤產婦。猶乎傷寒反以桂枝湯以攻其表。再無汗止之望。則誤太陽。師立陽旦證窮傷寒之變。立陽旦湯窮桂枝之變。本條陽旦證象變而又變者。由於喜中風之產後變之也。書風續續。在無太陽證之產婦。其陰陽之不續。奚止一絲乎。絲斷而乞靈於風。宜乎風以續風而益斷。千金謂婦人在草蓐。自發露得風者。或絕無而僅有。毋亦如背坐屏風之外以避風者歟。書數十日不解。風家表解而不了了者。最遲十二日愈耳。焉有久未解脫之太陽證哉。書頭微疼。陽旦病則脚攣急。從頭走足。故不形諸頭。書惡寒。陽旦則微惡寒。非必惡寒之比。書時時有熱。是坐實有熱而後惡寒。陽旦則寒熱互掩。微露足太陽之惡寒。不見手太陽之發熱。爲寒爲熱。更病證象桂枝矣。書心下悶。陽旦則心煩。煩陽而悶陰也。書乾嘔。陽旦無乾嘔。桂枝證纔乾嘔也。書汗出。陽旦自汗出。桂枝證纔汗出也。曰雖久。日久桂枝證仍在。不過有些小陽旦證之影子耳。曰陽旦證續在。明乎產婦得桂枝證。無久而不變之理。雖非陽旦。亦作陽旦論。蓋風令脉浮。產婦止有浮證無浮脉。是桂枝證旣罷於無形。陽旦證遂續浮於象外。無非數變之風。自行其反側。斷桂枝者風。續陽旦者亦風。曰可與陽旦湯。寧舍桂枝湯不與。方合產婦象風家之病形。師謂風則生微熱。何疑於陽旦證之時時有熱乎。正惟象桂枝者其因一。象陽旦者其因二。而後加附子參其間。增桂令汗出。師言顯與桂枝湯若離合。覺桂枝湯不能代陽旦者。陽旦湯可以代桂枝。同是陽旦證。傷寒有傷寒之象外象。產後有產後之象外象也。後儒徒聚訟陽旦湯陰旦湯之名。要不離乎增桂令汗出五字。便是桂枝加附之真銓。亦卽陽旦湯之鐵板註脚也。

陽旦湯方　註從省

產後中風。發熱。面正赤。喘而頭痛。竹葉湯主之。

本條說入痙病矣。跟上喜中風而言。故暨產後中風四字。上文師謂夫風病。下之則痙。因風致痙者僅一見耳。且痙病最不利於太陽。以其反折項背如兩截。手太陽從背以掬出者。足太陽不能從胸以掬入。故剛痙曰太陽病。柔痙亦曰太陽病。其餘太陽病三字又四見。在無太陽證之產婦。當然無痙病一分子也。本證闕痙字。方下祇以頸項強三字代言之。一若剛痙柔痙之病名。尙未坐實者然。反不如上條陽旦證續在一語尤直捷矣。師豈謂產婦之痙病難成立哉。太息產婦不比太陽病其證備。身體强几几非一望而見。惟看入一層。窺出其頸項之强不能掩。附子一枚始用得着。風信遂不報息在太陽而在陽明矣。師又教人改轉其視線。向陽明方面索端倪。書發熱。上言更發熱。更倍發熱。一則非大承氣湯證之流露哉。詎獨中風始然耶。彼兩條一則實在胃。一則熱在裏。尙未呈現陽明之色相也。一旦風氣洞開其部署。陽明遂頓失其闔力。並面正赤之色而俱發。又非全個陽明暴於外也。陽明不闔則地氣上。燥氣亦上。燥與燥并。必牽動肺金而喘。陽明病何嘗無發熱證具。喘亦具。特非可與大承氣湯之候也。痙病亦無所謂喘。無所謂頭痛。頭熱面赤。獨頭動搖則有之。若喘而頭痛。是上出之孤陽。依稀猶存在。太陽證亦算自無而之有矣。則剪裁桂枝湯以立方。未始不能續痙病之傷也。行括蔞桂枝湯可乎。彼方有芍藥。桂枝湯之名義未更改也。他如葛根湯。桂枝加葛根湯。同是爲痙病而設。仍嫌其爲芍藥所囿也。竹葉湯主之句。方旨詳註於後。

竹葉湯方

竹葉一把　葛根三両　防風　桔梗　桂枝　人參

甘草各一両　附子一枚(炮)　生薑五両　大棗十五枚

右十味。以水一斗。煮取二升半。分溫三服。覆使汗出。頸項强用大附子一枚。破之如豆。入前藥。揚去沫。嘔者加半夏半升。洗。凡痙病以溼爲導線。經謂諸痙項强。皆屬於溼。溼爲首而燥爲從。風則以類相從。經又謂諸暴强直。皆屬於風者。寫風字入燥字。無非寫燥字入溼字。言溼不言燥者。以其燥氣不走虛處走實處。師舉寒溼相得。

其表益虛二語以示人。影照其裏之必實也。正宜假手太陰之開力開太陽。師立葛根湯主欲作剛痙。則以無汗爲的證。產婦不能得無汗之便宜也。首條已明言其多汗出矣。本方所以有葛根無麻黃。桂枝加葛根湯曰不須歠粥。爲其反汗出故。同是項背强几几之葛根湯證。無汗亦曰不須歠粥。以有麻黃在故。師亦愛惜太陽之汗之微旨也。去芍藥又何得謂爲太陽立方耶。無太陽證而有太陰證。是對產後中風問題。方藥又宜打入皮裏一層作用矣。以竹葉命方者。取其秉淸肅之氣。破空而落。順取其喘爲先着。葛根卽起陰氣而上。逆取其喘。防風桔梗自從容以入肺中。其毫不費力處。妙有人參補天氣之不足。桂枝去芍藥湯。便開手太陰於無形。產後仍行桂枝者。桂枝本爲解飢用。繫之而後解。桂枝所以有芍藥。解之而不繫。桂枝所以去芍藥。一解一繫。令太陽若行所無事者。非他也。太陰亦與有其功也。若太陽藥翻作太陰用。看似可以窮太陽。而不足以窮桂枝。桂枝是太陽太陰之通方也。方下但云覆使汗出。無歠粥字樣。產婦容易得汗故也。曰頸項强。

面也頸也。皆形容陽明之燥本也。曰用大附子一枚。註家又疑與發熱面赤有抵觸。曰破之如豆。入前藥。明乎附子不能另作湯服。必入桂枝去芍藥方中。纔是開太陽。再入竹葉湯方中。纔是開太陰。十味藥不啻以附子爲中堅。曰揚去沫。有沫嫌其過浮。無沫防其過沈。故特揚之。取沫又去沫也。曰嘔者。且與胃家爲鄰矣。加半夏半升洗。節取小柴胡湯半夏一味去柴芩。是亦柴胡證仍在也。參甘薑棗同是柴胡湯所有藥。就如頸項强三字。柴胡湯中已一見矣。亦可作本證之陪客也。

婦人乳中虛。煩亂。嘔逆。安中益氣。竹皮大丸主之。

書婦人乳中虛。胡不曰乳虛耶。非全個乳盡虛也。乃中虛外不虛。胡不指明外實耶。如其外實。則主發癰膿矣。祇可謂之中虛外不虛。包裹其乳中之虛血。皮外尚有一層不虛之血在。猶乎下條下利虛極。連帶未極之血。亦留之不住。前部不利後部利。無小便自利四字。可知虛極指前部而言。小便不利爲無血也。假令虛極血亦極。是前虛後亦虛。下利亦不成立。還有行白頭翁之餘地乎。本證虛而未極。非乳汁虛可知。虛字必從大字看出。師謂大則爲虛。產婦其乳脹大亦尋常。長沙一眼看破其乳中不大其外大。是虛有其大。故立竹皮大丸打消之。大字已點題珠之睛矣。不患藥力落邊際耶。師特以安中益氣四字翊其功。不知者疑其愚弄婦人也。中工又不能贊一詞矣。夫乳中虛與中氣有何涉。既命曰竹皮大丸矣。與中氣又何涉。得毋乳中之氣虛耶。氣非存於乳之中。亦非薄於乳之外也。蓋必氣歸精而精歸化。一番轉運。脫化赤血爲白汁。而後洋溢者其氣。肥甘者其味也。此豈兩乳令人難測哉。其出神入化之妙。實終始於衝任。經謂衝任皆起於胞中。上循背裏。爲經絡之海。非盡於背裏也。背之第七椎爲膈俞。血會膈俞也。膈俞之前曰膻中。兩穴皆對待而流行者也。膻中居兩乳之間。氣會膻中者是。必氣血通會。而後衝任脉浮於外而過於前。經又謂任脉起於中極。衝脉起於氣街。起而復起。衝任又分道而行。明乎血海之源流。曲而且遠也。若膻中爲膈俞所持。氣止血亦止。致令兩乳外浮之血。纏極而不可斗量。則累熱增煩。書煩亂。血盛於氣。膻中無從收拾。

则烦无头绪。如乱丝之麻烦。血神心神混为一。殆君主与膻中关休戚使之然。书呕逆。非胃中有寒分也。胃之大络名虚里。不能贯膈络肺。出于左乳下。则冲开上二脘。于是乎呕逆。非安中焉能止呕。非益气焉能杀血乎。有治法而后有治方。末二句非倒装文体也。乃提撕中工也。方旨详注于后。

竹皮大丸方

生竹茹　石膏各二分　桂枝　白薇各一分　甘草七分

右五味。末之。枣肉和丸弹子大。饮服一丸。日三夜二服。有热倍白薇。烦喘者。加柏实一分。

本方何以不曰竹茹人丸耶。根之相连者为茹。得毋用竹根之皮。不用竹竿之皮耶。非也。皮近之叶处纔柔輭。茹训柔。取皮青之最柔者用之。毋庸去外青也。何以谓之大耶。竹者虚心者也。惟大故虚。薄取其皮。则大含其乳。而不细入其中。此其所为大用竹皮也。然则竹皮能活血耶。固也。师非欲带领经血还入血海也。欲外浮之血。徐徐而充膚熱肉。澹滲皮膚。生毫毛。方合血神之故步也。不佐石膏果何若。石膏紋如肌理。走精銳於皮毛。瘀熱當然懾於霜威。奉清肅之令以下行。石膏不啻爲凝滯之血開道路也。藉非然者。諸血皆屬於心也。倘妄投以涼血之品。令瘀血無所避。而逆搶心中。煩亂固難解決。嘔逆亦無已時。其或心下悸。欲得按者庸有之。雖桂枝甘草湯具在。亦不能與內攻之藥爭衡也。何以本方亦有桂甘耶。正惟心脈不如經。不能充血脈。由於產後無太陽證。桂枝證便不成問題。換言之心部不見有陽中之太陽在。不獲已以桂甘挽救太陽之末路焉已。況桂用一分。甘用七分。厚集太陰之力以匡太陽乎。陰者中之守也。以七分甘草爲未足。棗肉和丸彈子大。其安中益氣爲何若。曰有熱倍白薇。可見方內之白薇非濫予。與石膏各有專長。石膏主表裏俱熱。則熱無定在。師取其霹靂浮熱斯已矣。白薇能令久得之熱。自有而之無。石膏纔不越俎也。曰煩喘者加柏實一分。肺者心之蓋也。心氣上逼其肺故煩喘。寧加柏實。取瀉心之義。爲桂枝一味補其過。此特剪裁桂枝湯耳。

且猶不輕易出之。長沙立力之嚴。不爲註家所抹煞者寡矣。

產後下利。虛極。白頭翁加甘草阿膠湯主之。

書產後下利。殆卽厥陰熱利下重矣乎。抑有熱欲飲水乎。彼則兩主白頭翁湯也。就如上文下利行白頭翁湯。非指實厥陰病矣。亦有熱利下重字樣。胡本條獨删卻個熱字耶。得毋產後下利無熱狀耶。上條竹皮大丸方下明曰有熱倍白薇。陽旦湯證且時時有熱。如謂產後熱在裏。且實在胃矣。上文大承氣湯證。熱在裏矣。而更倍發熱者一。甚或熱雖甚而不見。更發熱者又一。熱字安用諱言耶。產後風續續之陽旦證。發熱矣。卻用大附子一枚入前藥。發熱未可盡信也。然則本證下。有熱矣。乃因加附子參其間。有熱殊難共信也。產後中風之竹葉湯利無熱。是眞相耶。抑假相耶。恐中工猶未了解也。師又以虛極二字一口道破之。則無論何等湯藥主下利。大都參加附子不能少矣。彼少陰泄利下重之四逆散加薤白湯。何嘗非以炮拆附子入藥乎。曰白頭翁加甘草阿膠湯主之。師一若忘記下重二字。纔是本證之題珠也者。中工寧袖手矣。矧虛極一語未之前聞乎。假令不曰虛極曰極虛。是合前部後部極其虛。當無物之可下。產後還有下利之便宜哉。惟前部虛極。氣化未能爲水道通調之續。新產而欲小便不得者其常。因膀胱未靈於收放也。若下利顯屬新血協舊血所釀成。何虛極之於有。可見舉前部即後部之反證。虛字作半真半假論可矣。蓋物不極則不返。虛不虛互爲終始故也。何以無下重耶。下重乂產婦脫肛之常。與熱利無涉。必俟肛門收縮。始有下利之足言。焉有陽氣獨盛之產婦。少陽反墜落魄門乎。與厥陰下利亦無涉。祇有大便反堅而已。且加甘草阿膠。純爲亡陰血虛而設。詎爲白頭翁湯加倍寫乎。方旨詳註於後。

白頭翁加甘草阿膠湯方

白頭翁　甘草　阿膠各二兩　秦皮　黃連　黃蘗各三兩

右六味。以水七升。煑取二升半。內膠。令消盡。分溫三服。

何以立白頭翁湯殿產後之末耶。老當益壯者白頭翁也。對於產婦有何裨益。得毋產後容易衰老耶。此乂中工所未見及。誠以胎前則衰老在太陰。懷身七月。太陰當養不養者是。產後則衰老在太陽。七八日無太陽證者是。凡此皆老桂枝湯而不用。乃一誤再誤使之然。下利虛極。卽其末路也。經謂三陽爲父。老陽之稱也。三陰爲母。老陰之稱也。雙綰陰陽於不斂者。桂枝湯也。桂枝窮而後白頭翁得以承其乏。少陰與老陽亦相得。以彼青春而有白頭之預兆。當亦爲產後所歡迎。要其更新陰陽之手眼。總覺與桂枝湯若離合。在守其法者謂爲主治下利之良劑。師其意者則認爲主治產後之神劑矣。不去秦皮果何若。秦皮乃維繫陰陽之羅帶。適數尺而不斷。貫徹下利如矢者亦秦皮。連蘗須苦堅。不過留陰氣於未盡耳。產婦能任受者。必惡露移熱於大腸。師謂大腸有熱便腸垢。勿泥看其小便不利爲無血也。僅加甘草阿膠各二兩。又何裨於虛極耶。假令分其勢而利導之。其尿脬已成爲虛器矣。若復利其小便。寧不慮胞移熱於膀胱。則癃溺血乎。師若渾不加意其虛極。祇用甘草厚培其土氣。阿膠則引諸血而歸於脾。脾能統血。則血能行水。小便自利血證諦者此也。宜從虛極之源頭處下手。毋庸以滲利之品。重極其虛也。

附方

按附方者。金匱本書闕載。者千金外臺等書載之。其云出自金匱。後人別之曰附方。

此脩園語氣未識金匱源流實則孫王有孫王之金匱與仲景載籍有異同後人尊崇仲聖遂別此書爲金匱紀其出自仲景一手也附方非孫王矣宜其不與仲景書同一轍也

千金三物黃芩湯。治婦人在草蓐。自發露得風。四肢苦煩熱。頭痛者。與小柴胡湯。頭不痛。但煩者。此湯主之。

本條千金未免穿鑿矣。上言風續續曰可與陽旦湯。產後中風曰竹葉湯主之。然則皆由發露得風耶。卽或有之。毋寧謂其傷寒。下體乃足太陽之部分。傷寒是兩足受邪。庸或風中於前。寒中於暮未可知。師何嘗指定產婦下體中風乎。吾謂在草蓐時。從無得中風傷寒之理。臨產陽氣固盛。產從陽氣仍盛也。陽密本無隙以受邪。設非多汗出。何至喜中風耶。卽汗出矣。或鬱冒證具。亦無中風之足言也。孫氏未知產門一開。俄而閉拒。太陽證已無存在。且太陽結於命門。反藉子戶爲保障。可悟發露得風一語。都屬懸忖產後一時之疏忽。不能作竹葉湯證之註脚也。其曰四肢苦煩熱。頭痛者與小柴胡湯。顯與鬱冒條下有出入。卽比較傷寒太陽柴胡證。亦多掛漏也。又曰頭不痛。但煩者。此湯主之。亦未說明陰戶得風之所以然。方名亦失諸儱侗也。獨方下末句曰多吐下蟲。產婦安得有如許下蟲耶。孫氏舉以堅人之信。不過自詡其苦參一味用得着耳。狐惑條下師謂蝕於下部。則咽乾。苦參湯洗之。是吐蟲仍屬武斷。苦參主狐蝕亦騎牆。毋寧留此三味藥施治惡露不盡之婦人。或可小試其技也。

千金三物黃芩湯方

黃芩一兩　苦參二兩　乾地黃四兩

右三味。以水六升。煑取二升。溫服一升。多吐下蟲。方註從省。

千金內補當歸建中湯。治婦人產後。虛羸不足。腹中刺痛不止。吸吸少氣。或苦少腹中急摩。痛引腰背。不能食飲。產後一月。日得三服。四五劑爲善。令人強壯。宜內補當歸建中湯。

當歸四兩　桂枝　生薑各三兩　芍藥六兩　甘草二兩　大棗十二枚

右六味。以水一斗。煮取三升。分溫三服。一日令盡。若大虛加飴糖六兩。湯成內之於火上。煖令飴消。若去血過多。崩傷內衄不止。加地黃六兩。阿膠二兩。合八味湯成。內阿膠。若無當歸。以芎藭代之。若無生薑。以乾薑代之。

千金立證。本條差強人意。方名尤堪擊節。妙以當歸易飴糖。亦以建中命湯。方下云右六味。顯見飴糖不在內矣。長沙方亦云右六味。則無當歸有飴糖。千金亦有加飴糖之例。不言合七味者。非省文也。湯成而後內飴糖。消入湯內也。加地黃阿膠則曰合八味湯成。飴糖又在內矣。留以內阿膠。故不云合九味也。然則桂枝加芍藥湯中但加當歸。便成立建中湯耶。吾喜其拈出內補二字。乃真人之暗與道合處。本草經稱當歸主婦人漏中絕子。漏中非漏下也。太陰衰落則漏中矣。陰道又虛也。滿而不能實。故虛也。虛而能滿。所爲無虛虛也。氣歸精而精歸化。滿在氣化。而非實在物質。陰者故能存精而起亟也。陰道雖無形。卻與一滴不漏無以異。蓋有德流氣薄者存。守中之陰如太虛。非化生之宇。另闢尺寸之地爲憑藉也。上言太陰當養不養者。其負氣含生之缺點何待言。彼產後不移時。其腹部收束如初者。皆作漏中論也。何以不立內補白朮湯耶。師謂腹濡爲無血。亡血當然腹亦濡。當歸補新血之不足。卻去舊血之有餘。非必腹中有瘀血着臍下也。惡露出臍下逆入腹中。則痛如刀刺。形容其乘虛入腹。故曰刺痛不止。曰吸吸少氣。實氣入而不復出。虛氣出而不復入。故以吸吸二字形容之。其爲虛羸少氣則一也。曰或苦少腹中急摩。摩同磨。當讀磨。曲寫其惡露由腰間而過於背後。到少腹遂急如轉磨也。以血海與惡露相牽引。痛引腰背其明徵也。曰不能食飲。覺求救於食。尤急於求飲也。無如飢不能甘食。渴不能甘飲。水穀之海。亦漏矣乎。所立各證。真人誠得此中三昧哉。特方論仍有懈筆。千金方所以多疵瑕。其曰大虛加飴糖六兩。建中湯非有大虛小虛之殊也。果因小虛去飴糖。失方旨矣。又曰若去血過多。崩傷內衄不止六字亦蛇足。加地黃六兩。阿膠二兩。反爲建中之阻力。最不對題者。曰若無當歸。以芎藭代之。芎藭主血閉無子耳。與當歸有異同也。若無生薑。以乾薑代之。大建中湯之有乾薑者。從中之上着手也。本證從中之下着手。宜以小建中湯爲張本也。孫氏好鋪排套話。說來乍明乍暗。卒犯言多之失。彼非與長沙並世而生。良可惜也。　方註從省。

婦人雜病脉證并治第二十二

婦人中風。七八日。續來寒熱。發作有時。經水適斷者。此爲熱入血室。其血必結。故使如瘧狀。發作有時。小柴胡湯主之。

婦人雜病亦首主小柴胡耶。在傷寒則小柴用以續麻桂也。柴胡一路不絕書。閒與麻桂相輝映者。麻桂證未罷故也。若柴胡證罷。除卻少陽壞病。太陰柴胡證則見之熟矣。鬱冒條下柴胡湯雖僅一見。而柴胡證之影子。每於無字句處。髣髴藕斷而絲連。上言產後風續續。則陽旦證續在。本證中風七八日。又柴胡證續在。舉陽旦湯可以例柴胡。舉七八日可以例歷年。下言婦人年五十所。曰曾經半產。瘀血在少腹不去者。不啻經過許多柴胡證也。書續來寒熱。寒熱爲經水不來之報信。一若繞血海之外經而來。爲替代經水之續。是亦寒熱自爲其報信。曰發作有時。因時而作之寒熱則有信。以時下之月信反無信矣。曰經水適斷。寒熱轉爲經水所操縱。故斷經適以斷寒熱。非寒熱阻滯經水。乃經水阻滯寒熱也。然則寒熱隨經血以去耶。此又一邪斷爲兩。素閒風論謂風之傷人也。或爲寒熱。或爲熱中。熱一路。寒熱亦一路也。經水又一路耶。不盡然也。寒熱非逐經水而行。未嘗與血共并也。熱邪則逐經水而行。與血共幷也。彼爲外出之寒熱。此爲內薄之熱邪。風府與血室。各有畔界。曰此爲熱入血室。血室卽其室。經絡之海是其處。衝任所自起。與發作之時無關係也。彼則寒熱在風府。風府卽其府。衛氣併居是其處。腠理爲之開。與發作之時有關係也。風論又謂至其變化。乃爲他病者此也。本證非熱結在裏耶。曰其血必結。不曰其熱必結。熱邪必不久留。不過因斷經之故。使寒熱如瘧狀者。亦衛氣應乃作之佳現象。徵諸發作有時。時字可爲月信之寫照。一俟其血不結。自有續來之眞消息矣。不然。師又何必提重其發作之無愆期乎。小柴湯主之。續者斷之。寒熱從此去。斷者續之。經水從此來。一舉而兩得。藥力可以順逆行。柴胡湯豈徒以解結見長哉。

婦人傷寒。發熱。經水適來。晝日明了。暮則譫語。如見鬼狀者。此爲熱入血室。治之。無犯胃氣。及上二焦。必自愈。

書婦人傷寒。寒中於暮。不離乎風中於前。風氣猶未過去也。書發熱。非如名曰傷寒之已未發熱也。無必惡寒三字可見矣。書經水適來。寒與水相得則相入。宜其不惡寒。殆經水中有寒氣在。寒傷血者非歟。彼豈經水隨來隨止哉。旣非得寒則縮。是血勝寒。寒氣一去便成熱。寒字當如熱字看。素問熱論謂熱病皆傷寒之類。又曰人之傷於寒也。則爲熱病。况中風在傷寒之前。風氣直以婦人爲傀儡。往往弄怪在帶下。師謂非有鬼神者。惟深知鬼神與婦人之情狀。纔能洞見耳。書晝日明了。非陽神尙能燭照哉。暮則陰用事。此其所以得病在陰寒。奈何其譫語。是又血神不堪邪擾。譫語儼爲熱邪之播音也。曰如見鬼狀。在陽明則有獨語二字。極言其與人共語之假相。直是能作鬼語無以異。抑亦如聞鬼語矣。彼條形容大承氣湯證則然。未嘗曰晝日明了也。豈晝日便化鬼物爲烏有乎。夫諸血皆屬於心。目者心之使也。心使其目以見鬼。實使其目以見心。目中之鬼。卽心中之神。必者神所舍。非鬼所舍也。曰此爲熱入血室。旣印其象於心。復印其象於目。

治之奈何。陽虛亦見鬼也。陽虛則晝日亦與鬼爲鄰矣。安得有明了之便宜乎。惟日暮則兩目爲陰血所蒙蔽。宜乎陽明篇曰劇則不識人。立發熱譫語爲鐵案。明示血結與胃實有異同耳。何以陽明下血譫語。非曰熱入血室耶。正見陽明雖得熱入血室證。亦無行承氣湯之例。彼條且互見於下文。則本證不能違法濫治矣。曰無犯胃氣。陽明者胃脉也。爲十二經脉之長。無胃氣則氣血之大原竭矣。經絡之海。從何受治乎。經謂脉無胃氣者死。况脉者血之府。血脉有連帶之關係乎。曰及上二焦。衞出上焦。營出中焦。經血卽營衞之羨餘。異名而同類也。犯之則斷一身爲兩橛。不犯之則上下聯爲一氣。曰必自愈。行經畢則來月復行。安有一月一傷寒哉。毋庸乞靈於柴胡也。就令經前預服小柴胡湯。不是過也。

婦人中風。發熱惡寒。經水適來。得之七八日。熱除脉遲。身涼和。胸脇滿。如結胸狀。譫語者。此爲熱入血室也。當刺期門。隨其實而取之。

書婦人中風。當發熱惡風也。胡爲有風而不惡。無寒而惡寒耶。是亦寒來遲暮。爲風邪後盾。風氣遂藉寒狀以掩人。素問謂或爲寒熱者。乃風之變。勿混視風邪作寒邪也。最難捉摸者。風性善行。風論謂至其變化。乃爲熱病。無常方然者。指風邪無隙不入。留寒邪爲守護。寒亦風之黨也。曰經水適來。更無地以避風矣。乃曰得之七八日。藏過六日是厥陰受病之期。正予風邪假託傷寒之機會。婦人第注意在經水。以爲不適於體者。乃習慣月信之常。醫者亦認爲出八日外至十二日。厥陰病衰。可坐而待也。曰熱除脈遲。除病如是其速。毋亦如太陽病至七日以上自愈者。以行其經盡此耶。曰身涼和。寒氣已先去矣。告肅清矣乎。未也。經非適斷。則來日方長。緣木主疏泄。挾風氣而恣肆。當然熱氣有餘。厥陰病得便血證。無以善其後者多矣。曰胸脇滿。匪特肝脈爲熱血所持。衝任亦爲肝木所壓抑。衝任起於胞中。爲肝所主。肝脈布脇肋。上循腹裏者衝任也。衝任歸併於肝。反爲胸脇所不容。熱邪勢必移胸脇之脈象。聚於膻中。而陷於乳下。變生他病者又有之。師謂按之痛者。指結胸證而言。曰如結胸狀。其膈內拒痛何待言。夫膻中與膈俞一斷其交通。是亦熱入因作結胸之端倪。熱邪必反閉膈俞之門故也。膈俞血之會。膻中氣之會。胞中之源頭在膈俞。胞中之門戶在臍左。而熱邪從入之途。以繞道期門爲捷徑。而以譫語遂從肝臟傳出。肝爲語也。曰此爲熱入血室。上條之熱入不在此例。此其所以謂之無常方也。要其內不得通。外不得泄。覺柴胡證之牽絲。若愈引而愈長。曰當刺期門。隨其實而取之。期門爲肝膜。鍼口向下爲損有餘。血實其瞙未可知。取其實而處者自出。毋庸攻入血海也。合上三條。太陽篇與柴胡湯證互發。可悟仲聖立言之旨矣。

陽明病。下血。譫語者。此爲熱入血室。但頭汗出。當刺期門。隨其實而瀉之。濈然汗出者愈。

陽明篇亦有襍病耶。陽明病能食名中風。是陽明襍病之病名。卽風論謂風氣與陽明入胃也。厥陰病反能食爲除中。是亦厥陰襍病之病名。厥陰爲風木。寫風病無殊寫厥陰病。與傷寒條下特書厥陰中風陽明中風不同論。本條又彙入婦人襍病中。舉婦可以例男。猶乎上文舉婦人中風婦人傷寒以爲例。無非爲風邪寫照。風爲百病之長也。書陽明病。可與厥陰病同日而語矣。不離乎厥陰條下師謂食以素餅不發熱者。知胃氣尚在。必愈數句。胃氣卽男婦有熱之救星。況下血不呈露其熱乎。假令胃氣生熱。中土必化爲灰燼。在厥陰則暴熱來。出而復去除中病。陽明雖熱來而復去。有人無出陽絕病。皆由下血便亡血。勿謂婦人犧牲其血。聊勝於男也。就令風邪不專害其血。若臥時而血不歸於肝。反令胃魂無所措。於語聲有影響。經謂肝爲語也。以肝魂而代達肝語。必載風氣而出。於是乎有譫語。無如其譫語。非能傳出熱邪所在地也。乃頓失其喉舌之靈也。曰此爲熱入血室。何與血路相去若迢遙乎。無怪乎問諸男婦均不自知矣。證據在但頭汗出。頭者精明之府也。熱邪不敢明犯其頭。幸非如見鬼狀者。亦明了在頭。而譫語仍出諸口。可見衝任二脉。桎梏於咽喉。欲還入太衝之地而不得。無殊割斷經絡之海以讓邪。並水穀之海亦有連帶之關係。雖氣血之大原無恙在。惟其奪血。所以但頭汗而身無汗。惟其風邪無出路。故魄汗無出路

○又當跟究其熱入之門○舍卻肝木無導線矣○感而遂通者肝之魂○肝又爲罷極之本○闔肝幕者也○何處是風邪出入之門戶耶○風邪洞開期門之腠理○風邪可以掩入矣○血結期門者有之○曰當刺期門○除其實而瀉之○鍼法與上條同○取字瀉字有分寸○上條取汗於無形○以身涼和故○本證瀉肝纔得汗○曰濈然汗出者愈○濈者和也○和汗卽無奪汗之處○況陽明本富於汗乎○陽明病與小柴胡湯○亦身濈然而汗出解也○彼方可與鍼法交相爲用也

婦人咽中○如有炙臠○半夏厚樸湯主之○

本條註家對之更茫然○大都根據病者苦水條下氣上衝咽○狀如炙肉二語爲證佐○摭拾咽喉塞噎四字作無聊之註脚○形容之曰吐之不出○吞之不下○俗謂之梅核氣病○殆關於七情抑鬱○致痰氣阻塞○以爲祇此數語○題中字字如繪矣○近代亦有倡爲喉核者○試思臠字可作核字讀否○吾欲舉以問羣醫也○炙臠分明是炙肉之互詞○脾則與肉同生死○本原於土生甘○甘生脾○脾生肉○故在味爲甘○在臭爲香○炙臠卽甘香

之屬。一受脾家之變化。炙臠已作過去論。咽中更無分子矣。經謂咽主地氣也。又曰地氣通於嗌。咽非與脾息息相通哉。咽如炙臠。或不得於味而得於氣者庸有之。我不敢知曰。凡炙臠入脾之後。人人必以肉氣還出諸咽也。既非饌中有炙肉。而咽中如炙臠者又何耶。豈非如割脾肉以饗饋咽中耶。中工亦知口之於味也。用以果其腹。無所謂果其咽。膳前而肉氣不加少。膳畢而肉氣不加多者。咽中果有何物在乎。足太陰脉屬脾絡胃。上膈挾咽。連舌本。散舌下。於是口中之涎。爲得味之先。而涵濡五味者非獨涎爲之。乃足太陰爲之。彼倉廩之官。不過守土之神。舉五味之精微。歸化太陰以奉上。而後備嘗舌下之涎如雨澤。何炙臠之有。經謂陰爲味者此也。精食氣者以此。化生精者亦以此。與生俱來之咽中。特形食味之一部分。非有大過人之技能也。雖百年如一日者亦如此。若咽非其舊。是精化爲氣。氣傷於味使之然。吾掩卷久之。始曉然於仲聖爲胎前太陰當養不養彌其憾。其悲婦人之末路也。情見乎詞。曰半夏厚樸湯主之。又非容易了解矣。方旨詳註於後。

半夏厚樸湯方

半夏一升　厚樸三兩　茯苓四兩　生薑五兩　蘇葉二兩

右五味。以水一斗。煑取四升。分溫四服。日三。夜一服。

本方藏卻小半夏加茯苓湯也。爲水停心下而設。載在四飲之末。結束飲家也。而氣上衝咽之苦水病。亦曰狀如炙肉。彼證度亦土不勝水。則脾肉已敗。水又勝火。爲火水未濟。故火上水下。則不炙其脾。而炙其咽。不寫其脾寫其肉。臠字亦一塊肉之稱。脾不成脾可知。譬猶洪水橫流之時代。上無手太陰以爲之覆者。由於下無足太陰以爲之載。一若地道虛懸於碧落。咽與脾之相去不能以寸也。成何天高地迴之宇宙乎。本證亦類似雲水蒼茫之影子。宜本方早有建白矣。乃彼條指出與葶藶丸之無當。則本方之不中與何待言。多厚樸蘇葉二味吏贅瘤矣。然則本證病在上抑病在下耶。本草經稱半夏主咽喉腫痛。又曰下氣。喉主天氣。天氣下則地氣上。上取無殊下取矣。少陰病咽中傷。生瘖。苦酒湯有半夏在。咽中痛。又明言半夏散及湯有半夏在。喉與咽相附。咽亦以喉稱。太陽病氣上衝咽喉曰眩冒。氣上衝咽喉則不得息。上言奔豚病曰從少腹上衝咽喉。厥陰病咽喉不利唾膿血。上言肺痿病咽喉不利則火逆上氣。又如陽毒病咽喉痛者一。陰毒病咽喉痛者亦一。所以兼顧咽喉無分寸者。天氣地氣兩而化。故氣之上下一而神也。參加厚樸果何取。婦人脾土衰而王。患在變化之不前。厚樸主氣血痺。死肌。統血者脾也。婦人留瘀在脾爲多數。下言婦人年五十所。病下利者。大都血痺使之然。形容其咽如炙臠。大非咽中祇有脾在。脾中祇有咽在乎。假令有太陰爲間接。當然手足太陰相直接。焉用厚樸活動其死肌乎。且有生薑五兩以居中。地道於是乎平。本草經稱生薑去臭氣。通神明者。能令清淨土無宿物耳。猶未存精而起亟也。倘有何藥以更新太陰耶。有蘇葉在。得中土之香臭以培其根。故紫蘇之下無糞土。雖細小之葉自成蔭者。以其葉低垂而覆地。被足太陰之化育。所爲自根至葉無一臭也。亦主下氣。本草經稱其殺穀除飲食。卽損脾氣之有餘。又曰辟口臭。通神明。卽補口味之不足。惟其以臭辟臭。而歸於無臭。惟其以神通神。是以生神。太陰固難測。紫蘇尤難測。二兩葉而具有通幽合漠之靈。神農衍興於前。仲聖取材於後。宜乎婦人多數喜食紫蘇者。有感召之理存焉也。

婦人藏燥。悲傷欲哭。象如神靈所作。數欠伸。甘麥大棗湯主之。

書婦人藏燥。五藏皆燥耶。抑一藏獨燥耶。婦藏與男藏。似有分寸也。得毋數欠伸三字。卽寫藏燥之病形耶。腎惡燥也。腎又爲欠爲嚏也。窮必及腎者非耶。師謂中寒家善欠。又曰善嚏。欠嚏顯非指腎燥而言。若欠而且伸。靈樞寫陰陽相引爲數欠。陽引而上。陰引而下。明乎上下之相左也。不得於欠。而以伸出之。大都形容倦乏之詞。曲禮欠伸條下。註謂志倦則欠。體倦則伸。數欠伸度亦病情未衰欲衰之端倪耳。然則燥在肺藏耶。肺本原於西方生燥也。百合病非曲繪肺燥乎哉。則有如有神靈。身形如和二語也。彼證寫百脉於百會穴中。乃肺部之項上病。病在上者取之下。其方下別以泉水煎藥一升者一。又別以泉水煎藥一升者二。已露真詮矣。曰悲傷欲哭。肺在志爲憂也。肝風之狀則善悲。豈非憂傷肺當讀如悲傷肝哉。肺又在聲爲哭。哭不哭不能混視也。師謂邪哭。使人魂魄不安爲血氣少。哭邪與諸邪有異同。靈樞謂之奇邪。走空竅者是。比較自無而之有之客氣。同類而異名也。曷爲與魂魄有關係耶。隨神往來謂之魂。並精而出入者謂之魄。肝存魂。肺存魄。奇邪入臟而不得反其空。魂魄遂並趨於一途。則悲極而哭。肝有肝之悲。肺有肺之哭。肺慘於肝矣。抑亦悲長於哭也。魂魄均無如之何。以無血神以爲導引故也。神魂相失不相得。轉與奇邪合作。假託神聖之幻相。凡此得婦人爲居多者。師言亡陰血虛。已道破胎產婦人之通病。由其肝臟不通於春氣所致。師舉熱入血室證以爲例。曰暮則譫語。如見鬼狀。下文復申言之曰此皆帶下。非有鬼神。可見本條實爲象如神靈所作一語而發。一燥字便惹出無奇不有之疑團也。誠以肝者罷極之本。厥陰又爲闔。婦人恆有木鬱不達。火鬱不發之虞。苟肺臟傳於其所勝。燥金必實塡其風木。是之謂燥勝風。肝臟不燥易爲燥。將木行金令。觸目如臨白刃矣。何以不曰肝臟燥耶。厥陰篇內無燥字。有燥屎之小承氣湯證不同論。惟熱字則不勝書。若以清燥之品行諸肝。陰躁便是除其熱。又脉遲爲寒矣。脫令風性縱橫。匪特肝乘脾也。且肝乘肺也。夫非相勝之道耶。侮反受邪。不如不治躁之爲得。甘麥大棗湯主之。方旨詳註於後。

甘麥大棗湯方

甘草三兩　小麥一升　大棗十枚

右三味。以水六升。煑取三升。分溫三服。亦補脾氣。

存精於肝其穀麥。養肝精是本方真詮。何以舍大麥而取小。不君小麥而君草耶。題珠分明在個躁字也。如鍼對躁字以立方。大麥小麥均不克有其功矣。甘草則味同稼穡。麥又爲五穀之長。此外如黍如稷如稻如豆。其次焉者也。一升麥厚集其精英。非用以饗饋肝家爲已足也。方下云亦補脾氣。句中有眼矣。不曰補肺氣。從何收回其躁金。還諸肝臟耶。脾又喜躁而惡溼。假令陽明之躁本無存在。則太陰無中見。不至溼傷肉不止矣。何以不助用焦苦。而後益用甘味之藥調之耶。焦苦對於臟躁不適用。甘味則以本方爲最當。夫既甘生脾矣。甘亦傷肉也。以酸勝甘可乎。酸又傷筋。傷筋即傷肝也。勢必辛以勝酸而後可。本證卻不足於酸。而辛則有餘。以虛虛實實之法衡之。反無操縱肝肺之餘地。毋庸以酸瀉肝也。辛以生肺亦無取。法惟舉地氣之溼以承天。自能引天氣之燥而降諸地。不特燥氣爲肝臟所不容也。亦非肺部所能私。陽明居中土也。不從標本從中見。脾胃皆倉廩之官者。燥溼合同而化。五味於是乎出也。間接補助溼土之不前。不能直接劑平燥金之太過。溼所以承燥。承乃制故也。此天地之紀若離合。生尅制化之朕兆。觀在間傳與七傳。故覆諸臟者肺。而生萬物者脾。燥金得以從革稱者。以有最輭化之水穀。能左右之也。蓋土爲金母。燥金實從土腹中來。更新燥氣還諸脾。便是還諸肺。三味藥誠一舉而兩得也。去大棗又何若。緩中者甘。定中者棗也。何以不曰補脾陰耶。食入於陰。長氣於陽。有守中之陰在。自有溫中之陽在。肺爲陽中之太陰者以此

○長沙方當於味外求之也○補脾氣豈藥方之餘事哉○

婦人吐涎沫○醫反下之○心下卽痞○當先治其吐涎沫○小靑龍湯主之○涎沫止○乃治痞○瀉心湯主之○

本條看似非爲婦人而發○上文瘦人吐涎沫而顚眩○則主五苓○嘔而腸鳴○心下痞者○行半夏瀉心○卒嘔吐○心下痞而眩悸者○行小半夏加茯苓○其他乾嘔吐逆吐涎沫○則半夏乾薑散爲中與○乾嘔吐涎沫○頭痛者則吳茱萸湯又中與○皆非其證備也○若吐涎沫證具○心下痞證亦具○在本條僅一見而已○師斥醫反下之○而後痞證成○是咎在下○夫非與傷寒太陽篇病發於陰○而反下○因作痞同一病因乎○乃曰卽痞○是痞成於卒○卻不關於傷寒○蓋必有走空竅之奇邪在○被下藥牽之入心下○阻礙手足厥陰上膈循胸之路○衝任又爲肝脈所持○衝任肝所主○任則循腹裏上至咽喉○衝則由氣街上至胸中○若在膈內與奇邪相容與○則血沫立化爲涎沫○中工非不認定其屬寒分也○師謂上焦有寒○其口多涎○涎沫當與五水從其類○惟婦人之涎沫○點滴皆從經水而來

○經謂水入於經○而血乃成○水與血合爲一○其水熱○血與水分爲二○其水寒○婦人經水不利下○往往以吐逆爲報信者○以脫離經血之水○則受氣於上焦之寒○吐出上焦○衝氣撲之而遂吐○必吐盡而月信始悠悠而下者○水血分道而行故疾徐有間也○曰當先治其吐涎沫○弗治行將傾倒其氣化之腑矣○固有之水竭○彼州都之官○能勿呼癸乎○小青龍湯主之○惟有乞靈於神物○禱其從容游泳於水天之中○令水道運尾閭而出○庶取效凡捷於五苓○曰涎沫止○乃治痞○心下還有涎沫纏蔽哉○彼非膈內一洪荒之字也○水去而血未去○奇邪方借痼血爲傀儡○特與婦人爲難也○在婦人不自知其障礙爲何物○第覺心下多一閉拒之門○中奇邪之計而莫奈○一若瀉之不容緩者然○曰瀉心湯主之○宜其愈痞而心氣愈不足矣○不行半夏瀉心者○彼證嘔出中焦○廻腸居下○嘔而腸鳴○則得薑夏而始暢○本證病在上○不涉心下之下也○與吐血衄血異而同○薑夏未免蛇足矣○

小青龍湯方（見上四飲註從省）

瀉心湯方(見上驚悸註從省)

婦人之病。因虛。積冷。結氣。爲諸經水斷絕。至有歷年。血寒積結。胞門寒傷。經絡凝堅。在上。嘔吐涎唾。久成肺癰。形體損分。在中。盤結。繞臍寒疝。或兩脇疼痛。與臟相連。或結熱中。痛在關元。脉數無瘡。肌若魚鱗。時着男子。非止女身。在下。未多。經候不勻。令陰掣痛。少腹惡寒。或引腰脊。下根氣街。氣衝急痛。膝脛疼煩。奄忽眩冒。狀如厥巔。或有憂慘。悲傷多嗔。此皆帶下。非有鬼神。久則羸瘦。脉虛多寒。三十六病。千變萬端。審脉陰陽。虛實緊弦。行其鍼藥。治危得安。其雖同病。脉各異源。子當辨記。勿謂不然。

書婦人之病。傷無陽也。無陽則陰獨。與孀居何異乎。書因虛。跟上亡陰血虛四字。血脉不充何待言。書積冷。積飲故積冷。飲冷傷肺何待言。書結氣。熱入血室曰血必結。無血受邪。以氣受邪。則結在衝氣。曰爲諸經水斷絕。經頭經尾。水血皆罄。謂之不月。至有歷年無血信。寒傷血者意中事。曰血寒積結。不曰寒血積結。過去之血。變爲現在之寒。故胞門祇有寒在。無血在。曰胞門寒傷。非血結胞門之比。經絡之海空如洗矣。曰經絡凝堅。寒能堅物也。凝堅則寒且殭矣。何以病形分上中下三部耶。直行者經。斜行者絡。師謂極寒傷經。極熱傷絡。絡雖存在。而經已不成經矣。斷直行之經爲三橛。形體亦分爲三人。書在上。嘔吐涎唾。脾液腎液相混淆。嘔吐即寒之信也。曰久成肺癰。肺惡寒者也。寒氣生濁。濁沫度亦肺癰之假相。以其變證不從熱在上焦來也。曰形體損分。一部分看似損傷有畔界。而未來之損傷則難料也。在中果何若。曰盤結。廻腸七疊。束大小腸者帶脉有分子。結則有腸癰之慮。曰繞臍寒疝。亦有蓄結癰膿之影子。而寒疝之痛苦尤難忍。曰或兩脇疼痛。足厥陰肝脉上貫膈。布脇肋。肝木盤結。未有鬱而能達者。手厥陰脉又內行太陰少陰之間。曰與臟相連。正如師言臟腑相連。其痛必下。宜乎兩脇亦被寒疝之打擊。曰或結熱中。而胸不結。厥陰明曰寒邪不結胸。再則曰冷結膀胱關元。彼證則小腹滿。按之痛。本證曰痛在關元。痛者寒氣多也。熱中仍是寒中之反觀。證據在脉數無瘡。有熱脉無熱瘡。是又不能以數則爲熱釋脉象。當以師言數則爲虛爲註脚。是不生熱瘡之所以然。曰肌若魚鱗。又僅得腸內癰之片面。證曰其身甲錯。魚鱗亦甲錯之浮薄者。旣非腹皮急。按之濡。雖同是脉數。卻與腸內癰無涉。曰時着男子。是又一女翻爲二。女伴男者半。男伴女者半。非夢交也。更非苟合也。其或有私焉者。是失身之婦人。遑曰女身無恙在哉。曰非止女身。雖婦人而原來之女身猶可白。非止女身卻難白也。若執在下之末誣婦人。末多亦疑團之一也。尾經水之後謂之末。汁沫無非血液之餘。若斷經而末流反多。類皆紅潮行盡之報信。問諸婦人。惟有委咎於經候不勻斯已耳。曰令陰掣痛。有寒故痛也。可知經寒末未寒。下文婦人經水閉。曰中有乾血。下白物者無痛字。第曰臟堅癖不止。非寫乾血入堅癖之中乎。曰少腹惡寒。與上少腹如扇。子臟開之惡寒。同一例看耳。曰或引腰脊。下根氣街。腰脊有足太陽之脉在。太陽攔入氣街。顯非根起於至陰而結於命門。是與陽明少陽爭脉道也。陽明直脉挾臍入氣街中

○其支脈又循腹裏下氣街。難經則曰三焦之府在氣街也。三氣盤結。則三陽失所依據。遂流離於衾枕之間。幻作隨形之影。此等現象。不解其何時印入婦人心目中也。曰氣衝急痛。三陽急爲瘕。瘕之爲言假也。假定女身爲傀儡。度亦奇邪之惡作劇使之然。宜其突有男子之附近其旁也。曰膝脛疼煩。陰陽易病非膝脛拘攣乎哉。不爲拘攣爲疼煩○陽急陰亦急。三陰急爲疝也。此婦人本有寒疝瘕者。毋乃類是。曰奄忽眩冒。狀如厥巔。產後鬱冒則孤陽上出而厥在下。本證類似鬱冒則孤陰下行而極於上。彼證少陽火鬱。本證厥陰風動。致有別也。曰或有憂慘。悲傷多嗔。與上婦人悲傷欲哭相髣髴。彼屬臟燥。此屬臟寒。寒熱既難於提摸。師一言以蔽之曰。此皆帶下。非有鬼神。橫腰而當中者帶脈也。帶不親上而親下。則四屬五臟無所御。其精神離散○魂魄妄行。亦意中事。師言象如神靈所作者。非真有鬼神之謂。無神而爲有神。則近巫也。曰久則羸瘦。食入於陰。卻非長氣於陽。飲食不爲肌膚。安得不羸瘦乎。曰脈虛多寒。在體之脈。本原於在天之熱也。有血以充脈。溫存斯熱存。寒傷血則全體皆寒。就令寒多而熱少。亦虛有其熱耳。推之三十六病。婦人能持久者。賴有四時五行之脈爲聯貫。卽千變萬端。不失爲平人之脈。脈合陰陽也。審脈陰陽。決死生者在乎審。虛實緊弦。是行鍼藥之手眼。曰治危得安。失治恐補救無及矣。末四句教人細辨異中之同。同中之異。寄語中工。不辨無從記憶也。辨而後記。散不負仲聖之叮嚀也。

問曰。婦人年五十所。病下利。數十日不止。暮卽發熱。少腹裏急。腹滿。手掌煩熱。唇口乾燥。何也。師曰。此病屬帶下。何以故。曾經半產。瘀血在少腹不去。何以知之。其證唇口乾燥。故知之。當以溫經湯主之。

問婦人年五十所。追言其斷經之後。有病亦無從責諸經血也。撇開上條種種斷經病。而溫經二字不及提。條下寒字則五見。冷字熱字各一見而已。且曰脈虛多寒。虛字又三見。何以溫經湯尚未適用耶。本證有熱字無寒字。又一再曰唇口乾燥也。胡爲溫經湯反不宜於彼。卻宜於此耶。得毋無一定之證。便無一定之方耶。師曰其雖同病。脉各異源。分明教人不得於病。則尋源於脉矣。脉合陰陽。而有虛實緊弦之變端。吾爲之進一解曰。診婦人病非但據一經一證爲已足。其未至年五十所也。經絡凝堅有微甚。形體損分亦有微甚。胞門與前陰少腹有關係。氣街與腰脊膝脛有關係。苟非問之審而辨之明。則掛漏者多矣。假令證證悉具。詎獨一溫經湯可以承其乏乎。未病已病現在病。師言子當辨記者以此。本條則前此諸恙已過去。不能作病家論矣。曰病下利。多病字。言其臟無他病也。亦卒病之一者也。曰數十日不止。言其祗此一證無了期也。曰暮卽發熱。而不惡寒。言其昏暮猶有陽氣與夜氣爭熱。陽進病當退也。曰少腹裏急。不曰腹中急痛。太陰主腹也。不痛則不實。況腹滿乎。師謂病人腹滿。按之不痛者爲虛。痛者爲實。又謂腹滿時減。復如故。此爲寒。本證寒而非實可概見。曰手掌煩熱。而足心不熱。得毋熱在陽經。寒在陰經耶。非也。絡熱假道經寒尋去路。宜其病下利而足經自若也。曰唇口乾燥。脾胃大小腸三焦膀胱名曰器。皆有變化糟粕之技能。其華在唇四白。乾燥連於口。責諸脾液之不前可矣。師答以此病屬帶下。帶脈在陽絡陰絡之分界處。下利勢必墜下其帶。下利而不下重者。穀道與陽絡若離合。則脈不沈弦。何下重之有。設爲問曰何以故。中工宜三復極寒傷經。極熱傷絡二語矣。曰曾經半產。瘀血在少腹不去。從此經絡之海。顯分其涇渭。如川之流者其經。沈而在下則極寒。如惡露者其絡。遲而不行則極熱。曰何以知之。曰其形上則熱。形下則寒。下利必帶濁陰而出。寒氣生濁也。乃極寒傷經之明徵。乾燥則帶淸陽而出。熱氣生淸也。是熱極傷絡之明徵。何以不淸絡耶。曰當以溫經湯主之。師非置絡熱於不顧也。師知治年五十所之婦人。非以淸絡爲主劑。如君淸絡而佐以溫經。對於上條不適用。不如行溫經藥。而淸絡在其中。庶雙方可以兼顧也。方旨詳註於後。

溫經湯方

吳茱萸三両　當歸　芎藭　芍藥　人參　桂枝　阿膠

丹皮　生薑　甘草各二兩　半夏半升　麥冬一升

右十二味。以水一斗。煑取三升。分溫三服。亦主婦人少腹寒。久不受胎。兼治崩中去血。或月水來過多。及至期不來。

本方非徒溫經也。且溫絡也。經寒固宜溫。絡熱亦宜溫。溫絡不傷經。奚至極經寒。溫經不傷絡。奚至極絡熱。湯成曰分溫三服。不曰分冷服。則三升藥皆溫矣。寒溫非冰與炭之比。溫之爲言和也。以絡和經。是溫經者絡。寒者熱之。以經和絡。是溫絡者經。此皆逆治。其道正。經謂氣溫氣熱。治以溫熱。氣寒氣涼。治以寒涼。謂之從治。其道反。行溫熱藥有寒經在。正好治絡熱。行寒涼藥有熱絡在。正好治經寒。是反治仍不離乎正治也。溫經湯讀如溫絡湯又何嘗不可。本草經十二味藥中。茱萸芎藭桂枝氣味辛溫耳。生薑辛矣而微溫。當歸溫焉而味苦。半夏辛平亦非溫也。阿膠麥冬甘草。同是甘平無毒。人參則味甘而微寒。用以支配芍藥之苦平。丹皮之辛寒。更非溫熱品也。大抵人參得生薑。則寒溫以適。得膠麥甘草領之入十二經中。而及於十五絡。氣血自劑於平。初二服則經絡二而一。三服則經絡一而二。有茱萸芎桂以主經寒。令絡熱得以受氣。有芍藥丹皮以主絡熱。令經寒得以受氣。合十二味無非以更新經絡爲方旨。用以保障年五十所以後之受氣。合十二味無非以更新經絡爲方旨。用以保障年五十所以後之婦人。兩條握帶下二字。結束婦人未病與已病。覺百年之壽命。仍寄託於天癸已絕之衝任。誠以經絡之海。有兩死無兩生。不繫乎月信之延長也。方下云主婦人少腹寒。久不受胎。未又曰月水來過多。乃至期不來。取效看似騎牆。不知長沙方萬舉萬當。在亟於求嗣者。徒以男女操縱其情慾。孰意元牝實左右其胞胎。易謂震一索而得男。可悟陽施陰受之神速矣。假令胞門子戶有經而無緯。衝任必廢而不用。彼大有造於婦人妊娠者。衝任二脉。有不可思議之功德在也。帶脉其守焉者耳。

帶下。經水不利。少腹滿痛。經一月再見者。土瓜根散主之。

同是帶下。胡不剪裁葛根湯以配方耶。上條溫經湯中七味葛根湯有其四。桂芍薑草是也。而麻葛不與焉。此外以何物鍼對帶脉耶。帶有帶亦有根也。葛根之帶易爲藤。其根則入土最深。得土味最厚。本草經稱其以起陰氣見長。陰者存精而起亟。師取其根氣上貫於葛藤之末。直接衞外之陽。手足太陰之紐合繫於背。故主項背强几几者。非葛根莫屬。以其大有造於反折太陽也。與帶脉有何關係乎。妙有土瓜根爲長沙所物色。奚止續長帶脉已哉。帶下非地氣不能提之上。土瓜受氣於土。而根起於地下之陰。互根於地下之陽。禮月令孟夏之月王瓜生。即土瓜也。其先生一根者。具有一陰一陽之義蘊在其中。所爲生是使獨而非獨。比諸葛根無多讓也。獨是仲師未嘗劃定帶下之盡頭。或旣下不復下者有之。或一下而下至再三者有之。假令如瘧疾之一日下一節。將奈何。彼證邪氣客於風府。循膂而下。本證經水爲帶脉所推遷。曰經水不利。制止經水帶爲之。匪特胞門不利也。封鎖胞門。則吃虧在少腹。曰少腹滿痛。師謂病人腹滿。按之痛者爲實。瘀血在少腹不去何待言。主溫經湯無俟再計決矣。曰經一月再見者。豈非帶脉從下而親上耶。非也。帶落下之下。過於少腹。而跨在曲骨之端。反便宜於經水。不曰一月再來者。來而未盡。僅再見焉矣。粵俗婦人。喜食藕莖。認定其補養力在藕斷而絲連。不知藕氣直達而不回。帶下者得之。斷經尤速。本草經並未稱其補血。亦未言其敗血。此不過佐膳之家常物。與藥物不同論。特舉出以驗諸身嘗者。或有土宜之關係未可知也。然則土瓜根不更鞭長莫及乎。王瓜載土氣以奉上。師以散行之。其輭化之力。勝於藕莖遠矣。土瓜根散主之。方旨詳註於後。

土瓜根散方

土瓜根　芍藥　桂枝　䗪蟲各三分

右四味。杵爲散。酒服方寸匕。日三服。

本方入腹。將提舉地氣以升上矣乎。未也。中土之下。必受氣於坎泉。地氣上者屬於腎也。假令但食土瓜以果其腹。未嘗不可以開清道。而濁陰之重墜卻如故。豈徒壓抑衝任二脉已哉。橫斷少陰脉者。無非帶脉下趨爲之梗。既經一月再見矣。而少腹滿痛無稍減者。正經水始終不利之報信。亦從此手少陰之脉不下行。足少陰脉不能上貫肝膈入肺中。祇得一月一還其月信。太息婦人之遲暮。再見亦成泡影也。夫任脉起於中極之下。以上毛際。衝脉起於氣街。並少陰之經。挾臍上行。中極之下。貼近陰器之頭。亦與少陰若離合。且太衝之地。名曰少陰。衝任皆起於胞中者。非附屬少陰而何。宜其桎梏於帶脉之下。少陰脉曳之而不起也。本方非維繫足少陰。連帶衝任受其賜。似宜一味土瓜根爲已足。佐以桂芍果何取耶。心爲陽中之太陽。通於夏氣。而互根於腎。得芍藥以榮之。心腎交通。而後可以盡土瓜根之長。芍藥又主腹痛。陰血痺也。䗪蟲非破瘀耶。續絕傷者䗪蟲也。爲經水不利善其後。諸藥無非爲庇蔭婦人而設。杵散酒服。無殊以春夏氣加惠於婦人。經謂精不足者補之以味。形不足者補之以氣。蓋指調劑藥物而言。非以穀肉果菜爲未足。必襍以珍饈之品。資養料纔不缺於供也。夫以亡陰血虛之婦人。而不儉其腹。幾何不爲饕餮之邪所累乎。

寸口脉弦而大。弦則爲減。大則爲芤。減則爲寒。芤則爲虛。寒虛相搏

○此名曰革。婦人則半產漏下。旋覆花湯主之。
本條上文見之熟。脉法且一見。虛勞吐血肝着條下共三見。間或删易一二字者。行文示區别耳。本證條末不獨删失精二字。並删去男子亡血失精一語。見得文面純爲婦人立證立方。與男子縱有暗合。而不從同也。何居乎錢氏註以錯簡目之耶。彼認定半產漏下。爲氣以下陷。何以氣陷而革脉無變遷耶。既半產漏下。上文有膠艾湯在。否則曾經半產。又有溫經湯在。仲師胡計不出此耶。可悟半產漏下是帶講。責在其脉之不移。寒虛二字亦帶講。風爲百病之長。爲寒爲熱亦其常。曰虛不曰熱者。乃奇邪因風氣而倏變。脉法則曰虛寒。不曰寒虛。明乎奇邪宜活看耳。師重提及之者。欲中工以肝着病爲張本。比例革脉以悟真銓。則旋覆花湯自躍然於紙上。故雖本證與彼證異。而治法卻異而同。則三味藥又宜活看矣。然則革字卽着字之註脚耶。革者板皮之稱也。婦人得老陽之脉。正如枯木倒懸崖。其久不沾雨露之恩也。采薪者行且惜之。仲師寧袖手乎。春胃微弦者平脉之頭也。陽始生曰少陽。春爲陽中之少陽。通於春氣。而印象於脈。用能生氣遠出者。乃脈中少火之洋溢使之然。若無穉陽爲貫徹。直是一股清冷之氣。充入其脈。舉春弦以例秋毛。弦且爲減。毛脈更不成問題可知。是之謂不毛之老皮膚。與革脈之皮膚渾相若。此等衰弱之婦人。從何享受蒼天好生之德乎。粗工方稱其陰極成陽。屬壽徵之脈也。脫非乞靈於上池甘露。其脈尙堪久持乎。天生覆花以旋稱。能普及諸臟於無窮。七八月開花如金錢菊。本草經註稱其承葉上露水。滴地卽生。亦以金沸草得名。艷羨其浥注秋露作霖雨。故有涵濡百脈之良也。此亦婦人保障其壽命。長沙方所爲有不可思議功德在也。十四莖葱作何用。九五之數合乎天。病在下者取之上。通脈猶其餘事也。少許新絳。毋亦避其分道而行耶。非也。新絳著水便赤。具有血色之華。且絳爲草本。少許作湯服。則脈道之色如纁染。其去瘀生新之效力何待言。然必三味合作者。澤之者覆花。生之者葱莖。和而柔者新絳也。豈徒爲半產漏下彌其憾哉。更化婦人於未病之先也。旋覆花湯主之。舍此則婦人之革脈

○必有近憂矣○

旋覆花湯方

旋覆花三兩　　葱十四莖　　新絳少許

右三味○以水三升○煮取一升○頓服之○(方見上註從省)

婦人陷經○漏下黑○不解○膠薑湯主之○

書婦人陷經○不曰經陷○經陷婦不陷○婦人尙克有其經也○婦陷就令經未陷○婦人已淹沒於經絡之海○一若不知其何往○彼豈眞沈溺而無底止哉○仲師虛寫其衰落之病形○如見其人淪於陷阱之中○雖無形之坑坎○而有滅頂之凶○惟欲援之以手之仲聖○則以凄滄之狀態爲可憫○婦人尤不自覺也○註家動以經陷爲見慣○以爲俗稱血山崩者類然○極言其去血之多爲殺血○市上人參養榮湯之屬○恒見好於富貴之門○試觀上條溫經湯方下○曷嘗無崩中去血○或月水來過多二語○非指經陷而何○既有溫經湯在○則本條非複衍○則騎牆矣○吾謂漏下黑三字○不特前路胎產條下未之見○內難經中亦未言及○黑色非指瘀色而言也

○上文下瘀血湯方下曰新血下如豚肝○寫瘀字入血字耳○非寫黑字入赤字也○黑爲水色○不曰漏黑水○水且不見○沒收赤血何待言○何以曰不解耶○一色能分二色○謂之解○如欲其水色還水色○血色還血色也○無如二色混淆○血固無可赤○水亦無可黑也○烏乎解○得無有乾血耶○婦人經水閉不利○則證據在下白物○無所謂下黑物也○抑或額上黑耶○非水病之女勞癉○證據又大便必黑○無所謂之前陰下黑也○經之謂言常也○必血色通紅○間有似黑非黑之瘀如豆粒○或兼紅条寸許○其餘汁沫○則水血交融○是謂經水○卽月水也○就令去血過多無所害○若月水逆流於帶脉之上○越過胞門○是腰以下悉爲天癸成浸淫○紅潮遂立變爲青水○是濁濊無涇渭○水入於經而成血者其常○血浮於經而化水者其變○證據又在漏下黑○師一口道破其陷經○非實指其在水中央也○形容其立足之地無津涯○卻與五水證中之血分病同而異○故立方總非羣醫所夢見○吾得而斷之曰○驢皮血色之最黑者○干薑亦宜炮令黑○以黑易黑○更新赤血繫乎此○是謂從治○假者反之之義

也。方旨尤責在火不勝水。二物偏於黑。並更新陰中之陽。水火互根者亦繫乎此。特書闕有間。補遺未暇。倘以方未見而恝然置之。旣不守其法。復不師其意。恐爲上工所不取也。

婦人少腹滿。如敦狀。小便微難而不渴。生後者。此爲水與血俱結在血室也。大黃甘遂湯主之。

本條與上條互發。婦人陷經云者。乃陷落經之水。非陷落經之血也。血已化水。未易復還其爲血。直是毫無變化之經水焉已。言經不言水者。以其發源於太衝之地。未流溢於血海之外。故退化者其血。而漸漲者其水。則同是經水也。無血可指。經水亦失其本相。謂之陷水反不明瞭。故渾言之曰陷經也。宜乎婦人誤會漏下黑物爲月水已來。沈溺其下身而不知。問其少腹有無消息。血固不結。水亦不結也。婦人惟有安之若素而已。本證則有少腹滿爲報信。婦人雖愚。不肯以身殉矣。無如其駭人如敦狀。中工遑敢以腹裏無物慰之乎。徵諸小便微難而不渴。小便不利爲無血。旣利何至難。難而曰微。看似水道畧爲深遠也。假令冷結膀胱關元。當然小腹滿。非滿在少腹也。且按之痛。不痛則氣化無激刺。小渴則水液未告罄。決瀆之令亦必行。所吃虧者。何物孰狀。始終與婦人爲難耳。曰生後者。必血爲政。非水爲政。以彼行所無事之婦人。與子戶無關係。卻與胞門有關係。曰此爲水與血俱結在血室也。此語師不啻以臨牀之手眼。代行解剖學矣。血室即血海之稱。胞爲血之室。膀胱亦稱胞之室者。膀胱之裏面即胞中。相連屬之稱也。何以舉及其水耶。有血便有水。水入於經。而血乃成。經絡以海稱者。水到渠成之例也。血成而水不加少。一水一血兩而化也。何以水血俱結耶。正惟生後則產門旋開而旋闔。水血一齊收束。則水與血如珠顆相逐。又二而一。何以不結在胞門而結在血室耶。此又便宜其少腹。不曰少腹滿痛。可知孰狀非結狀矣。即不滿痛。如或瘀血在少腹不去。何以不曰唇口乾躁乎。又可知血室之中。反覺其從容。有水有血無痛苦。上文婦人熱入血室條下。種種無痛字者此也。則立方不能攻伐孰狀矣。藥力直繞道入太衝之地足矣。其所以廹而爲滿者。大都衝任二脉欲還入胞中。反爲水與血所不容。故發現敦狀之假相耳。大黄甘遂湯主之。舍前部不治治後部。師愛惜生後之婦人何若乎。方旨詳註於後。

大黄甘遂湯方

大黄四兩　甘遂　阿膠各二兩

右三味。以水三升。煑取一升。頓服。其血當下。

本方分明君阿膠。何以但提大黄甘遂。反令阿膠不克與有其功耶。在後納阿膠條下。烊消盡者多矣。後納欲其先行也。何以特奚落之。不讓其首途耶。驢馬屬也。驢鳴協漏刻。行必計時。日中及五更初。其程途也。大黄甘遂。能步後塵哉。假令三味藥分道而行。血室非同胃家之當衝也。婦人熱入血室證。師謂無犯胃氣。及上二焦云者。防湯藥入腹。則受氣於胃。胃脘之陽。不可以吐傷之。胃中之汁。不可以汗傷之。上焦又出胃上口。中焦並胃中。其接近處有密切之關係。犯之非所論於過峻藥劑也。況大黄甘遂尤峻乎。師若曰。本證若無識途之馬在。藥力必集矢於陽明。中土爲萬物所歸故也。惟阿膠則繞折少陰之外經。馴至太衝之地。纔辭任重之勞。其未達病所也。寧受藥力之鞭緊而不計。是阿膠不啻爲大黃甘遂之服役。師不欲盡顯其長者。特顯其能竟大黃甘遂之功也。雖然。大黃治血分。甘遂治水分。則中的矣。何以治水不見水。治血獨見血耶。方下云頓服其血當下。不曰其水當下。然則阿膠又能制止其水耶。諸血皆屬於心。腎又聚水而生病。積水可從前部去。積血宜從後部去。師舉血以例水。小便卽驗血之符。小便自利血證諦也。顧全其水。無殊顧全其血也。

婦人經水。不利下。抵當湯主之。

本證胡不曰經水不利耶。下條明曰經水閉不利。不利便是不得下矣。是之謂月信失其常。如曰月信以時下。得下則得利不利無問題。况非閉不利乎。乃曰不利下。語氣謂不利於下。非不利於利也。旣下如未下。猶乎得利復不利。雖得下無當也。然則經血不利下耶。六經爲川也。血去則順流而下。血旣得下。未有六經能生阻力者。血不利而責諸經。將經不利而責之血。上文溫經湯又似中與而不盡中與也。胡不曰經水不利耶。上文下瘀血丸證曰亦主經水不利者一。土瓜根散證亦曰經水不利者一。經血想亦經水之互詞耳。多贅一下字何消說耶。上兩條不能作本條之註脚也。通經婦人月水爲經水者。因經血中有水在。水無有不下。下血不下水。纔是血證諦。亦水證諦也。下血而利。則水有分子。下血而不利。非盡水有分子也。經水正欲利其血。無如利之而不下。致令經水不特無功而有過。假如中工曰。與其無血可下。不如下水。彼以經水即經血之代價也。是之謂經水利下。而血無分子。又何說以處師言經水不利耶。下瘀血湯方下。不過頓服一丸耳。曰新血下如豚肝。何嘗曰稽水下如漏脬乎。可悟不得於水。當求諸血。不得於血。當求諸瘀。彼證有瘀血着臍下。本證有瘀血在經中。夫何疑義。然使血在瘀之上。水在瘀之下。水行則血行。瘀亦行。經氣猶活潑潑也。何不利之有。無如水在中。而水之面則血沉於瘀。水之底則瘀沉於血。底面爲瘀血所持。或利或下無孔道。故渾言之曰經水不利下。不曰經水下不利也。然必求其有水質以實之。青水即紅潮之變相也。恐婦人有陷經之虞矣。必經水融入經血之中爲後盾。以血去瘀。不以水去瘀。留經水於未盡。養婦人之血者繫乎斯。苟瘀未盡而水先竭。從何涵育化生之宇乎。抵當湯主之。治法又與傷寒同而異。長沙方可謂泛應不窮矣。方旨詳註於後。

抵當湯方

水蛭(熬)　虻蟲各三十(熬)　桃仁三十　大黃三兩(酒浸)

右四味。爲末。水五升。煑取三升。去滓。溫服一升。

本條何以無小便自利四字耶。血證諦是本方之題珠。仲師原爲太陽隨經。瘀熱在裏立方也。彼條曰下血乃愈。不曰下瘀乃愈。非徒以見瘀不見血爲有效。大便色黑。仍非瘀血出路之明徵。陽明篇本有久瘀血條下。則黑屎證具。且以本方尾其後可見也。蓋抵當云者。新血纔是抵當舊血之物。反是則無血。下藥徒傷胃氣。師寧犧牲其血。以顧全其氣者。職此之由。然必以小便之利不利爲報信。提撕之曰。小便不利爲無血。則本方之真詮畢露矣。且小腹中乃太陽所在地。玩當鞕滿三字。正賴經血爲太陽之保障。刺激小腹。便刺激太陽故也。本證胡不曰行下瘀血湯耶。彼證臍下之瘀。不知從何道出。故脫離腹中之新血耳。正好用䗪蟲以接續其血。血從後部去者。因有枳實芍藥散爲之前。故下出後部尤捷徑也。何以本湯不言下耶。利前部又以本條爲創見。水蛭聚血底之瘀。䗪蟲聚血面之瘀。而聽命於桃仁大黃。本草經稱二藥均主瘀血。非敗血也。有經血爲後盾。以盡抵當之長。於是不利轉爲下。不下後部下前部。經水始克與有其功也。何以陽明篇有蓄血條下。抵當證具者一。曰宜抵當湯下之。有瘀血條下。抵當湯證具者又一。曰宜抵當湯。曾不顧及小便耶。彼兩條一則大便反易。一則下不止。消息全不在小便也。長沙因勢利導以立方。覺四味藥頭頭是道。在太陽則剉如麻豆。或化湯爲丸。由前過後取其緩。本條則以末行之。取散而不聚之義。亦不欲其流散之義。明乎聖手製藥有異同也。

婦人經水閉。不利。臟堅癖不止。中有乾血。下白物。礬石丸主之。

書婦人經水閉。謂水閉其血也可。謂血閉其水也亦可。經水卽經血之通稱。上言婦人經水適來。經水適斷。又兩言經水不利。卽其例也。獨上條經水不利下。水字血字纔分看耳。本證旣經水閉矣。不利二字何消說耶。得毋同是不利下耶。上條不利則無可下。本證不利仍有下。下字利字有分寸也。其所下者何物。不能抵償其所不利者何物。是應利而不利之物日見其少。不應下而下之物日見其多。是閉者不復開。開者同是閉也。曰臟堅癖不止。由胞門而及血室。可以一臟字深言之。其胞門之水則已冰。其太衝之地則成形。故曰堅癖。方書謂癖疾內有血孔通貫。外有血筋盤固。甚則如龜如蛇。要皆自無而之有之血積。異在其筋透過背脊。與臍相對。有動脈處爲癖疾之根。此縮小衝任二脈之怪現象。始則沒收其水。繼則沒收其血。宜其寂然不動之中。有反動之脈在。非動而不休也。不止云者。一若頻頻作動無止境。師謂結寒微動者此也。曰中有乾血。非血能乾水也。水能乾血。與水血俱結證同類而異名。結則經水猶存在。閉則水與血將自有而之無。白物遂自無而之有。曰下白物。下過去之水與血。乾流汁沫者是。不能有續得紅潮之望也。祇可謂之經水還有不絕如絲之報信。倘並白物而胥無。在年將五十之婦人則可。否則斷經太早矣。又或白物多於平人。亦作過猶不及論。非壽徵者也。有礬石丸在。治法出乎湯藥之外。而大有造於婦人。撇開上條抵當湯之猛劑。而以柔和之手腕。翻新而出。在婦人等覺其純爲白物製方也。孰意其暗與經絡之海息息相通乎。方旨詳註於後。

礬石丸方

礬石三分(燒)　杏仁一分

右二味。末之。煉蜜丸棗核大。內藏中。劇者再內之。

礬石非卻水也。酸收血分之水歸於肝。用能柔以養筋者。以礬石爲最良。上文師立硝石礬石散主女勞癉。已明言非水病矣。得小便正黃。大便正黑。去黃與黑耳。非指水也。他如礬石湯主腳氣衝心。乃從歷節風生出。非主水氣也。五水門無腳氣二字。亦無行礬石之例。候氏黑散方內則有礬。謂礬石兼主大風則可。若以卻水二字泥看之。非礬石之知己也。吾嘗謂奇經之血有礬質。往往月水將來。心中醉如酌苦酒。乃衝脉至胸未散使之然。婦人亦不解其沈浸爲何物也。師以礬石打通其消息。對於白物爲順取法。對於赤血爲逆取法。燒之而後末之者。欲其炎上耳。不慮其乾枯耶。正惟礬石與經水若離合。卻與經血則交融。煉蜜丸而內入白物臟中。還與溫粉相若。且有杏仁在肺喉之下。以接受天氣之降。經水之大原出於天也。肺又積水一部分。其通調水道而下輸膀胱也。則洋溢其氣化。得小便利則肅清其白物。其替代酸鹹之味以生榮血也。則水入於經。而血乃成。看似經絡之海若蒼茫。而潛移默化之機。準諸天癸如指掌。蓋肝臟筋膜之氣。得一棗核大之丸。入臟則筋膜皆通。無殊散精於肝。淫精於筋。髣髴奇經中另有一條路線者然。二味藥足匡溫經湯之不逮。彼方主婦人月水至期不來也。特以之治白物則有所遺。脫令彼方與本丸相並進。則婦人十二瘕病。雖有十二種白帶之名。毋庸千金多出搔癢不着之方矣。

婦人六十二種風。腹中血氣刺痛。紅藍花酒主之。

書婦人六十二種風。與內經風爲百病之長同其旨。結上產後中風。及風續續之婦人。尤在涇陳脩園均以未詳二字了卻之。以其無從數出六十二種風來也。吾謂四時五行之風有其九。三陰三陽受之。則九數分爲六。六九已有五十四風矣。加以四正四隅之風爲八方之風。合計非六十二種風乎。無非由三十六病推類以盡其餘。師謂陽病十八。陰病十八。則舉七十二氣。合計五臟各有十八。爲九十病人。亦卽上言三十六病十變萬端之互詞也。曰腹中血氣刺痛。明乎血氣不能戰勝其風也。腹不同。其血氣之紊亂則異而同。風氣之變有休作。師獨取一味藥爲應敵之師。握一止字以授機宜。非必網盡諸邪也。止截風邪之入路。卽開放風邪之出路。方下云未止再服。治風之真詮在此矣。經謂知其要者一言而終。不知其要者流散無窮。風性善行者也。止而不行。則不擊自退亦其常。然使風邪不退出於皮膚之間。內焉不得通。外然不得洩。不慮其傳於其所勝耶。卽師言見肝之病。知肝傳脾者有之。治肝補脾之要妙。師立治法無治方者。不離乎四季脾王不受邪。即勿補之二語。蓋火生土而土生金。就令金氣不行。風木無所用其肆。經謂之間傳則生者以此。肝臟畏於其所不勝故也。舉一臟以爲例。推之五臟皆然者。端賴血氣爲後盾。曰腹中血氣刺痛。但見一證便是弱點。不在乎證證悉具也。若一眼看破其風從何方來。當從何方去。非上工不足以語此。惟有立普及婦人之法。勿謂種種風無可收拾也。風邪乃腹中本無之枝葉。血氣是腹中固有之根本。紅藍花酒主之。擴充血氣足矣。方旨詳註於後。

紅藍花酒方

紅藍花一兩

右一味。酒一大升。煎減半。頓服一半。未止再服。

紅藍非二色也。二色相映如一色。古今注中國人謂燕支曰紅藍。髣髴一枝紅杏染柳汁者然。愈顯出其淺淡之紅。此乃收春氣以入皮裏。紅藍二字。正爲燕支寫生也。非必實有其藍。藍近於靑。覺靑色尤或過之。亦愈顯出其隱約可辨之藍。粤肆止有紅花出售。而不以藍稱。未物色其生而佳麗者也。以彼花枝以下。莖葉皆白如經霜。觸手則多毛刺。足徵其下體可以傲風邪。花朵則隆冬不凋。其不甘爲花信風也必矣。勿疑其華而不實也。肺爲陽中之太陰。通於秋氣。其花不以白勝。而以紅勝者。乃其特性。良由以太陰之質。受秋陽之變化。宜其爛漫而形上也。望之若湖光之漾落霞。其色相居然入畫也。且高出於肺金之上。是謂臟真高於肺。以行營衛陰陽。經血卽營衛之羨餘。脉氣所以流經者血爲之。雖謂血神爲臟真設色。大可傳奇矣。彼牡丹亦有一捻紅之名。得貴妃手澤。印入花瓣中。來歲尙發現燕支之痕爲韻事。可見感召之微。有不可思議者在也。酒一大升煎又何取。禮謂酒爲百藥長。用以擴充藥力。卽洗新榮血。靈樞謂飲酒先行皮膚。領風氣以出毫毛。無二致也。吾族花塢內。有紅藍樹十數株。采其夾葉入角黍中心。米熟則紅如新絳。特葉多花少。若收之入藥。配以斗酒隻鷄爲婦人壽。主治露風去血。未始無功。然比較本湯。則微嫌奪朱耳。

婦人腹中諸疾痛。當歸芍藥散主之。

書婦人腹中諸疾痛。上言懷孕則曰腹中㽲痛。同是主當歸芍藥散。疾訓急。㽲亦訓急耶。下條小建中證在傷寒明曰法當腹中急痛矣。爲避本證個疾字。急字特從言外見得。可知疾也急也。其義雖同。字意仍有異。况疾與㽲之分哉。何以㽲痛無諸字。本證多一諸字耶。痛無定在。無可捉摸謂之諸。一痛未罷。一痛又起。如風箭疾馳。故曰諸又曰疾。與急則相類。與紐痛適相反。彼證師特書婦人懷孕。除卻婦腹之中心點。餘處無聚痛故也。然則彼是孕痛耶。非也。假令腹中有太陰爲主持。當然作妊娠之保障。果能以養胎之事權屬太陰。懷身七月亦如常。陰者中之守也。水與血但環繞於中土之兩旁。其不犯胃氣及上二焦可想。何結痛之有。若沒收其胎於脾土之內。是脾家不當養而養。太陰反退處於無權。則不患腹中無餘地也。紐痛云者。水與血滚作一團。左紐右而右紐左。徐徐而痛。不疾之痛者也。何以婦人無孕則疾痛耶。從上經水不利下。反面生出。水不緩行。超過其血。寒壓其熱。故不爲

寒痛爲熱痛。畢竟痛者寒氣多也。疾痛可以反證其有寒。是又水與血
非俱結於血室使之然。大黃甘遂湯不中與。彼湯下血不下水。爲初生
之後立方。本證當去血兼去水。與治紐痛有異同。懷孕則留一水一血
爲送胎用。本證血水無所用。當歸芍藥散主之。一方翻作兩。非徒因
水與血爲轉移。且因婦腹爲轉移。六味藥亦毋庸與礬石丸相輔而行。
彼證祇有堅癖無疾痛。本證祇有疾痛無堅癖也。惟紅藍花酒差可偶一
嘗試。蓋爲個諸字討消息。六十二種風。未必獨便宜於本證也。

當歸芍藥散　（方見上註從省）

婦人腹中痛。小建中湯主之。

本條爲上文柴胡證補腦也。緣產後鬱冒一再曰嘔不能食。大便反堅。
見得產婦非一證所能盡。亦非柴胡湯之力能兼顧。對於中氣。不無遺
憾也。惟小建中湯與柴胡最相得。傷寒法當腹中急痛條下曰先與小建
中湯。不差者與小柴。其明徵也。鬱冒何以不見小建中與柴胡相後先
耶。產後無行桂枝湯之例。防鬱冒不能得大汗出也。陽旦湯則有增桂

令汗出一語。彼方尙屬可行。竹葉湯內桂枝去芍藥加附子。變通桂枝原方亦可行。若倍芍藥之小建中湯。仲師更嚴於取矣。本條撇開生後以立證。爲腹中諸疾痛進一說。從黃癉方面比例而得。男子黃條下曰當與虛勞小建中湯。無腹中痛字樣。更無腹中急痛字樣。湯藥如是其曲當。無論若何痛苦。忍令病婦向隅哉。不提急字者。微示普及婦人之德意也。男子黃前方有柴胡湯在。主諸黃腹痛而嘔。有猪膏髮煎在。亦主諸黃。握仲師脾色必黃瘀熱以行二語。可連類而及於產後之婦人。縱非顯露其黃。卻有發黃之影子。不出女勞癉之範圍。反覺諸黃以婦科爲多數也。人都至有歷年之胎產。凡飲食起居不自由者。皆屬過去之事。經謂欲知其始。先建其母。當從中氣之虛實下手眼。如其氣弱難支。必四季脾王有缺點。病者痿黃。其較著也。師認定中土爲家庭託命之鄉。不建則氣先頹矣。其標準不在乎腹中痛不痛也。苟非鼻頭色靑。腹中痛苦冷。不至與死爲鄰矣。雖急痛又何關重要乎。

小建中湯方　（見虛勞註從省）

問曰。婦人病。飲食如故。煩熱。不得臥。而反倚息者何也。師曰。此名轉胞。不得溺也。以胞系了戾。故致此病。但當利小便則愈。腎氣丸主之。

本條又撇開妊娠設問答。孕婦條下無病字。產後纔有三病耳。且不能食。能食亦指產後病解而言。若飲食如故更無所謂病。如當歸貝母苦參丸證者是。問詞乃以婦人病爲前提。不曰飲食如故病。問其何病。則以煩熱對。又爲胎產所無。彼產後七八日。無太陽證條下。見煩字者二。見熱字者三。彼證明明不食也。夫飲食旣習爲故常。煩熱宜借觀。不得臥史宜借觀。其病因實無致此之理由也。非如支飲之倚息不得臥。無欬逆何至倚息。無喘何至不能臥。及不得息乎。曰而反倚息。是病形不在上二焦。專屬下焦矣。豈非見證則如是。病源卻不在此耶。苟非見病知源。獨具隻眼如仲景。誰足以語此。師曰。此名轉胞。上文師不云乎轉筋之爲病哉。得毋本證又轉胞入腹耶。臂腳之氣纔入腹耳。胞門乃少腹所自有。假令轉入。實偪膀胱亦其常。是謂胞阻。連累其胎亦受打擊。上言妊娠下血。卽其例也。然則本證不阻胎而阻溺耶。胞未嘗移熱於膀胱。宜癃溺血證不具也。上言熱在下焦則尿血。亦令淋閟不通。祇可謂其胞血被熱邪壅遏。則板而不靈。漬血入尿脬者庸有之。非轉胞入膀胱也。曰不得溺。溺中無血亦無氣。氣化若失所依據者然。胞血反背膀胱是真消息。小便自利血證諦故也。轉胞向外。可想像而得。煩熱三證皆形諸外。即予人以共見者也。曰以胞系了戾。由血海接近胞門。内連左腎。外合膀胱。即胞系所在地。師曲繪其偏反之形。無非作勢在個轉字。了同繚。如絲襪練之攣縮狀。内經謂爲繚戾。與了戾之意義將毋同。曰故致此病。苟求其故。無形之中卻有形也。曰但當利小便則愈。又非隨手拈來之通利品。可承其乏也。曰腎氣丸主之。擴充腎氣。爲起化之原。徐俟太陽以布化。婦體自然無桎梏也。

腎氣丸方（見上註從省）

乾地黃八両　山藥　山茱萸各四両　澤瀉　丹皮　茯苓各三両

桂枝一両　附子炮一枚

右八味。末之。煉蜜和丸梧子大。酒下十五丸。加至弍十丸。日再服。

婦人陰寒。溫陰中。坐藥。蛇床子散主之。

本條與下條互發。下條跟上令陰掣痛說。本條跟上少腹惡寒說。無非補溫經湯之遺。兩條都從末多經候不匀二句生出。曲繪三十六病之端倪。不過婦人不能令盡人知見耳。書婦人陰寒。上言男子虛勞失精家。則曰陰頭寒。又曰男子失精。女子夢交。對舉男女。陰病非獨吃虧在男也。至此始補點陰寒二字。陰旣寒矣。焉有陰頭不寒之婦人哉。猶乎陰陽易之燒裩散證。曰陰頭微腫則愈。又曰婦人病取男子裩。是男女均有陰頭之稱也。可悟虛勞陰寒精自出一語。卽陰頭寒之註脚。本證但曰陰寒。亦卽陰頭寒之註脚。夫何疑義。曰溫陰中。溫陰之中。不遺陰之頭。而後立下取之法也。皆由其末多。濁瀸常蔽其陰頭。不過與中有乾血之堅癖不止證畧有異同耳。彼證下白物僅一見。乃經水閉不利之原因。除卻有限經水之變遷。無餘證也。本證三十六病有分子。十二瘕證是隱情。瘕之爲言假也。假借血液爲汁沫。如米汁。如葓虆。如膿痂。如月浣。舉少數之末例其餘。以千金所載爲悉具。臥時或可以不了了之。坐時苦無潔褥。將奈何。曰坐藥。看似坐起纔進劑。欲速藥力之下行也。孰意其舍法外之法。另立無方之方。無從沒收藥末入陰中乎。何以不再行礬石丸內臟中耶。彼乃涓滴白物。是乾血中滲漏之餘滓。其道遠。非入之深不能淨盡也。本證雖內入而薄取之。爲沉寒之泌汁而設。坐以待之。正如石溜瀉紅泉。泉罄自有一鼓溫氣透入其臟也。蛇床子散主之。方旨詳註於後。

蛇床子散方

右一味。末之。以白粉少許和令相得。如棗大。綿裹。內之。自然溫。

蛇毒蟲也。寒而蟄者也。乃北方水物。附屬玄武。在星爲騰蛇。纏室宿初度。位居北方之下。故蛇身最冷。不能以溫品目之也。惟與婦人隱處通消息。是以有銜珠之稱。野處婦人。往往有草蛇掩入其裙中。南方人忌其吸收婦人陰精。無其事。卻有其理也。詩謂維虺維蛇。女子之祥。可見蘭夢休徵。不期然而然者。幾爲之。婦人之夙根繫於蛇者也。夫蛇行則翹其首。髣髴其動也直者然。酷似陰極成陽之見端也。其所以鑿之則應。坐之則馴者。爲其盤也。非種種毒蟲。及木蛇蝮蛇之屬。可同日而語。木蛇者何。脊骨互貫首尾。狀如直上下行。止有伸而無屈。最動陰氣者是。蝮蛇爲何。其身不長。頭大而丫。如人擘指。蠚手則斬手。蠚足則斬足。此等殺人之蛇。不能取譬於藥。藥亦不能取譬於蛇。蛇床云者。爾雅釋草有盱虺床。虺胡以盱。張目爲盱。蛇以眼聽。其靈在目。張目行陽。陽氣出於目。蛇物亦體陰而用陽也。胡爲蛇與床相若耶。床之爲言裝也。裝載坐者之安身然也。易註謂人之所以安者爲床。舉坐以例臥。故舉蛇以例床。蛇序又一名馬床。可坐而騎之。義取無毒之藥氣。令人樂受也。時方廣嗣丸行奇砭法。內入子戶以動情慾。方中蛇床之力爲居多。不必味味皆溫也。治寒以溫涼行之。而後寒溫以適也。彼方亦備一法。卻爲古醫經所無。既以蛇床子爲適用。製作不能突過仲聖之前。本方止一味藥。獨力則爲功愈速。廣嗣二字。可以效外求之也。顧同是末之也。異在以白粉少許利令相得。便與礬石丸腎氣丸二方不同論。白粉卽溫粉。不溫之溫也。曰如棗大。厚集藥末取其大。故不曰如棗核如梧子也。曰綿裹內之。非綿不溫者。以蛇牀子有寒在。未必勝任愉快也。何以謂自然溫耶。溫陰中非蛇牀能專美。俟下焦之陽一升。自有氤氳之氣。稟少陽以奉上。肝爲陽中之少陽。通於春氣。亥巳其令春。其臟肝。巳生有背蛇也。木葉於春。則栗芽於室。生物端在時行。時至斯自然溫矣。

少陰脉滑而數者。陰中卽生瘡。陰中蝕瘡爛者。狼牙湯洗之。

不讀本條。上言脉數無瘡四字。又有疑點矣。師指其上而言。非指在下無臟痂也。掩人處祇有肌若魚鱗之外證。至此始補明其陰部與人殊。不能白諸人者。隱處儼有蠶蟲在。蝕於陰部之脉疑未釋也。問其帶脉以上。何以無傷痍。彼亦無辭以自解。得聆師以此皆帶下一言道破之。覺陰掣痛之現象始如繪耳。書少陰脉。不曰少陰病。無其病而有其脉。非假脉乎哉。尺外以候腎也。少陰又爲樞也。帶下則壓制其陰樞。腎間動氣幾乎息矣。曰滑而數者。非便宜於少陰也。吃虧在寸關也。滑脉數脉皆陽脉。陽脉爲陰部所持。是不當其位之脉。脉法謂脉滑而數必屎膿。屎縱無膿亦腐膿。癰膿非盡與腎家無涉也。腎開竅於二陰。腎臟又其臭腐。似宜少陰脉爲獨異也。乃曰陰中卽生瘡。傷寒少陰病。明明咽中傷矣。且生瘡矣。未嘗加多個卽字。卽生云者。言其變遷之捷無止境也。顯見厥陰爲先發。侵入少陰之分際。遂變見左外之脉入尺中。故少陰得其脉。而陰中得其證。無非爲帶脉所潛移。少陰病曷嘗有滑脉。而數脉僅一見。厥陰滑脉則一見。而數脉凡四見。關尺脉所以無界線者。其帶不引。氣街不足以限之。何以氣衝不急痛耶。木主疏泄。雖蝕爛其瘡而不自覺者。陰中得託庇於肝故也。就令窮必及腎。婦人處之則泰然。彼赤豆當歸散證條下。膿已成而無痛苦字樣者。陰陽毒尚未成立則然耳。豈𧏾蟲之厚待少陰哉。厥陰之脉絡陰器。腎臟居其內。外焉既有厥陰爲保障。肝又罷極之本。敗瘡非容易深入蟄封之門。瘡傷多數與腎家無關係。幾可以不了了之也。聖人不治已病治未病。宜從陰中個中字着手眼。中之外面無問題。中之內面。去腎臟不能以寸也。狼牙湯洗之。導引少陰之脉。更新產門。纔有效也。方旨詳註於後。

狼牙湯方

狼牙三兩

右一味。以水四升。煮取半升。以綿纏箸如繭。浸湯。瀝陰中。日四遍。

狼牙卽草烏。亞於烏頭而小於烏頭。烏頭又名烏喙。喙字牙字。取其象形。一頭銳利。足以破陰寒也。烏喙主寒疝。狼牙又主瘡爛耶。非也。本湯洗法。乃過而不留。方下云。以綿纏箸如繭。非取其滲透藥水也。曰浸湯。令湯與綿相得。內入臟中。而後滴水成珠也。然則陰中確有瘡在耶。言其漸也。未然殆作已然觀。陰與腎一而二。卻二而一。瀝陰中云者。由淺入深。直抵坎中之詞。曰瀝四遍。其滴滴沒收入腎何待言。舍烏頭不用又何居。烏頭須盡去水氣。推倒寒疝者也。疝訓山。用以排山。非用以倒海也。本方煮用四升水不爲多。取其細入腎竅。啓少陰之水陰。更化其便溺。以其入之腐臭。還治其人之腐膿。不明言其後效者。狠牙非以瘡科見長。一經仲聖之提舉。遂一躍而得與烏喙齊名。狠牙不自有其功也。比較赤豆當歸散又何若。彼證脉中之血已成膿。當求救於蔵棗爲資生。目四眥黑其明徵。諸脉皆屬於目也。方旨是治陰陽毒之未病。與本證無涉也。苦參湯可行否乎。彼證蝕於下部而應在咽乾。咽主地氣也。地氣不上而連於腎。手少陰心脉上挾咽。洗之欲腎氣之上。地氣上者屬於腎。欲其直接手少陰也。與本證無涉。本方但以少陰脉出爲目的。如其脉暴微。滑數脉反去者。方復還少陰之本脉。有本方在。通脉四逆湯加人參。又不能專美矣。

胃氣下泄。陰吹而正喧。此穀氣之實也。以膏髮煎主之。

補胃氣二字。矢氣在言外。兼補穀氣二字。邪氣在言外。無非爲上文主大承氣湯之此爲胃實一語加註脚。彼證病解能食。七八日更發熱。顯見穀氣之充分。當日未嘗損穀也。殆產後鬱實陽明所致。陽明者胃脉也。陽明鬱則胃家因而鬱。反接鬱冒不能食大便堅二語以窮其變。爲胃家損有餘。非產後之通病也。緣是經氣多血亦多。發熱者其氣。

實胃者其血。大承氣湯纔中與耳。比較陽明病胃家實。大有分寸也。陽明病須檢點其胃氣穀氣之何若。而後問其燥屎之有無。轉矢氣爲報信之一。皆由實邪憑藉糟粕以煅煉其燥屎。逼令胃氣穀氣之旁落。方爲可攻裏之的證也。本條在黃癉門已爲承氣證之陪客。師復引諸黃爲婦人褋病之陪客。穀癉條下曰穀氣不消。胃中苦濁。濁氣下流。則發黃。本證同是穀氣不消也。胃中不苦濁。胃氣下泄則陰吹。吹則聲喧矣。何以謂之正喧耶。明乎其爲正氣之喧。不關邪氣之喧。故不帶矢氣而出。其前陰之虛何待言。直指之曰。此穀氣之實。脾胃無分子也。假令穀實其倉廩。何至胃氣下泄乎。臟腑不實則經脈實。陽明者十二經脈之長也。胃氣所到之處。卽穀氣必到之處。經謂營氣之道。納穀爲實。實營氣者穀。無取乎以穀實穀也。穀氣實反爲經隧之阻力。勢必與營衛分道而行。穀氣還入胃中。又胃氣爲被動。一面下泄。一面表實。反覺穀氣尤久持。以其復行纏遶經隧故也。此又與表和裏實之大黃硝石湯證。成反比例。彼證自汗出。是表不實之明徵。本證毫毛無透竅。廼爲陰吹其明徵也。以膏髮煎主之。從經脉道出毫毛。正好利用穀氣行外解法。不必亟亟以圖其大便也。方下云分再服。病從小便出。與去黃同一路。與陰吹亦同一路。諸黃皆賴之。本草經稱髮髲利小便。冬水道二字。又曰自還神化。與生俱來者髮。故變化最神。況和膏中煎之。更融入水道乎。

膏髮煎方

豬膏半觔　亂髮三枚(如鷄子大)

右二味。和膏中煎之。髮消藥成。分再服。病從小便出。

本方見黃癉門註從省

小兒疳蟲蝕齒方

雄黃　葶藶

右二味末之。取臘月豬脂鎔。以槐枝綿裹頭四五枚。點藥烙之。

本節條例與上有異同。胡至末猶舉衆方示人耶。上文已有侯氏黑散爲先例。至此仍不以主方自居。長沙誠聖不自聖哉。獨是小兒疳病。羣醫視之爲等閒。胡亦錄入醫案耶。况五疳無非諸積所釀成。腹大筋青。面黃肌瘦八字盡之矣。其病因都屬小兒喜食甘物所致。其病形則始病爲肥熱疳。久病爲瘦冷疳。大都治溫以淸冷行之。治冷以溫熱行之。但令寒溫以適。諸積大法類如斯。打消疳積。度亦市醫所優爲。若疳而有蟲。則成瘕癖。腹中短蟲。卽其族也。何至以筋骨爲生長之鄉耶。夫人生齒而體備。男八月女七月則齒生矣。男八歲。女七歲。又齒更髮長矣。齒中且有手足陽明脉在。疳蟲能久於託庇乎。曰蝕齒。齒者骨之餘也。腎又其充在骨。蝕齒卽蝕腎也。小兒身上。何物爲腎部之蠹耶。此乃先天之毒。母腹所遺傳。是謂胎垢。窮胎垢之變。蝕而有形者謂之蟲。蟲而無形者謂之蝕。昧昧以求之。儻有狐蜮之影子。以捉摸不定處爲定形。彼小兒癖疾。甚且有如龜如蛇怪現象。不離乎憑藉血氣之胎毒。變幻神靈者近是。本方君用雄黃者。與蝕於肛之法異而同。且治陰毒。久爲仲師所器重。註家亦發明雄黃精爲孕婦之護符。佩之有轉女爲男之妙。故芽兒亦與雄黃最相得。葶藶則大陷胸丸有葶藶在。肺癰喘不得臥。支飲不得息均有葶藶在。都爲上部立方。與蝕於喉之蜮病相去無幾何。果借治其蝕齒。葶藶亦主瘕聚也。間接以治疳蟲。製方已高出羣醫之上。尤妙在末之烙齒。取臘月豬脂鎔。以槐枝綿裹頭。打入槐枝作用。周禮謂秋取槐檀之火者。爲其藏也。曰點藥烙之。燃燒枝頭如炭。火熄則以餘燼點藥。取藥末之烟。代行火烙。自然逼出多數短蟲。此亦上工治未病。齒病與痲痘有關係。其病雖小。而所全實大也。脩園詳論引痘法以附其末。不爲無見。拙著有痲痘蠢言單行本。似對於先天之毒。頗有一得之愚。近又得大茶糒煲鷄蛋法。統治小兒大人癬疾。痲痘亦預受其賜。紀之以補遺聞。